Ennenbach

PRAXISBUCH BUDDHISTISCHE PSYCHOTHERAPIE

Matthias Ennenbach

PRAXISBUCH BUDDHISTISCHE PSYCHOTHERAPIE

Konkrete Behandlungsmethoden und Anleitung zur Selbsthilfe

WINDPFERD

1. Auflage 2012

Buddhistische Psychotherapie BPT® ist eine eingetragene Marke
Umschlaggestaltung: KplusH, Agentur für Kommunikation und Design, CH-Amden
Bildquelle Cover: Tropfen: Shutterstock; Buddha: Gerhard Poschung
Illustrationen: Jennifer Jünemann – *bitdifferent*
Layout und Grafik: Marx Grafik und ArtWork
Lektorat: Sylvia Luetjohann
Gesetzt aus der Adobe Garamond
Druck: Himmer AG, Augsburg

MIX
Papier aus verantwortungsvollen Quellen
FSC® C095359

Printed in Germany
ISBN 978-3-86410-020-8
www.windpferd.de

Inhalt

Einleitung & Einstimmung

Lange Einleitungen sind für die allermeisten von uns furchtbar. Wir wollen am liebsten den direkten Zugang, den schnellen Erfolg, möglichst sofort und einfach. Es gibt so vieles, was wir noch lesen und erfahren wollen. Die Informationsflut, der wir uns täglich stellen müssen, scheint manchmal übermächtig zu sein wie ein Tsunami, der auf uns zukommt. Viele von uns erleben einen sich stetig steigernden Druck und Zwang nach Effektivität und Geschwindigkeit. Auch wenn die Welle vielleicht jetzt in diesem Augenblick nicht so bedrohlich ist, fehlt es uns doch oft an Gelassenheit und Geduld. Beides wünschen wir uns so sehr, doch wie können wir uns diese Einstellung im Alltag erhalten?

Diese Empfindungen und Fragen kennen wir wohl alle. Sie zeigen uns, wie sehr wir unter Strom stehen. Der Stress von außen besteht spürbar, und leider setzen wir uns selbst auch noch zusätzlich unter Druck. Als Resultat davon nehmen wir dann die unterschiedlichsten Symptome und Beschwerden wahr.

Das vorliegende Buch lädt dazu ein, diese Abläufe etwas genauer zu betrachten. Wie wirken *äußere* Einflüsse auf uns, und wie können wir uns davon unabhängig oder zumindest unabhängiger machen? Warum reagieren wir in dieser Weise, und welche *inneren* Abläufe führen dann zu Problemen? Vielleicht haben wir schon verschiedene Selbsthilfe- und Heilmethoden ausprobiert, wie zum Beispiel Psychotherapie, Yoga, Meditation oder ein anderes Verfahren. Womöglich haben wir auch mit eigenen Plänen, Vorhaben und Änderungsversuchen experimentiert. Hierfür gibt es leider vielfältige Hindernisse, die wahrscheinlich auf den ersten Blick gar nicht so offensichtlich sein mögen, doch über kurz oder lang zu einer Blockade oder Stagnation führen können.

Dieses Praxisbuch liefert uns detaillierte und klar nachvollziehbare Einblicke in die relevanten Zusammenhänge. So können wir leicht erkennen, was uns blockiert und wie wir selbst eine Lösung dafür finden können. Für diese Herangehensweise nutzen wir die Erfahrungen aus der Buddhistischen Psychotherapie BPT, welche die Erkenntnisse aus den buddhistischen Lehren, Übungen und Praxisanweisungen, den Neurowissenschaften, der Psychotherapie, der Psychologie und anderen Wissenschaften nutzbar macht. Dabei gehen wir der Frage nach, wie wir heilsame Gedanken und Vorhaben möglichst leicht und erfolgreich in die Tat umsetzen und noch nicht genutzte Ressourcen aktivieren können. Die BPT sucht nämlich nicht nur Probleme zu bewältigen, sondern insbesondere auch das menschliche Potential zu fördern.

Das vorliegende Buch, dessen Fokus auf der *Praxis* liegt, bietet einen Überblick darüber, welche Wissensinhalte für unsere Fähigkeiten zur Problemlösung und für unsere Weiterentwicklung bedeutsam sein können. Es rundet damit die wichtigsten Wissensbereiche ab, die auch Themen des Buches *Buddhistische Psychotherapie* waren. Dann folgt der eigentliche Schwerpunkt dieses Buches, nämlich die Schilderung von sehr häufig auftretenden Problemen und die Beschreibung zur Umsetzung konkreter praktischer Hilfsmaßnahmen. Darin spiegeln sich die konkreten Erfahrungswerte wider, die sich aus langen Jahren der Praxis mit der Buddhistischen Psychotherapie BPT ergeben haben. Wir werden anschaulich und nachvollziehbar erfahren, wie Menschen ihre Ängste und Depressionen, ihre Trauer und ihr Gefühl eines Burnouts lindern und auflösen konnten. Neben der Verarbeitung dieser und anderer unheilsamer *innerer* Zustände befassen wir uns auch mit unterschiedlichen *äußeren* Konflikten und Problemen, wie zum Beispiel mit den Themen Partnerschaft, Mobbing, Arbeitslosigkeit, Isolation und Verlust. Dabei besteht die Möglichkeit, detaillierte Einblicke in den therapeutischen Prozess innerhalb der BPT zu erhalten und die konkreten Schritte nachzuvollziehen, die uns in die Befreiung führen. Zu diesem Zweck werden wir in diesem Praxisbuch die notwendigen Maßnahmen, Übungen und Praxisanleitungen zur Milderung und Auflösung von unheilsamen inneren und äußeren Problemen finden.

Wahrscheinlich haben wir uns schon oft gefragt, wie wir von der Theorie in die Praxis gelangen können. Das scheint für viele von uns eine sehr wesentliche Frage zu sein, da wir in der Regel über ein recht gutes Wissen darüber verfügen, was wir eigentlich tun und was wir lassen sollten; doch es gibt dann immer wieder die vielen „guten“ Gründe, die uns daran hindern.

Tun oder Nicht-Tun

Dieses Praxisbuch versucht ein scheinbares Paradox zu lösen: nämlich eine Anleitung für etwas zu sein, das Buddhisten mit „Verlöschen“ oder „Verwehen“ meinen, wenn sie den Begriff *Nirvana* verwenden. Sie wollen sich gewissermaßen auflösen, was heißt: befreien.

Auf diesem Weg bereitet uns natürlich unser Ego meist größere Probleme. Könnte das etwa bedeuten, dass wir uns in der Buddhistischen Psychotherapie BPT im Hinblick auf das Ego eher auf einen Abbau- als auf einen Aufbauprozess einstellen müssen? Für Buddhisten wie für westliche Psychotherapeuten nimmt das Ego eine Schlüsselstellung ein, doch während viele Psychologen das Ego zu stärken versuchen, scheinen Buddhisten den Abbau des Ego zu praktizieren. Da hier noch viele Missverständnisse existieren, werden wir uns in diesem Buch auch mit einigen solcher scheinbaren Widersprüche beschäftigen.

Ein weiterer, oft erlebter Widerspruch besteht zum Beispiel in dem Appell, uns zu bemühen und uns auf den Weg zu machen, uns zu ändern, wobei wir gleichzeitig realisieren, dass wir das Ziel bereits in uns tragen, dass es keinen Weg gibt, dass wir nicht *mehr*, sondern weniger oder gar nichts tun sollten, doch unbedingt das Richtige.

Dieses Phänomen scheinbarer Widersprüche kennen wir auch aus anderen Wissenschaften. Physiker nennen es *Komplementarität*. Es bezeichnet die Einheit aus zwei völlig entgegengesetzten und zum Teil sogar unvereinbaren Polen. Die Erkenntnis, dass zum Beispiel ein Atomteilchen sowohl die Eigenschaften und das Verhalten von Masse und zugleich von Energie besitzt, hat die Wissenschaftler lange verstört. Es ist *entweder* Energie *oder* Materie, aber beides gleichzeitig schien völlig absurd zu sein. Kann ein Gegenstand gleichzeitig heiß und kalt sein? Eigentlich nicht. Und doch ist es für uns sehr lohnenswert, diese Gegebenheiten genauer zu ergründen, wenn wir uns zum Beispiel auf einen Weg machen sollen, dessen Ziel bereits in uns vorhanden ist. Wir realisieren die Parallelität der Notwendigkeiten, uns einerseits auf unserem Weg zu bemühen und uns andererseits ganz im Hier und Jetzt zu verankern und alles zu stoppen: Nicht-Tun und Bemühen. Es gibt keinen Weg, doch wir müssen ihn gehen. Wir werden in diesem Buch noch genauer erfahren, wie wir diese Weisheit zu unserer Grundhaltung machen können, und gleichzeitig lernen, die vielen konkreten Handlungsanweisungen und Verantwortlichkeiten umzusetzen.

Die BPT ist Lehre und Praxis

In der BPT existiert die klare Vorstellung, dass wir *alle* betroffen sind. Wenn wir akut leiden, besteht zwar ein noch dringenderer Handlungsbedarf, doch auch wenn es uns momentan recht gut geht oder gut zu gehen scheint, haben wir ebenfalls einen Weg vor uns, den wir für unsere persönliche Weiterentwicklung dringend nutzen sollten.

Zweifellos ist der persönliche und insbesondere auch der spirituelle Weg eines Menschen immer individuell und einzigartig. Daher könnte es auch eine ziemlich irrsinnige Idee sein, ein Buch über solche Prozesse schreiben zu wollen, die sich eigentlich jeder exakten Beschreibung entziehen. Da wir jedoch sowohl einzigartig sind, wie unsere DNS oder unsere Fingerabdrücke, aber gleichzeitig als Menschen auch sehr ähnlich funktionieren, viele gemeinsame Merkmale und Bedürfnisse aufweisen, ist es durchaus möglich, Prinzipien zu beschreiben, die für uns alle gültig und wirksam sind. Das wird sogar noch deutlicher, wenn wir durch die über 2000 Jahre alten buddhistischen Texte erkennen, dass die damaligen Menschen auch über viele Generationen hinweg und in einem völlig anderen Kulturkreis mit sehr ähnlichen Problemen zu kämpfen hatten wie wir modernen Zivilisationsmenschen. Schon damals, über 2000 Jahre vor Sigmund Freud, war Buddhisten bekannt, dass wir Menschen sehr unbewusst reagieren, dass wir uns oft an Widerständen aufreiben und in Begehrlichkeiten verstricken. Genau wie damals wollen sich auch heute Menschen von inneren und äußeren Zwängen befreien und suchen dafür entsprechende Hilfen. Dieses Wissen hat unserer Kultur lange als eine wichtige Quelle der Erkenntnis gedient. Heute scheint es sehr lohnenswert, diese Quelle noch gezielter zu nutzen und natürlich auch zu würdigen.

Der buddhistische Weg bedeutet eine Verknüpfung von Lehre und Praxis. Neben der Vermittlung der buddhistischen Lehre, der Wissensinhalte der Buddhistischen Psychotherapie BPT und der Heranführung an die Übungen werden vor allem auch die konkreten Vorgehensweisen bei den verschiedensten inneren und äußeren Problemen transparent gemacht und hoffentlich auch solche Fragen beantwortet wie: Worin besteht der Beistand der BPT? Was ist konkret zu tun, wenn wir uns zum Beispiel von unseren Ängsten, unserer Wut, unserer Trauer, von Sorgen, Burnout, Trennungsschmerz, Kummer, Problemen mit Mobbing, Süchten oder psychosomatischen Beschwerden befreien wollen? Können wir uns vorstellen, dass es möglich sein soll, tatsächlich grundlegende Konflikte aufzulösen? Ist es denkbar, unsere Ängste, den Ärger und die Trauer wirklich zu überwinden? Zur Beantwortung dieser Fragen werden uns die buddhistischen Lehren sowie die Praxisübungen des Buddhismus und der Buddhistischen Psychotherapie BPT wichtige Hinweise liefern können.

Viele Psychotherapeuten, auch viele andere Behandler und sonstige Interessierte erkennen in der Zusammenführung von Buddhismus und Psychotherapie eine sehr heilsame und wirkungsvolle ganzheitliche Behandlungsform. Bereits seit vielen Jahren arbeiten zahllose Behandler mit einem buddhistischen oder anderen spirituellen Hintergrund. Ihre dadurch gewonnenen Erfahrungswerte sind für Hilfe suchende Menschen sehr kostbar.

In dem Buch *Buddhistische Psychotherapie* wurden die Konzepte einer solchen Synthese aus Buddhismus und Psychotherapie strukturiert dargestellt und die wesentlichen theoretischen und zum Teil auch schon die praktischen Methoden der Buddhistischen Psychotherapie BPT in 22 Grundlagen zusammengefasst vorgestellt. Dieser letzte Aspekt der praktischen Methoden wird hier nun vertieft und konzentriert dargestellt. Aufgrund der interessanten Diskussionen, die das erste Buch *Buddhistische Psychotherapie* auslöste, und der häufigen Fragen nach den konkreten Möglichkeiten der Umsetzung sowie auch der Fragen, wie dieser Ansatz möglichst gut vermittelbar sei, ist dieses *Praxisbuch* entstanden.

Wir werden die verschiedenen Methoden der Vermittlung, insbesondere aber die Praxis- und Übungsmethoden unter die Lupe nehmen und mit vielen Beispielen angereichert darstellen. Auf diese Weise werden wir uns einigen wichtigen Fragen annähern: Wie können wir Menschen, die noch wenig Zugang zur Psychotherapie und auch kaum Kenntnisse über den Buddhismus haben, diese Behandlungsform näherbringen? Welche konkreten Übungen haben sich als besonders hilfreich erwiesen? Wir werden uns auch detaillierter anschauen, wie wir Menschen mit spezifischen Problemen ganz konkrete Hilfsmaßnahmen aus der BPT anbieten können.

Man kann vom Buddhismus vieles lernen,
auch ohne Buddhist zu sein.
– Dalai Lama XIV. –

Alle sind willkommen

Die Menschen, die in die Buddhistische Psychotherapie BPT kommen, sind ebenso vielfältig wie ihre Sorgen und Nöte. Vielleicht sollten wir uns darauf besinnen, dass Buddha seine Lehren zwar auch Adligen, Beamten und gut gebildeten Soldaten näherbringen konnte, doch ebenso den einfachen Arbeitern, Hirten und Tagelöhnern. Von den buddhistischen Lehren und Praxisübungen fühlen sich die unterschiedlichsten Menschen angesprochen, hier scheint etwas Universelles und für alle Zutreffendes angeregt und aktiviert zu werden. Im Laufe der Jahre kamen Menschen aus den unterschiedlichsten Regionen der Welt in die BPT: deutschstämmige Menschen aus verschiedenen Bundesländern, Menschen, deren Wurzeln in anderen europäischen Ländern liegen, und auch Menschen aus Nordafrika und mehreren russischen Regionen. Dementsprechend kommen hier Menschen zusammen, die einen sehr unterschiedlichen kulturellen und religiösen Hintergrund mitbringen.

Die Interessierten erkennen recht schnell, dass die Buddhistische Psychotherapie BPT keine Religion zu vermitteln sucht oder gar missionarischen Eifer entwickelt. Ein Aspekt, der von den Menschen, wenn sie die BPT kennenlernen, als sehr angenehm empfunden wird, ist der verbindende Gedanke, das Erkennen und insbesondere das *Erfahren* der Verbundenheit miteinander. Die Erfahrung, dass trotz der großen

Unterschiede, die an der Oberfläche durchaus existieren, gewissermaßen darunter- oder darüberliegend sehr viele Gemeinsamkeiten zwischen uns Menschen bestehen, zeigt erfahrungsgemäß schon eine heilsame Wirkung. Wir erkennen schnell, dass wir alle immer wieder leiden, dass wir alle oft ärgerlich, ängstlich oder traurig werden und dass wir ebenso alle danach streben, nicht mehr zu leiden und ein glückliches Leben zu führen.

Über viele Jahre hinweg hat sich die Erfahrung bestätigt, dass nicht die jeweilige Problematik – also die Themen und das Ausmaß der psychischen, sozialen und psychosomatischen Beschwerden – entscheidend ist. Es ist auch nicht von wesentlicher Bedeutung, mit welchem persönlichen Hintergrund, wie zum Beispiel Bildung, Sozialstatus, Beruf, Religionszugehörigkeit, Familienstand, Alter oder Geschlecht, Menschen in die buddhistische Psychotherapie kommen. Es ist immer wieder spannend zu erleben, wie schnell interessierte Menschen einen guten Zugang dazu finden. Daher können wir jeden Interessierten in der BPT willkommen heißen. Das entscheidende Kriterium ist die individuelle Motivation. Die BPT ist eigentlich fast jedem zu empfehlen, nur der Nutzen daraus misst sich an dem, was jeder selbst einzusetzen bereit ist. Anders als bei vielen Therapieformen beinhaltet das Konzept nicht nur ein Einzelgespräch pro Woche. Unser Behandlungs-Setting sieht neben diesem Einzelgespräch pro Woche auch ein bis zwei Gruppensitzungen vor, zum Beispiel Gesprächs- und Meditationsgruppen. Des Weiteren werden neben der täglichen Meditation noch zusätzlich individuelle Übungen zusammengestellt, die der Hilfesuchende regelmäßig, oft mehrmals täglich, ausführen sollte. Je nach Hintergrund werden Texte besprochen oder als Literaturtipp zum Selbststudium gegeben.

Auch bei der BPT gibt es Enttäuschungen

Es lassen sich hier zwei große Gruppen von Enttäuschungen benennen: Bei der ersten Gruppe handelt es sich hoffentlich um zahlreiche Ent-Täuschungen. Wenn wir uns mit der buddhistischen Lehre und den Inhalten der BPT beschäftigen, sie im Dialog mit den Therapeuten ergründen, dann werden wir eine Vielzahl von Täuschungen und Selbsttäuschungen feststellen müssen. Ein großer Schwerpunkt bei der Herangehensweise beinhaltet die Befreiung von Täuschungen. Wir werden darauf noch näher eingehen.

Die zweite Gruppe der Enttäuschungen betrifft die Abgleichung zwischen den Erwartungen und der pragmatischen Realität. Nicht wenige Hilfesuchende kommen zur BPT mit sehr hohen Erwartungen und entweder der mehr oder weniger bewussten Vorstellung von einer schnellen buddhistischen Blitzheilung oder der Vorstellung, dass die buddhistischen Übungen etwas Magisch-Wirksames mit ihnen machen.

Ich habe euch den Weg gezeigt, der zur Befreiung führt,
doch ihr müsst erkennen,
dass die Befreiung selbst nur von euch abhängt.

– Buddha –

Im sich anschließenden Teil I des Buches werden die Rahmenbedingungen der BPT und die Übungsaspekte beschrieben, zu denen die Hilfesuchenden eingeladen werden. Da diese relativ umfangreich ausfallen, wird jedem neuen Teilnehmer schnell klar, dass es keine Abkürzungen gibt. Es gilt also, ein geduldiges Training umzusetzen.

Wer sich mit Kindern beschäftigt, die zum Beispiel anfangen, lesen zu lernen, der merkt, wie mühsam es sein kann, sich neue Inhalte anzueignen. Wahrscheinlich werden wir in solchen Situationen feststellen können, dass wir uns an diesen Aneignungsprozess nur noch wenig erinnern. Wenn wir eine Fähigkeit erlernt haben, erscheint sie uns spielerisch einfach, doch der Weg dorthin kann durchaus etwas Geduld und insbesondere regelmäßige Übung verlangen.

Die Loslösung vom Leid erfordert bewusste Anstrengung.

– Dalai Lama XIV. –

Welche Ziele verfolgen wir?

Was tun Buddhisten eigentlich *konkret,* wenn sich unheilsame Emotionen regen? Werden Buddhisten überhaupt noch wütend, traurig, ängstlich, oder verfallen sie eventuell gar nicht mehr in Depressionen, in Sehnsüchte oder den Zwang zu Grübeleien? Schaffen sie es wirklich, sich zu befreien? Gelingen alle ihre Beziehungen? Wie viel ist Mythos und Legende und wie viel ist tatsächlich Realität?

An dieser Stelle soll unterstrichen werden, dass wir uns in diesem Buch mit unserem Leben als Laien, also außerhalb von Klöstern, als Nicht-Mönche und Nicht-Nonnen, beschäftigen. Was tun buddhistische Laien konkret, wenn sie Wut, Trauer oder Angst verspüren? Wie sieht ein wütender, trauriger oder ängstlicher Buddhist aus? Wir werden uns einige hilfreiche Strategien „abschauen“, analysieren und konkrete Übungsanleitungen kennenlernen.

In dem Buch *Buddhistische Psychotherapie* wurden umfassend alle wesentlichen Aspekte der BPT beschrieben, deren Form und Inhalt sowie alle dazu nötigen buddhistischen Lehren. Das Nachfolgebuch *Befreit – Verbunden* thematisierte die Möglichkeit, als Liebespaar nach den buddhistischen Lehren zu leben und sich mit gegenseitiger Unterstützung zu befreien. Das vorliegende Buch konzentriert sich auf unsere verschiedenen inneren und äußeren Probleme und bietet konkrete Selbsthilfe, Handlungs- und Behandlungsmöglichkeiten.

Die Unterscheidung zwischen *inneren Problemen,* wie zum Beispiel Ängste und Depressionen, und *äußeren* Problemen, wie zum Beispiel Arbeitslosigkeit oder Mobbing, dient lediglich der besseren Überschaubarkeit. Natürlich können wir eine Vielzahl unserer Probleme, wenn wir sie detaillierter betrachten, nicht mehr eindeutig nur äußeren oder nur inneren Ursachen zuordnen. Oftmals erleben wir Verstrickungen und ein teilweise undefinierbares Gemisch aus Gefühlen, körperlichen Reaktionen und Symptomen, sozialen Konflikten und Problemen mit unserem Umfeld. Dabei ist häufig schwer festzustellen, ob zuerst die körperlichen, die psychischen oder die sozialen Probleme entstanden sind. Leide ich zum Beispiel, weil ich in einer schwierigen Situation bin, oder trägt mein spezielles Verhalten dazu bei, dass die Situation so ist, wie sie ist? Erzeugt mein gestresster Körper die belastenden Emotionen oder ist es umgekehrt? Wir werden uns mit diesen Abläufen noch genauer beschäftigen und sie gewissermaßen in Zeitlupe und unter dem Mikroskop betrachten. Diese Analysen dienen allerdings nicht einer detektivischen Ursachenforschung oder gar Schuldzuweisung, sondern einer Erhellung der sich anschließenden heilsamen nächsten Schritte und Übungen.

Jedes der in diesem Praxisbuch bearbeiteten Themen stellt sicherlich ein eigenes kleines Universum an Details und persönlichen Besonderheiten dar, auf die wir hier nur mit eher allgemeingültigen Maßnahmen eingehen können. Die individuellen Aspekte können im Rahmen dieses Buches daher nur beispielhaft beschrieben werden. Sie finden ihren Platz im Behandlungsalltag der Therapeuten und Therapien.

Mit jedem der Themen Angst, Wut, Trauer, Depressionen, Burnout, Mobbing, Schmerzen, Süchte, um nur einige zu nennen, lassen sich viele Bücher füllen. Dementsprechend musste hier eine Auswahl getroffen werden, die einen Eindruck von der Herangehensweise und Umsetzung der Methoden der BPT vermittelt, doch keineswegs als erschöpfend und vollständig beschrieben werden kann.

Zusätzlich muss betont werden, dass die Milderung und Auflösung von Problemen zwar sehr wichtig ist, doch nur eine Facette der BPT darstellt. Die Möglichkeiten dieser Therapieform sind erheblich vielschichtiger. Der buddhistische Einfluss zeigt sich zum Beispiel darin, dass wir eben nicht nur Negatives mindern und auflösen, sondern aktiv auch das Heilsame fördern und stabilisieren möchten.

Eine konkrete Auswirkung dieses Konzeptes bedeutet, dass diese Behandlungsform nicht nur geeignet ist, wenn es uns schlecht geht, sondern sie kann auch oder vielleicht sogar gerade in einer momentan guten Phase sehr sinnvoll genutzt werden. Wir betreiben sozusagen Vorsorge und bemühen uns um Weiterentwicklung – hin zur Befreiung. Und diesen Weg können wir natürlich dann etwas leichter beschreiten, wenn unser Leidensgepäck nicht so schwer wiegt.

Wenn wir eine gute Prise Salz in ein kleines Glas mit Wasser geben, dann wird das ganze Wasser sofort seinen Geschmack ändern. Wenn wir die gleiche Menge Salz in einen Fluss geben, dann wird sich dadurch recht wenig ändern.

Diesem Bild folgend, versuchen wir aus unseren noch kleinen und oft eingeschlossenen, sehr unfreien und abhängigen Persönlichkeitsanteilen einen unabhängigeren und befreiteren Fluss zu machen. Diese Zusammenhänge sollten bedacht werden, wenn wir uns mit den konkreten Themen dieses Praxisbuches befassen. Das Ziel einer umfassenden Befreiung wird angestrebt und dazu durch die effektive Kombination aus buddhistischen und psychotherapeutischen Methoden angeregt.

Die kurz aufgelisteten verschiedenen Facetten der inneren und äußeren unheilsamen Zustände erscheinen auf den ersten Blick sehr unterschiedlich und scheinbar völlig unabhängig voneinander. Oder gibt es einen Zusammenhang zwischen Ärger, Süchten, Trennungen, unserem Umgang mit Zeitdruck, Mobbing oder Schmerzen?

Unsere geistige Verfassung

Tatsächlich gibt es zwischen allen Themen dieses Buches eine Verbindung und einen gemeinsamen Nenner: unsere *geistige Verfassung*. Diese entscheidet hauptsächlich darüber, wie wir unsere Erlebnisse und Erfahrungen bewerten und interpretieren. Welche Bedeutung hat es, wenn es regnet? Ist dann alles grau und traurig, oder freuen wir uns, dass die Natur getränkt wird? Wenn ein Hund bellt, ist das ärgerlich, bedrohlich, putzig, natürlich oder einfach nur belanglos? Welche Bedeutung geben wir unseren störenden Körpersignalen, wie zum Beispiel Schmerzempfindungen? Wollen wir sie nur beseitigen, oder nutzen wir sie als wichtige Hinweise und Signale? Wieso bewerten wir die Welt genauso, wie wir es üblicherweise zu tun pflegen?

Wahrscheinlich gibt es mittlerweile bei uns schon feste Muster, nach denen wir uns, unsere Mitmenschen und unsere Umwelt gewissermaßen einrastern und nach festen Kategorien in Schubladen stecken. Jede Erfahrung wird sogleich festgelegt und häufig auf unheilsame Weise fixiert. Wir müssen diesen Prozess sehr achtsam einbremsen, da er sehr schnell und oft automatisiert nach alten Erfahrungsmustern und Bewertungsmaßstäben in uns abläuft. Ob wir wollen oder nicht, wir bewerten alles um uns herum in Sekundenbruchteilen und reagieren dann emotional darauf. Hier liegt eine große Quelle für unseren selbst gemachten Stress und

Druck und auch für das Leiden anderer. Gleichzeitig sind hier auch oft nicht genutzte, heilsame Ressourcen vorhanden, denn die Macht unserer geistigen Qualitäten wird noch kaum ausreichend gewürdigt, sondern zum Beispiel im Rahmen der Placebo-Thematik abgewertet.

Der Umgang mit unseren emotionalen und verstandesorientierten Reaktionen und deren Einordnung ist für uns von besonderer Bedeutung. Während wir im Westen von einer relativ klaren, zumindest sprachlichen Trennung zwischen Verstand und Gefühl ausgehen, meinen die buddhistischen Texte, wenn sie von Geisteszuständen sprechen, eine *Einheit* aus Emotion und Verstand.

Unsere emotionalen Grunderfahrungen liefern uns leider oftmals keine eindeutigen, sondern sogar regelrecht unklare und falsche Bewertungsmaßstäbe: Beispielsweise hauen wir uns mit einem Hammer auf den Daumen und empfinden dabei natürlich heftige Schmerzen. Wir lernen also, dass Emotionen, wie zum Beispiel Schmerzen, *reaktiv* auftreten. Wir sind sozusagen das Opfer und erleiden verschiedene unangenehme Emotionen. Jemand schreit uns an und wir reagieren beispielsweise wütend, ängstlich oder traurig darauf. Der andere ist schuld daran, dass wir uns schlecht fühlen. So vieles ist in unserer Welt unsicher, doch unsere Emotionen äußern sich oft in Form von schnellen und deutlich spürbaren Reaktionen; das schafft ein trügerisches Gefühl der Sicherheit und wird häufig entscheidend für unser Unglück und Leiden.

Dieser Sachverhalt wird in vielen westlich orientierten Therapiemethoden anders gehandhabt als in der Buddhistischen Psychotherapie BPT. Während wahrscheinlich viele westlich ausgebildete Therapeuten und Therapeutinnen ihren Klienten vermitteln werden: *Vertraue deinen Gefühlen*, werden buddhistische Psychotherapeuten einen deutlich anderen Standpunkt vertreten. Unsere Emotionen sind, ebenso wie unsere Verstandestätigkeiten, häufig trügerisch und daher müssen wir uns diese oft unreflektiert ablaufenden Prozesse sehr genau anschauen.

Wir erleben zum Beispiel intensive Gefühle, wie Angst, weil ein großer Hund auf uns zugelaufen kommt, oder Wut, die in uns hochkocht, weil wir uns ungerecht behandelt fühlen, oder wir werden ungeduldig, weil jemand viel zu langsam mit dem Auto vor uns fährt. In solchen Situationen und bei vielen anderen Alltagserfahrungen sind wir uns zumeist sicher, dass unsere Gefühle von *außen* verursacht wurden. Wäre die Welt nur ein bisschen gerechter oder wären die Menschen nur aufmerksamer, solidarischer, cleverer, eben „bessere" Menschen, dann hätten wir auch nicht den Ärger mit unseren unangenehmen Gefühlen. Mit dieser Thematik werden wir uns im Rahmen der Buddhistischen Psychotherapie BPT sehr detailliert und kritisch auseinandersetzen. Die von uns scheinbar konstatierte Einheit aus Emotionen und Verstandestätigkeiten ist nämlich keineswegs eine feste Einheit, sondern eine Art momentane Zusammenballung. Dieses Konstrukt wirkt zeitweise recht stabil, da sich unser Verstand sofort damit befasst, sich meistens damit identifiziert und dann gern recht lange damit beschäftigt. Ohne Geistestraining laufen diese spannenden inneren Prozesse schnell und unbewusst ab. Hier werden gewissermaßen die Ketten unserer Unfreiheit geschmiedet, und diese Mechanismen müssen von uns achtsam ergründet und transformiert werden.

Das Ziel über den anderen Zielen

Kann und darf ein anderer Mensch daran mitwirken und darüber entscheiden, ob unser Blutdruck drastisch ansteigt, unsere Magensäure schmerzhaft spürbar wird, unsere Muskeln sich verkrampfen, Adrenalin unseren Verstand einnebelt und aus uns wahlweise ein wütender Kampfhund, ein Trauerkloß oder ein Angsthase wird? Oder erlernen wir, wie wir uns die verschiedenen Situationen mit etwas mehr Distanz anschauen und selbstbewusst entscheiden, wie wir reagieren?

Die für uns bedeutsame Frage ist die nach unseren Einflussmöglichkeiten und den Überlegungen, wie wir uns inmitten emotionaler Verstrickungen und Abhängigkeiten befreien können. Das übergeordnete Ziel unserer gesamten Bemühungen besteht in unserer *Befreiung*. Wir befreien uns natürlich nicht *von* unseren Emotionen, sondern *von* unseren emotionalen Abhängigkeiten. Wir befreien uns also *innerhalb* oder *inmitten* unserer Emotionen, doch wir schneiden sie nicht ab.

Um diesen Weg gehen zu können, benötigen wir einige grundlegende Erklärungen. Wir werden daher erfahren, wie unsere Gefühle überhaupt entstehen und wie wir sie steuern, mäßigen, verändern und umwandeln können.

Unsere Selbstverantwortlichkeit

Ein zentraler Aspekt der buddhistischen Lehre und Praxis ist die Konzentration auf unsere Selbstverantwortlichkeit. Dies ist ein ganz entscheidender Punkt, denn schließlich wollen wir doch etwas Heilsames bewirken. Das bedeutet, dass wir unsere *Selbstverantwortung* und auch unsere *Selbstwirksamkeit* erkennen, verinnerlichen und verwirklichen.

Sicherlich benötigen wir viele schmerzliche Kreisläufe, bis wir erahnen und dann hoffentlich gewahr werden, dass wir für uns und unsere Emotionen selbst verantwortlich sind. Vorher heißt es noch: Ich fühle mich so schlecht – wegen meinem Freund, meiner Frau, meinem Chef, meinem Nachbarn, dem Wetter, der Gesellschaft oder einem anderen der vielen von außen kommenden Faktoren. Es ist ein manchmal bitteres, dann aber auch befreiendes Erkennen, das den Blick nach innen lenkt, unsere Sicht klärt und uns unsere Selbstverantwortung verdeutlicht.

Diese Thematik ist auch von Bedeutung, wenn wir Entscheidungen treffen müssen. Wir müssen, wir sollen und wir können uns sehr häufig entscheiden. Das wirft grundlegende Probleme auf. Welche Entscheidung ist bloß die richtige? Leider reagieren wir hier in der Regel zu schnell oder hadern und grübeln wenig effektiv, oftmals mit einem Gefühl der Hilflosigkeit oder Verwirrung. Nicht selten spüren wir eine emotionale Reaktion und geben ihr einfach nach. Jemand sagt etwas, das uns vielleicht verärgert; wir erleben mit dem Ärger auch körperliche Anspannungen und reagieren sofort. Entweder wir „explodieren", zum Beispiel mit Gegenwehr, Schimpfen, Abwertungen oder Kampf, oder wir „implodieren", ziehen uns beleidigt zurück, grübeln, haben Selbstzweifel und klagen uns selbst an. Die dann geführten inneren Monologe sind meist wenig hilfreich. Wir werden hier noch genauer betrachten, wie schnell wir uns zum Beispiel in einer Opfer- oder Kämpferrolle wiederfinden und uns dann selbst gefangen nehmen. Sicherlich gibt es auch viele Situationen, in denen wir eine schnelle und gute Lösung herbeiführen, doch es gibt auch ebenso viele Situationen, die uns vor eine schwere Wahl stellen – Situationen, in denen uns nicht sofort klar ist, was „das Richtige" für uns und andere ist. Auch diese Entscheidungsprozesse werden wir uns in diesem Buch noch genauer anschauen.

Haben wir eigene Regeln?

Es gibt so viele äußere Verhaltensregeln, Gesetze und Verbote in unserer Gesellschaft, aber welchen inneren eigenen Regeln folgen wir eigentlich? Haben wir uns schon einmal damit auseinandergesetzt, was unsere *eigenen* Regeln sind? Oder leben wir vielleicht sehr stark nach den Regeln anderer Menschen? Im beruflichen Umfeld müssen wir uns meistens stärker den Regeln anderer anpassen als zum Beispiel im privaten Bereich. Oder richten wir uns auch hier nach den Regeln anderer? Verzichten wir oft „um des lieben Friedens willen" auf unsere eigenen Belange zugunsten der Harmonie? Kurzfristig sorgen wir sicherlich für Ruhe und Zufriedenheit, zumindest bei unseren Mitmenschen, doch wie sieht es damit mittel- oder langfristig für uns selbst aus?

Hier müssen wir als achtsame Wesen einen Mittleren Weg finden. Natürlich ist es unser Ziel, unser Ego zu überwinden und uns selbst nicht mehr ganz so wichtig zu nehmen. Allerdings werden wir noch genauer darauf eingehen, wie wichtig es ist, erst einmal ein gutes Gefühl und Gespür für uns selbst zu entwickeln, bevor wir uns daran machen können, unser Ego zurückzunehmen beziehungsweise dessen wahren Charakter einer Hilfskonstruktion zu erkennen. Bis es aber so weit ist, kann es erst einmal recht wichtig sein, dass wir herausfinden, wo wir stehen, wie der Status quo aussieht, worin unsere eigenen Bedürfnisse bestehen und wie unsere eigenen Regeln aussehen können. Vielleicht können wir einmal einige konkrete Alltagsregeln für uns selbst formulieren. Es hat sich oft als sehr lohnenswert erwiesen, diese in Form einer Liste aufzuschreiben.

Doch vielleicht gibt es auch noch grundsätzlichere Regeln, die wir für uns formulieren können. Wollen oder können wir stehlen oder etwas nehmen, das uns nicht gegeben wurde? Nein? Was passiert, wenn uns die Verkäuferin zu viel Wechselgeld herausgibt? Stimmen die Angaben für das Finanzamt wirklich immer genau? Was wäre, wenn unsere Familie hungern müsste?

Wollen oder können wir lügen? Nein? Reden wir nie abfällig über andere? Keine kleinen oder mittelgroßen Notlügen? Wir müssen immer achtsam abwägen, welchen Motiven wir folgen. Vielleicht ist eine kleine Notlüge manchmal besser als die „reine Wahrheit", um einen Menschen nicht zu verletzen, und wahrscheinlich kann sie ebenso angebracht sein, damit wir selbst nicht verletzt werden. Die Vermeidung von Lügen kann durchaus selbstsüchtig sein. Wir sprechen dann vielleicht eine brutale und verletzende Wahrheit aus. Nur deshalb, damit wir ein gutes Gefühl behalten, nehmen wir in Kauf, dass dafür womöglich jemand anders leidet. Sicherlich gibt es hier viele schwierige Gratwanderungen.

Wollen wir uns regelmäßig betäuben? Nein? Wie sieht denn unser Konsum von Nikotin, Alkohol, Beruhigungsmitteln, Haschisch, Kokain oder anderen Drogen aus? Gibt es eine andere Form von Konsum oder unheilsamen Gewohnheiten, die unseren Geist eintrüben?

Wollen oder können wir uns in Beziehungen so verhalten, dass niemand verletzt wird? Das Buch *Befreit – Verbunden* widmet sich ausführlich dieser Fragestellung.

Eine der grundsätzlichsten Fragen lautet: Wollen oder können wir töten? Nein? Aber leben wir vegetarisch? Wie reagieren wir, wenn wir oder unsere Familie massiv bedroht würden? Welchen Kriterien unterliegen Ausnahmen, die wir womöglich machen würden?

Die buddhistischen Lehren stellen uns direkt vor die Wahl: Folgen wir dem ewigen Rad des Leidens, den sich stetig wiederholenden Ärgernissen, Ängsten und der Trauer? Wollen wir wie ein Roboter nur vorgefertigte Reaktionen und alte Muster abspulen? Sollen andere Menschen darüber entscheiden, wie wir uns fühlen und wie wir reagieren? Oder wollen wir das alles nicht? Können wir selbst entscheiden, wie wir uns fühlen und wie wir uns verhalten? Können wir unsere *Selbststeuerung* verbessern? Mit genau diesen Themen, Herausforderungen und Aufgaben werden wir uns in diesem Praxisbuch befassen.

Wir sind alle betroffen

Diese Beschreibungen verdeutlichen, dass wir alle von diesen sich ständig wiederholenden Problemen betroffen sind und deshalb unausweichlich auch immer wieder leiden. In diesem Punkt unterscheiden sich buddhistische Sichtweisen recht deutlich von westlichen „Krankheitsphilosophien“ und sogenannten epidemiologischen Statistiken, die zu verdeutlichen suchen, dass lediglich ein gewisser Prozentsatz der Bevölkerung krank ist oder das Risiko aufweist, krank zu werden. Während also westliche Wissenschaftler die Menschheit in Kranke und Gesunde einteilen, verstehen Buddhisten die Menschheit als ein Ganzes: Es besteht für uns Menschen keine Chance, Leiden zu umgehen. Wir werden schmerzhaft geboren, werden unausweichlich krank, wir werden älter und gebrechlicher und wissen, dass wir sterben werden. Das Gleiche passiert mit denen, die wir lieben. Dazu kommen unzählige weitere Leidensfaktoren: Trennungen, Verluste, Unfälle, Kriege und eine unüberschaubare Vielzahl alltäglicher Probleme. Daher ist die Schlussfolgerung naheliegend, dass wir als Menschen unausweichlich immer wieder mit Problemen und sich daraus ergebendem Leiden konfrontiert werden. Dann können wir entweder stereotypen Leidensreaktionen und damit unseren alten Mustern folgen, oder wir entwickeln uns weiter, um aus den immer wieder gleichen Kreisläufen auszusteigen.

Wir werden bei den einzelnen Themen dieses Buches auch recht gut erkennen können, dass es keine klaren Zuweisungen von guten und schlechten Zuständen geben kann. Vorschnell meinen wir, dass es nur das scheinbar böse Problem gibt, das einfach nur beseitigt werden soll. Manchmal erkennen wir bei näherer Betrachtung aber auch „das Gute im Bösen“. Vielleicht können sich nach und nach schlechte Lebensphasen oder negative Situationen zu wichtigen Erfahrungen weiterentwickeln, wenn wir dies zulassen. Für unsere Weiterentwicklung können uns schmerzliche Leidenserfahrungen manchmal tatsächlich helfen, da diese in ihrer Intensität einfach nicht mehr von uns ignoriert werden können. In ihnen steckt eine unumgängliche Aufforderung, die wir bei geringfügigeren Leidenserfahrungen nur allzu oft zu übergehen versuchen. Es ist auch zu beachten, dass aus guten Erfahrungen, die wir unachtsam und vielleicht übermäßig handhaben, unheilsame Entwicklungen entstehen können.

Die psychosomatische Körpersprache

Eine Vielzahl von unangenehmen körperlichen Symptomen kennen und deuten wir als „Sprache“ unseres Körpers (Soma). In diesem Zusammenhang können wir recht interessante Erfahrungen machen und Einblicke in das Miteinander von Psyche und Körper gewinnen. Beispielsweise stellen wir fest, dass unser Verstand uns auf der psychischen Seite manchmal sehr unter Druck setzt. Er funktioniert wie ein strenger Oberlehrer oder Chef, der uns anweist: „Erst muss dieses oder jenes noch erledigt werden, erst danach ist eine Pause zulässig. Los, ein bisschen geht noch. Erst die Arbeit, dann das Vergnügen!"

Unser Körper scheint da wesentlich „vernünftiger" zu sein als unser Verstand. Er meldet uns ganz unabhängig von den Pflichten und Notwendigkeiten, dass eine Grenze erreicht oder sogar schon überschritten worden ist. Dafür stehen ihm sehr viele Warnzeichen zur Verfügung: die unterschiedlichsten Schmerzsignale oder auch starkes Schwitzen, Schlafstörungen, Herzklopfen, Magen-Darm-Probleme, Übelkeit, Schwindel, um nur einige zu nennen. Es sind Signale, die wir achtsam zur Kenntnis nehmen sollten.

Leider achten wir zu wenig und zu wenig feinfühlig auf diese Signale, denn in der Regel nehmen wir sie nur wahr, wenn der innere Pegel schon fast die 100-Prozent-Marke erreicht hat. Doch spüren wir auch, wenn der innere Pegel erst bei 50 oder nur bei 25 Prozent angekommen ist? Wenn wir mehr Achtsamkeit darauf verwenden würden, hätten wir wesentlich mehr Einflussmöglichkeiten, da unsere Handlungs- und Reaktionsmöglichkeiten bei einem 50-Prozent-Pegel natürlich deutlich vielfältiger sind als bei einem 100-Prozent-Pegel.

Mehr als nur eine Reparaturanleitung

Die Inhalte dieses Buches konzentrieren sich zwar auf konkrete Maßnahmen beim Auftreten von spezifischen Problemen, doch trotzdem handelt es sich nicht um ein psychotherapeutisches Nachschlagewerk in Form einer simplen Reparaturanleitung. Anders als bei einer normalen Reparaturanleitung ist es hier unumgänglich, den Bauplan, die verschiedenen Funktionsweisen und die all diesen Abläufen zugrunde liegende Weisheit zu erforschen. Die Prinzipien des Erkennens und Verstehens sind ebenso wichtig wie die folgenden Schritte der Verinnerlichung und dann insbesondere auch der praktischen Umsetzung und Verwirklichung. Unter Einbeziehung dieser Notwendigkeiten werden wir in diesem Praxisbuch konkrete Maßnahmen zur Bewältigung der verschiedensten Problemsituationen formuliert und anschaulich beschrieben finden.

Wenn Ängste auftreten, wenn uns Depressionen quälen, wenn die Wurt hochkocht oder wir unseren unheilsamen Gewohnheiten ausgeliefert zu sein scheinen, benötigen wir alternative Strategien, um aus alten Leidensmustern aussteigen zu können. Ebenso werden unsere zwischenmenschlichen Konflikte und Abhängigkeiten unter die Lupe genommen und konkrete alternative Verhaltens- und Reaktionsmöglichkeiten beschrieben.

Neben den vielen großen Problemen gibt es natürlich noch unendlich viele weitere schmerzliche Problemkonstellationen. Erfreulicherweise können wir manches zusammenfassen und Übungen kennenlernen, die bei etlichen, auch sehr unterschiedlichen Problemen hilfreich für uns sein können. Allerdings werden wir hier keine „Zauberformeln" finden, die uns magische Abkürzungen anbieten. Das Ziel ist eine Steigerung unserer eigenen Einflussmöglichkeiten und eine achtsame Selbststeuerung in Richtung Befreiung.

Für die praktische Arbeit besteht eine Vielzahl von guten Erfahrungswerten aus den buddhistischen Traditionen und der Behandlungspraxis der BPT, auf die wir zurückgreifen können. Wir müssen in der Behandlung und für unsere Heilung nicht jedes Mal „das Rad neu erfinden". Die BPT kann neben den Erfahrungen aus einer langen Tradition der Psychotherapie noch zusätzlich aus der wesentlich älteren und umfassenderen Quelle des Buddhismus und dessen Behandlungs- und Praxismethoden schöpfen.

Offenkundig sind dieser eher literarischen Herangehensweise auch Grenzen gesetzt. Jede menschliche Problematik ist so einzigartig wie das jeweilige Individuum selbst. Dieser Tatsache muss im Rahmen einer Beratung oder Therapie natürlich Rechnung getragen werden. Andererseits bestehen nicht nur zwischen der buddhistischen und der psychotherapeutischen Tradition, sondern auch zwischen den einzelnen Individuen viele Gemeinsamkeiten und sich häufig wiederholende Grundmuster. So hat es oft eine entlastende Wirkung zu merken, dass wir mit unseren kleinen und großen Problemen nicht allein sind. Solange wir diese Muster im Hinblick auf unser Verhalten nicht verstehen, aufdecken und transformieren, werden wir nie eine freie Wahl haben, sondern immer nur einem Muster folgen.

Rat – Schläge oder echte Hilfe?

Es dürfte sicherlich eine ganze Reihe von Psychotherapeuten geben, die sich sehr unwohl fühlen, wenn ihre Klienten, Patienten oder Hilfesuchenden sie mit der Frage konfrontieren: „Was soll ich denn jetzt *tun?* Sie kennen nun mein Problem, Sie sind der Fachmann/die Fachfrau, also sagen Sie mir bitte, was ich jetzt *konkret tun* soll." Häufig wird diese Frage einfach nur zurückgegeben: „Was würden Sie denn jetzt gerne tun?"

Diese Spiegelung kann oft durchaus sinnvoll sein, damit beim Gegenüber eine hilfreiche Selbstwahrnehmung, eine Introspektion und auch innere Suchstrategien angeregt werden.

Nicht selten werden solche Fragen wie „Was soll ich tun?" vom Therapeuten jedoch als Ausdruck von Passivität oder als passive Hilfeappelle fehlinterpretiert. Viele Behandler hören hier oftmals die Botschaft heraus: „Ich selbst will oder kann keine Entscheidung treffen, mir fällt nichts ein, bitte lieber Therapeut/liebe Therapeutin, machen Sie das für mich."

Hier liegt eine Quelle für zahlreiche Missverständnisse. So gehen viele Therapeuten davon aus, dass Hilfe suchende Menschen sehr viel Geduld mitbringen und sich im Grunde nur einen Zuhörer wünschen. Etliche Behandler nehmen an, dass Menschen, die sich an sie wenden, durch einen heilsamen Rahmen im therapeutischen Kontakt sozusagen automatisch gesunden. Offenbar scheint es hier jedoch sehr unterschiedliche Bedürfnisse zu geben: Während viele Menschen tatsächlich von einer wohlwollenden Atmosphäre mit wertschätzender Kommunikation profitieren, erwarten nicht wenige Hilfesuchende nach ihrer Problemdarstellung eine möglichst rasch nachvollziehbare konkrete „Reparaturanleitung". Vielleicht werden wir uns als Behandler mithilfe dieses Buches ein wenig klarer darüber, wie und in welcher Form wir konkrete Hilfsangebote, Übungsanleitungen und eventuell auch Lösungshilfen direkt anbieten oder auch vorgeben können.

Dieses Buch ist auch als ein Sebsthilfebuch zu lesen. Sicherlich gibt es viele Situationen, die wir eigenständig oder mit ein wenig Unterstützung selbst bewältigen können und für die wir auch individuelle Lösungen finden müssen. Als Behandler, Interessierte oder Hilfesuchende können wir dieses Buch aber auch dafür nutzen, um verschiedene Überlegungen nachzuvollziehen und in Form von Übungen umzusetzen. Es kann sehr fruchtbar sein, wenn wir bereits gut erprobte Maßnahmen zur eigenständigen Prüfung erhalten. Diese können wir nach erfolgreicher eigener Erfahrung dann für uns selbst nutzbar machen. Es wäre unsinnig, nicht von den Erfahrungen unserer Vorgänger zu profitieren. Diese hilfreiche Weitergabe soll durch die folgenden Ausführungen unterstützt werden.

Wir werden hier zwar sehr viele, aber natürlich längst nicht alle möglichen Probleme erörtern können. Die Auswahl ist jedoch so getroffen, dass wir von einzelnen Beschreibungen durchaus auch Schlussfolgerungen für andere Problembereiche ableiten können. Die Vorgehensweise bleibt durchgängig praxisorientiert. Bei Buddha findet sich die Beschreibung, dass ein Soldatenarzt bei einem Krieger, der von einem Giftpfeil getroffen wurde, auch nicht zuerst danach forschen wird, woher der Pfeil kam, wer ihn abschoss, wo der Schütze geboren wurde, was der Schütze am Morgen gefrühstückt hatte etc. Der Arzt kümmert sich um die Wunde und versucht, eine Verschlimmerung zu verhindern und die Heilung zu fördern. Er weiß, wie Wunden im Allgemeinen entstehen und behandelt werden. Erst im weiteren Verlauf werden dann spezielle und individuelle Aspekte der Verwundung mit einbezogen. Erst wenn der betroffene Mensch wieder stabil ist, kann der Arzt mit ihm weiter daran arbeiten, sich besser zu schützen und Vorsorge zu betreiben.

Unsere Vorgehensweise

Dieses Praxisbuch ist in vier Bereiche gegliedert. Zuerst beschäftigen wir uns mit den allgemeinen, grundsätzlichen und elementaren Notwenigkeiten, die wir für unseren Weg benötigen. In diesen Eingangskapiteln sind viele Erklärungen und auch schon etliche der grundlegenden praktischen Übungen enthalten, die wir generell, also unabhängig von bestimmten spezifischen Problemen, nutzen können. Darüber hinaus werden wir uns in diesem Teil I sowohl mit den übergeordneten Zielen als auch mit den Rahmenbedingungen der BPT und den dafür notwendigen buddhistischen Lehren beschäftigen. Dieser Themenbereich wird hier zwar in den wichtigsten Punkten dargestellt, doch bleibt die Beschreibung relativ kurz, da der Schwerpunkt dieses Buches sich auf die konkreten und praktischen Handlungsmethoden konzentriert. Eine detailliertere Beschreibung der Hintergründe ist in dem Buch *Buddhistische Psychotherapie* zu finden. Darüber hinaus sind in Teil I Hinweise darauf enthalten, was wir selbst als Therapeuten beachten sollten und wie wir anderen Menschen einen Zugang zu diesem Therapieansatz vermitteln und erleichtern können.

Erst nachdem wir die allgemeinen Grundlagen kennengelernt haben, unsere persönlichen Ziele genau benennen und den Kurs ungefähr festlegen können, werden wir uns den weiteren spezielleren praktischen Aspekten zuwenden, nämlich den konkreten Beschreibungen von Methoden der Buddhistischen Psychotherapie BPT bei *inneren* (Teil II) und *äußeren* (Teil III) unheilsamen Zuständen.

Teil IV ist eine Verdichtung, in der wir die wesentlichen Bestandteile finden, die wir für eine konkrete Umsetzung unseres Wissens benötigen, um in die Befreiung einzutreten.

Ein Bild sagt oft mehr als tausend Worte

Zur besseren Verdeutlichung werden in diesem Praxisbuch viele Bilder und Symbole genutzt. Im Allgemeinen können wir neue Informationen wesentlich besser verstehen und uns einprägen, wenn wir dafür auch erklärende Bilder angeboten bekommen. Die verwendeten Bilder sind wie Skizzen zu verstehen; sie dienen hauptsächlich dazu, die Beschreibungen leichter verständlich zu machen. Die benutzten Abbildungen sind daher so vereinfacht, dass wir die Zusammenhänge schnell erfassen können. Dadurch entsprechen sie allerdings keinen exakten Darstellungen von medizinisch-physiologischen Abläufen und bieten auch keine Erklärungen an. Es sollen damit Botschaften vermittelt werden, keine neuropsychologischen Fakten. Das bedeutet, dass wir zwar recht genau lokalisieren können, wo im Gehirn beispielsweise Sprache und Erinnerung vermittelt werden, doch wie aus simplen chemischen Substanzen plus kleiner elektrischer Impulse unsere Wahrnehmung entsteht, wird damit keinesfalls erklärt.

Neurologische Bilder und Darstellungen von unserem Gehirn wirken auf eine gewisse Weise recht verführerisch, da sie zu vermitteln scheinen, dass wir schnell und einfach ein wirkliches Verständnis von unseren nervlichen Tätigkeiten entwickeln können. Das ist aber ein Trugschluss. Die Abläufe in unserem Gehirn und insbesondere deren Resultate sind nach wie vor ein Mysterium. Neurowissenschaftler können zwar beschreiben, dass die Nervenzellen geladene Natrium- und Kaliumteilchen austauschen; sie können diese Vorgänge auch messen und lokalisieren, sogar mit bestimmten Verhaltens-, Denk- und Empfindungsweisen in Zusammenhang bringen. Doch wir sollten diese Leistungen nicht mit einem wirklichen Verstehen verwechseln, denn wie aus einer „simplen" elektrischen Ladung in unserem Kopf die Welt und unsere Bewusstheit entstehen, kann kein Neurowissenschaftler ursächlich erklären. Hier wären Erklärungsmodelle nötig, die über simple mechanische Ursache/Wirkungs-Konzepte hinausgehen. Diese Einschränkungen müssen wir uns bewusst machen, wenn wir uns mit den Skizzen dieses Buches auseinandersetzen.

Nur eine Auswahl aus der BPT

Eine weitere Einschränkung bezieht sich auf die Reichhaltigkeit der einzelnen Themen. Dieses Praxisbuch soll eine repräsentative Themenauswahl bieten. Um den Umfang noch einigermaßen überschaubar zu halten, mussten die Themen nicht nur ausgewählt, sondern auch entsprechend gestrafft werden. Wir finden hier also einen soliden Überblick, doch auf eine erschöpfende Bearbeitung, wie sie in der Buddhistischen Psychothetrapie BPT stattfindet, musste hier zugunsten eines guten Überblicks verzichtet werden. Daher dokumentiert dieses Buch nur einen begrenzten Ausschnitt aus der BPT – dies umso mehr, da hier lediglich die praktischen Lösungsansätze für die *unheilsamen* Aspekte erörtert werden. Neben diesen Themen ist jedoch in der BPT ein ebenso umfangreiches wie intensives Training der *heilsamen* Ressourcen vorgesehen. Folglich kann dieses Buch gewissermaßen nur die eine Hälfte bieten, doch natürlich ergeben sich heilsame Wirkmechanismen bereits aus der Abschwächung der unheilsamen Anteile in uns. Es wäre also ein sehr spannendes Unterfangen, in einer weiteren Arbeit explizit zu beschreiben, wie wir praktisch *heilsame* Zustände entwickeln können, wie zum Beispiel Liebe, Freude, Mitgefühl, Güte, Glück, Zufriedenheit, Humor, Gelassenheit, Heiterkeit, Zugewandtheit, Motivation, Mut, Zuversicht, Optimismus, Lebensfreude, Hilfsbereitschaft, Verständnis, Freundlichkeit, Freigebigkeit, Großzügigkeit, Kreativität, Höflichkeit, Harmonie, Friedfertigkeit, Gewaltlosigkeit, Liebesfähigkeit, um nur eine Auswahl zu nennen.

Erkennen, Verinnerlichen, Verwirklichen

Neben den vielen praktischen Übungen sind auch wichtige Erkenntnishilfen und Erklärungen in dieses Buch integriert.

Der Buddhismus ist eine Lehre, die davon ausgeht, dass wir uns durch ein richtiges und vollständiges *Erkennen* grundsätzlich transformieren können. Um diesen über viele Generationen hinweg gut erprobten Prozess zu intensivieren und fest zu etablieren, wird er hier mit verschiedenen konkreten Übungsanleitungen unterstützt, so dass wir durch eigene Erfahrungen ein gesichertes Erkennen, Verinnerlichen und auch Verwirklichen erreichen können.

Der Übergang von der Theorie zur Praxis ist ein sehr bedeutsamer Schritt, den wir unbedingt mit der richtigen und für uns passenden Geschwindigkeit umsetzen müssen. Auch dazu möchte dieses Buch einen kleinen Beitrag leisten.

Buddha machte unmissverständlich klar,
dass die Arbeit mit dem Geist viel Zeit und Einsatz
erfordert.

– Dalai Lama XIV. –

Zu beachten ist bitte, dass dieses Buch zwar sowohl als Hilfe- als auch als Selbsthilfebuch konzipiert wurde, bei einem spürbar hohen Leidensdruck allerdings immer ein Fachmann/eine Fachfrau aufgesucht werden sollte.

Ein ausdrücklicher Dank geht an die Menschen, die zugestimmt haben, dass ihre Erfahrungen im Ringen um Linderung und Heilung hier als Beispiele abgedruckt werden dürfen.

Matthias Ennenbach
Weilheim 2011

Teil I

Das Setting: Form und Inhalt der BPT

Bevor an einem Gebäude Veränderungen vorgenommen werden können, ist eine Analyse des Fundamentes unumgänglich. Sehr ähnliche Prinzipien sind zu beachten, wenn wir selbst oder mit fremder Hilfe Veränderungen an uns vornehmen wollen. Allerdings reicht es nicht aus, dass ein Fachmann unser Fundament begutachtet, sondern wir müssen selbst verstehen, auf welchen Grundlagen wir auf- oder umbauen können. Diesen Vorgang können wir uns hier in diesem Buch anschauen. Das gibt uns dann eine sichere Basis und ein gutes Verständnis, um alle auf uns zukommenden Anforderungen bewältigen zu können. Natürlich ist die Unterstützung von einer Fachfrau/einem Fachmann in jedem Falle hilfreich, doch bei der Buddhistischen Psychotherapie BPT liegt der Schwerpunkt bei der Selbstverantwortlichkeit.

Es existieren viele verschiedene Visionen darüber, wie wir uns weiterentwickeln können. Zahlreiche Menschen, auch Buddhisten und Yogis, stehen der Psychotherapie eher skeptisch gegenüber. Einige fragen sich, welche Wirkungen mit dieser Vorgehensweise überhaupt erzielt werden können. Darüber hinaus sind Buddhisten und Yogis auch deshalb skeptisch, weil sie davon ausgehen, dass die alten Praxismethoden bereits völlig ausreichend sind. Andererseits gehen auch die meisten Psychotherapeuten einer bestimmten Schule davon aus, dass ihre Methode die wirkungsvollste sei.

Unter Einbeziehung dieser Erkenntnisse werden hier Erfahrungen beschrieben, die verdeutlichen können, dass die Buddhistische Psychotherapie BPT für leidende Menschen ebenso wie für solche, die sich aus einer stabilen Situation heraus weiterentwickeln möchten, eine gut erprobte, hilfreiche Methode sein kann. Diese ist auch vor und während der unterschiedlichsten spirituellen Praktiken recht konstruktiv nutzbar.

Wenn wir merken, dass wir mit unseren Übungen nicht weiterkommen, bietet dieses Buch zahlreiche Anregungen und konkrete Erklärungs- und Hilfsangebote.

Kapitel 1

Die Grundlagen

Nehmt nichts von dem, was ich euch lehre, einfach aus Glauben oder aus Respekt von mir an, sondern überprüft es selber, als ob ihr Gold kauftet ... So, wie ihr Gold durch Brennen, Schneiden und Reiben prüfen würdet, prüft der Kluge auch meine Unterweisungen. Unterzieht meine Lehren einer gründlichen Überprüfung, nehmt sie nicht einfach guten Glaubens an.

– Buddha –

Für unser Wohlergehen und den heilsamen Einfluss, den wir auch auf andere ausüben wollen, finden wir in der Buddhistischen Psychotherapie BPT eine Kombination aus den westlichen Geistes- und Naturwissenschaften und der über 2500 Jahre alten buddhistischen „Therapiemethode", die ihren Ursprung in Nordindien hatte. Wenn wir uns diesen Sachverhalt vergegenwärtigen, erscheint es logisch und sinnvoll zu sein, erst einmal zu klären, was diese antike asiatische Methode mit unserem modernen Leben des 21. Jahrhunderts zu tun haben könnte. Liegen diese Welten nicht gar zu weit auseinander?

Unsere Grundthese lautet: Der Buddhismus besitzt einen internationalen und universellen, das bedeutet kulturübergreifenden und zeitlosen Charakter. Wir verstehen den Buddhismus in diesem Zusammenhang in erster Linie als eine Wissenschaft des Geistes mit einem sehr gut erprobten praktischen Übungsrepertoire.

Man könnte den Buddhismus vielmehr als eine Wissenschaft des Geistes und einen Weg zur Transformation bezeichnen.

– Matthieu Ricard –

> Die buddhistischen Lehren sind keine Religion,
> sondern eine Wissenschaft des Geistes.
> – Dalai Lama XIV. –

Dieses Praxisbuch möchte genau diese Thematik transparent und anschaulich nachvollziehbar darstellen, so dass möglichst viele Menschen von den gut erprobten praktischen Erfahrungen der buddhistischen Lehre profitieren können.

Der Zugang mit Passwörtern

Viele von uns hatten den ersten Kontakt mit dem Buddhismus über Bücher oder Hörbücher. Es existieren Tausende buddhistischer Fachbücher, die uns zum Teil mit sehr detaillierten Informationen versorgen. In den verschiedenen buddhistischen Lehrrichtungen finden wir reichhaltige Differenzierungen buddhistischer Ausdrucksformen. Der Theravada- oder Hinayana-Buddhismus und der Mahayana-Buddhismus, dem auch Zen und Vajrayana zugeordnet werden, sind die großen buddhistischen Traditionen. Der japanische Zen-Buddhismus und auch der tibetische Vajrayana-Buddhismus sind für viele Menschen im Westen mittlerweile zu bekannten Begriffen geworden. Es gibt darüber hinaus aber noch weitere buddhistische Schulen, unter anderem die Reines-Land-Schule, die Nichiren-Schule und die Theravada-Waldtradition. Unter all diesen Formen existieren wiederum sehr viele verschiedene Unterformen mit unterschiedlichen Übertragungslinien wie auch Unterschieden je nach Land und Kultur, in denen sich der Buddhismus einwurzelte und eine jeweils spezifische Ausprägung annahm. Diese Vielfalt kennen wir natürlich auch von anderen Religionen, spirituellen Traditionen, Philosophien und weiteren Kulturgütern, welche Jahrhunderte oder gar Jahrtausende überdauerten.

Zusätzlich zu dieser Vielfalt werden wir in der buddhistischen Literatur mit den verschiedensten, für uns exotischen Begriffen konfrontiert, wie zum Beispiel Buddha, Bodhi, Bodhichitta, Bodhisattva, Dharma, Duhkha, Karma, Koan, Lama, Maitreya, Mandala, Mara, Mudra, Nirodha, Nirvana, Rinpoche, Shakyamuni, Samadhi, Sangha, Samsara, Sesshin, Sutra,

Tantra, Tulku, Vipassana, um wiederum nur eine Auswahl zu nennen. Wie wichtig ist es, diese vielfältigen Begriffe zu kennen? Müssen wir für unseren Weg Sanskrit, Pali oder die tibetische Sprache lernen?

Eine der grundlegenden buddhistischen Sichtweisen betrifft unsere wechselseitige Abhängigkeit, sie wird mit dem Begriff *Pratitya-Samutpada* umschrieben. Sicherlich ist es unumgänglich, dass wir uns mit dem abhängigen Entstehen aller Dinge um uns herum und dem Verständnis unserer gegenseitigen Abhängigkeit beschäftigen, worauf dieser Begriff verweist. Aber mag es nicht manch einem unsinnig erscheinen, dann diesen Begriff dafür zu verwenden? Das mögliche Problem damit ist recht bedeutsam, weil die verschiedenen Begriffe natürlich spezifische Sichtweisen symbolisch zum Ausdruck bringen. Diese Sichtweisen kennenzulernen ist unumgänglich, doch könnte der jeweilige Begriff dazu nicht vielleicht in einer für uns leichter zugänglichen Form gewählt werden? Möglicherweise fühlen sich aber viele von uns gerade von dem Exotisch-Fremden wie magisch angezogen. Vielleicht spüren wir, wenn wir diese fremdartigen Sanskrit-Begriffe benutzen, einen Interpretationsspielraum, ein Fehlen von Festlegung und eine Öffnung, die uns eine gewisse Denkfreiheit lässt. Leider wirkt sich dieser Aspekt oftmals jedoch auf Kosten eines tieferen Verständnisses aus.

Auf einen Exkurs zu den relevanten Sanskrit-Begriffen wird an dieser Stelle verzichtet. Wozu hier angeregt werden soll, ist die achtsame Ergründung dessen, worauf die jeweiligen Begriffe verweisen. Es ist lohnenswert, wenn wir zentrale Begriffe kritisch hinterfragen, am besten gemeinsam mit einem erfahrenen Fachmann, und dann für uns passende und stimmige Ausdrucksformen finden. Damit verringern wir auch die Gefahr, uns zu verirren.

Da die Gewahrwerdung unseres ruhigen und klaren Geistes eines der Hauptanliegen buddhistischer Übungen darstellt, wollen wir uns nun exemplarisch den Begriff *Geist* anschauen. Dieser Begriff wird oft missverständlich mit unserer Verstandestätigkeit gleichgesetzt. Wir werden hier aber die Unterschiede zwischen Geist und Verstand kennenlernen.

Der englische Begriff *Mind* eröffnet wieder andere Bereiche, und der buddhistische Begriff *Chitta* meint immer die Verbindung zwischen Kopf,

Herz und Bauch. Beispielhaft für diese Begriffsproblematik soll hier die Frage erörtert werden, wie die scheinbar widersprüchlichen Appelle von *No Mind* und *Mindfulness* zusammenpassen.

No Mind oder Mindfulness?

Beide Prinzipien, der *No-mind*-Zustand ebenso wie der *Mindfulness*-Zustand, sind für den Buddhismus sehr wichtige Geistesverfassungen, die es anzustreben gilt. Soll der *Mind* denn nun ausgelöscht und zu einem *No-mind*-Zustand werden, oder soll er durch *Mindfulness* zur vollen Entfaltung gebracht werden? Die damit einhergehende Begriffsverwirrung kommt zustande, weil sich ein und derselbe Begriff *Mind* hier auf zwei sehr unterschiedliche Inhalte bezieht.

No Mind verweist eigentlich auf den Augenblick, in dem unser Verstand zur Ruhe kommt. Es sollte vielleicht besser *No Intellect* heißen, also im Grunde mit „keine Verstandestätigkeit" übersetzt werden. Durch ein gezieltes Training bezähmen wir unseren ungezügelten Verstand; es entsteht eine innere Stille in uns, so dass wir nun etwas wahrnehmen können, das zutage tritt, wenn unser Verstand zur Ruhe kommt. Diese für uns oft neue Qualität nennen wir Geist. *No Mind* bedeutet also nicht, den Geist ausschalten zu wollen.

Der Begriff *Mindfulness* wird zumeist mit „Achtsamkeit" übersetzt und meint die volle Gewahrwerdung unseres Geistes und – damit verbunden – auch des unmittelbaren Hier und Jetzt. Dies ist gleichzeitig auch eine Definition von Achtsamkeit, denn es zeigt uns, dass wir ebenso wenig „mal eben" achtsam sein können, wie wir „mal eben" unseren Verstand zügeln und anhalten können, um dann unserer geistigen Qualitäten gewahr zu werden. *No Mind* und *Mindfulness* sind entscheidende Achtsamkeitsprozesse, auf die wir uns hinbewegen können, wenn wir die buddhistischen Lehren erkennen, verinnerlichen und dann verwirklichen. Demnach bedeuten zwei scheinbar widersprüchliche Begriffe eigentlich denselben Zustand, nämlich die Mäßigung unseres überaktiven Verstandes, um unseren Geist in Stille wahrnehmen zu können. Es handelt sich um einen – zumal für Ungeübte – recht anspruchsvollen mentalen Zustand, der anfangs noch sehr instabil bleibt und regelmäßige Pflege und ein geduldiges Bemühen erfordert.

Wir sehen an diesem Beispiel, dass die verschiedenen buddhistischen Begriffe, von denen wir hier einige wenige exemplarisch aufgelistet finden, oft einen tiefgründigen und vieldeutigen Erklärungshintergrund haben, dessen Bedeutungsnuancen sich aus den diversen Übersetzungen oft nicht leicht ableiten und verstehen lassen. Es ist sehr wichtig, dass wir uns hier um ein möglichst tiefes Verständnis bemühen, um dann für unsere westliche Kultur eine eigene Ausdrucksform entstehen zu lassen.

Unsere eigenen Traditionen

Unsere westlichen religiösen und geisteswissenschaftlichen Traditionen sind durch die Reformation und die Aufklärung geprägt. Es war ein furchtbarer Kampf, der unter anderem dazu führte, dass in den Kirchen nicht mehr die für viele Menschen unverständliche lateinische Sprache verwendet wird. Durch simple Übersetzungsarbeit ist uns ein eigener Zugang ermöglicht worden. Das war und ist eine sehr bedeutsame kulturelle Leistung, die von unseren Vorfahren bitter erkämpft wurde.

Die Bedeutung einer allgemein verständlichen Sprache ist sehr wertvoll und gar nicht zu überschätzen. Wir sollten also bei Begriffen bleiben, zu denen wir einen guten Zugang haben. Das schließt natürlich keinesfalls aus, dass für bestimmte neue Sichtweisen nicht auch ein neuer Begriff hilfreicher sein könnte. Der Appell lautet nicht, dass wir uns an einer bestimmten Form festhalten sollen. Alles verändert sich stetig und unaufhaltsam. Das ist die wahre Natur aller Dinge, und eine solche Veränderung spiegelt sich natürlich auch in der Entwicklung unserer Sprache wider.

Das Anliegen der Buddhistischen Psychotherapie BPT besteht zum einen in dem Wunsch, für die buddhistischen Lehren eigene und daher „kultur-kompatible" Begriffe für den westlichen Geist zu finden, so dass der Zugang für möglichst viele Menschen erleichtert wird. Ein weiterer Wunsch besteht darin, dass wir uns nicht von der umfangreichen Begriffsvielfalt der buddhistischen Lehren verunsichern lassen. Wir dürfen an den Begriffen nicht anhaften und zu lange dabei verweilen. Es macht wenig Sinn, alle Texte zu ergründen, jedes Detail zu analysieren und jeden Begriff hin und her zu wenden. Hier lauert die Gefahr, dass wir uns im

Begriffsdschungel der Lehren verirren. Wir dürfen unser eigentliches Ziel nicht aus den Augen verlieren. Welches Ziel? Unsere Befreiung!

Miami Vice

Es gibt Fährschiffe, Schoner, Frachter, Passagierschiffe, schnittige Motorjachten und elegante Segelschiffe, üble rostige „Seelenverkäufer", Rennboote und schwere Fregatten. Wenn wir durch einen Frachthafen gehen, erleben wir eine andere Atmosphäre als beim Besuch eines Jachtclubs. Viele von uns würden wohl gerne einmal Miami Vice spielen und mit einem schicken Bötchen in tropischen Gewässern herumschippern oder in Florida mit einer Jacht losbrausen.

Aber trauen wir uns das auch zu? Das sieht oft leichter aus, als es tatsächlich ist. Und wenn wir auf offener See einen Orkan erleben, dann bereuen wir zutiefst unseren Schritt auf die wankenden Planken.

Zu jedem Schiff gibt es ein ganzes Universum an Zubehör und technischen Details. Wie wichtig ist es für uns, ein Fachmann für den Kosmos „Boote" zu werden? Denken wir daran, dass Buddha sagte, die Lehre sei nur ein Floß, das uns ans andere Ufer, also zur Befreiung bringen solle; dort angekommen, sei das Floß überflüssig geworden. Es lohnt daher nicht, zu viel Konzentration auf das Floß zu verwenden. Wer sein Leben mit der Ausschmückung seines „Floßes" verbringt, verliert das Ziel aus den Augen.

Dieses Floß-Beispiel ist für unseren Praxiseinstieg recht hilfreich. Wir müssen die Lehre so weit verstehen, dass wir die Chance für einen eigenen Zugang finden und den Eindruck haben, dass es uns eine Weile tragen kann. Dann kommt der besondere Augenblick, in dem wir unser Vertrauen so weit gefestigt haben, dass wir den festen Boden unserer alten Überzeugungen, Gewohnheiten und Kreisläufe verlassen und wirklich „an Bord" gehen.

Nun aber warten schon die ersten Unwägbarkeiten auf uns. Das Floß-Beispiel beginnt irreführend zu werden. Das Kunststück, das von uns erwartet wird, ist das mühelose Engagement. Zwar ist eigentlich alles okay, doch wir müssen etwas tun. Wir wollen und müssen weiterkommen, es ist unmöglich stillzustehen, alles verändert sich kontinuierlich. Und doch ist das Ziel immer schon genau hier und jetzt da! Auch das angestrebte andere Ufer der Befreiung suggeriert einen *Ort* der Befreiung. Allerdings ist die Befreiung ein Zustand und kein Ort, also höchst flüchtig.

Wir werden die zum Teil recht verwirrenden Herangehensweisen noch genauer betrachten. Der Appell, der hier vermittelt werden möchte, ist die Anregung zu Einfachheit, zu Schlichtheit, dem Ende der Anstrengung, der Zügelung unserer Verstandestätigkeiten; eine Rückbesinnung auf die ursprüngliche Einfachheit der buddhistischen Lehre vor 2500 Jahren, die für die gebildeten ebenso wie die einfachen Menschen der damaligen Zeit leicht verständlich war.

Häufig verwirren uns andere Menschen mit Fragen nach den differenziertesten Details der Lehre. Dabei sind die buddhistischen Grundideen so simpel: Bleibe auf dem Mittleren Weg, nutze deine Erkenntnisse für dich und alle anderen. Noch etwas konkreter können dir die Vier Edlen Wahrheiten dabei helfen. Sie sagen, dass wir unser Leiden mit allen anderen teilen, doch dass wir es lindern und auch auflösen können. Dafür müssen wir uns selbst besser kennenlernen und unsere Widerstände und Anhaftungen ergründen und nach und nach aufgeben. Die Grundideen sind also sehr einfach und gut verständlich.

Gesellschaftliche und individuelle Befreiung

Der Appell an uns, das ursprüngliche Ziel der Befreiung nicht aus den Augen zu verlieren, hat eine sehr hohe Bedeutung und wird leider in Europa oft übersehen, auch wenn es um Themen wie Aufklärung, Reformation und Freiheit von monarchischen Strukturen geht. Wir sprechen schnell von unseren Leistungen und Erfolgen, durch die es uns gelungen sei, uns von den unterschiedlichsten äußeren Hindernissen und Problemen, wie zum Beispiel Monarchien oder fundamentalistischen christlichen Kirchenfürsten, zu befreien. Wahrscheinlich sind wir aber auf halbem Wege stecken geblieben und haben vergessen, dass wir uns nicht nur als Gesamtgesellschaft zu befreien haben, sondern unbedingt auch als Individuen. An genau dieser Stelle kann uns die universelle Schulungstradition des Buddhismus vielleicht weiterhelfen.

Das bisher Gesagte sollte zur eigenen Orientierung und Standortbestimmung beitragen. Wenn wir unser Wissen jedoch an andere weitergeben möchten, scheint es meist sinnvoller zu sein, nicht mit zu vielen theoretischen Details zu beginnen.

Kapitel 2

Die ersten konkreten Schritte

„Du bist willkommen, du bist nicht allein, es gibt Hilfe. Momentan meinst du vielleicht noch, dass dein Schicksal einzigartig ist und du dich alleine fühlst, aber es geht vielen Menschen sehr ähnlich wie dir."

Vielleicht fühlen wir uns von diesen Worten angesprochen, wenn wir Hilfe suchen. Eine erste Hilfsmöglichkeit besteht darin, dass wir differenzieren lernen zwischen unseren ganz persönlichen *individuellen* und den *universellen* Problemen, die wir mit allen anderen Menschen teilen.

Wir können uns nur langsam annähern

Wenn wir Hilfe suchen, weil wir leiden, ist es wenig hilfreich, wenn wir zu hören bekommen, alle Probleme seien nur Illusion. Ebenso verhält es sich, wenn Menschen Rat und Hilfe bei uns suchen; auch dann ist es wenig ratsam, ihnen vermitteln zu wollen, unser Ego sei doch ohnehin nur eine Illusion und eigentlich sollten wir nur immer fleißig loslassen üben. Ebenso unsinnig ist es, jeden Menschen, der aktuell leidet, sofort auf ein Meditationskissen zu verfrachten.

Wilhelm D. ist 52 Jahre alt. Er schildert, dass er sich selbst im Spiegel nicht mehr erkenne. „Ich weiß gar nicht mehr, wer mir da entgegenschaut. Ich spüre mich selbst gar nicht mehr, irgendwie bin ich mir selbst fremd geworden. Mein Gefühl für mich selbst ist fast erloschen. Ich habe an nichts mehr Freude, mich interessiert nichts mehr. Alles ist mir zu viel. Am liebsten würde ich mich vergraben."

Natürlich wäre es völlig unangebracht, Wilhelm zu gratulieren und ihm zu erklären, dass er nun richtig sehe: Es gebe tatsächlich kein festes Selbst und mit seinem Gefühl liege er nun genau richtig.

Auch in der BPT ist vor einer ernst gemeinten Maßnahme stets eine fachkundige Einschätzung unumgänglich. Viele Menschen beginnen ihre spirituelle Praxis und merken schon nach den ersten schnellen Erfolgen, dass es nicht so recht „weitergeht". Oft werden hier wichtige Grundvoraussetzungen übergangen. In vielen spirituellen Traditionen fehlt eine fachlich fundierte Analyse der Ausgangssituation und – damit verbunden – eine kritische individuelle Beratung über die notwendigen konkreten Übungen zur Sicherung des eigenen Fundamentes.

Für die Einschätzung einer Persönlichkeit, deren Belastbarkeit und Flexibilität ist es wichtig, die sogenannten Ich-Funktionen des Betreffenden kennenzulernen. Zwar kommen wir als Baby nicht völlig leer auf die Welt, sondern bringen bereits eine ganze Reihe von vererbten Dispositionen mit. Allerdings müssen wir uns im Laufe der Entwicklung zum Erwachsenen unsere Ich-Funktionen erst noch erwerben. Diese Ich-Funktionen sind nichts anderes als erlernte Fähigkeiten, die uns den Umgang mit unserer Welt erleichtern sollen.

Unsere Ich-Funktionen als Erwachsene beinhalten zum Beispiel die Fähigkeiten zu:

- Bedürfnis- und Handlungsaufschub
- Frustrationstoleranz
- Abwehrmechanismen
- Selbstentlastungsressourcen
- Realitätsprüfung
- Ort/Zeit-Orientierung
- Affekt- und Impulskontrolle
- Flexibilität
- Intelligenz
- Objektrepräsentanzen
- Bindungsfähigkeit
- Sozialverhalten
- Antizipationsfähigkeit
- Selbstreflexion/Introspektion
- Empathie

Die Ich-Funktionen sollten uns eigentlich im Umgang mit der Welt dienen. Doch ohne gezieltes Geistestraining erkennen wir oft die rechte

Dosierung nicht und schießen über das Ziel hinaus, oder wir erreichen ein hilfreiches Level erst gar nicht.

Entweder haben wir in der Entwicklungszeit der Ich-Funktionen größere Probleme erlebt, so dass sich diese Qualitäten nicht stabil genug ausprägen konnten, oder wir festigen sie immer weiter, so dass sie uns schließlich gefangen nehmen. Jede einzelne Ich-Funktion sollte mit der Weisheit des Mittleren Weges abgeglichen werden.

Wenn wichtige Ich-Funktionen instabil sind und sich nicht sicher genug ausbilden konnten, erleben die Betroffenen viele emotionale Achterbahnfahrten. Wahrscheinlich fällt es ihnen dann auch sehr schwer, kontinuierlich die angebotenen Übungen umzusetzen. Sie sind in einem besonderen Maße ihren Stimmungsschwankungen ausgesetzt, sie reagieren intuitiver und weniger durchdacht. Ebenso werden sie sich selbst und ihrem Lehrer sehr wechselhafte Empfindungen entgegenbringen. Wenn grundlegende Erfahrungen vermittelt werden, wie zum Beispiel die Illusion eines Ich-Gefühls, dann können bei Menschen mit einer größeren Ich-Funktionsschwäche sehr unheilsame Empfindungen entstehen. Leider müssen die davon Betroffenen ihren spirituellen Weg dann meistens abbrechen oder ihn zumindest für längere Zeit unterbrechen. Das wäre allerdings gar nicht nötig, wenn vorher eine sachgerechte Analyse durchgeführt worden wäre.

Diese Thematik verdeutlicht, wie wichtig es ist, die entsprechenden psychologischen und psychodiagnostischen Lehren zu kennen und anzuwenden. Das trifft umso mehr zu, wenn wir anderen Menschen helfen wollen.

Wir können uns selbst und andere Menschen entsprechend der Qualität und Ausprägung des inneren „Gerüstes", also der Ich-Funktionen, behandeln. Dafür müssen wir sehr genau ergründen, an welchem Punkt wir selbst oder der Mensch vor uns stehen und wie unsere innere psychosomatische Beschaffenheit und unsere Ich-Funktionen konstituiert sind. Wie stabil und belastbar sind wir tatsächlich? Wie viel Wahrheit vertragen wir? Wie verstehen wir uns und unsere Lage? Wie sehen wir uns in unserer Welt? Was genau wollen wir eigentlich erreichen?

Obwohl viele Aspekte unserer Probleme *universell* sind, wird unsere Herangehensweise stets sehr *individuell,* also auf das Individuum bezogen sein. Auf der individuellen Ebene müssen wir sehr genau unsere eigene psychosomatische Stabilität ergründen, und wenn wir anderen helfen, dann müssen wir dies ebenso auch bei unserem Gegenüber erkennen. Dieses Fundament ist eine existentielle Grundlage, die ein Mensch unbedingt erfahren haben muss. Nur mit dieser Erfahrung der eigenen inneren Sicherheit ist es möglich, sich im weiteren spirituellen Entwicklungsprozess auch wieder davon zu lösen.

Machen wir uns klar, dass wir es hier auch mit einem zentralen buddhistischen Anliegen zu tun haben: Unser Ego ist zusammengesetzt aus verschiedenen Fertigkeiten und Ich-Funktionen. Es gibt keinen festen Kern. Unser Ego ist eine dynamische, eine wechselhafte und nicht dauerhafte Konstruktion. Wir dürfen uns nicht daran festhalten. Alles Leiden entsteht aus dem Gefühl unseres Ego. Wenn wir beginnen, unser Ego zu vermindern, verspüren wir parallel dazu gleichzeitig auch eine Abschwächung unserer unheilsamen Emotionen.

Individuelle Instruktionen sind nötig

Wir müssen nur jemandem, der zu weit links geht, anraten, doch bitte weiter rechts zu gehen. Jemand, der ohnehin schon weit rechts geht, erhält daher einen offenbar entgegengesetzten Rat. Diese Unterschiedlichkeit in der Anleitung ist aber nur scheinbar entgegengesetzt, da beide Personen die gleiche Anweisung erhalten, nämlich auf dem Mittleren Weg zu gehen.

Manchmal scheinen die Instruktionen sogar noch etwas widersprüchlicher zu sein. So beschreibt Tulku Lama Lobsang in seinen Seminaren, dass es recht unterschiedliche Sichtweisen und Formen des Umgangs mit Problemen gibt:

In einem ersten Schritt sehen wir die vielen Probleme in ihrer Ernsthaftigkeit. Probleme existieren. Es ist normal und unumgänglich, dass wir immer wieder auf Probleme stoßen, und wir spüren das ganz deutlich. Hier kann es vielleicht sogar ratsam sein, sich von den besonders großen Problemen zu distanzieren und gegebenenfalls davor zu flüchten. Alternativ können wir aber auch versuchen, die vorhandenen Probleme anzugehen, sie zu bearbeiten und, wenn möglich, zu lösen. Durch eine Veränderung unseres Blickwinkels ist es möglich, unsere Probleme als unsere Lehrer anzusehen und uns dafür zu öffnen, was sie uns lehren können.

Es gibt aber auch noch andere Standpunkte, die auf dem Erkennen beruhen, dass es gar keine Probleme gibt, sondern nur unterschiedliche Geisteszustände, die eine entsprechende Vorstellung in uns entstehen lassen. Ändern wir unsere Geisteszustände, dann ändern sich auch unsere Wahrnehmungen. Dann können wir Probleme tatsächlich als Illusionen wahrnehmen.

Daraus leitet sich ab, dass es recht unterschiedliche Sichtweisen und Handlungsalternativen für dieselbe Ausgangssituation eines Problems geben kann. Wer oder was aber bestimmt nun über unsere jeweilige Wahl?

Wenn wir uns fragen, wie wir zum Beispiel eine Depression mildern können, so müssen wir realisieren, dass es eigentlich nicht um eine Depression geht, die wir behandeln, sondern um einen einzigartigen, doch leider traurigen Menschen. Daher bestimmt natürlich immer der Mensch die Behandlung und nicht vorrangig oder sogar ausschließlich die Erkrankung oder die Theorie und Lehre.

Viele von uns sind beflügelt vom Geist der schnellen Lösungen: Hier ist das Problem, dort ist die Reparaturanleitung – also Ärmel aufgekrempelt und mit viel Kraft und Anstrengung auf zum Gipfel! Leider müssen wir nicht selten erkennen, dass dieses „Erfolgsrezept", das uns vielleicht bislang schon oft gute Dienste geleistet hat, nun an seine Grenzen stößt und sogar die Problematik nochmals verstärken kann.

Vielleicht haben wir schon oft gehört, dass wir uns anstrengen müssen, um eine Chance auf Erfolg zu haben. Irrigerweise meinen wir nämlich, ein Maximum an Anstrengung bringe auch ein Maximum an Erfolgschancen. Wenn wir diese Vorgänge jedoch einmal genauer ergründen, erkennen wir, dass wir immer nur mit einer guten Ausgewogenheit zum Ziel kommen. Selbst wenn wir zum Beispiel beim Bergsteigen meinen, dass der Gipfel nur durch maximale Leistung erreicht werden kann, sollten wir doch zur Kenntnis nehmen, dass wir den Gipfel nie mit Sprintgeschwindigkeit stürmen können und auch nicht im Tempo eines anderen Menschen. Wir benötigen unseren eigenen Rhythmus. Dieses Beispiel dient auch der Verdeutlichung, wie sinnlos ein blindes übermotiviertes Streben ist. Oft lauern Abgründe am Wegesrad, wir benötigen einen sicheren Schritt. Das bedachtsame Voranschreiten ermöglicht uns auch, während des Gehens die Aussicht zu genießen.

Wir benötigen Verständnis und Gewissheit

Insbesondere zu Beginn unserer Übungspraxis benötigen wir ein ausreichend sicheres und heilsames Verständnis. Dies ist bewusst im doppelten Sinne gemeint: Es ist lohnenswert, ein paar Dinge für unseren Weg kennenzulernen und zu verstehen. Ebenso benötigen wir auch Verständnis für uns selbst, und zwar Verständnis im Sinne eines sanften Umgangs mit uns. Natürlich ist auch hier immer der Mittlere Weg zu beachten. Manche von uns müssen vielleicht eher etwas motiviert werden, ihre Trägheit zu überwinden, während wieder andere etwas Entschleunigung benötigen. In jedem Falle ist eine verständnisvolle Herangehensweise unumgänglich.

Buddha beschrieb schon vor über 2500 Jahren, dass wir Menschen die unheilsame Eigenschaft besitzen, stets zwei Pfeile des Leidens abzuschießen. Der eine Pfeil des Schmerzes trifft uns. Das kann passieren und ist wohl auch unvermeidlich. In unserem Leben schwirren so viele Pfeile umher, einige dicke und besonders gefährliche warten sogar ganz gezielt auf jeden von uns. Das sind Krankheit, Alter und Tod. Diese Dynamik ist schon bedrohlich genug, doch „clever", wie wir nun einmal sind, schießen wir selbst gerne noch einen zweiten Pfeil hinterher, der uns ebenfalls trifft. Er hat die Form unseres Haderns und Grübelns, unserer Selbstzweifel, unserer Selbstvorwürfe, einer übertriebenen und destruktiven Selbstkritik und manchmal sogar eines verbitterten Selbsthasses.

Die anfangs zu vermittelnde Botschaft lautet: Suchen wir unsere Gemeinsamkeiten. Natürlich ist jeder Mensch einzigartig, doch unsere Gemeinsamkeiten sind grundlegender als unsere Besonderheit. Wir sind alle betroffen. Es ist wichtig, dass wir unsere Situation nicht noch schlimmer machen, als sie schon ist. Üben wir uns also im Verständnis für andere, doch insbesondere auch für uns selbst. Wir müssen uns verstehen lernen, und wir müssen Verständnis zeigen und verzeihen lernen.

Ein besonderes Kennzeichen des Buddhismus ist darin zu sehen, dass wir nicht einfach nur glauben müssen, der Übungsweg werde für uns schon hilfreich sein. Im Buddhismus geht es weniger um Glauben als um Gewissheit. Wenn wir Übungsanleitungen erhalten und sie dann selbst umsetzen und praktizieren, machen wir eine eigene Erfahrung. Das ist die mächtigste und stabilste Art zu lernen. Durch eigene Erfahrung erhalten wir Gewissheit.

Unsere Gemeinsamkeiten verbinden uns

Wenn wir Menschen einmal mit Meereswellen vergleichen, dann können wir erkennen, dass auf den Wellenspitzen viel Individualität anzutreffen ist. Wir könnten verschiedene Wellen voneinander unterscheiden. Wir sehen große, kleine, schnell kippende und lange dahinrollende Wellen. Manche erscheinen bedrohlich, andere einladend. Ebenso können wir Menschen differenzieren. Auf den Wellenspitzen können wir Individualität zählen und identifizieren. Die Spitze ist immer einzigartig wie unsere Fingerabdrücke. Weiter unten in der Welle gibt es schon viel mehr Gemeinsamkeiten. Hier finden wir nicht mehr Individualität, sondern Verbindungen, zum Beispiel Gruppen von Frauen, Männern, Blonden, Dunkelhaarigen, Alten, Jungen, Berufsgruppen, Kulturen und vieles mehr.

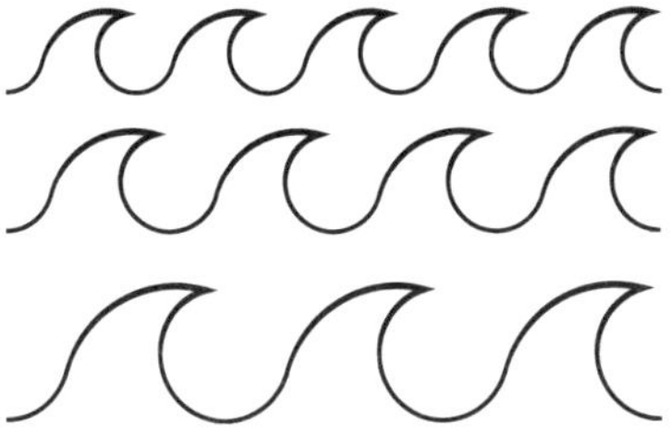

Abb. 1

Noch weiter unten in der Welle lösen sich auch diese Unterschiede völlig auf. Unsere Stoffwechselfunktionen sind sich schon recht ähnlich, auch unsere Überlebensinstinkte und ebenso unsere Wünsche. Wir alle wünschen uns Glück, ein sicheres und freies Leben und möglichst wenig Leiden. Unsere „Nachbarwelle" ist also nur im oberen Bereich individuell geprägt, ansonsten sind wir ziemlich gleich. Tauchen wir noch tiefer in die Welle ein, dann lösen sich auch diese Aspekte auf und wir finden zum Beispiel Grundbausteine des Lebens, die wir Menschen ebenso in uns tragen wie Tiere und Pflanzen. Sogar im Kosmos können wir diese Bausteine identifizieren.

Es ist also kein Widerspruch, wenn wir feststellen, dass wir sowohl einzigartig als auch untrennbar miteinander verbunden sind und die wesentlichen Bedürfnisse und Eigenarten miteinander teilen.

Übung: Zusammenhänge ergründen

Wir setzen uns bequem und aufrecht hin, lassen die Schultern fallen, entspannen unsere Gesichtsmuskeln und kommen etwas zur Ruhe.
Dann betrachten wir unsere Hand. Sie besteht zu etwa 70 Prozent aus Wasser. Woher kommt das Wasser eigentlich? Ja, wir haben es getrunken oder in anderer Form unserem Körper zugeführt. Aber woher stammt ursprünglich das Wasser, das wir getrunken haben? Und wie ist es wiederum dorthin gekommen?
Für diese Frage nehmen wir uns etwas Zeit, denn wir möchten möglichst viele Details ergründen: von der Wasser- und Mineralwasserproduktion, den Liefer- und Verkaufssystemen, den Leitungssystemen, den vielen damit beschäftigten Arbeitern und Angestellten und deren Familien, der Natur, dem Ozean, den Wolken, der Sonnenkraft, dem Wind und Regen, den Organismen, Pflanzen, Tieren und Menschen, die vorher mit dem Wasser in Kontakt waren. Wie alt könnte das Wasser sein, das sich nun in unserem Körper befindet?

Die einsame Welle

Wenn wir leiden, dann meinen wir, dass dieses Leiden vielleicht nicht mehr endet. Alles fühlt sich schlecht an, alles ist düster. Nur der immer lächelnde Nachbar, der scheint sein Leben stets glücklich bewältigen zu können. Wahrscheinlich gibt es viele Menschen, die irgendwie mehr Glück haben oder augenscheinlich etwas cleverer sind als wir.

Ob ausgesprochen oder unausgesprochen, was häufiger der Fall ist, wir entwickeln in diesen Selbstzweifeln und Grübelzwängen auch Selbstmitleid und eine schmerzliche Scham, die uns bindet und zu Gedankengängen treibt wie: *Das sollte niemand sehen … Das geht niemanden etwas an …*

Das muss jeder mit sich selbst ausmachen … Diese Verblendungen müssen wir achtsam zur Kenntnis nehmen und die Hilfesuchenden hier Schritt für Schritt aus ihrer Gefangenschaft herausholen.

Leiden führt oft zu einer Isolierung, die auch gedanklich funktioniert. Wir fühlen uns allein, verkriechen uns wie ein verletztes Tier in unsere „Höhle“. Diese Höhle kann sowohl unsere Wohnung oder das Schlafzimmer als auch unser inneres Refugium sein. Hier verschließen wir uns, bauen Schutzmauern, die oft zu Gefängnismauern werden können.

Aus buddhistischer Sicht sind starker Selbstzweifel, Selbsthass und Selbstvorwürfe eine Form der Verblendung, aus der ein spezieller Hochmut hervorgegangen ist. Die negative Selbstwahrnehmung entsteht, da wir uns in diesen Fällen mit allerhöchsten Maßstäben messen und eine adäquate Bescheidenheit ignorieren, welche diese Dynamik vielleicht schon etwas mildern könnte.

Menschen leiden immer gleich unter ihren Problemen

Wie bereits ausgeführt, benötigen Menschen, die unseren Rat suchen, Verständnis, Sanftmut sich selbst und allen anderen gegenüber. Wir sollten aber möglichst schon zu Beginn unserer Bemühungen ein bestimmtes Verständnis der Ausgangslage besitzen. Dieses Sichtweise sollte unter anderem die Spannung, die Selbstanklagen, die Gefühle des Isoliertseins mildern und gleichzeitig den Blick schärfen für die zugrunde liegende Problematik.

Für diesen Prozess hat es sich als hilfreich erwiesen, wenn wir die Unterschiedlichkeit zwischen *universellem* und *individuellem* Leiden etwas genauer erklären:

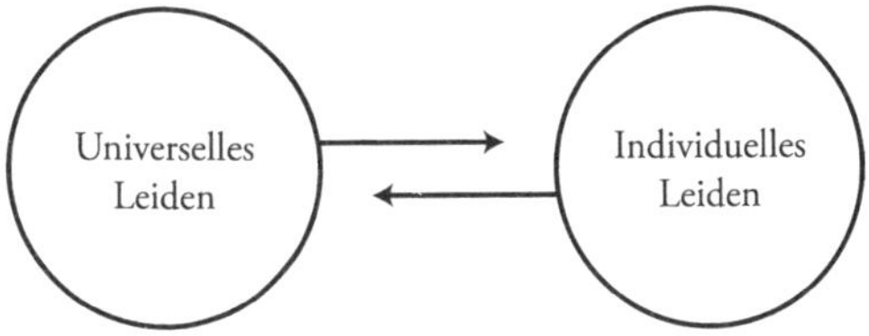

Abb. 2

Menschen, die Hilfe suchen, leiden in ihrer eigenen Wahrnehmung erst einmal unter ihren individuellen Problemen, zumindest nehmen es viele so wahr: „Ich bin voller Trauer, mein Partner ist nicht mehr da." – „Mein Arzt hat mir eine schreckliche Diagnose gestellt, ich habe jetzt große Angst." – „Ich habe unheilsame Gewohnheiten und Süchte, die mir meine Gesundheit und mein Leben zerstören."– „Meine Kollegen mobben mich." Oft leiden wir unter ganz eigenen Problemen, die wir bei Mitmenschen in unserem direkten Umfeld zurzeit vielleicht gar nicht wahrnehmen: „Alle scheinen ihr Leben zu meistern, nur ich nicht." – „Kann mich überhaupt jemand verstehen? Schließlich hast du mein Problem nicht." Zusätzlich zu dem ursächlichen Problem glauben wir noch, dass wir abgetrennt sind von all den anderen „Gesunden, Erfolgreichen und Glücklichen".

Übung: Leiden und Mitgefühl

Wir setzen uns bequem und aufrecht hin, lassen die Schultern fallen, entspannen unsere Gesichtsmuskeln und kommen etwas zur Ruhe.
Nun stellen wir uns einen sehr zufriedenen, glücklichen und erfolgreichen Menschen vor. Vielleicht kennen wir so jemanden. Dann ergründen wir in Ruhe die Frage, ob dieser Mensch eine echte Chance hat, sein gesamtes weiteres Leben ohne nennenswerte Probleme, Sorgen, Trauer und andere unheilsame Zustände zu verbringen. Natürlich erkennen wir sofort, wie unrealistisch das ist, und spüren dann vielleicht etwas Mitgefühl für diesen Menschen. In einem nächsten Schritt versuchen wir die mitfühlende Geisteshaltung in uns zu verstärken. Wir achten darauf, wo sich dieser Zustand in unserem Körper fühlbar manifestiert, und können ihn weiter intensivieren, indem wir unsere gesamte Achtsamkeit auf diesen Aspekt lenken. In einem weiteren Schritt dehnen wir nun das Mitgefühl auch auf uns selbst aus.
So können wir die Unumgänglichkeit des Leidens mit unserem Mitgefühl für uns und alle anderen durchdringen.

Das zweite Leiden

Die individuellen und die universellen Formen des Leidens beinhalten noch eine weitere Dimension, wobei die ursprünglichen Erfahrungen von uns selbst durch unseren verblendeten Umgang damit noch verstärkt werden. Wir erfahren ein Problem und fügen durch unheilsame Emotionen, wie zum Beispiel Wut, Angst und Trauer oder durch Hadern, Grübeln oder gar Selbstanklagen, weitere Probleme hinzu.

Darüber hinaus können wir zwei recht unterschiedliche Formen des Umgangs mit Problemen erkennen. Die Variante A sieht so aus, dass Menschen sich mit ihrem eigenen Leiden auseinandersetzen. Wenn sie leiden, holen sie sich Hilfe oder versuchen, selbst mit ihrem Leiden zurechtzukommen. Die Variante B sieht so aus, dass die Betroffenen sich nicht mit ihrem Leiden auseinandersetzen möchten. Sie übertragen ihr Leiden auf andere Menschen und agieren so unbewusst ihren Schmerz aus.

Die Variante A erfordert viel Kraft und Selbstbewusstsein, die Variante B zeigt eine universelle Tendenz: Alle fühlenden Wesen versuchen, Schmerzen zu vermeiden oder sie zumindest schnell wieder abzuschütteln. Je unbewusster wir agieren, desto wahrscheinlicher wird die Variante B.

Ob wir selbst die Variante A oder B für uns nutzen, hängt neben unseren Charakterneigungen auch von äußeren Bedingungen ab. Wenn wir günstige Bedingungen erleben, neigen wir wohl alle dazu, unser Leiden zu übergehen. Darüber hinaus verfügen wir Menschen über ein großes Arsenal an psychischen Abwehrfunktionen, wie zum Beispiel unsere Fähigkeiten zur Sublimierung, Rationalisierung, Verdrängung, Verleugnung, Abspaltung, Verkehrung ins Gegenteil, Identifikation mit dem Aggressor, Wendung gegen die eigene Person, Isolierung, Regression, Projektion oder Introjektion. Oft wollen wir das Ganze am liebsten auch einfach ungeschehen machen.

Was bleibt, wenn die Täuschung wegfällt?

Als Buddha in seiner Heimat schon eine gewisse Bekanntheit erlangt hatte, kam er in ein Dorf. Eine Frau wandte sich Hilfe suchend an ihn. Sie war völlig außer sich, denn ihr Kind war gestorben, und nun sollte der allmächtige Buddha es doch bitte wieder lebendig machen. Buddha sagte ihr, dass er für diesen mächtigen Zauber ein spezielles Haus benötige, denn er könne diesen Zauber nur in einem Haus vollbringen, in dem zuvor noch nie ein Mensch gestorben sei; sie möge doch bitte im ganzen

Dorf danach suchen. Die Frau lief sogleich los und klopfte an jede Tür mit der Frage, ob die in diesem Haus wohnenden Menschen noch nie jemanden durch den Tod verloren hätten. Auf ihrer Suche bekam sie viele traurige Erfahrungen zu hören. Als sie zu Buddha zurückkam, hatte sie die Lektion verstanden.

Wir sind alle betroffen. Leiden ist unausweichlich. Das soll uns beim ersten Schritt nicht demotivieren, sondern erst einmal aus der Isolation führen. Wir leben in einer Gemeinschaft von Menschen, die sehr ähnlich empfinden wie wir. Wir alle wollen nicht leiden, wir wollen glücklich sein. Im weiteren Verlauf werden wir noch sehen, dass sich diese Bestandsaufnahme weiterführen lässt: Wir können das Leiden beenden.

Für den Moment bleiben wir jedoch noch etwas bei diesem ersten Punkt. Es ist sehr wichtig, sich wirklich klarzumachen, wie es zum Leiden kommt und dass dieser Vorgang etwas Natürliches und auch Unumgängliches ist. Für diesen wichtigen Prozess können wir die Weisheit der Vier Edlen Wahrheiten nutzen, die in diesem Kapitel noch vorgestellt werden. Eine detailiertere Beschreibung, insbesondere auch im Hinblick auf ihre Anwendbarkeit, finden wir in dem Buch *Buddhistische Psychotherapie.*

Ein neues Dharma-Tor

Ein Dharma-Tor ist ein Zugang zur buddhistischen Lehre, dem Dharma. Was wir benötigen, wenn wir etwas Neues kennenlernen, ist ein möglichst verständlicher, alltagstauglicher und erfahrungsbezogener Zugang.

Natürlich kann und soll jeder Mensch seinen eigenen Weg finden, doch es scheint ebenso plausibel zu sein, dass wir Pfade nutzen, die sich bereits als erfolgreich herausgestellt und bewährt haben. Dazu kommt, dass jede Epoche, Generation und Kultur wahrscheinlich auf sehr eigene Signale und Informationen anspricht. Dementsprechend finden wir immer wieder neue Zugänge.

Innerhalb der Buddhistischen Psychotherapie BPT wurde ein Weg gefunden, der sich durch Anleitungen zur Selbsterfahrung sowie auch durch die Vermittlung von Bildern und von neurologischen Beschreibungen auszeichnet. Der zentrale Punkt ist das Kennenlernen der eigenen Natur, und diese ist neben einigen sozialen und psychologischen Faktoren auch sehr stark von neurologischen Zusammenhängen abhängig. Erst seit relativ wenigen Jahren ist es den Wissenschaftlern möglich, mittels Computertomographie in das denkende Hirn des Menschen zu schauen. Daraus haben sich recht spannende und sehr bedeutsame Erkenntnisse entwickelt, die wir nicht ignorieren sollten. Zu diesem Thema gibt es sehr interessante Kooperationen von amerikanischen und europäischen Neurowissenschaftlern mit buddhistischen Meditationsmeistern. Diese Verknüpfung zwischen westlichen und östlichen Wissenschaften wurde vom Dalai Lama direkt unterstützt. Die Ergebnisse dieser langjährigen Studien wurden mit unterschiedlichen Themenschwerpunkten veröffentlicht und dienen seither vielen Menschen als Inspiration und Verständnishilfe. Auch die BPT nutzt diese Ergebnisse häufig.

Für die Einbeziehung dieser wichtigen und für viele von uns auch recht komplizierten Sachverhalte hat es sich als hilfreich erwiesen, einfache Bilder zu benutzen. Die Vermittlung der buddhistischen Lehre mithilfe von neurologischen Beschreibungen der menschlichen Natur kann als ein neues Dharma-Tor definiert werden. Das mag sich auf den ersten Blick vielleicht etwas schwierig anhören, denn der Buddhismus ist schon eine recht komplexe Lehre und der Begriff „Neurologie" wirkt auch nicht unbedingt sehr eingängig. Wir werden hier jedoch beschreiben, wie spannend diese beiden Bereiche eigentlich sind. Es geht ja nicht darum, neurologische Fakten zu studieren, sondern in erster Linie wollen wir uns selbst ein wenig besser kennenlernen. Was passiert zum Beispiel in unserem Gehirn, wenn wir uns frei oder unfrei fühlen, und wie verändert es sich, wenn wir meditieren? Insbesondere die Möglichkeit der Veränderung ist von wesentlicher Bedeutung, das werden wir hier noch genauer betrachten.

Die Verknüpfung zwischen dem Buddhismus und westlichen Herangehensweisen hat sich als sehr sinnvoll erwiesen, weil dies vielen Menschen den Zugang erleichtert. Beide Disziplinen geben uns wichtige und hilfreiche Anregungen und Hinweise. Es ist schnell nachvollziehbar, dass tiefe Wahrheiten, egal aus welchen Disziplinen sie stammen, sich immer als kompatibel erweisen, sie passen zusammen. Wenn wir erkennen, dass die Abläufe in unserem Gehirn mit den buddhistischen Lehren sogar noch verständlicher werden, dass sich Gehirnforschung und Buddhismus ergänzen, dann erleben sich viele Menschen sicherer in ihrem Zugang zum

Buddhismus. Es geht hier weniger um Glauben als darum, Gewissheit zu erhalten.

Für die auch in diesem Buch verwendeten bildhaften Beschreibungen gilt es jedoch einige Details zu beachten.

Das Problem mit dem neuen Dharma-Tor

Das neue Dharma-Tor bedeutet, dass wir durch die Verknüpfung zwischen Gehirnforschung und buddhistischer Lehre einen neuen, für westliche Menschen sehr praktikablen Zugang gefunden haben. Für diese Vermittlung werden in der BPT viele bildhafte Darstellungen benutzt, da wir Bilder schneller und tiefer verinnerlichen können als lange Erklärungen. Je einfacher eine Darstellung ist, desto einfacher kann sie auch aufgenommen und verinnerlicht werden; das gilt ganz besonders für Symbole, die einfachste Form der bildhaften Darstellung. Einige der hier genutzten Darstellungen haben fast Symbolcharakter, manche andere sind dagegen etwas detailreicher.

Die angestrebte Einfachheit beinhaltet aber auch ein paar mögliche Gefahren, auf die jetzt kurz eingegangen werden soll.

Die in diesem Buch dargestellten Bilder von unserem Gehirn in Form von Strichzeichnungen sollen lediglich als Hilfe verstanden werden, in keinem Falle geht es um eine Art „Neuro-Buddhismus". Auch die scheinbar naheliegende Idee, alle menschlichen Vorgänge auf neuronale Aktivitäten zu reduzieren, soll damit in keiner Weise angedeutet werden. Solche reduktionistischen Ansätze könnten einem so hochkomplexen System wie dem menschlichen Gehirn und auch dem menschlichen Verhalten nie gerecht werden. Allerdings sind diese Ansätze vielen Menschen, die einfache Aussagen mögen, sehr sympathisch. Hier ein paar Beispiele für unhaltbare Vereinfachungen:

- Alle psychischen Probleme werden durch Stoffwechselstörungen im Gehirn verursacht.
- Die Gene bestimmen den Menschen.
- Intelligenz ist genetisch.
- Aktivitäten im Gehirn erzeugen das sichtbare Verhalten und die Gedanken.
- Das Gehirn produziert das Bewusstsein.

Wir versuchen also im weiteren Verlauf die nicht ganz leichte Gratwanderung zwischen einfachen Darstellungen und komplexen Inhalten zu bewältigen. Das Ziel dieses Weges soll eine verbesserte und tiefer gehende Sicht unserer eigenen Natur ermöglichen und solche Fragen beantworten helfen wie: Wie entstehen Probleme in uns? Wie wirken Körper und Verstand zusammen?

Es ist recht hilfreich, wenn wir uns dafür einmal der kleinen Mühe unterziehen, die psychosomatischen Zusammenhänge unseres psychischen und physischen Funktionierens ein wenig kennenzulernen. Dieses psychosomatische Verständnis ist unser Fundament für alle weiteren theoretischen Erklärungen und praktischen Übungen.

Die drei Gehirne in unserem Kopf

Alles in uns und an uns hat sich im Laufe der Evolution entwickelt. Jedes Detail an uns und in uns verdient Achtung und Würdigung. Wenn wir das beeindruckende Zusammenspiel unserer verschiedenen Körperorgane studieren, dann finden wir vielfältige Wunder in uns.

Ein zentraler Satz der Menschenkunde lautet: Die Ontogenese ist die individuelle Wiederholung der Phylogenese. Das bedeutet, dass der Werdegang der Arten in jedem Menschen wiederzufinden ist. Vom Embryo zum fertigen Menschen durchlaufen wir die verschiedensten Entwicklungsstadien. Doch auch im bereits erwachsenen Menschen können wir die Entwicklungsstufen noch nachvollziehen, zum Beispiel am Aufbau unseres Gehirns.

Ein fundamentaler Grundstock unseres Gehirns ist das Stammhirn. Dabei handelt es sich um ein Areal, das tief unten angesiedelt ist, also am oberen Ende der Wirbelsäule und im Übergang zum Gehirn. Es beherbergt unsere grundlegenden Steuerungseinheiten: Atmung, Nahrungsaufnahme, Verdauung und Fortpflanzung. In diesem Hirnareal ist unser vegetatives Nervensystem eingebettet, darauf kommen wir noch zurück. In der Abbildung 3 ist diese Hirnstruktur mit R bezeichnet, da viele Neurowissenschaftler diesen Bereich etwas blumig als „Reptiliengehirn“ bezeichnen. Tatsächlich sieht auch das Gehirn von heute lebenden Reptilien ungefähr so aus und beinhaltet auch die genannten Funktionen.

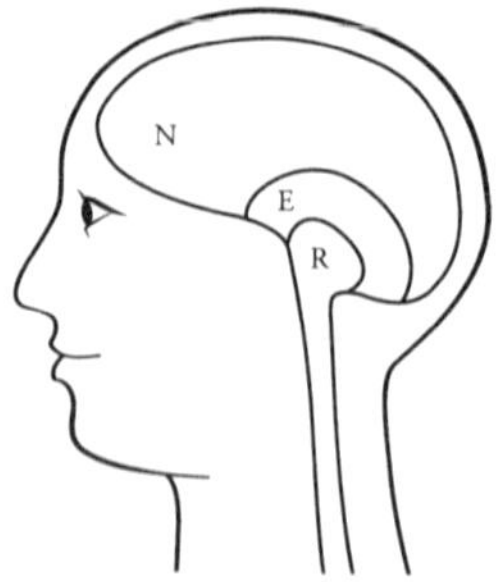

Abb. 3

Wir Menschen haben uns bekanntlich über das Reptilienstadium hinausentwickelt. In unserem Gehirn hat sich eine Struktur über dem Reptiliengehirn gebildet (E), in der unsere emotionalen Reaktionen vermittelt werden. Im Gegensatz zu den Reptilien sind wir, ebenso wie andere Lebewesen mit dieser Hirnstruktur, nun in der Lage, Emotionen auszudrücken und emotionale Beziehungen zu pflegen. Über diesen beiden Hirnarealen hat sich noch eine neue Schicht, der sogenannte Neokortex (N), gebildet. In dieser Hirnstruktur werden unsere planerischen Aktivitäten und Erinnerungen vermittelt; insbesondere unsere Verstandestätigkeiten haben dort ihren Sitz.

In der Abbildung 3 sind diese drei Bereiche als klar voneinander abgegrenzte Zonen dargestellt, die sie tatsächlich aber nicht sind. Aus genau diesem Grund müssen wir uns dieser Thematik annehmen: Da in der Regel unser Reptiliengehirn auf unsere Emotionen und unseren Verstand einwirkt und unsere Emotionen sich mit den Verstandesaktivitäten in einer Wechselwirkung befinden, entstehen zahllose Interaktionen, die wir selbst oft als ein problematisches inneres Gewirr aus den verschiedensten Impulsen, Bedürfnissen, Abneigungen, Instinkten, Wünschen, Begierden und vielem mehr wahrnehmen.

Ein besonders beachtenswerter Aspekt, auf den wir hier noch oft zurückkommen werden, ist die Eigenart, dass wir bestimmte Hirnbereiche durch wiederholte Aktivierung stärken und kräftiger ausbilden. Auf diese Weise verändern wir mittelfristig unsere Verhaltens- und Reaktionsmuster. Wenn wir beispielsweise häufig kämpfen müssen, wenn wir oft Angst haben, unterzugehen oder von anderen überwältigt zu werden, wenn wir uns bedroht fühlen und ständig unter Spannung stehen, dann bedeutet dies die Aktivierung unseres Reptiliengehirns. Wenn dagegen unsere Liebesbeziehungen unseren Lebensmittelpunkt darstellen, wenn wir hier oft Enttäuschungen und Wiederholungen von ähnlich schmerzhaften Situationen erfahren, wenn wir im Beruf und im Privatleben nach Anerkennung streben und uns diese oft verweht bleibt, dann bedeutet dies die Aktivierung unseres emotionalen Kleinkind-Hirns. Wenn wir uns schließlich mehr als Kopfmenschen beschreiben würden, wenn uns Emotionen eher suspekt sind und wir darüber auch nur sehr ungern reden, wenn wir es lieben zu planen, zu organisieren und unser Perfektionswille uns oft im Wege steht, wenn wir kaum einen Bezug zu unseren Instinkten besitzen, dann bedeutet dies die Aktivierung unseres Neokortex.

Wir müssen also achtsam ergründen, welche Anteile von uns wir selbst fördern und unterstützen und wie wir alle Bereiche würdigen und integrieren können. Ohne Reptiliengehirn würden wir sofort sterben, denn es erhält unsere dringlichsten Lebensinstinkte aufrecht. Auch ohne Emotionen und ohne Verstand können wir heute als Teil von Lebensgemeinschaften nicht überleben. Die Bereiche des Reptiliengehirns und des emotionalen Gehirns verbinden uns sehr stark mit den anderen Lebewesen, auch mit den Tieren. Die Nutzung unseres Neokortex zeichnet uns als Menschen aus. Einerseits sind wir aber ohne die beiden anderen Hirnareale gar nicht lebensfähig, andererseits haben wir die Impulse, die aus diesen Regionen aktiv werden, leider meist nur wenig unter Kontrolle.

Wir leben mit einem Erbe, das gleichzeitig für uns wertvoll und hilfreich ist, doch auch eine Energie liefert, die unbedingt achtsamer von uns gezügelt werden muss. Konrad Lorenz, der berühmte Verhaltensforscher, sagte einmal sehr kritisch: „Der Übergang vom Affen zum Menschen, das sind wir.“ Diese Aussage ist sicherlich zu hart, doch die darin enthaltene Botschaft sollten wir dennoch ernst nehmen: Wir haben ein außerordentlich großes Potential, doch nur wenige von uns sind bereit zu lernen, damit auch heilsam umzugehen.

Ein anderer, sehr zu bedenkender Sachverhalt bezieht sich auf die menschliche Eigenart, durch Leiden zu regredieren. Das bedeutet, dass wir in Leidenssituationen weniger Zugriff auf unsere erwachsenen Verstandesmuster haben und die tieferen Hirnareale, unser emotionales und unser Reptiliengehirn, sich deutlicher zeigen. Je stärker das Leiden ist, desto unbewusster sind unsere Reaktionen – bis wir uns im tiefsten Leid nur noch verkriechen, schreien, wüten und unsere Wunden lecken wollen.

Die Notwendigkeit, sich in Krisen selbst zu stabilisieren und unsere höheren Hirnfunktionen aufrechtzuerhalten, erscheint eigentlich logisch. Diese Möglichkeiten sind uns tatsächlich gegeben und werden in den folgenden Kapiteln konkret beschrieben.

Wie unser Gehirn funktioniert

Um über möglichst verlässliche Handlungsweisen zu verfügen, ist es notwendig, noch ein paar differenziertere Blicke in unsere Steuerungsanlage zu werfen. Anhand der folgenden Abbildung 4 können wir einige weitere wichtige Informationen verdeutlichen und erklären.

Hinweis: In diesem Praxisbuch gehen wir auf die folgenden Aspekte nur kurz ein. Details können in dem Buch *Buddhistische Psychotherapie* nachgelesen werden. In den Praxisteilen II und III dieses Buches werden sie, auf konkrete Themen bezogen, anschaulich dargestellt.

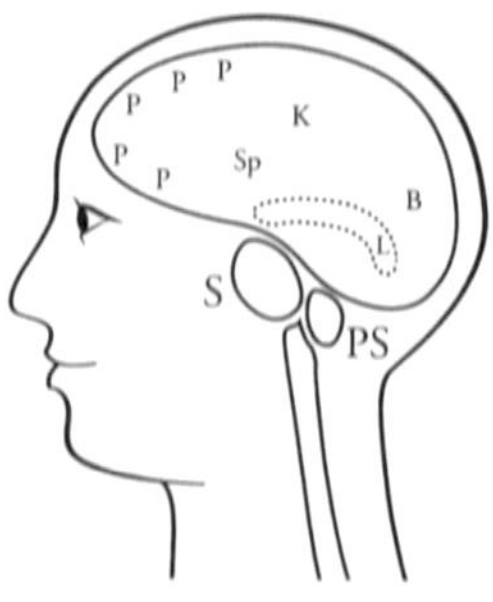

Abb. 4

In unserem Gehirn gibt es Areale, die für bestimmte Aufgaben zuständig sind. Diese Areale befinden sich bei uns allen ungefähr an denselben Stellen. Im hinteren Teil unseren Gehirns (B) werden Bilder verarbeitet. Unser Sprachzentrum (Sp) ist ebenfalls gut lokalisierbar. Im limbischen System, einem Ringsystem von Nerven (L), werden emotionale Inhalte vermittelt. Tief unten in unserem Gehirn liegt das vegetative Nervensystem mit einem Bereich, der uns aktiviert und stresst (S), und einem Bereich, der für Beruhigung sorgt (PS). Diese Areale sind für eine Vielzahl unsere Verhaltensweisen von entscheidender Bedeutung. Der aktivierende Bereich wird Sympathikus (S) und der beruhigende Bereich wird Parasympathikus (PS) genannt.

- Alle Erfahrungen lassen sich als ein elektrisches Muster in unseren Nervenzellen beschreiben. Erinnern wir uns an etwas, werden die entsprechenden Nervenzellen elektrisch aufgeladen. Das B im Hinterkopf der Abbildung 4 steht für Bilder, das bildhafte Denken.

- Es gibt zwar Bereiche in unserem Gehirn, die bestimmte Fähigkeiten vermitteln, zum Beispiel das Sprachzentrum Sp das Sprachvermögen, doch es gibt keinen festen Knotenpunkt oder Sitz unserer Persönlichkeit. Die Nervenzellen, die unsere persönlichen Verhaltensmuster, also unsere Persönlichkeitsanteile (P) vermitteln, sind über weite Bereiche des Gehirns verstreut. Neurowissenschaftler bestätigen heute das alte buddhistische Wissen um das Fehlen eines festen Persönlichkeitskerns. Unsere Persönlichkeit ist modular, das bedeutet, dass uns die verschiedensten Persönlichkeitsmodule oder auch Persönlichkeitsanteile oder Persönlichkeitsvarianten zur Verfügung stehen. Übertrieben ausgedrückt, sind wir Menschen also multiple Persönlichkeiten. In unserem Kopf existieren demnach verschiedene Anteile, die wir zum Beispiel als inneres Kind, Kampfhund, Angsthase, Trauerkloß, Opfer, Oberlehrer, Antreiber etc. benennen können, um nur einige zu nennen. Dazu kommen noch alle anderen Anteile, mit denen wir uns bewusst identifizieren, wie beispielsweise Christ, Jude, Muslim, Mann, Frau, Vater, Mutter, Arbeitnehmer, Rentner, um auch hier nur einige zu nennen.

- Verhaltens- und Denkmuster, die wir öfter wiederholen, prägen sich tief in unser Gehirn ein. Wiederholungen stärken die benutzten und schwächen die unbenutzten Nervenbahnen.

- Wir können uns durch regelmäßiges Training und eine gezielte Geistesschulung grundlegend ändern. Nervenverbindungen bilden sich durch Training und nachfolgende Lerneffekte bis ins hohe Alter neu.

- Wir müssen Verhaltensweisen schwächen, die unheilsam wirken, und andere stärken, die sich heilsam auswirken.

- Durch die regelmäßige Übung zum Beispiel von Mitgefühl und Güte werden die entsprechenden Regionen im Gehirn gestärkt und bilden Nervenverbindungen.
- Aus den unspezifischen Gefühlen, die tief in uns angelegt sind und spontan in unserem Gehirn entstehen, werden auf der Basis unserer Erfahrungen und Bewertungen dann im zweiten Schritt unsere Emotionen, die im limbischen System (L) vermittelt werden. Normalerweise würden Gefühle und auch Emotionen relativ schnell wieder als elektronisches Muster in unseren Nervenzellen verglühen, doch unser anhaftender Verstand hält einmal „angeknipste" Emotionen dann mithilfe der entsprechenden Gedanken am Leben und nährt sie. Unsere Gedanken steuern die Lebensdauer unserer Gefühle. Das Achtsamkeits- und das Geistestraining helfen dabei, unsere Gefühle sanft, aber bestimmt zu lenken.
- Meditation zeigt schon nach wenigen Wochen eine Wirkung, die auch auf der neurologischen Ebene nachweisbar ist. Wir können unsere Gelassenheit auch in schwierigen Situationen bewahren, sind länger aufmerksam und konzentriert und besitzen eine höhere Selbststeuerungsfähigkeit und Unabhängigkeit von äußeren Einflüssen.

Die hier beschriebenen Vorgänge sind auf dem Weg in unsere Befreiung sehr bedeutsam und sollten nachvollzogen und verstanden werden. Deshalb werden wir in verschiedenen Kapiteln dieses Buches auf eine sehr praktische Weise darauf zurückkommen und jeden einzelnen Punkt nochmals vertiefen und mithilfe von Bildern und Beispielen ergründen.

Wir sind multiple Persönlichkeiten

Ein anderer, sehr bedeutsamer Sachverhalt, der weiter oben schon erwähnt wurde, betrifft die Zusammensetzung unserer Persönlichkeit. Zwar erleben wir uns, wenn wir kurz und oberflächlich an uns selbst denken, als *eine* Person, werden jedoch sicher zustimmen können, dass wir in uns über sehr unterschiedliche Anteile verfügen.

Einen festen Persönlichkeits- oder Ich-Kern suchen die Neurowissenschaftler in unserem Gehirn vergebens. Was wir stattdessen vorfinden, sind die unterschiedlichsten Persönlichkeitsanteile. In uns leben gewissermaßen ganze Heerscharen von Persönlichkeiten. Wir kennen wohl alle die bereits erwähnten „Tiere“ in unserem Inneren, wie den Angsthasen, den Kampfhund, das Arbeitstier, aber auch den Trauerkloß, den Oberlehrer, den inneren Vater, die innere Mutter und das innere Kind, den Sportler, die Besessene, die Süchtige, das innere Opfer, den Christen, den Muslim, den Mann, die Frau, den Retter und den Helfer, um nur einige wenige zu nennen.

Dieses Sammelsurium an Persönlichkeitsanteilen wird nochmals um ein Vielfaches durch Untergruppen vergrößert. Zum Beispiel gibt es in uns die unterschiedlichsten Angsthasen; einige von ihnen besitzen vielleicht noch etwas mehr Stärke und äußern sich in Form von Sorgen oder als Zögerlichkeit, während andere womöglich geschwächter sind und in Gestalt von deutlich spürbaren Ängsten und regelrechten Panikgefühlen in Erscheinung treten.

Betrachten wir diese Dynamik in der Tiefe, erkennen wir unseren inneren Kosmos, das sehr große in uns vorhandene Potential für heilsame wie auch für unheilsame Muster. Wenn wir in den späteren Kapiteln jeweils einen unheilsamen Zustand beleuchten, wie zum Beispiel Angst, Ärger oder Trauer, dann sollten wir uns immer die Artenvielfalt bei jedem einzelnen Thema vergegenwärtigen.

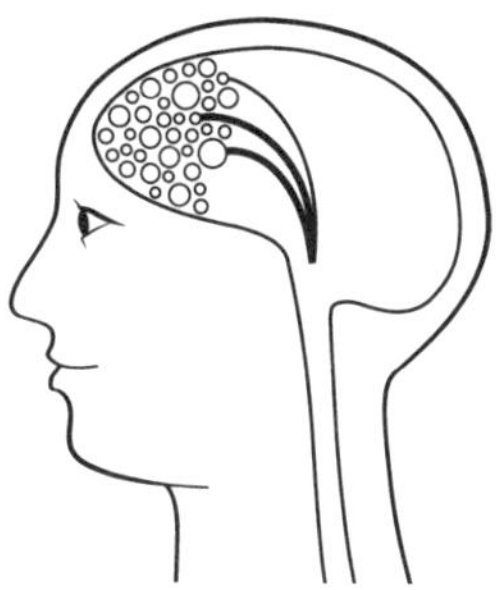

Abb. 5

Die bewusste und achtsame Bearbeitung unserer unterschiedlichen Persönlichkeitsanteile ist von großer Bedeutung, denn innerhalb dieser Thematik finden wir unsere Fesseln ebenso wie den Schlüssel zur Befreiung. Da wir gelernt haben, dieses Sammelsurium an Persönlichkeitsanteilen in uns als

„Ich“ zu benennen, stellen alle diese Anteile unsere Ich-Identifikationen dar. Diese Ich-Anteile sind über viele Bereiche des Gehirns verteilt. Allerdings konzentrieren sich viele von ihnen auf den präfrontalen Kortex, also ungefähr den Bereich hinter unserer Stirn. Abbildung 5 stellt diesen Sachverhalt zur Verdeutlichung etwas überspitzt dar.

Im Laufe unserer persönlichen Entwicklung haben wir uns zahllose Vorstellungen von uns selbst angeeignet. Wenn diese sich festigen, bedeutet das unsere Identifikation mit ihnen. Diese Anteile von uns lassen sich auch als „Persönlichkeitsblasen“ bezeichnen. Solche Blasen bestehen aus Nervenzellen, die uns ganz spezielle Gedanken vermitteln. Eine Aktivierung bedeutet, dass diese Blasen sich elektrisch aufladen und gegenseitig elektrochemisch stimulieren. Wenn wir eine Blase, also einen bestimmten Anteil von uns, häufig nutzen, dann verstärken sich die Verbindungen innerhalb dieser Blase und dadurch auch die Verbindungen dorthin.

Eine kleine Orientierungshilfe

Ein Schlaganfall im linken Frontallappen, also etwa hinter der linken Stirnseite , verändert die davon Betroffenen, so dass sie als Folge deutlich mehr Negativität verbreiten. Dagegen führt ein Schlaganfall im rechten Frontallappen, also etwa hinter der rechten Stirnseite, bei den Betroffenen die Veränderung herbei, dass sie sich danach in einer deutlich positiveren Stimmung befinden.

Auch entsprechende Computertomographie-Testungen legen die Vermutung nahe, dass wir im linken Frontallappen unsere positiven Persönlichkeitsanteile und im rechten eher die negativen steuern. Die Betonung liegt auf *steuern,* was bedeutet, dass die Emotionen an dieser Stelle nicht entstehen. Die Verbindungen zwischen unserem Emotionszentrum und den höheren Funktionen sind also durchaus zielgerichtet. Leider entstehen diese Verbindungen jedoch ohne unsere achtsame Steuerung, so dass sich sehr unheilsame Verknüpfungen bilden und festigen können.

Übung: In der Meditation bitte nach links!

Nach der Beruhigungs- und Klärungsphase in der Meditation fokussieren wir eine heilsame Erinnerung, etwa an eine Situation, in der wir uns glücklich gefühlt haben. In einem nächsten Schritt entfernen wir uns wieder

von dieser Situation, nehmen aber die heilsame Emotion mit und konzentrieren uns nun auf diese: Wir lassen die Intensität dieser Emotion etwas ansteigen und achten dabei auf unsere linke Stirnseite beziehungsweise auf eine Stelle im Gehirn hinter unserer linken Stirnseite. Wir stellen uns eine Verbindung zwischen dieser Stelle und dem angenehmen Gefühl vor. Als kleine Hilfe können wir mit einer langsamen Bewegung unsere linke Hand an unsere linke Augenbraue und Stirn führen. Die Berührung macht uns für diese Region noch etwas sensibler.
Darüber hinaus kann uns diese Berührung als Trigger dienen, so dass wir, wenn wir das nächste Mal unsere linke Stirnseite berühren, schneller heilsame Zustände abrufen können.

Wir werden in diesem Buch noch weitere Übungen kennenlernen, die uns direkt zeigen, wie sehr unsere bewussten Vorstellungen über körperliche Abläufe dazu in der Lage sind, einen direkten Einfluss auf diese auszuüben.

Wenn Persönlichkeitsanteile dominant werden

Wenn wir einer Pflanze Zuwendung und Nahrung zuteil werden lassen und einer anderen nicht, dann wissen wir wohl alle, was aus den beiden Pflanzen wird. Genauso entwickeln sich auch die Regionen in unserem Gehirn. Das, was wir oft wiederholen, wird elektrochemisch „gedüngt" und damit gestärkt. Es wächst und stabilisiert sich.

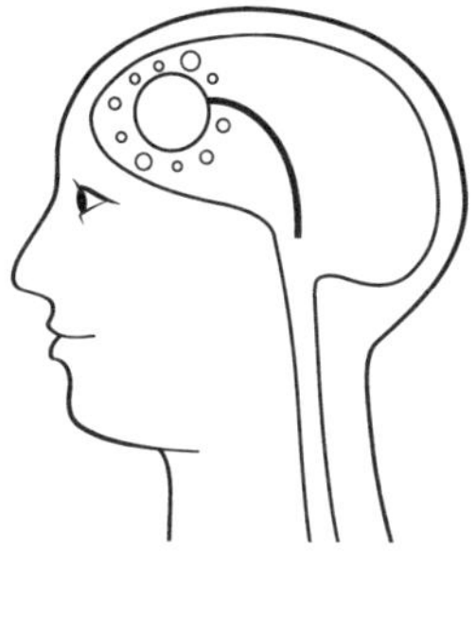

Abb. 6

Wenn auf diese Weise ein Persönlichkeitsanteil oder auch einige wenige Persönlichkeitsblasen dominant werden, reduziert sich unsere Handlungs- und Denkfreiheit um ein Vielfaches. Die Wahrscheinlichkeit bestimmter

Handlungen verändert sich, wir werden vorhersehbar. Wenn sich dieser Vorgang deutlich verstärkt, reagieren wir nur noch wie eine Maschine, die einen festgelegten einprogrammierten Plan abspult. Dann können wir nicht mehr frei entscheiden, wie wir reagieren, stattdessen geben die dominanten Verbindungen und Blasen in uns die Regeln vor. Die Abbildung 6 zeigt diesen Sachverhalt zur Verdeutlichung wieder etwas überspitzt.

Wenn wir diesen eingeschränkten Zustand erreicht haben, erleben wir dementsprechend eine sehr eingeschränkte innere und äußere Welt. Zu dieser Entwicklung kann es langsam und stetig kommen, wobei auch unsere Probleme kontinuierlich zunehmen. Unser Leiden führt uns oft in eine Art Tunnel beziehungsweise zu einem Tunnelblick. Leider ist uns dann der Zugang zu unseren anderen, meist hilfreicheren Persönlichkeitsanteilen verwehrt, und wir befinden uns immer nur auf unserer *Nervenautobahn* zu unserer dominanten Blase.

Wenn wir uns zum Beispiel ständig Sorgen machen, immer häufiger Ängste entwickeln, dann fördern wir dadurch in uns eine ganz spezielle Persönlichkeitsblase, die wir unseren inneren Angsthasen nennen könnten. Wenn wir ständig ärgerlich werden, immer häufiger Wut entwickeln, dann fördern wir dadurch wiederum eine ganz spezielle Persönlichkeitsblase, die wir als unseren inneren Kampfhund bezeichnen könnten. Wenn wir ständig traurig werden, immer häufiger depressives Verhalten entwickeln, dann fördern wir dadurch ebenfalls eine ganz spezielle Persönlichkeitsblase, die wir unseren inneren Trauerkloß nennen könnten.

Angst, Wut und Trauer sind sehr mächtige unheilsame Zustände, doch natürlich können wir jede dieser Blasen in uns auch noch auf unheilsame Weise verstärken.

Die Nervenautobahnen können zwar eine Erleichterung für uns bedeuten, doch sie stellen auch die drei Quellen unseres Leidens dar, die in der Zweiten Edlen Wahrheit beschrieben werden.

Die Nervenautobahnen bedeuten insofern eine Erleichterung für uns, als dass wir nicht mehr jedes Mal aufs Neue überlegen müssen, wie wir zum Beispiel Auto fahren, denn das ist zu einem Automatismus geworden. Doch es gibt auch eine Kehrseite dieser Vorgänge:

1. Leiden: Die Nervenautobahnen bilden gewissermaßen die neurologische Basis von dem, was im Buddhismus unter *Unwissenheit* oder *Verblendung* verstanden wird. Wir können mit unseren Nervenautobahnen nicht mehr „links und rechts" vom Wege abkommen und neue Erfahrungen machen; wir sind eingefahren und nehmen sehr viele Aspekte des Lebens gar nicht mehr wahr.
2. Leiden: Die Nervenautobahnen bilden zudem die neurologische Basis von dem, was im Buddhismus unter *Anhaftung* verstanden wird. Wir empfinden eine intensive Verbindung, einen starken Wunsch, eine Gier, ein heftiges Bedürfnis, weil sich in unserem Kopf Nervenbahnen verbunden und wir sie durch Wiederholungen gestärkt haben.
3. Leiden: Die Nervenautobahnen bilden weiterhin die neurologische Basis von dem, was im Buddhismus unter *Widerstand* verstanden wird. Dabei handelt es sich um Muster, von denen wir nicht abweichen wollen. Wenn uns jemand dazu drängt, dann reagieren wir ziemlich heftig.

Das Konzept der Nervenautobahnen lässt sich als Basis der Zweiten Edlen Wahrheit verstehen und weist einen recht guten Erklärungswert auf. Es verdeutlicht zum Beispiel, warum wir Verblendungen, Anhaftungen und Widerstände nicht einfach loslassen können, denn diese sind ein Teil von uns geworden und müssen nun erkannt und durch gezieltes Training transformiert werden. Bildlich gesprochen, bauen wir uns damit unsere eigenen Abfahrten von den Autobahnen.

Allerdings müssen wir im Hinblick auf das eben geschilderte Problem noch eine weitere kleine Besonderheit berücksichtigen, die gewissermaßen mit einer Art Autobahnschleife in Zusammenhang steht. Wir wollen es das *Bermudadreieck des Geistes* nennen. Die folgende Abbildung 7 zeigt uns recht eindrücklich eines der grundsätzlichen menschlichen Probleme: Wir sind aufgeregt, der Sympathikus (S) erzeugt körperlichen Stress; im vorderen Hirnbereich wird ein ungünstiger Persönlichkeitsanteil aktiviert und dieser sucht sich die dazu passenden Erinnerungen, gewissermaßen aus dem Hinterkopf.

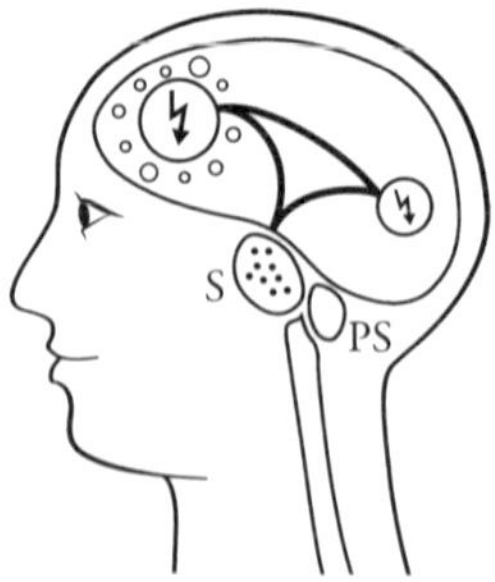

Abb. 7

Hier haben wir das Bermudadreieck unserer geistigen Gefangenschaft vor uns liegen. Der betreffende Persönlichkeitsanteil liefert uns unheilsame Gedanken, haftet an einer einseitigen Erinnerungssuche an und der Sympathikus hat keine Chance mehr, sich zu beruhigen. So können sich diese drei Instanzen gegenseitig unheilsam stabilisieren.

Unsere Persönlichkeitsanteile können ein Eigenleben entwickeln

Wenn wir immer in ähnlicher Weise reagieren, also zum Beispiel stets ärgerlich werden, füttern wir damit unseren inneren Kampfhund. Medizinisch ausgedrückt, stärken wir Nervenzellen, die unser ärgerliches Verhalten steuern. Die einseitigen Wiederholungen wirken wie ein Training, das dazu führt, dass sich die angesprochenen Nervenzellen in ihrer Hirnregion stärker ausbilden und vernetzen.

Dieser Lernvorgang hat sehr bedeutsame Konsequenzen. Eine von ihnen besteht darin, dass sich unsere Reaktionsmöglichkeiten dadurch verengen und im Falle unseres Beispiels die Wahrscheinlichkeit einer ärgerlichen Reaktion immer mehr zunimmt. Wenn wir im weiteren Verlauf unangenehme Erfahrungen machen, werden wir also nur noch ärgerlich reagieren können. Diese Dynamik wird sich dann in der Regel weiter ausdehnen, so dass wir künftig auch bei relativ neutralen Ereignissen ärgerlich und gereizt reagieren.

Eine weitere sehr bedeutsame Konsequenz besteht darin, dass der so oft verstärkte Persönlichkeitsanteil ab einem bestimmten Zeitpunkt ein Eigenleben annimmt. Das bedeutet zum Beispiel, dass dieser Anteil in uns auch ohne äußerliche Einwirkungen aktiviert bleibt. Wir wachen also gewissermaßen schon irgendwie verärgert auf, bemerken ärgerliche Gedanken und erinnern uns verstärkt eher an ärgerliche Begebenheiten. So etwas wie ein Filter scheint sich zwischen uns und die Welt zu schieben. Auf dieser unheilsamen Basis suchen wir dann unbewusst Situationen, auf die wir ärgerlich reagieren können. Leider haben wir dennoch den Eindruck, nur auf problematische äußere Reize zu reagieren, und merken nicht mehr, wie stark wir bereits in dieser Dynamik gefangen sind – einer Dynamik, die wir selbst aktivieren und verstärken.

Der ärgerliche Persönlichkeitsanteil ist einer von unendlich vielen denkbaren Varianten.

Natürlich ergibt sich daraus auch die fantastische Möglichkeit, gütige, weise und gelassene Persönlichkeitsanteile gezielt zu trainieren. Speziell dieser Aspekt stellt einen wesentlichen Schwerpunkt in der BPT dar.

Raus aus der Opferrolle

Wenn ein Persönlichkeitsanteil in uns aktiviert wurde, dann versucht unser Verstand sich sofort darauf einzustellen und sich damit zu identifizieren. Je häufiger bestimmte Anteile aktiviert wurden, desto stärker wird die Nervenverbindung dorthin. Zukünftige Ereignisse erhalten also keine neutrale Chance auf eine ausgewogene Verarbeitung mehr, sondern werden immer häufiger von dem Persönlichkeitsanteil verarbeitet, der in der letzten Zeit von uns am stärksten gefördert wurde.

Wenn wir uns zum Beispiel oft hilflos fühlen, stärken wir dadurch den neuronalen Knotenpunkt in unserem Gehirn, der Persönlichkeitsanteile repräsentiert, die wir als „ inneres Opfer" bezeichnen können. Ist dieser Anteil einmal gestärkt und aktiviert, dann produziert unser Verstand nur noch solche Gedanken wie: *Es hat alles keinen Zweck, ich schaffe das nie. Allen anderen geht es wohl gut, nur mir gelingt das nicht, ich habe einfach keine Chance, es ist ja eh alles egal …*

Es gelingt uns ein wichtiger Schritt, wenn wir in einer solchen Stimmungslage erkennen können, dass wir momentan lediglich die innere Opferrolle eingenommen haben und dieser Persönlichkeitsanteil von uns nur seine festgefahrenen Monologe abspult. Es ist auch ein Schritt in Richtung Befreiung, wenn wir diese Distanz zu unseren inneren Abläufen einnehmen können und durch das Erkennen einen weiteren Persönlichkeitsanteil bewusst aktivieren, zum Beispiel den inneren Beobachter. Dieser entzieht dem inneren Opfer automatisch etwas an Energie, so dass nun tatsächlich mehr Handlungsmöglichkeiten für uns entstehen.

Übung: Dominante und geschwächte Persönlichkeitsblasen

Welche Persönlichkeitsblasen haben wir selbst oder welche wurden unserem Empfinden nach von anderen Menschen übermäßig gefördert?
Welche Persönlichkeitsblasen haben wir selbst oder welche wurden unserem Empfinden nach von anderen Menschen übermäßig vernachlässigt?

Starke Persönlichkeitsblasen	Schwache Persönlichkeitsblasen
1	1
2	2
3	3

Diese Übung soll uns verdeutlichen, wie unausgewogen wir womöglich unterschiedliche Anteile von uns gefördert haben. Der Zustand unserer Persönlichkeitsblasen sollte analysiert werden. Vielleicht sollten wir einige zu schwache Persönlichkeitsblasen etwas stärken, eventuell ist aber auch die Schwächung einer bestimmten Blase sehr hilfreich.

Generell verfolgen wir im ersten Schritt das Ziel, die heilsamen Blasen zu stärken und die unheilsamen zu schwächen. In einem zweiten Schritt müssen wir dann selbstkritisch ergründen, wie wir die Anhaftung an alle Blasen lösen.

Das neuronale Gleichgewicht zwischen Stress und Ruhe

Wir werden anhand der konkreten Themen dieses Buches die gelisteten Aussagen nochmals in einen Zusammenhang stellen und so verständlich machen, wie diese Fakten sich dann zum Beispiel in Bezug auf Empfindungen von Angst, Wut oder Trauer verhalten. Dabei wird insbesondere ein Sachverhalt immer wieder in den Vordergrund treten: In der Abbildung 4 sehen wir, dass der Sympathikus (S) größer dargestellt ist als der Parasympathikus (PS). Das ist keine medizinische Notwendigkeit, sondern die körperliche Anpassung an ein Phänomen, das sich vielleicht sogar als Zivilisationskrankheit beschreiben lässt. Alle unsere Wiederholungen führen zu einer Stärkung der benutzten Nervenzellen. Wenn in unserem Leben Stress eine größere Rolle spielt als Ruhe, dann wird sich der Sympathikus stärker ausbilden als der Parasympathikus. Dabei ist der Begriff „Stress" hier recht weit gefasst. Jede Aktivierung unseres Organismus stärkt den Sympathikus. Das heißt, jede Form der Aktivierung, von Jogging bis Sex, von Ärger bis Angst, von Hochzeit bis Mobbing, von Umzug bis Trennung benötigt eigentlich einen Ausgleich durch Aktivitäten im Parasympathikus. Allerdings dürfte dies wahrscheinlich bei den meisten von uns nur Theorie bleiben.

Durch die stetige Überaktivierung des Sympathikus haben wir eine Instanz in uns herangezüchtet, die nun wie ein übersensibler Hochleistungsmotor in uns rattert. Hier steckt die Ursache für eine Vielzahl von Problemen. Je nach persönlicher Veranlagung kann diese Überaktivierung bei uns nämlich so unterschiedliche Symptome wie Bluthochdruck, höhere Cholesterinwerte, aber auch ein gesteigertes Schmerzempfinden, Angstattacken, Wutausbrüche und Schlafstörungen hervorrufen. Die Überfunktion des Sympathikus führt auch zu einer Schwächung des Immunsystems und kann über diesen Weg alle möglichen anderen Erkrankungen initiieren, verstärken und Heilungschancen reduzieren.

Daraus ergibt sich logischerweise die Notwendigkeit, die Überaktivität des Sympathikus zu mildern und die Aktivität des Parasympathikus zu stärken. Für eine Vielzahl von Problemen ist dieser Sachverhalt der Dreh- und Angelpunkt. Dementsprechend werden wir im Kontext der verschiedenen Themen dieses Buches noch häufiger darauf zurückkommen.

Die eben beschriebenen neurologischen und psychosomatischen Beispiele verdeutlichen, dass wir eine Vielzahl von elementaren Abläufen in uns sichtbar und messbar machen können. Mittels Computertomographie oder EEG finden wir also einen Zugang zu unserem Innenleben, so als würden wir den Fernseher einschalten und einen Film über uns selbst anschauen.

Allerdings gibt es auch noch andere, ebenso wichtige Bereiche, die wir nicht so einfach an das Licht unserer Betrachtung holen können.

Unser Geist ist das in uns verborgene Königreich

Für viele von uns ist die nächste Urlaubsreise sicher ein Fixpunkt, auf den wir freudig zusteuern. Wir wollen gern wieder einmal etwas anderes erleben, eine andere Kultur kennenlernen oder einfach nur Sonne tanken. Wie schön ist es, dem Alltag einmal für eine Zeit zu entfliehen. Doch die Urlaubszeit ist leider nur limitiert. Auf diese Weise erleben viele von uns zwei voneinander getrennte Alltagsphasen: die Arbeitszeit und die Urlaubszeit. Vielleicht kommt noch das heilige Wochenende als eine Form des Kurzurlaubs hinzu.

Die Eigenart dieser Herangehensweise besteht in der äußeren Suche nach etwas Neuem und Schönem. Was können wir denn eigentlich durch eine innere Suche erfahren?

Lassen wir doch einmal den Fernseher aus, legen das Buch zur Seite, kein Internet, kein Telefon, auch das Handy bleibt ausgeschaltet. Dann setzen wir uns auf ein Kissen auf den Fußboden, schließen die Augen und atmen bewusst ein und aus … und betreten nun ein unbekanntes und meist auch unentdecktes Land. Es ist das Reich unseres Geistes. Eigentlich. Doch unser Geist hat die Eigenschaft, nicht so ohne Weiteres in Erscheinung zu treten. Diese Eigenschaft hat dafür jedoch unser Verstand. Er springt sofort bei jeder Gelegenheit hinzu. Dieses innere Reich, das wir betreten, wenn wir die innere Suche beginnen, wird von einem strengen Herrscher überwacht, eben unserem Verstand. Sofort nimmt er zur Kenntnis, wenn wir eintreten, und versucht uns mit unzähligen Ideen, Gedanken und Impulsen zu beschäftigen. Somit haben wir anfangs kaum eine Chance, unseren stillen Geist wahrzunehmen. Dieser bleibt erst einmal unentdeckt. Lange Jahre haben wir nämlich unseren Verstand ungezügelt gefüttert, ihm immer mehr Input, Reize, Aufgaben und auch Probleme gegeben. Auf diese Weise haben wir uns einen inneren Herrscher herangezüchtet, der nun das Kommando führt. Wir benötigen einiges an Geduld und Geschick, um unseren Verstand ein wenig zu zügeln und zu besänftigen. So entsteht langsam mehr Ruhe und Klarsicht, so dass wir nun beginnen können, nach unserer geistigen Qualität zu spüren.

An diesem bildhaften Vergleich lässt sich vielleicht schnell verdeutlichen, warum Buddhisten die Befreiung anstreben. Es ist für unser Heil und das Wohl aller fühlenden Wesen überlebensnotwendig, dass wir wieder die Führung über unser inneres Königreich übernehmen. In diesem Buch werden wir die Meditation als eine von mehreren Möglichkeiten kennenlernen, um auf unsere inneren Abläufe einen heilsamen Einfluss auszuüben.

Meditation als *Blind Date* mit unserem Geist

Eine Definition von Meditation besagt, dass wir in der Meditation unsere geistigen Qualitäten wahrnehmen können beziehungsweise lernen, diese wahrzunehmen. Wir sitzen auf unserem Kissen und versuchen, unsere Verabredung einzuhalten mit dieser anfangs noch sehr nebulösen Instanz in uns, die wir zum Beispiel unseren Geist nennen können. Ebenso können wir die Meditation auch als Kontaktaufnahme mit unserem Inneren Edlen Kern oder der uns innewohnende Buddha-Natur bezeichnen. Die beiden letzteren Symbolbegriffe verdeutlichen den Unterschied zum Verstand noch etwas klarer als der Begriff des Geistes.

In jedem Fall wollen wir uns in der Meditation einer Kraft in uns annähern, zu der wir leider den Kontakt verloren haben. Sobald wir aber mit der Kontaktaufnahme in der Meditation beginnen, meldet sich auch schon unser höchst irritierter Verstand. Er wirkt wie ein eifersüchtiger Partner, der uns zunächst zu ermutigen scheint, dann aber doch unbedingt von unserem Vorhaben abbringen möchte. Er gaukelt uns die verschiedensten Erinnerungen über Vergangenes und unmögliche Spekulationen über Zukünftiges vor. Zusätzlich erzeugt er ärgerliche Reaktionen beispielsweise auf äußere Reize, die er gern als Störungen identifiziert.

Nur gelegentlich erlaubt unser Verstand uns einen Blick hinter die Kulissen. Dann zieht er, etwa im Urlaub, den Vorhang einmal zur Seite und meint: *Schau dir doch mal den schönen Sonnenuntergang an!* Wir sehen die warmen Farben, wir schmecken und riechen die salzige Luft, wir hören das Meeresrauschen, wir fühlen den Sand unter unseren Füßen. Anfangs ist vielleicht nur eine angenehme Empfindung, ein besonderes Gefühl spürbar. Kein Gestern oder Morgen, nur Hier und Jetzt. Wir sind ganz im Augenblick der Gegenwart angekommen.

Dann beginnen wir zu denken und finden Bewertungen: *Ach, ist das schön!* Sofort springt jetzt auch der Verstand wieder an und meint vielleicht: *Du solltest diesen Sonnenuntergang unbedingt fotografieren.* Nun geraten wir erneut in unseren gewohnten Aktionismus, verlieren den Augenblick und sind wahrscheinlich bald wieder in unseren Automatismen gefangen.

Die nun folgende Übung hat sich als besonders hilfreich herausgestellt, um eine der zentralen buddhistischen Erkenntnisse in eigener Erfahrung spürbar nachvollziehen zu können.

Übung: Der Verstand in der Zigarrenkiste

Wir setzen uns bequem und aufrecht hin, lassen die Schultern fallen, entspannen unsere Gesichtsmuskeln und kommen etwas zur Ruhe.

Wir achten darauf, dass sich unser Körper entspannen kann. Dann versuchen wir durch eine entspannte Bauchatmung unsere Emotionen etwas zu besänftigen. Vielleicht können wir nun einmal darauf lauschen, was unser Verstand uns so zu berichten hat. Dabei stellen wir uns einen Raum vor, in den unsere Gedanken wie Gäste eintreten. Wir begrüßen sie, doch wir unterhalten uns nicht mit ihnen, sondern schauen, welche weiteren Gedanken-Gäste sonst noch kommen.

In einem nächsten Schritt lassen wir den Raum etwas kleiner werden, so als würden wir die Vorgänge von weiter entfernt betrachten. Wir lassen in unserer Vorstellung einen Raum entstehen, der wie eine Zigarrenkiste frei im Raum schwebt. In diese Zigarrenkiste treten nun weiter unsere Gedanken ein, leuchten dort ein wenig herum und verlassen die Zigarrenkiste wieder.

Wir können hier kreativ eigene Impulse visualisieren. Für einige sind die eintretenden Gedanken vielleicht wie Mäuse, die in der Zigarrenkiste umherlaufen; für andere sind es Lichtimpulse oder kleine Kügelchen, die umherrollen.

Wichtig ist, dass wir in unserer Vorstellung eine kleine Kiste sehen, zu der wir etwas Abstand aufrechterhalten können.

Wenn es anfangs noch etwas schwer sein sollte, zum Beispiel eine Zigarrenkiste zu visualisieren, dann können wir es mit der folgenden kleinen Einstiegshilfe versuchen: Bitte jetzt nicht an eine Zigarrenkiste denken. Jetzt nicht an eine kleine braune Zigarrenkiste denken. Nicht das Bild einer Zigarrenkiste aufkommen lassen. Nicht an den würzigen Geruch einer Zigarrenkiste denken. Bitte nicht an das braune Holz einer Zigarrenkiste denken. Auf keinen Fall an eine Zigarrenkiste denken ... Unser Verstand sorgt dann schon dafür, dass uns diese Visualisierung gelingt.

Bilder lösen meist spontane Assoziationen aus. Wenn die Zigarrenkiste zu negativ assoziiert wird, können natürlich auch andere kleine Schachteln und Kisten helfen. Wenn wir aber beispielsweise einen Schuhkarton visualisieren und unsere Gedanken sich darin austoben und verglühen sollten, dann müssen wir darauf achten, dass der Schuhkarton nicht ständig von unserem Verstand mit neuen Schuhen bestückt wird.

Wir können kreativ viele andere Bilder und Symbole nutzen. Geeignet sind zum Beispiel auch das Labyrinth, das Schachbrett oder die Blackbox, um nur einige zu nennen. Wenn wir ein bestimmtes Bild stabil halten konnten, dann werden wir es durch viele Wiederholungen in den folgenden Meditationssitzungen weiter festigen. Die innere Vorstellung dieser Box oder Kiste kann uns vieles verdeutlichen. Ein sehr wichtiger Aspekt ist die Gewahrwerdung, dass wir uns zu oft auf diese kleine Verstandeskiste reduzieren. Wenn wir diese Gewohnheit nicht unterbrechen, dann haben wir leider das *Living-in-a-box-Syndrom.* Wir bleiben blind und taub für unsere unbegrenzten Geistesqualitäten und reduzieren uns auf das kleine Theater, das unser Verstand in unserer kleinen begrenzten Zigarrenkiste aufführt.

Wenn wir diese innere Situation jedoch mit Achtsamkeit durchdringen, können wir sie für uns nutzbar machen. Quält unser Verstand uns wieder einmal mit seinen Grübelneigungen, können wir diese Verstandestätigkeiten mit etwas mehr Distanz in die Box hineinvisualisieren und bekommen auf diese Weise nun genügend Abstand vom inneren Geschehen, so dass wir konstruktiv Einfluss nehmen können.

Begrenzter Verstand – unbegrenzter Geist

Eine der zentralen buddhistischen Erkenntnisse, die hier spürbar in eigener Erfahrung nachvollzogen werden kann, ist das Erkennen und Erfahren der Begrenztheit und insbesondere der Begrenzbarkeit unseres Verstandes, aber auch, dass es eine Qualität in uns gibt, die weit über die Begrenzung unseres Verstandes hinausgeht. Denn was befindet sich außerhalb der Zigarrenkiste?

> Die intensive Ergründung der Umgebung beziehungsweise des Raumes um die innere Verstandeskiste herum ist ein bedeutsamer Schritt in unserer Praxis. Woher kommen die Gedanken, die in unsere Verstandeskiste eintreten, und wohin verschwinden sie?

Hier gewahren wir nun die Qualitäten unseres unwandelbaren Geistes. Es bedarf dann keiner langen Erklärungen mehr, wie grenzenlos weit unser Geist im Gegensatz zu unserem kleinen und begrenzten Verstand ist.

Hinweis: Wir werden unsere Verstandestätigkeiten hier oft kritisch betrachtet finden. Unser Verstand ist tatsächlich ein überaus hilfreiches Werkzeug – zumindest könnte er das sein, wenn wir ihn endlich einmal adäquat erziehen und nutzen würden. Ohne entsprechende Schulung wird er uns aber unausgesetzt in die Irre führen und in seiner Begrenztheit einschränken. Wir selbst spüren dies dann auch als Enge, als Gefühl von Getrenntsein oder gar Isolation. Alles, was unseren Verstand in seinen Gewohnheiten stört, jede ungewohnte Information, jede Ankündigung und Wahrnehmung von Wechsel und Veränderung, wird von uns als Bedrohung oder zumindest als Ärgernis erfahren.

Diese Vorgänge werden in der Zweiten Edlen Wahrheit als Verblendung beschrieben.

Die geistige Prägung durch unsere Gewohnheiten

Alle unsere Bemühungen zielen darauf ab, uns zu befreien. Wir sind auf dem Weg, uns von äußeren Einflüssen und inneren Verstrickungen unabhängig zu machen. Auf diesem Weg stoßen wir jedoch auf zahlreiche Hindernisse und Tücken. Ein sehr mächtiges Hindernis besteht in der Problematik durch unsere festen, unsere verfestigten Gewohnheiten.

Eigentlich helfen uns ja Rituale und gewohnte Muster, da wir nicht jedes Mal aufs Neue vor einem Rätsel stehen und uns auch nicht mehr sonderlich konzentrieren müssen, sondern auf bereits Gelerntes zurückgreifen können. Allerdings sind etliche Gewohnheiten für viele Menschen keine Hilfe mehr, sondern sogar zur Last geworden. Die Probleme mit unseren Abhängigkeiten und Süchten werden wir uns noch genauer anschauen. An dieser Stelle betrachten wir zunächst einmal unsere Gewohnheiten in Zusammenhang mit unseren emotionalen Reaktionen.

Dazu wollen wir ein kurzes alltagstaugliches Beispiel heranziehen: Wir gehen einkaufen und werden von der Verkäuferin ausgesprochen pampig behandelt. Sofort regt sich eine unangenehme körperliche Spannung, ein negatives Körpergefühl in uns. Unser Verstand vergleicht blitzschnell die innere und die äußere Situation. Dazu nutzt er unsere Erfahrungen. Wenn wir in den letzten Monaten recht häufig traurig geworden sind, nutzt er die bestehende nervliche Verdrahtung zu dieser Emotion und sendet uns traurige Gedanken wie: *Die Verkäuferin hat wohl recht, ich bin ja auch eine miese Gestalt.* Wenn wir dagegen oft ärgerlich geworden sind, dann neigt unser Verstand zu dieser Variante und erzeugt Gedanken wie: *So eine Frechheit, wie kann diese Person sich nur … na warte … da werde ich aber…*

Es können hier die unterschiedlichsten Reaktionen ausgelöst werden, je nach der eigenen charakterlichen Neigung. Der Schlüsselbegriff dafür ist *Wiederholung.* Jede unserer Wiederholungen führt zu einer Festigung der entsprechenden Reaktionen. Werden wir oft wütend, dann kann sich eine wütende Charakterstruktur in uns festigen. Werden wir oft traurig, dann kann sich eine traurige Charakterstruktur in uns festigen. Werden wir oft ängstlich, dann kann sich eine ängstliche Charakterstruktur in uns festigen.

Diese Neigung können wir wie folgt darstellen:

Absichten → Taten → Gewohnheiten → Charakter → Schicksal → Tod

Unsere Absichten geben unseren Taten eine Bedeutung. Ich kann schreien, um einen Menschen zu manipulieren, oder ich kann schreien, um einen

Menschen vor einem Unglück zu warnen. Meine Motive und Absichten geben allen auf sie folgenden Geschehnissen eine spezifische Bedeutung und Wertung. Alle Taten, die wir wiederholen, werden zu Gewohnheiten. Das sollten wir tief für uns ergründen und prüfen, welche Dinge wir im Laufe des Tages wiederholen, denn diese Gewohnheiten werden sich in uns festigen und bilden dann einen Teil unserer Charakterstruktur. Je nach Charakter können wir in unserem Leben heilsame oder unheilsame Entscheidungen treffen und unsere Verhaltensweisen steuern. Das wiederum bestimmt über unser Schicksal. Und schließlich endet alles einmal im Tod. Wägen wir einmal im Hinblick darauf den Wert einer jeden Handlung ab: Wie wichtig ist das Problem in zehn Jahren? Wir werden sterben, ist das jetzige Problem wirklich so wichtig?

Der oben dargestellte schematische Ablauf verdeutlicht einen sehr wesentlichen Sachverhalt und enthält die Botschaft: Wir können uns grundlegend ändern! Dazu müssen wir unsere Absichten, Handlungen und Taten achtsam und bewusst wahrnehmen und lenken.

Übung: Unsere Wiederholungen

Wir setzen uns mit Stift und Zettel bequem und aufrecht hin, lassen die Schultern fallen, entspannen unsere Gesichtsmuskeln und kommen etwas zur Ruhe.

Nun wenden wir uns der Frage zu, welchen Gewohnheiten wir im Laufe eines normalen Tages nachgehen. Welche Tätigkeiten wiederholen wir am häufigsten, worin bestehen unsere wiederkehrenden Rituale? Wo schalten wir auf Autopilot?

Was wir jeden Tag regelmäßig wiederholen:

1.	4.
2.	5.
3.	6.

Noch einmal zurück zum Ablauf unserer Emotionen: In dem kurzen Beispiel mit der Verkäuferin konnten wir nachvollziehen, wie ohne Geistestraining aus einer alltäglichen Situation schnell eine innere Leidenssituation wird. Ohne unsere Achtsamkeit können andere Menschen, wie zum Beispiel die Verkäuferin, heftige und vor allem uns selbst schädigende Reaktionen in uns hervorrufen.

Nun betrachten wir die gleiche Situation noch einmal, lassen jetzt aber einen Menschen auf die pampige Verkäuferin treffen, der durch sein Geistestraining auf seine inneren Abläufe größeren Einfluss nehmen kann. Angenommen, wir hätten das buddhistische Geistestraining mittlerweile gut verinnerlicht und betreten nun das Geschäft. Die Verkäuferin reagiert wie zuvor übellaunig pampig. Wir nehmen jetzt wahr, wie sich ein negatives körperliches Gefühl in uns bildet. Konkret spüren wir vielleicht etwas Magendruck und leichte Verspannungen im Nacken. Auch unser Verstand meldet sich sofort und kommentiert: *So eine Sauerei, lass dir das nicht gefallen!* Durch unser Training hat sich der innere Beobachter jedoch deutlich stärken können, und wir nehmen diese Abläufe einfach erst einmal zur Kenntnis. Wir vermitteln unserem ärgerlichen Verstand: *Ist schon okay, danke für den Hinweis, deine Unterstützung war oft hilfreich, aber jetzt benötigen wir erst einmal etwas mehr Entspannung.*

Also atmen wir ruhig weiter, entspannen unsere Muskeln und lächeln. Thich Nhat Hanh sagt zu Recht, dass Lächeln nicht immer nur Ausdruck einer Emotion sei, sondern auch eine sehr mächtige Übung.

Übung: Das innere Lächeln

Wir stellen unser Handy auf Vibrationsalarm, so dass es uns mindestens einmal pro Stunde daran erinnert zu lächeln.
Dabei lassen wir dann die Schultern entspannt fallen und entspannen gleichzeitig auch unsere gesamte Gesichtsmuskulatur. Der Atem fließt angenehm gleichmäßig weiter.

Unser Verstand beruhigt sich, unser Körper beruhigt sich und unheilsame Impulse mildern sich. Wir sind nun frei und können mit Gelassenheit entscheiden, wie wir auf die Verkäuferin reagieren wollen. Auch wenn wir uns mit unseren Emotionen im Recht fühlen, sollten wir umfassend ergründen, wie sehr wir uns damit selbst schädigen. Manchmal ist vielleicht eine freundliche Gegenwehr hilfreich, um weitere negative Energien zu stoppen, doch in der Regel kann unsere freundliche und mitfühlende Art sozusagen das Eis brechen. In jedem Falle aber überdauern in uns keine unheilsamen Emotionen und auch keine problematischen körperlichen Symptome.

Mit diesem Wissen um unsere inneren Abläufe, die wir mit allen Menschen teilen, schauen wir uns nun die verschiedenen unheilsamen Emotionen etwas genauer an. Ein Merkmal der buddhistischen Herangehensweise ist das Vermeiden der Suche nach Schuld oder nach einem Schuldigen. Wir wühlen nicht im Dreck und graben auch nicht tiefer in dem Loch nach, in dem wir selbst sitzen. Unser Weg folgt den Meilensteinen: *Erkennen, Verstehen und Verwirklichen.*

Gewohnheitspfade in unserem Kopf

Wir haben erfahren, dass sich unsere Verhaltensweisen durch Wiederholungen zu Gewohnheiten und sogar zu Charakterzügen festigen. Das lässt sich auch an der neuronalen Ebene ablesen, denn alles, was wir denken und tun, steht in intensiver Verbindung zu elektrischen Impulsen in unseren Nervenzellen. Diese Stimulation führt dazu, dass sich die angesprochenen Nervenzellen intensiver miteinander verbinden. Alles, was wir wiederholen, bildet sich als Nervenmuster in unserem Gehirn ab. Diese neuen Nervenverbindungen können schon innerhalb von zwei bis sechs Wochen nachgewiesen werden.

Wenn wir zum Beispiel angeregt werden und unser Stresszentrum, der Sympathikus (S), sich bemerkbar macht, sind wir ohne Geistestraining nicht wirklich frei in unseren Reaktionen. Wir entscheiden dann nicht, sondern folgen lediglich einem inneren Muster.

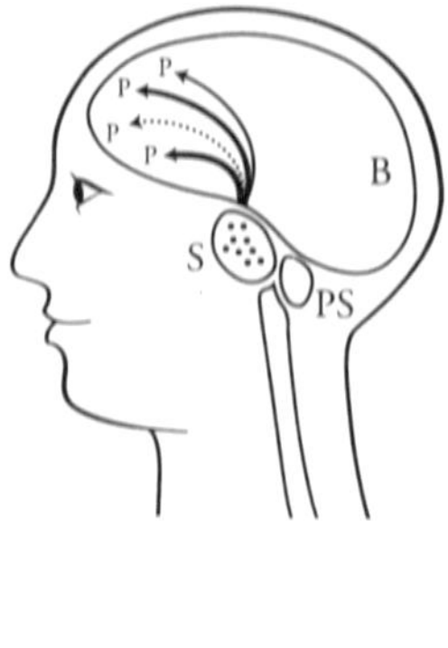

Abb. 8

Wenn wir zum Beispiel, aus welchen Gründen auch immer, dazu neigen, ärgerlich zu werden, dann festigt sich die Nervenverbindung zu einem inneren Persönlichkeitsanteil (P) in unserem Gehirn. Dieser Anteil, wir wollen ihn unseren inneren Kampfhund nennen, wird dadurch gestärkt. Die Nervenverbindungen dorthin wachsen weiter und werden immer stabiler. Bei jeder nachfolgenden Stimulation besteht eine größere Wahrscheinlichkeit, dass der Impuls wieder beim inneren Kampfhund landet.

Wenn wir Nervenautobahnen zu bestimmten Anteilen in uns entwickeln, werden die Verbindungen zu anderen Anteilen, die wir nicht so oft aktivieren, dünner; oft bleiben hier nur kleine „Schleichwege" bestehen. So haben wir in unserem Kopf Autobahnen, die zu festen Gewohnheitsreaktionen führen; Landstraßen, die auch benutzt werden, wenn es eben geht; und schließlich noch Nebenwege, die entweder wieder zugewachsen sind oder immer schon nur sehr klein und wenig entwickelt waren, weil wir sie nie gefördert haben.

Es ist also von besonderer Bedeutung, welche Verhaltens- und Denkweisen wir tagtäglich wiederholen und dadurch kultivieren. Sich wiederholende Gedanken bilden ebenso feste neurologische Muster, die uns unfrei machen, wie es auch wiederholte Verhaltensweisen vermögen. Gedanken sind nicht frei. Alles hat eine Wirkung. Auch wenn wir „nur" etwas denken, stellen sich unsere Nervenbahnen in unserem Kopf sofort darauf ein und festigen sich bei jeder weiteren Wiederholung. So funktioniert Lernen. Bei jeder Wiederholung fällt uns der Lernstoff leichter.

Es ist eine faszinierende Tatsache, dass unser Gehirn sich ständig auf neue Sachverhalte einstellen und im Rahmen bestimmter Möglichkeiten dementsprechend auch in seiner Struktur anpassen kann. Über diese Anpassungsfähigkeit verfügt sowohl unser denkendes Gehirn, also die Strukturen weiter oben im Gehirn, als auch unser fühlendes und unsere Lebensfunktionen steuerndes Gehirn, also die Strukturen weiter unten im Gehirn.

Leider geschehen diese Vorgänge, die von Neurowissenschaftlern als *Neuroplastizität* unseres Gehirns bezeichnet werden, oft nur wenig achtsam und selten mit der nötigen Weitsicht. In der Regel speichern wir sehr viele erlernte Muster in uns ab, die wir in konkreten Situationen dann meist unbewusst abspulen. Mit diesen Vorgängen sollten wir künftig wesentlich achtsamer umgehen, als wir es vielleicht bislang getan haben.

Was ist heilsam und was ist unheilsam?

Buddhisten trennen nicht zwischen guten und schlechten oder positiven und negativen Gefühlen und Zuständen, allerdings recht deutlich zwischen *heilsamen* und *unheilsamen* Geisteszuständen. Wir wissen nicht, was aus anfänglich guten Empfindungen werden kann. Nicht selten entwickeln sie sich weiter zu Anhaftungen, starken Begierden oder Abhängigkeiten. Andererseits können sich unsere anfangs scheinbar so negativen Eindrücke im Laufe der Zeit durchaus als interessante und bedeutsame Erfahrungen erweisen, die uns in unserer Entwicklung weiterbringen können.

In den verschiedenen Beschreibungen der menschlichen Funktionsweisen spiegeln sich buddhistische Erkenntnisse wider, die allesamt mit unseren wissenschaftlichen Erkenntnissen übereinstimmen. Das Kennenlernen und Ergründen dieser Zusammenhänge fördert bei Therapeuten und Hilfesuchenden sehr deutlich den Zugang zum Buddhismus und insbesondere zur Buddhistischen Psychotherapie BPT. Interessanterweise wird in der BPT immer wieder die Erfahrung gemacht, dass es für viele Menschen, auch mit einem ganz unterschiedlichen persönlichen Hintergrund oft keine langen Erklärungen braucht, wie der Buddhismus mit der Psychotherapie verknüpft ist.

Ein aufschlussreicher Erfahrungswert in diesem Zusammenhang ist die Tatsache, dass Menschen, die akut oder auch chronisch in einer schmerzlichen Situation leben, die buddhistischen Lehren wesentlich schneller erfassen; offenbar können sie besonders spontan erkennen, dass es sich hier nicht um Theorie handelt, weil sie am eigenen Leibe die Relevanz der Lehren und nicht zuletzt auch der Übungen spüren. Ein leidender Mensch versteht sofort, wenn wir ihm erklären, dass es im Leben immer wieder zu Leiden kommt. Dieser Mensch wird dann sehr hellhörig, wenn wir damit fortfahren zu erklären, dass es zum Umgang damit gut erprobte Methoden gibt.

Alle großen Probleme bestehen aus vielen kleinen Problemen

Es ist in der Regel sinnvoll, mit kleinen Problemen anzufangen, oder größere Schwierigkeiten in viele kleine aufzuteilen. Wenn wir zum Beispiel eine große Wut, eine große Angst oder eine große Trauer detaillierter betrachten, indem wir sie wie in Zeitlupe vor- und zurückspulen, erkennen wir, dass alle Phänomene zusammengesetzt sind.

So bestehen zum Beispiel Wut, Angst und Trauer aus:

- Gedanken, inneren Begriffen, Dialogen und Zwiesprache mit uns selbst
- Erinnerungen an zurückliegende ähnliche Situationen
- Vorstellungen, Ideen und Illusionen im Hinblick auf zukünftige ähnliche Situationen
- emotionalen Reaktionen, Interpretationen, der Wahrnehmung von Wut, Angst oder Trauer und
- körperlichen Empfindungen, wie Herzrasen, Muskelanspannungen, Magenproblemen oder verschiedenen Formen von Schmerzen.

Der Hintergedanke bei einer solchen Ausdifferenzierung liegt in dem Wunsch zu erkennen, dass

- Probleme und Emotionen keine feste Einheit darstellen, sondern zusammengesetzt sind und sich aus verschiedenen Quellen heraus bilden
- Probleme und Emotionen demnach Konstrukte sind, die ihrem Wesen nach sehr instabil und daher veränderbar sind
- jedes einzelne Element, das zum Problem beiträgt, ebenfalls wiederum von vielen Vorbedingungen abhängig ist
- wir erkennen, wenn wir diese Linie weiterverfolgen, dass Probleme und Emotionen keine Substanz besitzen. Es verhält sich ähnlich wie mit der Materie, die zwar als fest erscheint, doch letztendlich immer weiter aufgedröselt werden kann, bis dann irgendwann nichts mehr übrig bleibt.

Ängste, Wut und Trauer sind eigentlich „leer“

Diese Sichtweise existiert im Buddhismus schon seit vielen Jahrhunderten. Der buddhistische Begriff der *Leerheit* beschreibt dieses Phänomen recht umfassend. Er besagt, dass nichts von dem, was wir wahrnehmen, aus sich selbst heraus existieren kann. Alles ist lediglich nur ein Produkt, für dessen Entstehung sehr viele Vorbedingungen notwendig waren. Dies wird auch als *abhängiges Entstehen* bezeichnet. Nach buddhistischem Verständnis ist alles aus vielen Bausteinen zusammengesetzt. Tische, Stühle, Flugzeuge und Menschen sind ebensolche Produkte wie auch Ängste, Wut und Trauer. Alle Dinge sind leer von Eigenschaften, die sie unabhängig machen, doch sie sind voller Eigenschaften der Abhängigkeit.

Da auch Angst, Trauer und Wut keine Eigennatur besitzen, müssen wir untersuchen, aus welchen Faktoren wir sie zusammenfügen. Weil sie keine Unabhängigkeit besitzen, können sie normalerweise auch nicht überdauern. Da ihnen gerade dies dennoch oft gelingt, müssen wir uns die Wirkfaktoren bewusst machen, die dahinterstehen. Das sichtbare Leiden ist relativ gut erkennbar, doch die Ursachen für das Leiden, die Geistesgifte, sind meistens etwas verborgener. Diese wichtigen Vorgänge werden wir uns hier einmal genauer anschauen und in den verschiedenen Kapiteln später dann themenspezifisch analysieren.

Was geschähe, wenn wir zum Beispiel unseren Ärger, unsere Angst oder Trauer entkoppeln würden: Ist es möglich, dass wir nur körperlich ärgerlich werden und wütend bleiben, ohne gedanklich wütend zu reagieren? Oder ist es möglich, nur gedanklich traurig zu werden und zu bleiben, ohne körperliche Reaktionen von Trauer zu zeigen? Wenn wir die Zusammensetzung von Problemen und unserer emotionalen Reaktionen darauf erkennen, dann erhöhen sich unsere Chancen auf Einflussnahme deutlich.

Diese Prozesse laufen im Alltag extrem schnell und meist unbemerkt ab. Wir spüren vielleicht den Auslöser und unsere sich anschließenden Reaktionen, doch den Entstehungsprozess und den genauen Ablauf in uns bemerken wir nicht. Wie bereits erwähnt, wird es sehr lohnenswert sein, diesen Prozess sozusagen in Zeitlupe einmal zu analysieren.

Auch mit den sich daraus entwickelnden Teufelskreisläufen sollten wir uns näher beschäftigen: Wir spüren unsere Probleme und wissen oft nicht, wie sie heilsam zu lösen sind. So entwickeln sich nicht selten sekundäre Probleme. Wir erkennen nicht, wie unsere Emotionen in uns entstehen und wir sie unbewusst steuern. Andere Menschen reagieren wiederum auf unsere Reaktionen, meistens auch mit ihren eigenen unbewussten Mustern. Dann verhaken wir uns leicht in Konflikten und unbewusstem Ausagieren. Wir suchen nach Lösungen und landen nicht selten bei Selbstheilungsversuchen, die Linderung bringen sollen, wie zum Beispiel Beruhigungsmittel, Nikotin, zu viel Alkohol, zu viel Essen, zu viel Süßes oder andere unheilsame Gewohnheiten, die uns noch weiter in die Misere hineinziehen.

Wir werden feststellen müssen, dass unser spürbares Problem nur die „Spitze des Eisbergs" ist. Selbst wenn wir ein dringliches Problem gewissermaßen abtragen, finden wir darunter viele weitere Impulse in uns, die uns daran hindern, unser Glück zu finden. Allerdings werden wir auch feststellen, dass dann, wenn wir unser individuelles Problem von uns wegschieben, eine Menge schwieriger neuer Themen auftauchen, die nicht mehr individuell sind. Wir können dann erkennen, dass alle Menschen die gleichen oder zumindest sehr ähnliche Probleme bewältigen müssen: Wir alle altern, werden krank und sterben. Auch die Menschen, die wir lieben, haben unweigerlich dieses Schicksal.

Wenn wir ergründen, auf welche Art und Weise wir diese fundamentalen Fakten tagtäglich beiseiteschieben, erkennen wir, dass wir viele Fähigkeiten entwickelt haben, die uns schon lange nicht mehr nur helfen, sondern meist sogar kontrollieren und kommandieren. Damit sind unsere Verstandestätigkeiten angesprochen.

Wir können stolz sein auf unseren Verstand. Ihm haben wir es mit zu verdanken, dass wir uns so weit entwickeln konnten. Wir leben nicht mehr in Höhlen und viele von uns erreichen ein hohes Alter. Wir haben so viele technische Hilfen entwickelt. Wir können damit sogar unseren Planeten verlassen, doch andererseits können wir diesen auch in die Luft jagen. Jeder Fortschritt ist teuer erkauft.

Diese Problematik hat aber noch eine weitere Kehrseite. Bitten wir doch unseren wertvollen Verstand einmal, nur für eine Minute zu schweigen. … Keine Chance? Ähnlich wie unser Herz, das stetig schlägt, so ist auch unser Verstand unermüdlich rege. Er ist immer aktiv und mit der

Produktion von Gedanken, Ideen und vor allem natürlich von Begehrlichkeiten und Sorgen beschäftigt. Daraus ergibt sich, dass wir unbedingt eine größere Einflussmöglichkeit auf unseren Verstand benötigen.

Neben unseren individuellen haben wir als Menschen also auch eine Vielzahl von universellen Problemen zu bewältigen. Dabei sollte deutlich werden, dass es nicht in erster Linie nur um akute Problembewältigung geht, sondern darum, überdauernde Fähigkeiten für künftige Schwierigkeiten zu erlangen und dabei das Ziel einer generellen Befreiung zu haben. Wir lösen unsere Probleme nicht, um danach keine Probleme mehr zu haben. Das wäre wohl auch unrealistisch. Stattdessen erlernen wir Übungen, die uns *innerhalb* unserer Probleme, unserer Emotionen und aller anderen Belange befreien und glücklich machen.

Alles ist Nichts

Die buddhistische Vorgehensweise ist oftmals sehr analytisch. Das heißt, dass wir uns unsere Wahrnehmungen wie unter einem Mikroskop sehr genau anschauen und zum Beispiel eruieren, aus welchen Bestandteilen sie zusammengesetzt sind. Die Analyse bedeutet daher oft eine Zerteilung des Großen in möglichst kleine Bestandteile. Diese Strategie verfolgt natürlich auch die westliche Naturwissenschaft. Dies wird zu Recht sehr kritisch gesehen, da wir uns in den Betrachtungen der Mikro-Ebene nicht selten verirren und das große Ganze aus dem Blick verlieren und der Eindruck entstehen kann, dass die sichtbaren Objekte aus den kleinen Bestandteilen heraus zu erklären seien. Wenn wir aber zu erklären versuchen, wie sich zum Beispiel menschliches Verhalten durch chemische und elektrische Prozesse ursächlich begründen lässt, spüren wir schon bald und recht deutlich die Grenzen dieser Vorgehensweise.

Dennoch ist in einigen Fällen die analytische Vorgehensweise durchaus lohnenswert. Wir erkennen zum Beispiel, dass die für uns wichtigen Aspekte des Lebens keine wirkliche Substanz aufweisen. Dies wird im Buddhismus als *Leerheit* bezeichnet und meint ein Fehlen von stabilen und dauerhaften Eigenschaften, die uns und alle anderen Objekte unserer Wahrnehmung unabhängig machen würden. Wenn gesagt wird, dass alles Nichts ist, bedeutet das also, dass nichts aus sich selbst heraus existiert, sondern alles zusammengesetzt und voneinander abhängig ist.

Die geschilderte Strategie können wir auf alles anwenden. Hier in Abbildung 9 versuchen wir es einmal mit unseren Emotionen.

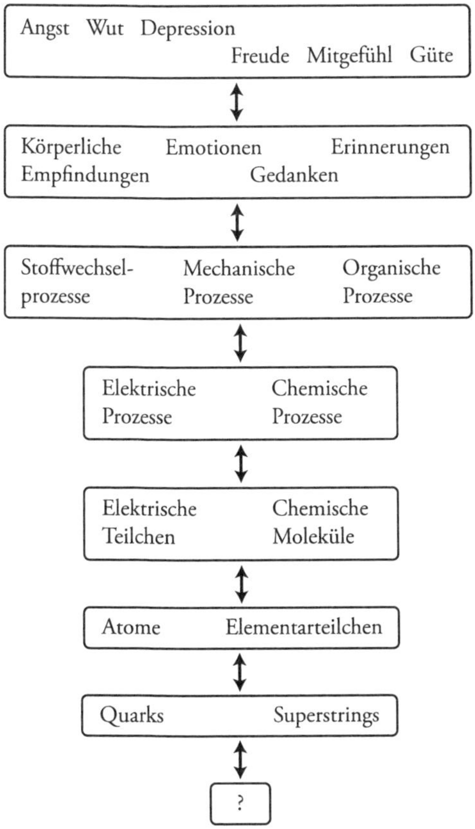

Abb. 9

Die Erkenntnis, dass sich alles in Einzelbestandteile auflösen lässt, darf nicht als Argument für die eigene Passivität missbraucht werden. Die Tatsache, dass es keine innewohnende Realität und Bedeutung gibt, ist sogar in besonderem Maße ein Appell an unsere Selbstverantwortlichkeit.

Kapitel 3

Die übergeordneten Ziele

Was sollten wir also wissen, bevor wir uns mit unseren äußeren und inneren Problemen beschäftigen? Wenn wir die folgenden Aspekte gut für uns verinnerlichen können, werden wir bei der Erörterung der inneren (Teil II) und der äußeren (Teil III) unheilsamen Zustände und des heilsamen Umgangs damit relativ schnell Zusammenhänge und logische Vorgehensweisen erkennen.

Beginne mit dem, was ist

Bevor es besser wird, kann es erst einmal schlimmer werden. Wenn wir beginnen, unsere Achtsamkeit zu kultivieren, sie konzentriert auf Bereiche zu fokussieren, die für uns wichtig sind, werden wir uns vielleicht anfangs erschrecken, wie viele Altlasten und unbearbeitete Baustellen wir mit uns herumschleppen. Es scheint fast so, als würden wir nach Jahrzehnten zum ersten Mal auf die Idee kommen, eine professionelle Bilanz in unserem Warenlager durchzuführen. Der erste Blick (und wohl auch noch ein paar weitere) werden uns wahrscheinlich nicht begeistern. Wir benötigen Geduld für diese Inventur.

Dieses Warenlager in uns kostet uns sehr viel Energie. Für die tägliche unbewusste Einlagerung des unablässigen Inputs von Reizen, unserer unzähligen Konflikte und der dort deponierten Gefahrengüter benötigen wir einen Großteil unserer täglichen Energie. Wenn uns Kleinigkeiten umwerfen, wenn wir sehr schnell erschöpft sind, sehr überreizt und dünnhäutig, dann ist das in der Regel ein Zeichen dafür, dass ein Großteil unserer Energie für das Zusammenhalten dieses inneren Warenlagers verbraucht wird.

Schaffen wir also Ordnung, um wieder mehr Energie für unsere anderen Aktivitäten zur Verfügung zu haben. Wenn wir mit unseren ersten Achtsamkeitsübungen nicht sofort auf Ruhe und Klarheit stoßen, sondern eher auf ein inneres Chaos, lassen wir uns davon nicht frustrieren. Es ist nicht als unser ureigenster Fehler zu sehen, sondern völlig normal.

Wenn sich, bildlich gesprochen, unser Wasser der Achtsamkeit auf das schmutzige Geschirr unserer Gedanken und Erinnerungen ergießt, entsteht immer erst einmal eine üble Brühe. Die Situation scheint sich also zuerst stets zu verschlechtern, bevor wir dann das Unreine waschen und im weiteren Schritt das strahlend Saubere aus dem Schmutzwasser herausziehen.

Hinweis: Wir sollten bitte nicht zu viel Bedeutung auf das Thema „innerer Schmutz" legen. Vor allem dann, wenn wir unter Selbstwertproblemen leiden, könnten wir zu sehr auf das Thema anspringen. Schmutz ist nur eine willkürliche Kategorie, ein Label, und besitzt keinen ihm innewohnenden Eigenwert. Hier spielen uns unsere starken Neigungen zu Bewertungen oft einen Streich.

Achtsamkeit – und die fünf Quellen der Unachtsamkeit

Vollkommene Achtsamkeit
führt zur Befriedung des Geistes.
– Dalai Lama XIV. –

Die Essenz des Buddhismus, welcher buddhistischen Schule auch immer, ist die Befreiung, das Erlöschen, das Nirvana. Auf die praktische Umsetzung und die dafür notwendigen Schritte werden wir in diesem Buch noch oft zurückkommen. Ein Begriff, der in diesem Zusammenhang weite Verbreitung gefunden hat, ist Achtsamkeit oder englisch *Mindfulness.*

Zwischen Befreiung und Achtsamkeit besteht ein sehr enger und auch bedeutsamer Zusammenhang. Eine stabile oder zumindest eine jederzeit selbst abrufbare Achtsamkeit erzeugt in uns die spürbare Zunahme eines Zustandes, in dem wir in die Befreiung treten können.

Diese sehr wirkungsvollen Konzepte sind mittlerweile auch in der Psychotherapie-Szene angekommen. Schon Freud hatte betont, dass der Therapeut seinem Patienten gegenüber eine wertfreie und entspannte Aufmerksamkeit aufrechterhalten solle. Heute lassen sich in den verschiedenen therapeutischen Richtungen immer wieder Anklänge daran finden, wie beispielsweise, der Therapeut oder die Therapeutin solle eine achtsame Grundhaltung einnehmen. Leider bleibt die berechtigte Frage, wie dies denn umzusetzen sei, nur allzu oft unbeantwortet. Diesem Defizit wollen wir hier abhelfen, da Achtsamkeit ein wesentlicher Schlüssel für unsere heilsamen Praxisübungen ist.

Buddha beschreibt die Vier Stufen der Achtsamkeit, die wir in der *Mittleren Sammlung* seiner Lehrreden nachlesen können. Dort finden wir sie in einer älteren Übersetzung von Karl Eugen Neumann als „Die Pfeiler der Einsicht" und in einer neueren Übersetzung von Kay Zumwinkel als „Die Grundlagen der Achtsamkeit". Dass Einsicht und Achtsamkeit sehr nahe beieinander liegen, werden wir hier noch ergründen.

Jede der beiden Übersetzungen verwendet unterschiedliche Begriffe. In der folgenden Beschreibung von Achtsamkeit wird der Versuch unternommen, diese Unterschiede einzubeziehen.

Die Stufen der Achtsamkeit

Die Achtsamkeitsübung ist auf die folgenden inneren Vorgänge gerichtet:

1. die Körperempfindungen wahrnehmen
2. die Emotionen wahrnehmen
3. den Gedankenfluss wahrnehmen
4. sich um Einsichten bemühen

Diesem Stufenprinzip der Achtsamkeit werden wir in diesem Praxisbuch noch oft begegnen.

Für den nun folgenden Abschnitt konzentrieren wir uns auf die ersten drei Stufen der Achtsamkeit. Es verdient Beachtung, dass nach buddhistischem Verständnis die Achtsamkeit auf der *körperlichen* Ebene beginnt. Tatsächlich bezieht sich fast die Hälfte der betreffenden Lehrrede auf die verschiedenen körperlichen Aspekte der Achtsamkeit. Damit gab Buddha unserem Körper einen hohen Stellenwert für unsere spirituelle Entwicklung zur Achtsamkeit.

Für uns bedeutet das konkret, dass wir, wann immer wir uns um unsere Achtsamkeit bemühen, stets als Erstes Sorge tragen für unser körperliches Befinden. Damit erhalten wir eine sehr klare Praxisanleitung. Ob wir nun mit unserer Achtsamkeitsübung beginnen wollen oder in einer schwierigen Situation um einen Ausweg ringen, stets fangen wir damit an, unsere Körperempfindungen achtsam zu ergründen. Alles beginnt beim Körper. Erst wenn wir es schaffen, unseren Körper zu beruhigen, besteht auch die Chance, die nächsten Stufen der Beruhigung von Emotionen und Gedanken zu bewältigen. Dieser Ablauf hat sich als eine sehr effektive und gut erprobte Strukturierungshilfe erwiesen, auf die wir im Zusammenhang mit den verschiedenen Themen der folgenden Kapitel noch zurückkommen werden.

Die Quellen der Achtsamkeit und die Ursachen für unsere Unachtsamkeit liegen sehr eng beieinander. In unachtsamen Momenten, also im Regelfall, erleben wir ein diffuses Gemisch aus Körperempfindungen, Emotionen sowie ungezügelten Verstandesreaktionen. Wenn wir zum Beispiel in uns hineinhorchen, dann nehmen wir wahrscheinlich verschiedene Gedanken ebenso wahr wie die unterschiedlichsten körperlichen Empfindungen und emotionalen Reaktionen. Wir grübeln nach einer Lösung, registrieren womöglich schmerzhafte Verspannungen im Nacken und einen nervösen Magen und fühlen uns besorgt, gereizt oder traurig. Wenn wir nach unserem aktuellen Zustand gefragt werden, antworten wir vielleicht, dass wir uns momentan traurig fühlen. Bei genauerer Betrachtung eröffnen sich hier jedoch deutlich differenziertere Vorgänge, die Buddha bereits vor 2500 Jahren beschrieben hat. Für eine solide und nachhaltige Entwicklung unserer Achtsamkeit werden wir demnach sowohl unsere körperlichen als auch unsere emotionalen und gedanklichen Reaktionen differenzierter wahrnehmen lernen. Das bedeutet, dass wir diese Instanzen in einer ersten Phase stabilisieren müssen.

Dieser Prozess muss mit großer Vorsicht umgesetzt werden, da hier einige Tücken auf uns warten. Die Ressourcen, die uns dabei hilfreich zur Seite stehen sollen, können uns bei zu großer Anhaftung ebenso wiederum im Leiden gefangen halten. Eine zu starke Fokussierung auf unsere körperlichen Empfindsamkeiten und Wünsche kann uns ebenso gefangen nehmen wie die Anhaftung an unsere Emotionen und Gedanken.

Diese buddhistischen Erkenntnisse können wir uns auch wieder auf der Basis neuropsychologischer Zusammenhänge bestätigen lassen. Dieser Thematik nähern wir uns erst einmal durch die Begutachtung des Gegenteils an, nämlich der Unachtsamkeit.

Die folgende Abbildung 10 zeigt uns die fünf möglichen Quellen, die einzeln oder oft auch in Kombination unsere Achtsamkeit mindern, ablenken oder sogar ganz auflösen können.

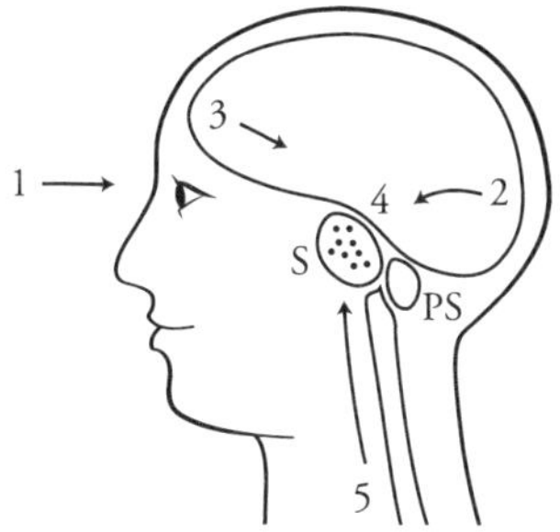

Abb. 10

1. Äußere Reize, die Objekte unserer Wahrnehmung, besitzen eine starke Anziehungskraft. Sowohl negative als auch positive Reize haben die Macht, unsere Achtsamkeit aufzulösen und unseren Geist einzutrüben.

2. Diese Wahrnehmungen erzeugen in uns neue Erinnerungen, die stetig weiter in uns wirken. Auch treffen sie auf alte Erinnerungen, die durchaus in der Lage sind, aktuelle Wahrnehmungen zu manipulieren. Da wir alle Wahrnehmungen mit unseren Erinnerungen abgleichen, besteht in der Manipulation kein Sonderfall, sondern der Regelfall.

3. Unsere ungeschulten Verstandestätigkeiten, die uns in Grübelzwänge, in Selbstvorwürfe, in Sorgen, Zukunftsspekulationen und in andere Formen der Verblendung führen, wirken sich sehr negativ auf unsere Achtsamkeit aus.

4. Unsere Emotionen können unsere Achtsamkeit ebenfalls mindern, ablenken und auflösen.

5. Körperliche Bedürfnisse und körperliche Probleme, zum Beispiel in Form von Schmerzen, haben ebenfalls die Kraft, unsere Achtsamkeit zu zerstören.

Diese fünf Quellen der Unachtsamkeit haben einzeln und in Kombination eine sehr unheilsame Wirkung auf unsere Achtsamkeit und damit auch auf unseren Weg in die Befreiung. Sie sind allerdings nicht im Sinne einer Naturgesetzmäßigkeit dazu bestimmt, uns in die Irre zu führen. Diese Dynamik entsteht nur dadurch, dass wir oft nur wenig bewusst, also unachtsam damit umgehen. Hier liegt ein Teufelskreislauf vor: Unachtsamkeit erzeugt logischerweise noch mehr Unachtsamkeit. Diesen Teufelskreislauf können wir durchbrechen, indem wir die fünf Quellen für Unachtsamkeit achtsam ergründen und sie nicht mehr gegen, sondern für uns verwenden.

1. Äußere Reize können wir mit Achtsamkeit durchdringen und so heilsam für uns nutzen.

2. Erinnerungen an vergangene Probleme können ein Schlüssel dafür sein, um etwas über uns zu lernen. Wenn wir diesen Vorgang heilsam bewältigen, das bedeutet, ohne weitere problematische Identifikationen mit den vergangenen Ereignissen zu erzeugen, dann lernen wir loslassen und uns und anderen vergeben.

3. Unser ungeschulter Verstand wurde bereits als Problem erkannt. Die eigenen Verstandeszwänge zu ergründen und zu erkennen, wie intensiv und meist auch unbewusst wir unseren Verstand einsetzen, sollte zu einer achtsamen Einbremsung unserer Verstandestätigkeiten führen.

4. Unsere Emotionen führen uns ebenfalls zu uns zurück. Wir spüren uns selbst intensiv. Die Ablenkungen haben dann oft keine Chance mehr. Dieses Potential können und sollten wir nutzen.

5. Körperliche Bedürfnisse und körperliche Probleme, wie zum Beispiel in Form von Schmerzen, sind als sehr mächtige, aber auch schwierige Lehrmeister bekannt. Sie führen uns tief zu uns selbst zurück und besitzen auf diese Weise eine ihnen innewohnende Qualität, die uns zu transformieren vermag.

Die grundlegenden Lehren der BPT

Als Buddha seine Lehren und Übungen an andere Menschen weitergab, entwickelte er ein sehr übersichtliches und knapp formuliertes Fundament. Diese kleine Sammlung wurde bekannt als die Lehrrede vom *Ingangsetzen des Rades der Lehre* und beinhaltet die grundlegenden buddhistischen Kernaussagen.

Wir finden hier einen reichen Erfahrungsschatz vor, der im Laufe vieler Jahrhunderte weiter ausdifferenziert wurde. Für eine sichere und stabile Umsetzung von heilsamen Gedanken- und Verhaltensmustern ist es nicht notwendig, die gesamte Lehre in allen Details zu studieren. Wir konzentrieren uns hier auf die ursprünglichen Lehrinhalte, wie sie von Buddha vermittelt wurden.

Die Lehrrede vom Ingangsetzen des Rades der Lehre beinhaltet drei wesentliche Aussagen:

1. Erfasse die Vier Edlen Wahrheiten.
2. Bleibe auf dem Mittleren Weg.
3. Nutze die Erkenntnisse, um im Hier und Jetzt dir selbst und anderen zu helfen.

Die Vier Edlen Wahrheiten sind:

1. die Wahrheit, dass alle Wesen immer wieder leiden
2. die Wahrheit über die Ursachen des Leidens
3. die Wahrheit, dass wir uns vom Leiden befreien können
4. die Wahrheit vom Rechten Weg für die Praxis

Die Lehrrede vom *Ingangsetzen des Rades der Lehre* dient uns als innere Richtschnur und Leitfaden. Es könnte recht lohnenswert sein, sich die einzelnen Punkte etwas genauer auf ihre Alltagstauglichkeit hin anzuschauen.

In dem Buch *Buddhistische Psychotherapie* wurden die Vier Edlen Wahrheiten in ihrem modernen Bezug zur Wissenschaft und Psychotherapie dargestellt und beschrieben. Für dieses Praxisbuch sind natürlich insbesondere die Dritte und die Vierte Edle Wahrheit von besonderer Bedeutung: Wir können unser Leiden beenden. Dafür gibt es einen gut beschriebenen Weg. Es reicht einfach nicht aus, nur um das Leiden zu wissen. Wir benötigen unbedingt auch ein paar Hilfen, wie wir es beenden können.

Die Vier Edlen Wahrheiten

Die Vier Edlen Wahrheiten können auch im Sinne einer modernen ärztlich-therapeutischen Herangehensweise formuliert werden:

1. Krankheit und Leiden sind in der Welt, damit müssen wir umgehen lernen.

2. Unser Leiden hat klar benennbare Ursachen, diese müssen wir kennenlernen.

3. Wir können unser Leiden beenden, dafür benötigen wir Instruktionen und Hilfe.

4. Wir müssen dafür einen bestimmten Weg kennenlernen und befolgen.

Der Mittlere Weg

Der Mittlere Weg ist wie ein Navigationsgerät, das uns ständig anzeigen soll, ob wir noch auf Kurs sind oder wieder das rechte Maß verloren haben. Die Philosophie des Mittleren Weges ist sehr schnell nachvollziehbar, oft aber schwierig umzusetzen. Daher benötigen wir regelmäßige Übungen, die uns ein sicheres Gefühl für unseren Mittleren Weg aufzeigen.

Unser Mittlerer Weg
Kein Hass, aber auch keine Gleichgültigkeit
Keine Gier, aber auch keine Vermeidung
Kein Anhaften, aber auch kein Widerstand
Kein Klammern, aber auch kein Wegschieben
Keine Völlerei, aber auch kein Hungern

Hier und jetzt Achtsamkeit entwickeln, für uns selbst und alle anderen

In diesem Appell sind wieder mehrere Aspekte enthalten. Der erste ist: Wir trainieren und warten nicht, und wir sparen und horten auch nicht für zukünftige günstigere Gelegenheiten. Hier und jetzt ist die einzige Gelegenheit zur Verwirklichung.

Der zweite Aspekt bedeutet, dass wir weder zu selbstbezogen noch zu selbstverleugnerisch praktizieren dürfen. Wir streben unsere Ziele nicht im Alleingang an, doch wir selbst sind ebenso wichtig und wertvoll wie jedes andere Wesen auch. Diese Ermutigung ist in ihrer Einfachheit äußerst kraftvoll und heilsam. Sie unterstützt uns täglich in unserem Streben nach Milderung und Auflösung unserer kleineren und größeren persönlichen Probleme und beim Erreichen unseres universellen Ziels: unserer Befreiung aus den unheilsamen Leidenskreisläufen. Bei den folgenden Lösungshilfen und Übungsangeboten sollte dieses große Ziel nie aus den Augen verloren werden.

Die buddhistischen Prinzipien der Wandlung

Buddha nannte uns vor über 2500 Jahren einen strukturierten Ablauf, den wir bei unseren Bemühungen um Wandlung und Heilung unbedingt berücksichtigen sollten.

1. *Erkennen:* Bevor wir in blinden Aktionismus verfallen, müssen wir zuerst einmal tiefgründig erkennen, in welcher Lage wir uns tatsächlich befinden. Auf den ersten Blick mag unsere Lage uns doch als ganz offensichtlich erscheinen; allerdings zeigt eine tiefgründige Analyse uns in der Regel immer wieder das Ausmaß unserer menschlichen Neigungen, Dinge sehr verzerrt wahrzunehmen und uns selbst in einer Weise zu schützen, die uns leider gleichfalls gefangen hält.

2. *Akzeptieren,* Annehmen, Umarmen: Auch im zweiten Schritt gehen wir noch nicht in die Aktion oder gar in die Gegenwehr. Nein, im Gegenteil, wir stoppen das Hadern und Kämpfen. Wir sammeln uns, verschwenden nun keine Energie mehr darauf, uns kopflos zu widersetzen. Das buddhistische Akzeptieren ist ein sehr aktiver Vorgang, dem eine gute Schulung vorausgehen muss. Es darf in keiner Weise mit einer passiven Haltung verwechselt werden.

3. *Erforschen* und *tiefes Schauen:* Erst wenn wir unseren Geist beruhigen konnten, haben wir eine Chance, wirklich etwas zu ändern. Ein Königsweg dafür ist die Meditation. Hier finden wir sowohl Ruhe und Geistesklärung als auch die Möglichkeit, tief in uns hineinzuschauen. Wir sitzen und

beruhigen das unruhige innere Gewässer. Wenn der Wasserspiegel dann zur Ruhe kommt, können wir tief in den See schauen.

4. *Nicht-Identifizieren:* Wir erkennen, dass es Probleme gibt, doch wir *sind* nicht das Problem, wir *haben* das Problem. Probleme kommen und gehen, wie alles andere auch. Wir erkennen die Nichtdauer, die Unbeständigkeit als Wesen der Natur.

Um diesen Weg gehen zu können, ist es unumgänglich, unseren meist unruhigen Verstand zu beruhigen und zu klären und die Qualität unseres Geistes im ungetrübten Zustand zu erfahren. Durch diesen Vorgang erreichen wir die Befreiung und das Ende unserer Abhängigkeiten von äußeren Bedingungen. Dieser Prozess wird von den Menschen, die bislang den Zugang dazu gefunden haben, als eine sehr wesentliche und verändernde Erfahrung beschrieben, die eine deutlich transformierende Kraft freizusetzen vermag.

Wenn wir diesen universellen Zielen näherkommen, dann spüren wir deren Auswirkungen auf unsere individuellen Ziele.

Zu den zentralen universellen Zielen gehört für uns, dass wir unseren getrübten Geist nicht weiter mit den verschiedensten Giften betäuben. Mit diesen Giften, die unseren Geist einzutrüben vermögen, sind sowohl materielle Konsumgifte gemeint, wie zum Beispiel Alkohol, Nikotin, Drogen, zu viele Beruhigungsmittel, zu viel Essen, zu viel Fernsehen, Internet, Telefon, als auch unsere geistigen Gifte, wie zum Beispiel Wut, Hass, Ärger, Trauer, Angst, um nur einige zu nennen. Wenn wir damit aufhören, unseren Geist ständig selbst zu trüben, dann werden wir sensibler für Gifte, die von außen kommen. Auch diese lernen wir zu mindern und schließlich abzustellen.

Durch gezieltere Trainingseinheiten der buddhistischen Geistesschulung erhalten wir nun die Möglichkeit, unseren eigenen Geist in seiner ungetrübten Qualität kennenzulernen. Hier verlassen wir dann endlich die passive Rolle des Zuhörers. Wir müssen dann nicht mehr einfach nur aufnehmen, sondern sind in der wichtigen Position, nun selbst eigene Erfahrungen machen zu können, um so eigenständig zu prüfen, was es mit den buddhistischen Lehren tatsächlich auf sich hat.

Auch alles dies gehört noch zu den universellen Zielen:

Wir lernen unseren eigenen Geist kennen. Hier berichten Menschen, die diese Erfahrungen bereits gemacht haben, trotz sehr persönlicher Darstellungen in auffälliger Übereinstimmung davon, dass die Wahrnehmung und Bewusstwerdung des eigenen Geistes ein Wohlgefühl von Freiheit, Leichtigkeit, Kraft, Unabhängigkeit, Gelassenheit und Heilsein in uns erzeugt. So kann sich Befreiung anfühlen.

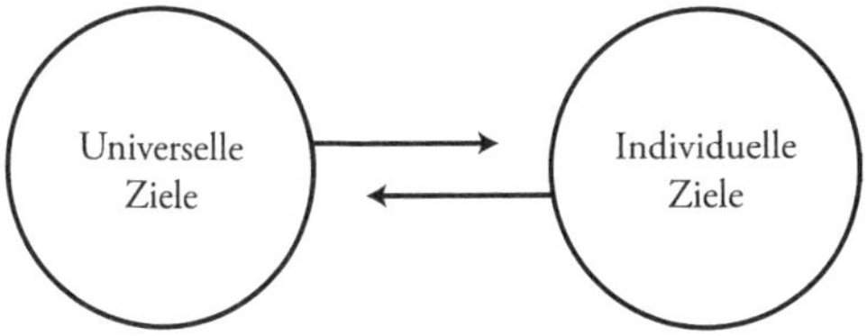

Abb. 11

Auf diesem Weg werden wir also beide Ebenen verändern: Wir kommen dem universellen Ziel der Befreiung näher, und wir machen unsere eigenen Erfahrungen. Danach benötigen wir keine langen Erklärungen mehr. Wir glauben nicht mehr, wir wissen nun. Wir vermitteln keinen Glauben, wir vermitteln Gewissheit! Mit diesem eigenen Fundament an Wissen gehen wir in unsere Welt.

Gleichzeitig werden wir natürlich immer auch unsere individuellen Ziele im Blick behalten, zum Beispiel die Linderung von Angst, die Bewältigung von Trauer, die Erfahrung von Lebensfreude und Glück. Wenn wir uns den universellen Zielen nähern, werden wir spürbare Veränderungen auch in den Bereichen unserer individuellen Probleme erfahren. Allerdings bleibt der genaue Übertragungsprozess zwischen dem universellen und dem individuellen Bereich von besonderer Bedeutung. In Teil II betrachten wir uns diesen Vorgang genauer.

Übung: Unsere Projekte

Wir setzen uns mit Stift und Zettel bequem und aufrecht hin, lassen die Schultern fallen, entspannen unsere Gesichtsmuskeln und kommen etwas zur Ruhe.

Nun gehen wir der Frage nach, was wir innerhalb der nächsten Monate für uns persönlich erreichen wollen. Welche Anteile von uns selbst wollen wir verändern? Welche alten Muster wollen wir auflösen? Welche Beziehungsabläufe wollen wir ändern? Welche Reaktionen und Verhaltensweisen wollen wir heilsam wandeln? Welche Gewohnheiten wollen wir aufgeben? Welche neuen Verhaltensweisen wollen wir entwickeln? Welche Geisteszustände wollen wir in uns fördern?

1. Projekt
2. Projekt
3. Projekt

Aus den bisher geschilderten Zusammenhängen zwischen universellen und individuellen Problemen und Zielen dürfte deutlich geworden sein, dass es im Grunde keine größeren Unterschiede zwischen uns Menschen gibt. So können wir feststellen, dass eigentlich jeder von den Selbsthilfe- und Behandlungsmethoden der BPT gut profitieren kann. Der Prozess scheint von allgemeiner Gültigkeit zu sein. Über viele Jahre hinweg hat sich auch die Erfahrung gefestigt, dass nicht die jeweilige Problematik, also die Themen und das Ausmaß der psychischen und psychosomatischen Beschwerden, und auch nicht der persönliche Hintergrund entscheidend sind. Es ist immer wieder spannend zu erleben, wie schnell die unterschiedlichsten Menschen einen guten Zugang zur buddhistischen Übungstradition finden. Das entscheidende Kriterium ist die *individuelle Motivation.* Die BPT ist also eigentlich fast jedem zu empfehlen, nur der Nutzen davon misst sich daran, welche Bereitschaft dafür jeder selbst einbringt.

Der Innere Edle Kern

Der Buddhismus geht davon aus, dass unsere wahre Natur der Natur unseres Geistes entspricht. Diese Natur ist heilsam und in ihrem Wesen hell, weit und gut. Dafür gibt es verschiedene Begriffe und Vergleiche.

Die uns allen innewohnende Buddha-Natur ist solch eine symbolische Beschreibung. Sie entspricht der Vorstellung vom Inneren Edlen Kern, den jedes fühlende Wesen in sich trägt.

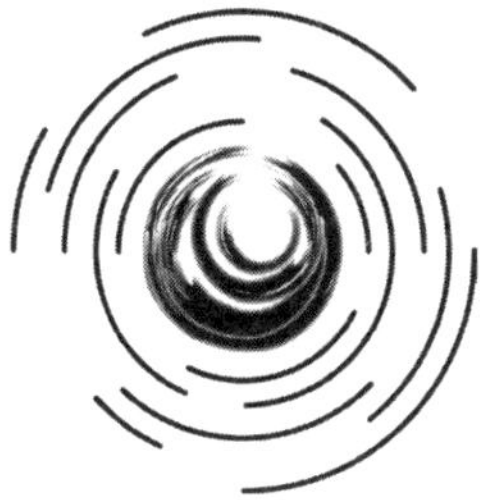

Abb. 12a

Dieser Edle Kern ist unsere innere Zuflucht, unsere Kraftquelle, die leider im Laufe unseres Erwachsenwerdens kleinere oder auch größere Panzerschalen erhalten hat.

Wir haben jedoch auch in unserem Speicherbewusstsein unendlich viele Veranlagungen abgespeichert. Sehr viele von diesen sind in unserem bisherigen Leben bereits aktiviert und gefördert worden. Meist erfolgt die Aktivierung über äußerliche Reize. Wir wiederholen dann unsere Reaktionen darauf und stärken so den in uns angelegten Keim. Es existiert hier eine Spielwiese für unkontrolliertes Wachstum aller möglichen unheilsamen Neigungen. Im Unterschied dazu verfolgt die buddhistische Übungstradition das Ziel, die heilsamen Veranlagungen in uns zu trainieren und zu fördern.

Die Tendenzen zur Eintrübung unseres Geistes sind allgegenwärtig. Es bedarf steter Achtsamkeit, um unseren Geist in einem geklärten Zustand zu halten. Allerdings ist eine durchgängige, kontinuierlich achtsam geklärte Geisteshaltung kaum realistisch. Sicherlich könnten wir in einem Klosterleben diesen Zustand leichter aufrechterhalten, doch die wenigsten von uns werden wohl diesen Weg einschlagen. Im Alltagsleben ist es wahrscheinlich nicht realistisch, eine totale und dauerhafte Geistesklärung zu bewahren; gemeint ist damit tatsächlich der Zustand der Befreiung. Wenn wir jedoch erst einmal erfahren haben, wie sich dieser Zustand anfühlt, können wir ihn wesentlich schneller reaktivieren und bei uns festigen.

Das Symbol des Inneren Edlen Kerns kann uns dabei helfen, heilsame Selbstanteile zu fördern.

Übung: Erster Kontakt zum Inneren Edlen Kern

Wir setzen uns bequem und aufrecht hin, lassen die Schultern fallen, entspannen unsere Gesichtsmuskeln und kommen etwas zur Ruhe.

Wir nehmen uns etwas Zeit für die Ergründung unseres eigenen Edlen Kerns. Wir lehnen uns gedanklich etwas zurück, als würden wir gewissermaßen in einem Kino sitzen. So bleiben wir neugierig, welche Bilder von unserem Edlen Kern in uns aufsteigen.

Wenn sich ein Bild dieses Edlen Kerns in uns entwickelt, versuchen wir, eine Weile dabei zu bleiben. Dafür ist es hilfreich zu ergründen, welche Farbe der Kern hat. Hat er einen Geruch? Einen Geschmack? Ein Geräusch? Besonders wichtig ist die Beobachtung: Welche Gefühle löst er in uns aus?

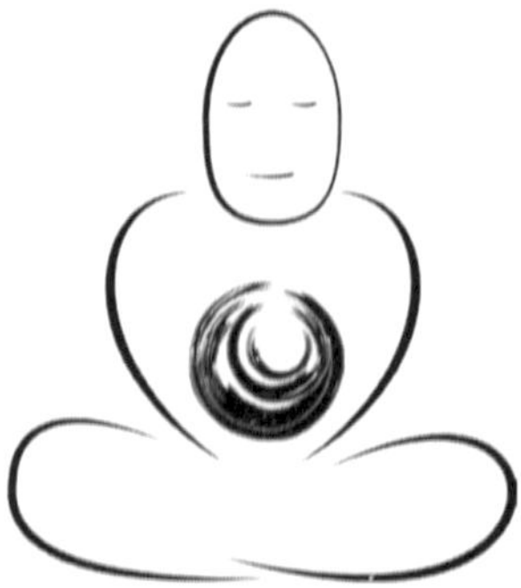

Abb. 12b

Diese Übung zählt zu den wichtigsten Selbstheilungstechniken und kann in ihrer Bedeutung gar nicht hoch genug eingeschätzt werden. Es hat sich als sehr lohnenswert erwiesen, die Visualisierung und Kontaktaufnahme zu unserem Inneren Edlen Kern regelmäßig zu praktizieren. Durch die regelmäßige Wiederholung wird der Zugang von Mal zu Mal leichter und schneller. So finden wir auch in kritischen Phasen die Verbindung zu unserer inneren Kraftquelle.

Die nächste Übung baut auf der vorhergehenden auf. Um sie wirkungsvoll nutzen zu können, benötigen wir als Grundlage die Fähigkeit, die vorige Übung bereits gut umsetzen zu können.

Der innere Tempel

Der innere Tempel ist ein Symbol für unser inneres Heilsein. Es ist der Sitz unseres Edlen Kerns. Psychotherapeuten kennen die Visualisierungsübung des inneren „Sicheren Ortes“. Die folgende Übung zur Kontaktaufnahme mit unserem inneren Tempel erweitert die Übung des inneren Sicheren Ortes, indem sie die spirituelle Dimension unterstreicht.

Übung: Den inneren Tempel betreten

In der Meditation beobachten wir unsere körperlichen Empfindungen, alle emotionalen Regungen sowie unseren Gedankenstrom. Diese drei Bereiche ordnen wir achtsam. Um diesen Prozess ausreichend in uns zu festigen, lassen wir uns etwas Zeit.

Als Vorbedingung für das Betreten des inneren Tempels ist die Verabschiedung von unheilsamen Persönlichkeitsanteilen notwendig. In unserer Visualisierung verabschieden wir uns also *vor* dem Tempeleingang zum Beispiel von unserem Kampfhund, unserem Angsthasen, unserem Trauerkloß, dem inneren Süchtigen, dem zwanghaften Macher und allen anderen problematischen Persönlichkeitsanteilen. Wir können hier durchaus kreativ vorgehen und entsprechende Reinigungsrituale für uns visualisieren.

In einem nächsten Schritt visualisieren wir unseren Edlen Kern, wobei wir gleichzeitig immer wieder den folgenden Satz wiederholen: *den inneren Tempel betreten, den inneren Tempel betreten, den inneren Tempel betreten ...*

Wie ein Zuschauer betrachten wir ohne Bewertungen die aufsteigenden Bilder, die körperlichen Empfindungen, die emotionalen Reaktionen und unseren Gedankenstrom.

In einem weiteren Schritt verstärken wir das Dasein in unserem inneren Tempel. Wir atmen in den Bauch ein und sagen uns selbst *im Tempel,* dann atmen wir langsam aus und sagen uns *sitzen.* So nehmen wir mit Achtsamkeit unsere Atmung wahr und wiederholen in deren Rhythmus immer wieder den Satz: *Im Tempel ... sitzen. Im Tempel ... sitzen. Im Tempel ... sitzen.*

Wir bleiben dabei achtsam im Hier und Jetzt verankert, ohne uns in irgendwelchen Reaktionen zu verlieren. Wenn sich problematische Empfindungen an uns heranmachen wollen, verweisen wir sie aus unserem Tempel. Sie können dort draußen warten, den Tempel umkreisen oder auch lauern, doch sie haben keine Zugangsberechtigung.

Unser innerer Tempel ist ein Symbol für unseren Inneren Edlen Kern. Wenn wir uns im Inneren unseres Tempels aufhalten, befinden wir uns gleichzeitig auch in unserem Inneren Edlen Kern und erleben eine intensive Kontaktaufnahme. So erfahren wir einen äußerst heilsamen Zugang zu unserer uns innewohnenden Kraftquelle und gleichzeitig den Kontakt zu unserer spirituellen Heimat.

Die regelmäßige Wiederholung dieser Übung kann dazu führen, dass sich in den verschiedenen Sitzungen jeweils unterschiedliche Bilder entwickeln. Die Erfahrung zeigt jedoch, dass sich im Laufe der Zeit ein bestimmtes Bild durchsetzen wird.

Diese Übung kann im Laufe der Zeit auch eine sehr wirkungsvolle Transformationskraft entwickeln. Es ist durchaus üblich, dass bei der Durchführung dieser und ähnlicher Übungen archaische Bilder in uns auftauchen. Generell können wir heilsame Symbole und Bilder gut für uns nutzen, achten jedoch sehr bewusst darauf, dass wir uns nicht in diesen Bildern verlieren. Es handelt sich nicht um ein inneres Kino, an dessen Bildern wir anhaften, uns damit identifizieren und ablenken. Wir müssen stetig achtsam ergründen, ob unsere Praxisübungen einen guten Unterhaltungswert aufweisen oder uns tatsächlich auf unserem Weg in die Befreiung hilfreich zur Seite stehen können.

Wenn man seinen eigenen Geist nicht gezähmt hat,
kann man andere nicht lehren, den ihren zu zähmen.

– Dalai Lama XIV. –

Die innere Einstellung des Behandlers

Wenn wir mit Menschen umgehen, deren Geist deutlich eingetrübt ist, wird es sehr ratsam sein, stets zu realisieren, dass jeder Mensch die Veranlagung zur Befreiung in sich trägt, die Buddha-Natur, und damit auch den Inneren Edlen Kern besitzt. Dieses Wissen erhält unseren grundlegenden Respekt vor unseren Mitmenschen selbst dann aufrecht, wenn sie sich in tiefer Verstrickung befinden und mit eingetrübtem Geist unheilsam sich selbst, anderen und auch uns gegenüber verhalten.

Wir sind alle unterwegs und haben immer wieder aufs Neue Probleme. Daher ist es wichtig, Geduld und Respekt für andere zu bewahren. Als buddhistische Behandler verfügen wir vielleicht über etwas mehr Zugang zu unseren spirituellen Ressourcen als viele unserer Mitmenschen. Daraus erwächst aber eher eine Verantwortung und Fürsorgepflicht als ein Anrecht auf Überheblichkeit oder Stolz. Die buddhistischen Behandler sind Fachleute im Dienste aller fühlenden Wesen, die miteinander ein Stück des Weges bestreiten, sie stehen nicht im weißen Arztkittel über den Hilfesuchenden.

Ob wir nun als Behandler professionelle Dienste leisten oder aber in anderen Zusammenhängen anderen Menschen hilfreich zur Seite stehen, immer müssen wir dabei unsere eigene Haltung reflektieren. Das ausgewogene Maß, in dem wir uns der Sorgen anderer annehmen und gleichzeitig für uns selbst fürsorglich sind, muss an den Mittleren Weg und an unsere sich kontinuierlich verändernde Leistungsfähigkeit angepasst werden. Wie viel können wir heute tragen? Wo sind unsere Grenzen?

Die folgende Abbildung 13 zeigt uns symbolisch eine Haltung, in der wir uns zu wenig schützen und zu offen für jede denkbare Einströmung sind. Unser innerer Kochtopf steht auf einer Flamme und sorgt für stetig wachsenden inneren Druck. Es hat sich schon einiges angesammelt im inneren Topf.

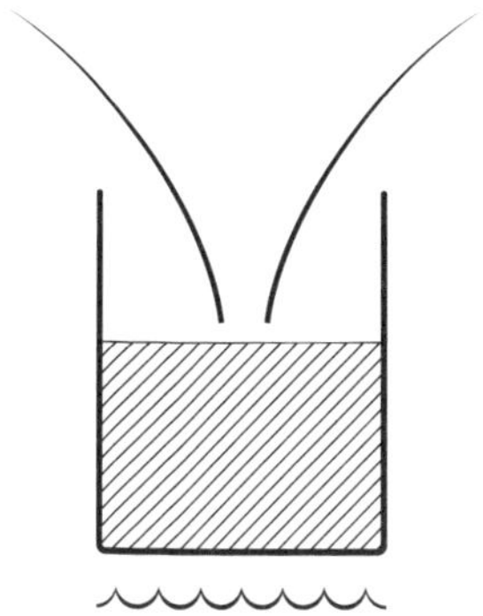

Abb. 13

Die Gefahren einer „Trichterhaltung" werden hier offensichtlich. Eigentlich benötigen wir in solch einer Situation einige Ventile zur Druckentlastung und unbedingt eine uns selbst besser schützende Haltung, die das

Einströmende deutlich abfiltert. Das Symbol des Kochtopfs verdeutlicht aber auch die möglichen Gefahren einer allzu hermetischen Abriegelung, indem oben ein Deckel fest aufgeschraubt wird in der Hoffnung, nun keinen weiteren Einströmungen mehr ausgesetzt zu sein. Der sich aufbauende Innendruck würde den Topf über kurz oder lang zum Explodieren bringen. Folglich benötigen wir Ventile zur Entlastung und einen adäquaten Selbstschutz, egal ob wir Behandler oder Hilfesuchende sind. Die praktische Umsetzung dieses Gedankens wird in diesem Buch themenbezogen dargestellt.

Im achtsamen Gewahrsein dieser Problematik können wir uns mit den folgenden Zeilen auseinandersetzen:

> Möge ich den Schutzlosen ein Beschützer sein,
> denen, die auf dem Weg sind, ein Führer,
> ein Boot, Schiff, eine Brücke denen,
> die ans andere Ufer wollen,
> eine Insel denen, die einen Halt einlegen müssen;
> eine Lampe denen, die sie brauchen,
> eine Liegestatt denen, die sich ausruhen wollen,
> und ein Diener denen, die einen benötigen.
>
> – Shantideva –

Zur Kultivierung und Aufrechterhaltung dieser wertschätzenden Grundhaltung benötigen wir ein tiefes Wissen um die dafür notwenigen Bedingungen und eine regelmäßige tägliche Übungspraxis. Einer der entscheidenden Bewusstseinszustände, die uns dabei helfen, ist unser *Mitgefühl.* Im Buddhismus ist die achtsame Förderung von Mitgefühl eines der zentralen Anliegen.

Die Ebenen des Mitgefühls

Zuerst ist das Mitgefühl natürlich eine zutiefst menschliche Regung. Auch Menschen mit getrübter Energie, die vielleicht schon viel Schuld auf sich geladen haben, reagieren in der Regel mit spontanem Mitgefühl, zum Beispiel wenn ein Kind in Not gerät.

Auf den ersten Blick mag Mitgefühl also einfach nur als eine weitere von unzählig vielen anderen Emotionen erscheinen. Auf dieser Ebene ist es oft auch schwer, zwischen Mitgefühl und Mitleid zu unterscheiden. Hier ist eine genauere Betrachtung sehr lohneswert, weil wir damit auf einige interessante Zusammenhänge und tiefere Verbindungen zu anderen buddhistischen Erkenntnissen stoßen. Die große Bedeutung des Mitgefühls kann deutlich werden, wenn wir uns einige Aspekte seiner verschiedenen Ebenen und Ausdrucksformen vergegenwärtigen.

Die soziale Alltagsebene des Mitgefühls

Jemand verletzt sich, wird verletzt oder wird von uns in irgendeiner Form als emotional aufgewühlt wahrgenommen. Wir empfinden Mitgefühl, indem wir uns verbunden fühlen und einen Zugang finden, eine Verbindung erleben, die hilfreich für beide sein kann. Wichtig ist hier natürlich die Unterscheidung zwischen Mitgefühl und Mitleid; wir fühlen mit, aber leiden nicht mit.

Mitgefühl als Therapeutikum

Eine mitfühlende Grundhaltung trägt sehr zu einem heilsamen Kontext bei. Um unheilsame Strömungen zu mildern, müssen wir diesen eine konkrete Qualität entgegensetzen, nämlich unser Mitgefühl. Es reicht nicht aus, etwas Unheilsames einfach nur zu unterlassen; wir müssen auch aktiv etwas für die Entwicklung von etwas Heilsamem tun.

Mitgefühl als Zeichen von Gesundheit

Viele Menschen leiden unter einem Gefühl der Isolation, der Selbstentfremdung und des Getrenntseins. Diese Empfindung können wir in Bezug auf uns selbst, aber auch unseren Mitmenschen und der Umwelt gegenüber entwickeln. Wenn wir diese leidvolle Sicht und Empfindung nach und nach aufgeben können, spüren wir wieder die Verbindung zu uns und allen anderen. So erfahren wir auch hier wieder Mitgefühl.

Mitgefühl auf dem Mittleren Weg

Die Ausgewogenheit des Mitgefühls betrifft insbesondere die Achtsamkeit für andere, aber ebenso auch für uns selbst. Kein Mensch ist wichtiger als wir selbst. Im Buddhismus lautet die Devise: *Kein Mensch verdient mehr Mitgefühl als du.* Hier wird kein Egoismus verherrlicht, sondern auf der Basis des Wissens um unsere untrennbare Verbundenheit führt das Mitgefühl für uns selbst auch zum Mitgefühl für alle anderen und umgekehrt. Trotzdem ist es ratsam, unsere eigenen Belange wie die aller anderen mit der Weisheit des Mittleren Weges zu betrachten.

Mitgefühl als Grundhaltung

Hier treten oft Missverständnisse auf, da nicht selten angenommen wird, Mitgefühl müsse immer zu Verstehen, Akzeptieren und Annehmen führen. Zur Begriffsklärung sprechen Buddhisten hier vom *Scharfen Schwert des Mitgefühls.* Damit wird die klare und achtsame Haltung umschrieben, die bejahend und annehmend sein kann, aber wenn nötig auch zu einem ebenso klaren und bestimmten Nein führt. Mitgefühl bedeutet also in keiner Weise eine passive Hinnahme aller Gegebenheiten.

Die Biologie des Mitgefühls

Tief in unserem Gehirn eingebettet sind sogenannte Spiegelneurone, die in der Lage dazu sind, die Emotionen unseres Gegenübers gewissermaßen zu spiegeln. Wenn ein aufgeregter Mensch den Raum betritt, dann spüren wir sofort die Spannung *in uns,* weil unsere Spiegelneurone aktiviert werden. Auf dese Weise erleben wir die Emotionen unseres Gegenübers mit und können sie so recht gut „lesen". Dies ist eine große Ressource und eine tief in uns verankerte Qualität, die uns mit allen fühlenden Wesen in Verbindung hält. Natürlich liegt hier aber auch eine mögliche Quelle für leidhafte Erfahrungen. Ohne gezielte Geistesschulung werden viele Menschen auf diesem Weg von den unzähligen unheilsamen Emotionen ihrer Mitmenschen infiltriert.

Mitgefühl als eine von zwei Erleuchtungsqualitäten

Aufgrund all dieser genannten Eigenschaften sprechen Buddhisten dem Mitgefühl eine hohe Qualität zu. Wenn wir Mitgefühl tief erkennen, verinnerlichen und verwirklichen, dann können wir damit unserer Befreiung sehr nahe kommen. In Verbindung mit dem Mittleren Weg und dem Scharfen Schwert des Mitgefühls wurde schon angedeutet, dass es noch einer weiteren Qualität bedarf, um mit dem Mitgefühl wahrlich heilsam umgehen zu können und so die Befreiung zu finden.

Die zweite Qualität neben Mitgefühl ist *Weisheit.*

Diese beiden Qualitäten benötigen einander, so wie zwei Flügel zum Fliegen benötigt werden. Mitgefühl ohne Weisheit kann schnell naiv werden und Leiden hervorbringen. Weisheit ohne Mitgefühl kann schnell kalt werden und ebenfalls Leiden hervorbringen.

Mitgefühl und *Weisheit* können getrennt Leiden verursachen und durch eine achtsame Kombination in die Befreiung führen.

Wenn wir für uns selbst Entscheidungen treffen müssen, oder wenn wir in engem Kontakt mit anderen Menschen stehen und für diese wichtigen Lebensbereiche unsere Weisheit und unser Mitgefühl kultivieren wollen, dann müssen wir stets auf das Resultat achten. Eine alte Redensart lautet zu Recht, dass der Weg zur Hölle mit guten Vorsätzen gepflastert ist. Auch wenn wir uns vornehmen, dass zum Beispiel unsere Verhaltensweisen und Entscheidungen von unserem Mitgefühl getragen werden, so müssen wir uns trotzdem immer wieder absichern durch eine Offenheit und Selbstkritik im Hinblick auf mögliche Auswirkungen. Wenn durch unser vermeintlich mitfühlendes Handeln dennoch Leiden entsteht, haben wir womöglich etwas Wichtiges übersehen.

Natürlich kann es ebenso gut sein, dass wir durch unser achtsames und mitfühlendes Bewusstsein auch ein klares Nein formulieren müssen. Damit ist es unmöglich, immer und überall nur Beifall zu ernten. Manchmal ist es der richtige Weg, klare Grenzen zu ziehen und damit auch Menschen zu enttäuschen. Aber was entsteht durch Ent-Täuschung? Was bleibt übrig, wenn die Täuschung wegfällt?

Übung: Unser Mitgefühl ausdehnen

Wir setzen uns bequem und aufrecht hin, lassen die Schultern fallen, entspannen unsere Gesichtsmuskeln und kommen etwas zur Ruhe.
Nun stellen wir uns einen lieben Menschen vor, der ein wohliges Gefühl in uns auszulösen vermag. Im nächsten Schritt kultivieren wir unser Mitgefühl für diesen Menschen. Wir achten darauf, wie wir unsere eigenen Grenzen dabei wahrnehmen und wahren.

Wenn wir uns mit diesen Schritten sicher fühlen, dann wenden wir uns gedanklich Menschen zu, die uns weniger nahestehen. So gehen wir Schritt für Schritt weiter, bis wir auch fremde Menschen und solche, die wir nicht mögen, in unser Mitgefühl einbeziehen können.

Appell an unsere Selbstverantwortung

Wenn uns Zahnschmerzen plagen, dann müssen wir lediglich beim Zahnarzt den Mund öffnen. Alles andere erledigt der Arzt. Mit diesem passiven Grundverständnis gehen wir an viele Dinge heran. Wir suchen uns einen Fachmann oder eine Fachfrau und übergeben damit unsere eigene Verantwortlichkeit an jemand anders. Das ist zwar bequem, andererseits aber auch teuer und risikoreich.

Der Buddhismus sorgt da für eine gute Portion Unbequemlichkeit, denn hier sind wir selbst in der Verantwortung. Zwar suchen und finden wir natürlich auch Fachleute, doch unsere Verantwortung werden wir nicht los. Für viele mag es erst einmal eine Hürde sein, die Verantwortung für alle eigenen Belange auch vollständig anzunehmen. Vielleicht glauben wir fest daran, dass wir Opfer sind oder zumindest unter bestimmten äußeren Umständen leiden. Hier die eigenen Anteile anzunehmen und damit auch die Verantwortung dafür ist ein sehr wesentlicher Entwicklungsschritt. Dabei müssen wir natürlich zwischen Schuld und Verantwortung klar differenzieren. Dieses Erkennen setzt viel Stärke und Zuversicht voraus und ist für uns nicht selten erst nach vielen Leidenskreisläufen möglich.

Nach diesem wesentlichen ersten Schritt müssen wir dann aktiv werden. Nach dem Erkennen sollte also die heilsame Wandlung angestrebt werden. Für genau diesen Prozess ist dieses Buch gedacht.

Neben diesen beiden elementaren Eckpfeilern der Heilung gibt es noch einen weiteren Eckpfeiler, ohne den wir auf unserem Weg nicht „weiterkommen" werden. Dies ist allerdings nicht im Sinne eines Voranstrebens gemeint, sondern eher als die Stabilisierung eines heilsamen Standpunktes, der uns ein Innehalten ermöglicht. Vielleicht wirkt es oberflächlich betrachtet wie ein Widerspruch oder Paradox, dass wir durch ein Innehalten weiterkommen, doch tatsächlich gelingt uns nur so unser persönlicher Quantensprung.

Hier verbirgt sich ein sehr wesentliches spirituelles Problem: Wir müssen uns disziplinieren und uns mit Geduld bemühen, doch wir dürfen nicht zu sehr streben und eifern. Eigentlich besteht die Kunst darin, aktiv nichts zu tun.

Auch der folgende Appell, auf eine sichere Vorsorge zu achten, ist eine Anregung zu agieren. Allerdings dürfen wir ein heilsames Agieren nicht mit Aktionismus verwechseln. Hier kann uns oft die Weisheit des Mittleren Weges helfen.

Vorsorge, nicht vorsorgliche Sorge

Es gab in Europa Zeiten, in denen die Menschen aus den unterschiedlichsten Gründen in vielen ihrer Lebensbereiche eine Existenz sichernde Vorsorge betrieben: Sie lagerten Nahrungsmittel ein, sie bildeten größere Familien und Dorfgemeinschaften, sie sicherten sich ab. Zwar betraf diese Sorge meist die äußere Sicherung, doch der Grundgedanke ist ein bedeutsamer.

Heute leben viele von uns mit dem Glauben, dass wir jederzeit Hilfe erhalten und jederzeit alle lebensnotwendigen Dinge verfügbar sind. Ein 24-Stunden-Verfügbarkeits-Glauben, mit dem wir durch unser Leben wandeln. Irgendwie wird es schon klappen. Dann aber passiert plötzlich wieder einmal etwas Unerwartetes oder Problematisches, und wir sind komplett überfordert und auch fassungslos.

Die Erste Edle Wahrheit des Buddhismus wird uns noch genauer darüber aufklären, dass wir früher oder später immer mit kleinen und auch großen Problemen zu tun haben werden. Möglicherweise geht es uns heute gut oder wir erleben eine ganz gute Phase. Diese Phase ist jedoch nicht stabil, da wir noch sehr von äußeren Bedingungen abhängig sind. Schon morgen kann etwas Unvorhergesehenes geschehen. Wir könnten krank werden, jemand verlässt uns oder stirbt. Ein Unfall könnte passieren.

Vielleicht laufen wir manchmal in einer Weise durch unseren Alltag, als würden wir nur mit einer Badehose bekleidet durch den Dschungel laufen. Hoppla, da gibt es ja tatsächlich wilde Tiere im Dschungel. So ein Zufall aber auch. Genauso eigenartig naiv wandeln wir durch unser Leben, bis plötzlich eine Krankheit, das Alter oder der Tod zu uns oder uns lieben Menschen kommt. Dann wundern wir uns: Wie kann denn das nur auf einmal geschehen, dass das Leben auch Leiden mit sich bringt? Wer hat denn da wohl einen Fehler begangen? Unsere Enttäuschung und Empörung sind deutliche Anzeichen für unsere vorausgegangene Naivität, Unwissenheit und Verblendung.

Der Appell hier lautet also: Bereiten wir uns vor! Wir benötigen dringend einen guten Vorsorgeplan, der uns in schwierigeren Zeiten hilft.

Oft denken wir, dass es so viele beschwerliche Tage gibt, da wollen wir vielleicht an einem unbeschwerten Tag keine schwierigen Themen ergründen. Matthieu Ricard betont jedoch zu Recht, dass wir nur bei schönem Wetter segeln lernen können, nicht im Sturm. Wir müssen uns also in einer „Schönwetterlage" vorbereiten auf den nächsten Sturm.

Jetzt gerade ist alles okay und wir wollen es einfach nur genießen und erst dann aktiv werden, wenn uns das Leben dazu zwingt? Das ist völlig in Ordnung. Buddha sagt: „Du hast die Wahl." Tatsächlich muss jeder selbst die Entscheidung treffen, ob er etwas ändern will oder nicht und wann er dies tut.

Für einen Wandel benötigen wir meist unterschiedliche Erfahrungen: Neben einer gewissen Frustrationsenergie, der Feststellung, dass wir in einem Kreislauf stecken, braucht es oftmals auch eine gewisse innere Stärke, die uns erkennen lässt, dass wir neben unseren guten Seiten auch erhebliche Probleme haben.

Wir sind gut so, wie wir sind, aber wir müssen dringend etwas ändern, uns vorbereiten, Vorsorge treffen für den Notfall.

Übung: Unser Notfallheft

Wir besorgen uns ein kleines Büchlein oder ein paar Zettel, die wir später in ein Kuvert legen können. Damit schaffen wir uns unser *Notfallheft*.

Wir schreiben einen Brief an uns selbst mit einer Liste von Notfallmaßnahmen.

Gleich zu Anfang fügen wir unseren Vornamen ein:

Liebe/r ..., wenn es dir schlecht geht, dann machst du jetzt bitte sofort Folgendes *auf keinen Fall:*

Hier listen wir nun unsere unheilsamen Gewohnheiten auf.

- Finger weg vom Alkohol
- Finger weg von zu viel Süßem
- Finger weg von zu vielen Medikamenten

- Finger weg von Trauermusik
- Finger weg von ....
- Finger weg von ....
- Finger weg von ....
- Finger weg von ....

Dann schreiben wir weiter:
Liebe/r ..., wenn es dir schlecht geht, dann machst du jetzt bitte sofort Folgendes:
Hier listen wir nun unsere heilsamen Gewohnheiten auf.

- Ziehe jetzt deine Sportschuhe an und bewege dich
- Rufe jetzt ... an und rede darüber
- Sorge für dein leibliches Wohl
- Nutze die heilsamen Techniken und Rituale

....
....
....
....

Die Liste sollte nicht besonders lang, aber besonders effektiv werden. Das setzt allerdings voraus, dass wir bereits vorher regelmäßig hilfreiche Übungen praktiziert haben, die wir nun einsetzen. Es ist auch ratsam, vielleicht ein oder zwei Telefonnummern von wirklich hilfreichen Menschen einzufügen.

Wir alle neigen zu unheilsamem Verhalten, zu Anhaftung, Widerstand und Unwissenheit. Gleichzeitig tragen wir aber auch alle die Buddha-Natur in uns.

Wir werden hier noch einen weiteren bedeutsamen Appell kennenlernen, nämlich die Notwendigkeit, uns voll und ganz in das Hier und Jetzt einzuwurzeln. In diesem Zusammenhang werden wir erkennen, dass wir unsere ewigen Ausflüge in die Vergangenheit und in die Zukunft stoppen müssen. Der hier vorgebrachte Appell nach Vorsorge bezieht sich also keinesfalls auf das stetige Grübeln um die Zukunft, sondern meint die volle

Achtsamkeit auf den gegenwärtigen Augenblick. Hier und Jetzt achten wir auf unsere Übungspraxis, die wir regelmäßig umsetzen, so dass wir auch in schweren Zeiten davon profitieren können.

Der alte Arzt unterstreicht immer die Prävention

Die Buddhistische Psychotherapie BPT versteht sich eigentlich als eine Methode nach altem Muster. Sicherlich werden akute Beschwerden sehr ernst genommen und fachgerecht behandelt, doch neben einer Behandlung für akute Probleme versteht sich die BPT auch als Methode zur Vorbeugung, Vorbereitung und Prophylaxe. Es erscheint doch recht sinnvoll, nicht nur immer wieder auftretende Symptome zu lindern, sondern insbesondere auch Heilsames in uns zu schaffen, zu fördern, zu stabilisieren und zu sichern. Auch von einem guten Arzt hat man früher wohl erwartet, dass er Sorge für seine Schützlinge trägt, so dass sie möglichst gar nicht erst krank werden.

Ganz anders als die westliche Medizin, die davon ausgeht, dass lediglich nur ein bestimmter Prozentsatz der Bevölkerung ein Risiko zu Erkrankungen in sich trägt, gehen Buddhisten davon aus, dass wir alle ohne Ausnahme vom Leiden betroffen sind. Es ist unvermeidbar. Kein Mensch kann ohne Erkrankungen alt werden. Selbst wenn wir das schaffen würden, wartet auf uns alle der Tod. Darüber hinaus besteht das Leben aus unzähligen kleinen und großen Herausforderungen, die unsere Geduld und Wachheit erfordern.

Im weiteren Verlauf werden wir dann merken, dass es zwischen Vorsorge, Übung und unserem Alltagsleben keine großen Unterschiede mehr geben wird.

Wie finden wir die Zeit für unsere Übungen?

Dieser Thematik werden wir uns auf drei verschiedenen Ebenen annähern:

1. Raus aus dem Autopilot-Programm

Nicht wenige Menschen empfinden und berichten davon, dass sie kaum Zeit haben. Der ganze Tag sei mit Verpflichtungen, Terminen und Aktivitäten ausgefüllt. Wie sollen wir da jetzt auch noch weitere Übungen unterbringen?

Zuerst benötigen wir einen guten Rhythmus. Wahrscheinlich sind wir tagsüber oft unkonzentriert, unachtsam, gestresst und oft auch in Automatismen gefangen. Automatisch verrichten wir viele unserer Handlungen: Wenn wir uns zum Beispiel ins Auto setzten, dann laufen automatisch unsere gelernten Programme ab; wir denken nicht bewusst daran, was beim Autofahren genau zu tun ist, sondern handeln automatisch. Diese Dynamik läuft den ganzen Tag ab, die ganze Woche und auch über all die Monate und Jahre. Das Morgen- und das Frühstücksprogramm wird abgelöst vom Autofahrprogramm, dieses vom Arbeitsprogramm, vom Pausenprogramm, vom Kommunikationsprogramm, vom Feierabendprogramm und dann vom Abend- und Nachtprogramm. Zudem beinhaltet jedes Programm noch unübersichtlich viele Unterprogramme. Und plötzlich ist der Tag schon wieder vorbei, der Monat zu Ende, das Jahr vergangen. *Wie schnell das geht,* denken wir oft.

Tagsüber sind wir also oft nicht wirklich „bei uns". Wenn wir so leben, dann spüren wir unter anderen früher oder später auch eine gestörte Nachtruhe. Es hat sich daher als hilfreich erwiesen, sich innerhalb einer bestimmten Phase einen festen Wach/Schlaf-Rhythmus anzueignen. (Das Thema Schlafstörungen werden wir in diesem Buch später noch genauer betrachten.)

Wenn wir unseren Rhythmus kultivieren und pflegen, dann schauen wir nach festen Übungszeiten im Tagesablauf. Sowohl die Mikropausen werden wir hier noch genauer kennenlernen als auch die Übungszeiten und deren Inhalte. Vielleicht ist es einen Versuch wert, in der nächsten Zeit statt etwa acht Stunden nun nur noch sieben Stunden zu schlafen. Wenn wir regelmäßig praktizieren und vor allem die vielfältigen Konsumgifte einschränken oder vielleicht sogar ganz aufgeben, dann verfügen wir über ein deutlich spürbar höheres Energiereservoir.

Diese eine Stunde weniger Schlaf pro Tag bedeutet 365 Stunden mehr Wachzeit pro Jahr. Das sind volle 15 Tage à 24 Stunden oder fast 20 Tage mit der bisher üblichen Schlafdauer. Unser Jahr wird also um mehr als einen halben Monat länger.

Die erste Ebene der Frage nach unserer Zeit beschäftigt sich also konkret mit den Tagesabläufen. Hier müssen wir klar ergründen, dass wir tatsächlich aufwachen wollen und unser Leben nicht weiterhin verschlafen.

2. Die 360-Grad-Wende

Steht die Frage nach dem *Ob* oder die nach dem *Wie* für uns im Mittelpunkt? In vielen Lebenszusammenhängen, wie zum Beispiel Arbeit, Beziehungen, Familie und Kindererziehung, können wir uns nicht immer aussuchen, was wir tun oder lassen. Hier stellt sich die Frage seltener, *ob* wir etwas Bestimmtes tun oder nicht. Allerdings stellt sich immer die Frage, *wie* wir handeln:

- *Wie* beginne ich meinen Tag?
- *Wie* gestalte ich meine Arbeit?
- *Wie* gestalte ich meine Pausen?
- *Wie* gehe ich mit Menschen um?
- *Wie* gehe ich mit mir selbst um?

Eine für uns grundlegende Veränderung kann dazu führen, dass wir vielleicht alle bisherigen Aktivitäten und Verpflichtungen weiter aufrechterhalten, doch bei der Umsetzung deutliche Veränderungen vornehmen. Wenn wir uns um 360 Grad drehen, stehen wir wieder am Ausgangspunkt, doch diese „Drehung" hat unsere Wahrnehmung, unsere Motive, unsere Ideen, unsere Vorstellungen verändert, vielleicht sogar ein wenig unseren Lebensstil. Diese Art von Drehung kann eine Menge kleinerer und größerer Veränderungen in uns zur Folge haben. Die äußeren Veränderungen, die sie nach sich zieht, sind dabei zweitrangig.

3. Zeit ist eine Illusion

Die Frage nach den zeitlichen Möglichkeiten hat noch eine weitere Ebene: Nur der Augenblick, die Gegenwart ist der Moment, in dem wir wirklich bewusst leben. Stoppen wir sofort das Grübeln über Vergangenes und die Spekulationen über die mögliche Zukunft und besinnen uns auf das Hier und Jetzt. Das Besinnen ist dabei wortwörtlich gemeint. Wir verankern uns mit allen Sinnen im Hier und Jetzt. Wenn wir das wirklich verinnerlichen, dann ist jeder Moment für uns der richtige zum Leben, zum Üben, zum Praktizieren, zum Vorsorgen, zum Genießen, zur Achtsamkeit.

Der Lebenslauf ist eine Welle

Wenn wir nach einigen ersten schnellen heilsamen Veränderungen eine Phase der Stagnation oder womöglich der Rückfälle erleben, dann entsteht oftmals der Eindruck bei uns, dass wir nun gescheitert sind. Wir wollten vielleicht nicht mehr ärgerlich reagieren und haben diesbezüglich auch regelmäßige Übungen durchgeführt. Dann aber kam eine besonders schwierige Situation und wir sind wieder in unser altes Muster verfallen und wütend geworden.

Dabei treffen wir in der Regel immer auf unsere verblümten Vorstellungen von Transformation und Wandel, die wir uns als einen stetigen sonnigen Anstieg vorstellen. Doch der weitere Verlauf unserer Übungspraxis und auch des Lebens im Allgemeinen ähnelt eher dem Ozean. Hier finden wir ein stetiges Auf und Ab. Jede Heilung, jeder Prozess verläuft in dieser Wellenform: Nach einem Hoch folgen auch wieder Tiefpunkte. Die Wellentäler gehören genauso zu unserer Lebenswelle wie die Wellenkämme.

Ohne gezielte Geistesschulung werden uns die Wellen aber hierhin und dorthin treiben, wir sind ihnen ausgeliefert. Wenn das Umfeld uns gut behandelt, fühlen wir uns wohl; wenn die Umwelt weniger gut mit uns umgeht, dann leiden wir. Lange Zeit waren wir ein Spielball auf den Wellen.

Durch unser Training lernen wir gewissermaßen zu surfen. Die Wellen bleiben, auch die Wellentäler, doch für einen guten Surfer ist das fortan kein wirkliches Problem mehr. Vielleicht sogar im Gegenteil: Wir sind fasziniert von den hohen Wellen, wir nutzen ihre Energie, um sanft in der Welle zu surfen. Und wenn es keine Wellen mehr gibt, dann genießen wir wieder die Sonne, die ewig auf den Ozean scheint.

Die Risiken des buddhistischen Surfers

Neben den vielen offensichtlichen Risiken und Problemen im Leben, von denen wir uns zu befreien versuchen, gibt es einige, die sich weniger klar zeigen und im Verborgenen, also sozusagen unter der Wasseroberfläche auf uns lauern. Gemeint sind hier die zahlreichen Identifikationsmöglichkeiten, die wir vielleicht neu übernehmen und damit eine alte unheilsame Identifikation durch eine neue und womöglich heilsamere

Identifikation ersetzen. Sicherlich scheint es zuerst einmal recht gut zu sein, etwas Unheilsames durch etwas Heilsames zu ersetzen. Allerdings landen wir früher oder später wieder beim gleichen Ergebnis, wir bleiben haften und gefangen und leiden.

Chögyam Trungpa schildert in seinem Buch *Spirituellen Materialismus durchschneiden* sehr anschaulich die damit verbundenen Risiken. Er bezeichnet Spiritualität als eine potentielle Gefahrenquelle. Wir sind vielleicht anfangs sehr begeistert von den wirkungsvollen Übungsformen der buddhistischen Praxis und identifizieren uns dann intensiv damit. Schließlich wissen wir nun aus eigener Erfahrung, wie heilsam diese sein kann, und daher kann die neue Identifikation recht intensiv ausfallen. Spiritualität kann das Selbstgefühl sehr stärken.

Wir müssen uns immer wieder daran erinnern, dass die Quelle allen Leidens unser Ego ist. Wenn wir das übersehen, dann können wir viel Zeit auf dem spirituellen Weg verbringen, ohne wirklich „weiterzukommen". Wir können dann einige Jahre meditieren oder Yoga betreiben oder eine der vielen anderen Übungen nutzen, doch tief in uns erahnen wir die Blockade. Dann lesen wir von den buddhistischen Möglichkeiten der Befreiung und spüren, dass wir es nicht schaffen. Diese Erfahrung birgt sehr intensive Gefahren. Viele Menschen verlassen entmutigt ihren heilsamen Weg, weil sie ein paar Wegweiser übersehen haben. Das geschieht oft, wenn wir keinen hilfreichen Lehrer zur Seite haben.

Unser spiritueller Weg benötigt bestimmte Voraussetzungen

Einfach loslassen. Einfach den Verstand zügeln. Einfach meditieren. Einfach vertrauen. Einfach sein.

Diese scheinbar einfachen Prinzipien sind allerdings nur selten eine Möglichkeit und echte Option für den Einstieg. Die meisten Menschen beginnen ihren spirituellen Weg irgendwo in der Mitte. Mit einem unsicheren Fundament wollen wir manchmal an der darüberliegenden Konstruktion herumbasteln. Das kann nur zu Unsicherheit, Widerstand und einer für uns destruktiven Instabilität führen. Um das zu vermeiden, ist eine klare Ist-Analyse unserer Persönlichkeit erforderlich und darauf aufbauend erst einmal eine Sicherung unserer Basis. Es braucht demnach einige klare Voraussetzungen, um den spirituellen Weg zu meistern. Ohne ein sicheres Fundament unserer Persönlichkeit können wir nicht mit der Demontage unseres Ego beginnen. Diesen Punkt müssen wir unbedingt beachten, verstehen und umsetzen.

Wahrscheinlich ist es nicht möglich, dass jeder Mensch beispielsweise die Übungen des Loslassens, der Meditation oder andere spirituelle Praktiken umsetzt und dann Schritt für Schritt die Befreiung erreicht. Daher ist es ratsam, jede angebotene heilsame Hilfe anzunehmen.

Kapitel 4

Der Behandlungsrahmen

Anderen wirklich zu helfen heißt,
sie in die Lage zu versetzen,
sich selbst zu helfen.

– Dalai Lama XIV. –

Die innere Struktur der Buddhistischen Psychotherapie BPT besteht im Wesentlichen aus den Einzel- und den Gruppensitzungen mit Vortragsgesprächen und gemeinsamen Meditationen sowie den eigenständigen Übungen und dem Literaturstudium.

Das Perlennetz als Behandlungskonzept

Der Ablauf einer üblichen Psychotherapie könnte mit dem Aufziehen einer Perlenkette verglichen werden: Jede Sitzung bedeutet eine weitere Perle auf der Schnur. Vielleicht gibt es kleine und große, schöne und weniger schöne Perlen auf der Kette, doch immer sind es einzelne Perlen.

Im Vergleich dazu lässt sich die Buddhistische Psychotherapie BPT eher mit einer Vernetzung vieler Perlenketten vergleichen. Wir treffen hier auf ein Zusammenkommen recht unterschiedlicher heilsamer Wirkfaktoren. In den Gruppenbehandlungen finden wichtige Unterweisungen und gemeinsame Erfahrungen statt, die dem besseren Verständnis dienen und den Zugang erleichtern helfen. Die unterschiedlichen Themen aus den Bereichen Psychologie, Psychotherapie und Medizin werden ebenso alltagstauglich und leicht verständlich angeboten, erklärt, beschrieben und gemeinsam diskutiert wie die notwendigen Lehrinhalte aus den buddhistischen Weisheiten und Praxisübungen. Die gemeinsamen Meditationen und die Übungsanleitungen in der Gruppe festigen die Motivation und regen die Bereitschaft für das eigenständige Training an. Die Einzelgespräche können für alle intimeren persönlichen Themen genutzt werden, doch auch hier wird die Verbindung zu den anderen Bausteinen der Behandlung hergestellt. So können beispielsweise Probleme mit der individuellen Übung vertraulich besprochen werden.

Jeder Hilfesuchende erfährt auf diese Weise die Einbettung in ein Halt gebendes „Perlennetz". Daraus ergeben sich heilsame Dynamiken, die in den jeweils einzelnen Bausteinen kaum oder zumindest nicht in dieser Intensität erreichbar wären. Erst durch das Zusammenwirken entstehen die größeren heilsamen Wirkungen.

Auch für die Therapeuten ist dieses Netz ein große Hilfe und Entlastung. Sie können sich als Teil eines heilsamen Prozesses erleben, in dem sie zwar sicherlich weiterhin eine große Verantwortung behalten und auf den sie in ihrer Vorbildfunktion auch prägend einwirken, doch eröffnet dieses Setting den Therapeuten mehr Entlastung und daher auch mehr Spielräume für ihre Kreativität. Allen Beteiligten wird schnell deutlich, dass sie sich hier auf einem gemeinsamen Weg befinden.

Die Gruppensitzungen in der BPT

Da innerhalb der Buddhistischen Psychotherapie BPT ein besonderer Fokus auf dem Thema „Gemeinschaft" liegt, wollen wir hier zuerst die psychotherapeutische Arbeit in der Gruppe vorstellen.

Bei den Gruppensitzungen, die ein- bis zweimal pro Woche stattfinden, handelt es sich sowohl um Gesprächsgruppen als auch um Meditationsgruppen. Es finden auch regelmäßig freie Seminare statt, die von jedem Interessierten besucht werden können. Dafür werden immer wieder Einführungsseminare, aber auch Vertiefungsseminare mit unterschiedlichen Schwerpunkten angeboten. Inhaltlich werden die buddhistischen Lehren verbunden mit den Inhalten der Neurowissenschaften, der Psychologie und der Psychotherapie. Die Vermittlung erfolgt durch alltagstaugliche Erklärungen sowie die Anleitung zur Selbsterfahrung. Darüber hinaus entstehen immer wieder neue Meditationsgruppen, die sich selbst organisieren.

Die Gruppenunterweisungen bieten eine sehr effektive und kraftsparende Möglichkeit für die Therapeuten, um die notwendigen Informationen weiterzugeben. Es wäre doch ziemlich kräftezehrend, wenn wir jedem neuen Hilfesuchenden die verschiedenen Grundsätze einzeln näherbringen wollten und die dazugehörigen Körperübungen im Einzel-Setting immer wiederholen müssten. In der Gruppe werden die wesentlichen Samen ausgestreut.

Hierfür ist es wichtig, die richtige Sprache zu finden. Viele Menschen müssen dort abgeholt werden, wo sie sich gedanklich gerade befinden. Diese nur scheinbar individuelle Situation wird dadurch gelöst, dass wir erst einmal mit Fakten beginnen. Das ist umso nötiger, je weniger Erfahrungen die Hilfesuchenden bislang mit dem Buddhismus gesammelt haben. So ist es meist ratsam, mit der Vermittlung psychosomatischer Zusammenhänge zu beginnen.

Der psychosomatische Einstieg in eine Gruppensitzung

Wir erklären den Hilfesuchenden zunächst, wie unsere Nerventätigkeiten mit unserem Körper und unserem Verstand, dem Geist, dem Gefühl und den Emotionen zusammenhängen. Hier helfen uns bildliche Darstellungen, wie zum Beispiel die Abbildung 4 auf Seite 58.

Dann können wir im Rahmen dieser Erklärungen auch einfließen lassen, wie deckungsgleich die aktuellen neurologischen Erkenntnisse mit den alten buddhistischen Sichtweisen übereinstimmen. Wir können in unserer zentralen Steuerungszentrale, dem Großhirn, einige Kontrollpunkte ziemlich genau bestimmen. Das Sprachzentrum, die motorischen Schaltpunkte oder die bildhaften Erinnerungsspeicher lassen sich ebenso klar lokalisieren wie eine ganze Reihe weiterer Punkte. Wir wissen, wo räumliche Vorstellungen vermittelt werden und die Koordination oder auch die höheren kognitiven Fähigkeiten angesiedelt sind. Auch die wichtigsten Lebensfunktionen, wie Herzschlag, Atmung, Verdauung oder Schlaf, werden an bekannten neuronalen Schaltpunkten gesteuert. Für viele wichtige Bereiche gibt es also klar bestimmbare Orte in unserem Gehirn, doch für einen der allerwichtigsten Bereiche des Menschen, nämlich unser Gefühl für uns selbst, unser Ich-Gefühl, lässt sich ein solches Hirnareal nicht lokalisieren.

Es ist wichtig, diesen Punkt gut nachvollziehbar zu machen, denn hier kommen eine wesentliche buddhistische Erkenntnis und eine Erkenntnis der modernen Hirnforschung übereinstimmend zu demselben Ergebnis: Wir müssen verstehen, dass unser Ego eine zusammengesetzte Konstruktion ist. Wir verfügen über sehr unterschiedliche und zum Teil auch sehr widersprüchliche Persönlichkeitsanteile. Es sind Module, die eine Art von System ergeben, das wir als „Ich" empfinden, doch hierfür gibt es keinen festen Kern, nichts, das überdauert. Der Buddhismus und die westlichen Neurowissenschaften geben uns hier klare Informationen über uns selbst, unseren Bauplan und unsere Funktionsweisen. Das sollten wir nicht einfach ignorieren und unserem trügerischen Gefühl folgen. Je mehr wir dieses dynamische System als unsere stabile Persönlichkeit ansehen, desto mehr Probleme und Leiden werden wir nämlich erzeugen.

Es hat sich als ratsam herausgestellt, sich diesem Sachverhalt auf der Erfahrungsebene zu nähern. Eine rein theoretische Ergründung ist dafür nicht ausreichend. Für diesen Weg sind allerdings einige Voraussetzungen zu erfüllen, die hauptsächlich auf unsere psychische Stabilität verweisen. Wir werden immer wieder auf die Notwendigkeit stoßen, dass wir zuerst ein Stück Sicherheit verwirklichen müssen, bevor wir uns daran machen können, die Illusion von Sicherheit zu ergründen und aufzulösen. Dafür sind eine überzeugende Aufklärung und eine sachgerechte Vermittlung der relevanten neurobiologischen und psychosomatischen Zusammenhänge notwendig. Dabei sollten wir nicht zu schnell fortschreiten und den Menschen immer Zeit lassen, die angebotenen Informationen auch verdauen zu können.

Es ist wichtig, beim Hilfesuchenden eine generelle Ja-Haltung zu fördern:

- Wir alle haben immer wieder heftige Probleme. Ja.
- Wir alle sind manchmal im Umgang damit etwas hilflos oder ungeschickt. Ja.
- Wir alle grübeln oft zu viel. Ja.
- Wir alle möchten gern frei und glücklich sein. Ja.
- Wir müssen nicht jedes Mal das Rad neu erfinden. Ja.
- Wir sollten alle Hilfe nutzen, die wir erhalten. Ja.
- Wir nutzen das moderne Wissen ebenso wie die gut bewährten alten Traditionen. Ja.
- Wir können auch von den gut erprobten buddhistischen Übungstraditionen profitieren. Ja, aber wie?

Und damit sind wir bereits mitten im Thema.

Zum Ablauf der Psychotherapie in der Gruppe

Das oberste Prinzip ist, in Mitgefühl und Gewissheit auf dem Weg zur Achtsamkeit zu sehen. Konkret bedeutet dies, dass die Therapeuten als Vorbilder ihre unheilsamen Tendenzen kennen und diese zügeln können und selbst eine heilsame Wesensart vermitteln. Es bedeutet auch, die Anwesenden aktiv zu führen, sie zum Beispiel einzubremsen; sie zu bitten, noch einmal durchzuatmen, ihre Sitzhaltung zu lockern und ihrer selbst gewahr zu werden; nicht zu schnell zu antworten.

Jede Gruppensitzung wird als Kreis ausgerichtet. Handys und andere Ablenkungen werden entfernt. Die Kleidung sollte bequem sein. Wir beginnen mit einer kurzen zehnminütigen Meditation. Eine aufrechte Sitzposition wird eingenommen, der Atem wird achtsam beruhigt. Alle kommen an, alle haben die Zeit, sich im Hier und Jetzt zu verankern.

Eine Eingangsrunde, in der jeder Teilnehmer sich kurz über sein Befinden äußern kann, wird in der Form umgesetzt, dass jeder erst einmal leicht und angenehm durchatmet, bevor er zu reden beginnt. Diese Übung, das *Heilige Innehalten,* soll durch häufige Wiederholungen fest in uns verankert werden, so dass die Gewohnheit, durchzuatmen und erst dann zu antworten, auch für andere Situationen im Alltag zur Verfügung steht.

Im weiteren Verlauf der Gruppensitzung können Themen bearbeitet werden, die für die Teilnehmer/innen relevant sind. Es wird allerdings vom Therapeuten sehr darauf zu achten sein, dass keine unnötigen Kreisläufe entstehen. Damit ist gemeint, dass eine Gruppentherapie der BPT nicht den Zweck hat, sich gegenseitig auszutauschen und miteinander zu reden. Sicherlich ist es wichtig, das Gefühl zu erfahren, akzeptiert und verstanden zu werden, vielleicht auch zu erkennen, dass andere Menschen ebenfalls mit Problemen zu kämpfen haben und wir auch auf dieser Ebene miteinander verbunden sind. Doch diese Aspekte sind hier nur von sekundärer Bedeutung und dürfen nicht im Mittelpunkt stehen. Alles, was wir wiederholen, festigt sich, und entsprechend führt in der Regel auch ein regelmäßiges Berichten über Probleme zu deren Festigung. Das funktioniert über den Mechanismus der Identifikation. Unser Verstand identifiziert sich mit den Problemen und entwickelt so eine weitere Identität.

Daher werden die Gruppensitzungen dafür genutzt, um heilsame Impulse zu geben. Das geschieht meistens in Form von Kurzvorträgen der Therapeuten, die entweder passende kurze buddhistische Geschichten oder Passagen aus den buddhistischen Lehrtexten einbringen. Diese Impulse sind sehr achtsam ausgewählt, so dass die Anwesenden den Bezug zu ihren persönlichen Themen erkennen.

Des Weiteren werden jeweils zum Thema passende Übungen angeleitet, so dass die Teilnehmer eine konkrete eigene Erfahrung machen. Wir werden in Teil II einige Beispiele dafür zu den jeweiligen Themen kennenlernen.

Am Ende jeder Sitzung folgt eine kurze Abschlussmeditation.

Zum Inhalt der Psychotherapie in der Gruppe

Im Laufe der Jahre haben sich einige Inhalte als recht fruchtbar für die Gruppensitzungen erwiesen. Nach der Einweisung, dem Kennenlernen, erfolgt eine Sammlung von Themen. Die Teilnehmer sammeln die für sie wichtigen Themen, die dann zum Beispiel auf einem Flip-Chart zusammengetragen werden.

Dann folgen weitere Sitzungen, in denen die Teilnehmer erst einmal nicht weiter über sich berichten, sondern vom Therapeuten psychosomatische Zusammenhänge erfahren. Daran anschließend folgen schon einige buddhistische Lehren, die mit den psychosomatischen und neurobiologischen Fakten in einen Zusammenhang gebracht werden. Anhand dessen werden unter anderem auch universelle Prinzipien erklärt, zum Beispiel, dass jeder Mensch auf dieser Ebene nach ungefähr ähnlichen Abläufen funktioniert. Daraus ergeben sich offensichtliche Verbindungen unter den Teilnehmern. Sie erkennen, dass sie vielleicht mit einem ganz eigenen Thema gekommen sind, doch auch viele Gemeinsamkeiten mit allen anderen haben, denn jedes Thema wird auf eine recht ähnliche menschliche Weise verarbeitet. Details dazu finden wir in Teil II und III.

Eines unserer grundlegenden Etappenziele besteht darin, die eigenen Verblendungen zu erkennen und die daraus folgenden Anhaftungen und Widerstände zu lockern und dann möglichst ganz aufzulösen. Um in dieser Richtung Fortschritte zu erreichen, werden wir in diesem Buch zahlreiche Übungen kennenlernen, von denen sich die meisten auch im Rahmen einer Gruppensitzung sehr gut durchführen lassen.

Übungen zur Aufmerksamkeit

Eine recht einfache, dabei aber sehr wirkungsvolle und anschauliche Übung ist die Aufmerksamkeitsübung zum Gewahrwerden unseres Tunnelblicks. Diese Übung können wir ohne nennenswerte Vorbereitungen problemlos für uns selbst und alle anderen nutzen.

Übung: Aufmerksamkeit und Tunnelblick

Wir setzen uns hin, nehmen eine aufrechte Körperhaltung ein und schließen die Augen. Danach fragen wir uns:
Wie genau sieht die Zimmerdecke aus?
Gibt es in dem Raum Lampen, wenn ja, wie sehen sie aus?
Wie sind die Wände gestaltet, welche Farbe haben sie, welche Besonderheiten gibt es, sind Bilder vorhanden?
Wie sieht der Fußboden aus, gibt es ein Muster oder eine andere Besonderheit?
Gibt es Pflanzen im Raum, wenn ja, wo stehen sie und wie sehen sie aus?
Der Mensch, der uns hier im Raum am nächsten ist, wie sieht seine Oberbekleidung aus, seine Hose, gibt es Besonderheiten im Gesicht, eine Brille zum Beispiel, oder trägt er Schmuck?

Mit dieser Übung können wir sehr gut veranschaulichen, wie sehr wir oft mit uns und in uns selbst gefangen sind. Nur allzu oft reagieren wir auf äußere Reize, die wir bewusst nur wenig detailliert wahrnehmen. Wenn wir unsere Aufmerksamkeit einmal mit einer Taschenlampe vergleichen, so können wir damit nach außen gerichtet gezielt unsere Umwelt wahrnehmen, oder wir können sie auf uns selbst gerichtet halten und uns in Grübeleien verlieren. Ein Hintergedanke bei dieser Übung besteht also in der Anregung, die Taschenlampe unserer Aufmerksamkeit selbstbestimmt zu nutzen und ihre Ausrichtung entsprechend zu steuern.

Das kann auch dazu dienen, uns besser im Hier und Jetzt zu verankern. Wenn wir uns beispielsweise in einem für uns neuen Raum aufhalten, können wir nach einiger Zeit ebenfalls die Augen schließen und uns diesen

Raum vergegenwärtigen. Danach überprüfen wir unsere Wahrnehmungen, indem wir das achtsame Schauen praktizieren.

Wir können die Verfassung unseres Geistes recht gut am Zustand unserer Aufmerksamkeit ablesen. Ein verwirrter Geist erzeugt entweder eine unstete und wirre oder eine rigide und zu fixierte Aufmerksamkeit.

Diese Vorgänge lassen sich anhand eines einfachen Beispiels verdeutlichen. Dafür ziehen wir wieder den Vergleich unserer Aufmerksamkeit mit einer Taschenlampe heran. Ist der Lichtstrahl nicht mehr flexibel, lässt er sich kaum noch bewegen und haftet nur noch an einigen wenigen Objekten, dann ist unser Geist in Zwängen und Obsessionen gefangen und unser Verstand ergeht sich in endlosen Grübelschleifen. Ist der Lichtstrahl der Taschenlampe unserer Aufmerksamkeit dagegen völlig ruhelos, erleben wir Aufmerksamkeits- und Konzentrationsstörungen, bis hin zu dem bekannten Aufmerksamkeits-Defizit-Syndrom (ADS).

Um hier Abhilfe zu schaffen, setzen wir uns in beiden Fällen das Ziel, den Lichtstrahl unserer Taschenlampe selbst zu kontrollieren. Wir verengen den Strahl und können uns konzentrieren. Wir weiten den Strahl und erfahren eine Steigerung unserer Aufmerksamkeit.

Übung: Der Lichtstrahl der Taschenlampe

Für diese Übung eignet sich fast jede beliebige Situation. Wo wir uns auch befinden, wir können immer mit dem Lichtstrahl unserer inneren Taschenlampe experimentieren.

Im ersten Schritt verengen wir unsere Aufmerksamkeit, so dass wir uns nur noch ganz auf ein einziges Objekt konzentrieren. Natürlich erleben wir anfangs starke Ablenkungen, doch da es sich um ein Training handelt, können wir davon ausgehen, dass sich unsere Wahrnehmung mit stetiger Wiederholung verändert.

In einem zweiten Schritt weiten wir unsere Aufmerksamkeit dann aus, so dass wir sowohl das Kleine als auch das große Ganze achtsam in uns aufnehmen.

Weitere Hinweise zur Funktion und Gestaltung der Gruppensitzungen

Im Rahmen einer Gruppensitzung hat es sich in der Praxis als sehr hilfreich erwiesen, noch ein paar weitere Aspekte zu beachten:

Die Therapeuten stellen sich vor und lernen die Teilnehmer kennen. Ebenso entsteht umgekehrt der sehr wesentliche Prozess der individuellen Meinungsbildung beim Hilfesuchenden. Jede Maßnahme ist nur so gut wie das Vertrauen, das wir in sie haben. Die Aufnahme und die Entwicklung einer Beziehung zwischen den Therapeuten und den Hilfesuchenden bedeutet für beide einen wichtigen Schritt aufeinander zu. Hier werden die Weichen für alle sich anschließenden Maßnahmen gestellt.

Der Rahmen der Gruppe kann von den Therapeuten effektiv genutzt werden, um die wichtigsten Informationen weiterzugeben. Hier findet Aufklärung statt. Wir versuchen Gewissheit und keinen Glauben zu vermitteln. Die dafür gewählte Form kann als „Infotainment" umschrieben werden, da hier Information auf etwas trifft, das auch sehr anregend wirkt und uns gewissermaßen zusätzlich noch Entertainment liefert. Jeder Teilnehmer versteht so ein wenig mehr über sich selbst.

Die Gruppe trägt dazu bei, dass ein Gefühl von Gemeinsamkeit entstehen kann. Das ist ein sehr wesentlicher Aspekt der gesamten Behandlung. Im Buddhismus gehört neben der Bezugnahme auf Buddha und seine Lehren die Teilnahme an einer heilsamen Gruppe, der Gemeinschaft des *Sangha,* ebenso zu den entscheidenden Schritten, die uns in die Befreiung führen können.

Für den weiteren Ablauf einer Gruppensitzung haben sich bestimmte Themen als wichtig herausgestellt, wie zum Beispiel der Umgang mit unheilsamen Gefühlen. In diesem Kontext erklären die Therapeuten sowohl die neurowissenschaftliche Seite der Entstehung von Gefühlen und Emotionen in uns als auch die grundlegenden buddhistischen Lehren zur Befreiung von unheilsamen Geisteszuständen. Gemeint ist damit die Vermittlung und Erklärung der Lehre vom *Ingangsetzen des Rades der Lehre* mit den Lehrinhalten der Vier Edlen Wahrheiten, der Weisheit des Mittleren Weges und dem auf das Hier und Jetzt gerichteten Appell. Wenn wir das Wissen um die medizinischen, neurobiologischen und psychologisch-psychotherapeutischen Fakten mit den altbewährten buddhistischen Lehren und Erfahrungen kombinieren und gut zusammenfügen, dann finden erfahrungsgemäß alle Interessierten einen guten Zugang dazu. Doch natürlich handelt es sich hier auch um eine Behandlungs*kunst,* um deren Erfolg sich die buddhistischen Therapeuten achtsam bemühen.

Weitere Themen, die oftmals in den Gruppensitzungen bearbeitet werden, gehören zu den Bereichen Abgrenzung, Nein-Sagen, Eigenverantwortlichkeit und Selbstwert. Hier werden die Teilnehmer unter anderem erfahren, wie wichtig neben dem Nein-Sagen auch das vollständige Ja-Sagen ist. Vor allem wird deutlich beschrieben, wie der gesamte Entwicklungsprozess des Selbstwertes, der Selbstsicherheit und schließlich auch der Selbstwirksamkeit beschaffen ist. Wir müssen bei vielen Menschen erst das Selbstgefühl und das Selbstbild ausreichend stärken, denn erst wenn der Betreffende über eine gewisse eigene Standfestigkeit verfügt, können wir mit der Demontage des Selbst beginnen.

Die Thematik des Loslassens wird ebenfalls sehr achtsam ergründet. Diesen Appell des Loslassens finden oftmals gerade solche Menschen besonders attraktiv, die sich ohnehin nicht oder nur sehr schlecht binden können und Verantwortung gern abgeben. Hier müssen wir die jeweilige Position des Teilnehmers kritisch bearbeiten und die Weisheit des Mittleren Weges konkret umsetzen. Details zu den einzelnen Themen folgen im Praxisteil II.

Das Rumpfdrehen als zentrale Übung

Um alle nachfolgenden Meditationsübungen, das mentale Training und die Arbeit mit Visualisierungen verständlich zu machen, hat es sich als praktikabel herausgestellt, die Übung des *Rumpfdrehens* anzubieten. Hier können die Teilnehmer am eigenen Leibe die Zusammenhänge zwischen ihrem Denken und ihren körperlichen Reaktionen spüren. Die Erfahrung hat gezeigt, dass diese Übung deutlich besser von den Teilnehmern umgesetzt werden kann, wenn die therapeutische Beziehung bereits stabilisiert wurde. Die Durchführung dieser Übung wird also mit der Zunahme des Vertrauens der Teilnehmer zu den Therapeuten deutlich mehr Effektivität zeigen. Dementsprechend sollte der Zeitpunkt für die Durchführung dieser Übung gut gewählt sein.

Die Leser sind natürlich dazu eingeladen, gleich im Anschluss an die Beschreibung dieser Übung einen Selbstversuch durchzuführen.

Übung: Das Rumpfdrehen als wichtige Einstiegsübung

Wir können die folgende Übung jederzeit problemlos und ohne nennenswerte Vorbereitung umsetzen.

Wir stellen uns aufrecht hin. Die Füße stehen schulterbreit auseinander fest auf dem Boden. Die Arme sind in Schulterhöhe gerade zur Seite ausgestreckt, parallel zum Boden.

Jetzt drehen wir uns nach rechts (oder links), so weit es möglich ist, ohne die Füße zu bewegen. Wir zeigen dort, wo es nicht mehr weitergeht, mit dem Zeigefinger geradeaus, um uns genau die Stelle zu merken, wie weit wir uns drehen konnten. Dann gehen wir in die Ausgangsposition zurück, senken die Arme, bleiben aber mit den Füßen weiter exakt an derselben Stelle stehen.

Nun schließen wir die Augen und stellen uns vor, dass wir uns wieder drehen. Äußerlich bleiben wir bewegungslos stehen, nur geistig „bewegen" wir uns und stellen uns dabei bildlich vor, wie wir uns drehen, so weit es eben geht. Diese Vorstellung vom Rumpfdrehen wiederholen wir etwa zehn Mal. Danach öffnen wir die Augen, heben sofort wieder die Arme, drehen uns nochmals in dieselbe Richtung wie zu Anfang und achten darauf, wie weit wir jetzt kommen.

Neun von zehn Menschen werden sich bei der Wiederholung bestimmt deutlich weiter drehen können als zu Anfang. Das löst bei vielen eine Art „Aha-Erlebnis" aus. Wir erfahren durch diese Übung sehr konkret die spürbare und auch messbare Auswirkung geistiger Übungen auf den Körper.

Diese Übung ist eine sehr einfache und vielleicht gerade deshalb umso eindrücklichere Verdeutlichung der Wirksamkeit der Geistesschulung. Wir werden uns in der Arbeit mit den Hilfesuchenden immer wieder auf diese Übung beziehen. Wenn wir die Relevanz von inneren Vorstellungen, von (falschen) Erwartungen und Bewertungen, von Visualisierungen etc.

bearbeiten, werden wir dieses Rumpfdrehen immer wieder als Beweis für die Wirksamkeit der Geistesschulung in Erinnerung rufen.

Der Umgang mit Emotionen

Für eine umfassende Beratung und Therapie hat es sich als hilfreich erwiesen, wenn wir eine Reihe wichtiger Fragen klären, wie zum Beispiel: Wie verhalten wir uns konkret, wenn heftige Emotionen in uns aufkommen? Hierfür benötigen wir, bevor wir mit der Behandlung beginnen, das Grundwissen, wie Emotionen überhaupt in uns entstehen.

Was wir über unsere Emotionen unbedingt wissen sollten

Für ein tieferes Verständnis ist es unumgänglich, zuvor einen generellen Punkt im Hinblick auf unsere Emotionen und ihre Entstehung anzusprechen. In dem Buch *Buddhistische Psychotherapie* wurde das Thema ausführlich dargestellt, weshalb hier eine kurze Zusammenfassung genügen soll:

- Unsere spontanen Gefühle werden ausgelöst durch einen Sinnesreiz oder eine Erinnerung.
- Sofort entstehen körperbezogene positive, negative oder neutrale Gefühle.
- Diese nehmen wir wahr und bewerten sie, wodurch sehr schnell die verschiedensten Emotionen daraus entstehen.

Aus primären Gefühlen werden sekundäre Emotionen

A Primäres Gefühl	B Bewertungen	C Sekundäre Emotion
–	+	+ z. B. Neugier, Vorfreude
	–	– z. B. Angst, Wut
+	+	+ z. B. Glück, Zufriedenheit
	–	– z. B. Gier, Sucht
~	+	+ z. B. Ruhe, Gelassenheit
	–	– z. B. Langeweile

- Es ist möglich, unsere Emotionen per EEG oder Computertomographie sichtbar zu machen, so dass wir sie recht gut lokalisieren können.

- Wenn wir eine Emotion wahrnehmen, so ist das stets mit einer elektrochemischen Ladung verbunden und daher messbar.
- Die Nervenzellen können die elektrische Ladung etwa 20 bis 30 Sekunden aufrechterhalten, daher würden alle Emotionen bereits nach etwa 20 bis 30 Sekunden gewissermaßen wieder verglühen.
- Unser Verstand wird aber sofort angeregt, wenn sich ein Gefühl zeigt.
- Er versucht dieses Gefühl sofort einzuordnen, zu bewerten und sich im darauffolgenden Schritt damit zu identifizieren.
- Er vermittelt uns nicht: *Da ist eine Emotion,* sondern stattdessen zum Beispiel: *Ich bin ängstlich.*
- Er versucht diese Emotionen dann möglichst lange aufrechtzuerhalten.
- Er produziert die dazu passenden Gedanken.
- Unsere unheilsamen Gedanken erhalten unsere Emotionen durch die Identifikation damit aufrecht.
- Unser ungezügelter Verstand erhält all unsere unheilsamen Emotionen aufrecht.
- Daraus folgt, dass wir selbst für unsere Emotionen verantwortlich sind.

Während Gefühle sehr schnell und spontan entstehen, sind Emotionen hauptsächlich ein Produkt unserer Interpretationen und Bewertungen. Diese Bewertungen basieren natürlich auf unseren Erfahrungen und den sich daraus ergebenden Erwartungen. Hier eröffnen sich große Spielräume für unsere Verantwortung und Einflussnahme.

Dieser Sachverhalt sollte nicht einfach nur so überlesen werden, denn diese Thematik und unser Umgang damit ist ein entscheidender Meilenstein auf dem Weg zu unserer Befreiung.

Übung: Unsere Emotionen, Gedanken und Körperempfindungen

Sobald sich eine deutlich spürbare Emotion in uns zeigt, setzen wir uns bequem und aufrecht hin, lassen die Schultern fallen, entspannen unsere Gesichtsmuskeln und kommen etwas zur Ruhe.

Dann benennen wir diese Emotion möglichst genau. Ist es im Falle von Wut doch eher Groll, Ärger, Hass, Zorn, oder wie nennen wir es?

Im zweiten Schritt ergründen wir unsere dazugehörigen Gedanken. Welche Ideen, inneren Monologe, welche Sätze entstehen dazu?
Dann achten wir auf unsere körperlichen Symptome. Wo genau im Körper spüren wir die jeweiligen Emotionen?
Diese drei Instanzen, unsere Emotionen, unsere Gedanken und unsere körperlichen Reaktionen, werden wir etwas differenzierter auseinanderhalten lernen.

Unsere eigenen Erfahrungen stehen uns hier meist ein wenig im Weg, denn in der Regel lernen wir doch, dass wir uns zum Beispiel verletzt fühlen und deshalb traurig, ärgerlich oder ängstlich werden. Wir agieren nicht, wir re-agieren. Dass es vom Reiz bis zur emotionalen Reaktion noch einen zwischengeschalteten Prozess geben soll, muss uns zuerst einmal verwundern, vor allem auch deshalb, weil diese Vorgänge sehr schnell ablaufen.

Es sollte jedoch Anlass zu Hoffnung geben, wenn wir erkennen, dass wir auf unsere Emotionen einen großen Einfluss haben könnten: Wir selbst können etwas verändern! Wir sind nicht so abhängig von äußeren Situationen, wie wir manchmal glauben. Allerdings funktioniert die Steigerung unserer Unabhängigkeit von äußeren Einflüssen nur, wenn wir diese Wechselwirkung bewusst und achtsam ergründen und die dafür notwendigen Übungen regelmäßig praktizieren.

Ohne Geistestraining reagieren wir unmittelbar auf äußere Einflüsse, wie uns das folgende Experiment zeigen wird: Die Versuchspersonen bekommen Adrenalininjektionen, die sie körperlich stark anregen. Dann müssen sie in einem Wartezimmer Platz nehmen, in dem ein Schauspieler sich euphorisch über den Tag äußert. Bei einer Wiederholung des Experiments bekommen die Versuchspersonen ebenfalls wieder Adrenalininjektionen, was zu den gleichen körperlichen Resultaten führt. Nun aber werden sie in einem Wartezimmer mit einem Schauspieler konfrontiert, der sich sehr ärgerlich über den Tag auslässt. In beiden Fällen werden die Versuchspersonen danach gefragt, wie sie sich im Wartezimmer gefühlt haben. Tatsächlich haben sie sich im ersten Durchgang euphorisch und im zweiten ärgerlich gefühlt! Der Einfluss unseres Verstandes auf die Entstehung unserer Emotionen und seine Interpretationen und Bewertungen darüber sind also recht bedeutsam.

Hier stellt sich die Frage: Können wir uns wirklich von Grund auf ändern? Die Antwort darauf können wir mithilfe des uns schon bekannten schematischen Ablaufs verdeutlichen:

Absichten → Taten → Gewohnheiten → Charakter → Schicksal → Tod

Bedeutet Karma nicht, dass alles schon festgelegt ist? Karma bedeutet, dass alles, was geschieht, aus Vorbedingungen zusammengesetzt ist und dass jede weitere Handlung wiederum eine Ursache für folgende Wirkungen ist. Hier finden wir den modernen systemischen Gedanken wieder, dass wir in einem untrennbaren Gefüge aus Ursachen und Wirkungen stecken. Das ist kein Appell, sich dem Schicksal zu fügen, sondern ein Appell an unsere große Verantwortlichkeit.

In diesem Praxisbuch werden wir eine ganze Reihe von praktischen Herangehensweisen, Techniken, Interventionen und auch Informationen kennenlernen. Sicherlich ist die Meditation eine der wesentlichsten Methoden zur Selbststeuerung. Diese Selbststeuerung hat natürlich mehrere Ebenen. Wir finden hier Möglichkeiten zur Beruhigung unseres ruhelosen Verstandes, zur Entspannung unserer körperlichen und psychosomatischen Druckempfindungen, und ebenso erhalten wir Techniken an die Hand, die uns helfen, Selbsterkenntnis zu gewinnen, an unserer Transformation zu arbeiten und nicht zuletzt den Königsweg in die Befreiung zu gehen.

Meditation

Meditation zeigt uns
den inneren Frieden,
der bereits in uns wohnt.

– Dalai Lama XIV. –

Unter den Oberbegriff „Meditation" fallen sehr viele und sehr unterschiedliche Übungsformen, was den Inhalt und die Ausführung angeht. Grundsätzliche Unterschiede gibt es zum Beispiel zwischen Sitzmeditation,

Gehmeditation oder Tanzmeditation, mittlerweile haben sich sogar Putz- und Kochmeditationen eingebürgert. Außerdem gibt es zum Beispiel auch innerhalb der Sitzmeditationen deutliche Unterschiede.

Die Gemeinsamkeit dieser unterschiedlichen Techniken liegt in der Umsetzung von Achtsamkeit, der Entschleunigung und Bewusstwerdung unserer Tätigkeiten. Die Unterschiede beziehen sich vor allem auf die Wirkungsweise der meditativen Handlung auf unser Bewusstsein. Während zum Beispiel die Putzmeditation zu recht heilsamer Achtsamkeit führen kann, wirkt sich die klassische stille Sitzmeditation noch etwas anders auf ein tieferes Zur-Ruhe-Kommen aus. Allein schon durch die traditionelle Sitzhaltung werden zahlreiche neurologische Strukturen im Gehirn beruhigt. Den Körper kontrollierende Ich-Einheiten finden Ruhe. Auf diese Weise können tiefere Erfahrungsebenen erreicht werden als durch Tätigkeiten, die wir in meditativer Haltung durchführen.

Im Rahmen dieses Praxisbuches werden hier nur ein paar recht kurze theoretische Einweisungen in die Meditation gegeben. Wer sich noch mehr in die Theorie einlesen möchte, dem sind die folgenden Bücher zu empfehlen: *Buddhistische Psychotherapie, Befreit – Verbunden* oder *Heitere Weisheit* von Yongey Mingyur Rinpoche. Nähere Angaben sind in den Literaturtipps am Ende dieses Buches zu finden.

Es gibt zwei Bereiche, die wir zuerst als Grundlagen verinnerlichen müssen. Diese beiden Grundlagen beziehen sich auf die *Haltung* und die *Atmung*. Mit diesen beiden simplen und relativ leicht umsetzbaren ersten Trainingsinhalten können wir schnell für uns spürbare Veränderungen erzielen. Nicht nur für die Meditation, sondern für unser gesamtes Leben ist unsere Körperhaltung und, dadurch vermittelt, auch unsere Geisteshaltung von außerordentlich großer Bedeutung.

Die Haltung

Ein aufrechter Mensch hält sich aufrecht. Ein gebeutelter, gebeugter Mensch hält sich krumm. Unser Verstand nimmt im Sekundentakt unsere Körperhaltung zur Kenntnis und entwickelt dazu eine entsprechende Geisteshaltung. Eine gebeugte Haltung erzeugt in unserem Gehirn depressive Gedanken. Eine aufrechte Haltung ist dagegen ein äußerst wirkungsvolles

Antidepressivum. Es ist kaum möglich, aufrecht zu sein und gleichzeitig trübe Gedanken zu entwickeln. Richten wir uns auf.

Übung: Ein Selbstversuch

Im ersten Durchgang entspannen wir unseren Unterkiefer und lassen ihn etwas hängen, der Mund öffnet sich. Nun schauen wir auf die Uhr und rechnen im Kopf: 23 + 48. Wenn wir das Ergebnis haben, stoppen wir die Zeit und schauen, wie viele Sekunden wir benötigt haben. Dabei sollten wir auch darauf achten, dass wir beim Kopfrechnen nicht den Unterkiefer schließen.

Im zweiten Durchgang schließen wir nun den Mund, stoppen wieder die Zeit und rechnen: 24 + 58.

Nun vergleichen wir die beiden Zeiten. Dieses Experiment können wir oft wiederholen und auch mit anderen Menschen testen.

Das immer wieder festzustellende Ergebnis wird uns verwundern, doch wir können mit geschlossenem Mund tatsächlich schneller kopfrechnen als mit herunterhängendem Unterkiefer. Wenn der Unterkiefer herabhängt, nimmt unser Verstand das ebenso zur Kenntnis wie unsere herabhängenden Schultern oder unsere gebeugte Körperhaltung. Nimmt nun unser Verstand den herunterhängenden Kiefer wahr, so interpretiert er daraus eine dümmliche Grundhaltung. Von außen betrachtet, sehen wir mit dem hängenden Unterkiefer wohl auch genauso aus. Also stellt sich unser Verstand darauf ein und wird „dumm".

Was hier wir ein Scherz wirkten mag, impliziert eine fundamentale Verknüpfung zwischen unserem Verstand und unserem Körper und bietet gleichzeitig ein wunderbares Beispiel für die uns mögliche Einflussnahme. Die achtsame Gewahrwerdung unseres Körpers hat sehr große Auswirkungen auf unseren Verstand und damit auch auf unseren Geist. Dieses Potential sollten wir unbedingt zu nutzen wissen.

Die Meditation beginnt also nicht umsonst mit dem simplen Training, sich aufzurichten. Dafür können wir mit den folgenden Sieben Punkten der Meditationshaltung arbeiten.

Die Sieben-Punkte-Haltung in der Meditation

1. Unsere Sitzgrundlage

Wir sitzen auf einem Kissen auf dem Fußboden. Der Grundgedanke dabei ist, sich so hinzusetzen, dass wir bequem, fest und sicher sitzen können. Für die Sitzposition auf dem Boden ist es besonders wichtig, dass beide Knie den Boden berühren.

Wenn es uns, aus welchen Gründen auch immer, nicht möglich ist, auf einem Meditationskissen auf dem Boden zu sitzen, können wir natürlich auch auf einem Stuhl meditieren. Wenn wir auf einem Stuhl sitzen, müssen wir darauf achten, dass wir die Beine parallel nebeneinander stellen, auf keinen Fall dürfen die Beine übereinandergeschlagen sein, Etwas kleinere Menschen sollten darauf achten, dass die Füße fest auf dem Boden stehen können. Ansonsten brauchen wir eine Unterlage für die Füße.

2. Unsere Hände

Die Hände können verschiedene Positionen einnehmen. Zum Beispiel kann jeweils eine Hand auf einem Knie liegen; auf diese Weise können wir mit einer größeren Öffnung sitzen. Natürlich kann aber auch die eine Hand in der anderen Hand liegen; beide Hände sind dann entspannt mit leicht gekrümmten Fingern, doch ohne diese wie im Gebet zu verschränken. Bei einer Variante dieser Handhaltung berühren sich die beiden Daumenspitzen. Was sich vielleicht nur nach nebensächlichen Details anhören mag, hat in der Meditationspraxis eine spürbare Wirkung. Es ist immer lohnenswert, die hier angebotenen Anweisungen als Experiment anzusehen und selbst im Eigenversuch die Unterschiede zu erfahren.

3. Unsere Oberarme

Unsere Arme sind leicht vom Rumpf abgewinkelt, so dass sie nicht zu eng anliegen. Es sollte unbedingt vermieden werden, dass die Arme rechts und links am Körper herunterhängen. Das würde in den Meditationssitzungen schmerzhafte Empfindungen erzeugen.

4. Unser Rücken und unsere Haltung

Dieser Punkt hat eine sehr zentrale Bedeutung: Das *aufrechte* Sitzen ist ein wesentlicher Schlüssel zum Erfolg. Wir sitzen so, als würde unsere

Wirbelsäule, unser Rückgrat, aus Münzen bestehen und als wären wir bestrebt, aus diesen Münzen einen senkrechten geraden Turm zu errichten.

Unsere *Haltung* verdient ganz besondere Achtsamkeit. Die Haltung im Körper und die Haltung im Leben sind untrennbar miteinander verknüpft. Eine niedergedrückte Körperhaltung ist oft auch ein Zeichen für eine niedergedrückte Lebenshaltung. Umgekehrt können niederdrückende Lebenserfahrungen zu einer niedergedrückten Haltung führen. Diese Dynamik erfahren viele Menschen auch als einen Teufelskreislauf.

5. Unser Kopf

Der Kopf ist gewissermaßen die natürliche Verlängerung des Rückgrats. Wir achten darauf, dass er gerade auf unserer ebenfalls aufgerichteten Wirbelsäule sitzt. Besondere Aufmerksamkeit sollte dabei das Kinn bekommen. Wenn wir darauf achten, dass wir das Kinn gut ausgerichtet und leicht angehoben halten, vermeiden wir das nicht erwünschte Absenken, also das Hängenlassen des Kopfes.

Es ist oft eine Hilfe, sich die eigene Haltung einmal im Spiegel etwas genauer anzuschauen. Nicht selten haben sich im Laufe der Zeit aus ganz unterschiedlichen Gründen die verschiedensten Fehlhaltungen herausgebildet. Die gerade Haltung des Rückens und die Position des Kopfes, des Kinns, besonders aber auch der Schultern sind wichtig. Sind die Schultern verspannt nach oben gezogen? Sind sie nach vorn gezogen? Schieben wir das Kinn weiter nach vorn, als es gut wäre? Ist unser Kopf zu sehr geneigt?

Jede Fehlhaltung wird sich in den Meditationssitzungen sehr deutlich und oft schmerzhaft bemerkbar machen. Wir erfahren durch diese körperlichen und auch schmerzlichen Rückmeldungen sehr viel über uns und unsere Haltung.

Auf dieser Ebene ist Meditation eine Art Haltungstraining, das zugleich auch schon Geistestraining ist.

---

6. Unser Mund

Wir halten unseren Mund entspannt geschlossen. Wir pressen die Lippen nicht zusammen, doch lassen wir den Mund sich auch nicht zu entspannt öffnen. Für die Förderung von heilsamen Geisteszuständen kann es eine schöne Übung sein, in der Meditation entspannt und leicht zu lächeln. Auch hier ist wieder die eigene Erfahrung im Experiment angesprochen: lächeln und spüren, was passiert.

7. Unsere Augen

Die Augen können geschlossen werden. Die Unterbrechung der äußeren Reize, die deutliche Verminderung des Lichtes auf unserer Netzhaut, führt zu einer Reduzierung von äußeren Ablenkungen und einer Förderung von inneren Prozessen. Wenn es als unangenehm empfunden wird, die Augen geschlossen zu halten, ist es aber auch kein Problem, den Blick auf einem festen Punkt im Raum ruhen zu lassen.

Übung: Unsere aufrechte Haltung üben

Wir setzen uns bequem und aufrecht hin, lassen die Schultern fallen, entspannen unsere Gesichtsmuskeln und kommen etwas zur Ruhe.
Nun richten wir unsere Wirbelsäule gerade auf. Dafür probieren wir einiges aus. Vielleicht gehen wir ein wenig in die Überstreckung, umgangssprachlich also ins Hohlkreuz. Dann wölben wir den unteren Rückenbereich wieder etwas mehr nach außen, bis wir ein verbessertes Körpergefühl für diese Region erhalten, so dass wir deutlich spüren, wenn wir wirklich aufrecht und gerade sitzen oder stehen. Dazu können wir auch eine Hand zu Hilfe nehmen, indem wir sie hinten auf den unteren Rückenabschnitt legen.
Wenn wir den Rücken aufgerichtet haben, beginnen wir nun damit, Kontakt zu unseren Schultern aufzunehmen. Wir ziehen sie etwas nach vorn, dann etwas nach hinten, möglichst sanft und ohne an eine Schmerzgrenze zu kommen. Dann ergründen wir, wie wir die Schultern gerade ausrichten können.
Im nächsten Schritt konzentrieren wir uns auf den Kopf. Wir schieben ihn etwas nach vorn und nach hinten, um zu prüfen, wie er wirklich in einer Linie zur Wirbelsäule ausgerichtet werden kann. Das Kinn heben und senken wir etwas, um auch hier zu erkennen, wie es sich anfühlen kann, wenn wir gerade schauen und nicht zum Boden hin.
So sitzen wir eine Weile aufrecht, bis wir Verspannungen merken. Wir nehmen diese noch einen Augenblick lang wahr und entspannen uns dann wieder.

Diese Übung können wir jederzeit, am besten möglichst oft im Laufe des Tages wiederholen. Sie wirkt vielleicht recht simpel, ist aber eine der wirkungsvollsten Übungen überhaupt. Mit einer aufrechten Haltung können wir unsere körperliche Verfassung, unsere Atmung, unser Stresslevel, unsere geistig-emotionale Verfassung ebenso beeinflussen wie unsere Wirkung nach außen. Wenn wir uns nicht jedes Mal hinsetzen können, ist es auch möglich, sich im Stehen aufzurichten.

Hinweis: Die Kontaktaufnahme mit verschiedenen Körperregionen ist von sehr großer Bedeutung. Leider muss diesen Job oftmals die betreffende Körperregion selbst erledigen. Wir achten nicht genug darauf, also meldet die jeweilige Körperstelle durch Schmerzen, dass sie Aufmerksamkeit benötigt.

Die Atmung

Der zweite Aspekt im Grundkurs Meditation ist die Atmung. Durch eine sogenannte „Stressatmung" können wir uns aktivieren: Wenn wir intensiv in den oberen Brustbereich atmen, so als würden wir uns erschrecken, werden wir aktiver. Die Bauchatmung führt dagegen zur Beruhigung.

Durch die Bauchatmung zur Ruhe kommen

Als vor einigen Jahrmilliarden Jahren die ersten Pflanzen damit begannen, Sauerstoff abzugeben, kam es zu einem Massensterben, denn die damaligen Pflanzen wurden durch Sauerstoff vergiftet. Alle weiteren Organismen adaptierten sich an Sauerstoff. Wir Menschen können nicht ohne Sauerstoff leben. Sauerstoff ist überlebensnotwendig für uns geworden, doch bezeichnenderweise ist er auch ein hochexplosives und brennbares Gas. Wenn wir ein derart gefährliches Gas einatmen müssen, um zu überleben, dann könnten wir daraus einige bedeutsame Schlussfolgerungen für uns und unser Selbstverständnis ableiten. Sind wir vielleicht aufgrund der geschilderten Sachlage eine so aggressive und „explosive" Spezies geworden? Deshalb sollten wir uns das Thema Atmung und Sauerstoffzufuhr einmal etwas genauer betrachten.

Dieses aggressive, leicht brennbare Gas kann in unserem Organismus alle Abläufe manipulieren. Durch eine Überversorgung entstehen ähnlich problematische Veränderungen wie durch eine Unterversorgung. Durch gezielte Atmung in den oberen Brustbereich können wir uns aktivieren. Wir sind aber auch in der Lage dazu, die Sauerstoffzufuhr etwas zu beruhigen und mithilfe der Atmung mehr Ruhe in uns entstehen zu lassen. Wenn wir zur Ruhe kommen, unseren Verstand zügeln wollen, dann benötigen wir dafür eine völlig andere Atmung, nämlich die sogenannte *Bauchatmung.* Diese Bauchatmung wird von Aktivitäten des Parasympathikus, dem inneren Ruhepol unseres vegetativen Nervensystems, begleitet.

Im Bauch liegt gewissermaßen unser zweites Gehirn. Hier befinden sich große Ansammlungen von Nervenzellen, die bei Stress sofort reagieren. Fast jeder Mensch bekommt wohl ein flaues Gefühl im Magen, wenn sich zum Beispiel Angst oder andere Stressformen einstellen. Der Bauch reagiert aber ganz ähnlich, wenn wir nun mit der Hand Kontakt zu ihm aufnehmen und dann sehr schnell die Wärme spüren.

Übung: Die Bauchatmung

Wir nutzen hier die vorhergehende Übung der aufrechten Haltung und kombinieren sie nun mit der Übung der Bauchatmung.

Um das zu lernen, setzen wir uns aufrecht hin, entspannen die Schultern und unsere Gesichtsmuskeln und legen die Hand auf unseren Bauch. Jetzt denken wir an einen Blasebalg: Wir drücken ganz sanft mit der Hand auf den Bauch, die Luft entweicht und der Bauch fällt etwas ein. Dann entspannen wir wieder, die Luft strömt ein und der Bauch wölbt sich nach außen. Für die Festigung dieser sehr wichtigen Übungspraxis benötigen wir wahrscheinlich viele Wiederholungen.

Auch diese Übung können und sollen wir in der Einübungsphase bei möglichst jeder Gelegenheit wiederholen. Sobald wir uns irgendwo hinsetzen, richten wir uns kurz auf und praktizieren ein paar Atemzüge lang die Bauchatmung.

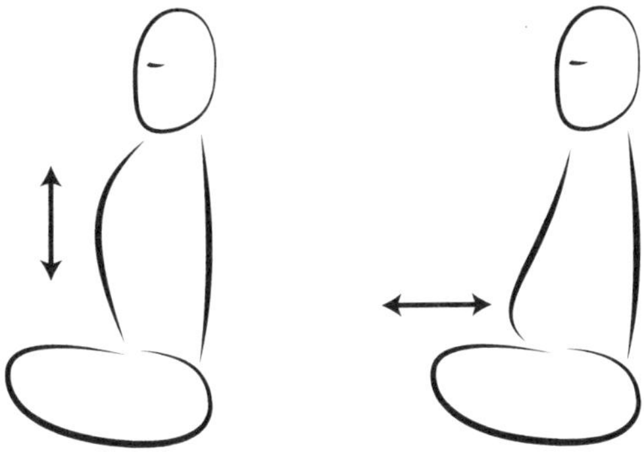

Abb. 14

Abbildung 14 zeigt, wie die Stressatmung nach oben in den oberen Brustbereich geht, während die Entspannungsatmung nach unten und nach vorn in den Bauch geht.

Übung: Atemmeditation

Der Atemfluss kann etwas gelenkt werden: Wenn wir einatmen, zählen wir langsam 1, 2, 3 ..., dann ausatmen und wir zählen 1, 2, 3, 4, 5 ... Das wiederholen wir: beim Einatmen: 1, 2, 3 ... dann ein fließendes Ausatmen: 1, 2, 3, 4, 5 ..., einatmen 1, 2, 3 ..., ausatmen 1, 2, 3, 4, 5 ... Das Ausatmen dauert etwas länger als das Einatmen, soll jedoch stets entspannt und fließend bleiben.

Wenn das Zählen anfangs noch etwas schwierig erscheint oder die Atmung zu kurz und flach bleibt, kann es ratsam sein, betont langsam einzuatmen und dabei auch weiterhin so weit wie möglich zu zählen, beim Ausatmen jedoch nicht zu zählen, sondern dabei ein leises Zzzzz-Geräusch zu erzeugen. Die Ausatmung kann dann in der Regel länger gehalten werden. Vor dem nächsten Atemzug einen kleinen Moment verweilen und mit diesem Rhythmus fortfahren.

Die Kombination aus aufrechter Haltung und Bauchatmung muss eine Zeit lang eingeübt und wiederholt werden. Dabei ist es wichtig zu wissen, dass es effektiver ist, häufigere kürzere Übungen einzulegen als lange und anstrengende. Wenn wir in der Bahn sitzen oder vor einer roten Ampel warten, wenn wir in einem Café oder am Esstisch zu Hause Platz genommen haben, immer können wir uns kurz aufrichten und die Bauchatmung praktizieren. Dadurch können wir über den Tag hinweg zum Beispiel konkret den Mittelwert unserer nervlichen Anspannungen messbar reduzieren.

Ruhig atmen und Gedanken zählen

Wenn wir diese Vorstufe gut verinnerlichen konnten, dann folgen die nächsten Stufen des Geistestrainings. Wir nehmen uns 10 bis 20 Minuten Zeit, setzen uns aufrecht hin, praktizieren die Bauchatmung und schließen dabei die Augen. Nun begegnen wir auf einer sehr unmittelbaren Ebene unserem unruhigen Verstand. Dieser liefert uns unaufhörlich die verschiedensten Gedanken, das ist völlig normal. Doch wir können schnell erkennen, dass es nicht 1000 Gedanken sind, sondern immer nur ein einziger Gedanke ist, der allerdings entweder schnell wechselt oder als ein großer Gedanke Stress macht. Diesen einen Gedanken beobachten wir nun. Es ist ein wichtiger Vorgang, dafür den sogenannten *inneren Beobachter* zu aktivieren. Wir müssen in der Meditation nichts Bestimmtes leisten, nichts erreichen. Wir müssen nicht abschalten, nur beobachten. Anfangs ist es hilfreich, die eintretenden Gedanken zu zählen, ihnen eine Nummer zu geben, doch nicht daran festzuhalten, sondern zu schauen, welcher Gedanke als Nächstes kommt. Wenn wir zehn Minuten meditieren, werden wir in dieser Zeit vielleicht 45 Gedanken zählen, nach zwei Wochen sind es vielleicht nur noch 10. Zu ganz besonderen Erfahrungen werden dann die Momente, wenn zwischen dem Erlöschen und dem Neuerstehen eines Gedankens ein kurzer Moment lang Ruhe herrscht. Durch eine immer entspanntere Atmung kann dieser Vorgang gefördert werden. Allerdings wird es noch für längere Zeit etliche Tagesschwankungen geben.

Das Nicht-Bewerten als dritter Baustein der Meditation

Wie alles, was wir wahrnehmen, womit wir umgehen, bestehen auch wir selbst und alle anderen gewissermaßen aus zusammengesetzten Bausteinen. Dieses Verständnis findet sich auch im analytischen Denken wieder, das dazu neigt, alles zu zerstückeln und dann in den einzelnen Fragmenten nach dem Sinn zu suchen. Die Betrachtung der Details erfordert also, dass wir den Blick für das große Ganze nicht verlieren. Diese Sicht sollten wir im Auge behalten, wenn wir nun von den Bausteinen der Meditation sprechen.

Der erste Baustein der Meditation ist, wie wir schon erfahren haben, die aufrechte Körperhaltung.

Der zweite Baustein der Meditation, den wir ebenfalls schon kennengelernt haben, ist die Bauchatmung.

Der dritte Baustein der Meditation ist das Nicht-Bewerten.

Neben unseren durchaus hilfreichen Verstandestätigkeiten ist in unserem Bewertungszwang eine deutliche Schattenseite unseres Verstandes zu sehen. Wir bewerten unaufhörlich jede Wahrnehmung, wir bewerten uns selbst und andere ständig. Kaum einen Aspekt lassen wir aus und erzeugen damit einen stetigen Druck, eine kontinuierliche Anspannung.

Dieses Phänomen erleben wir gerade in der Meditation überdeutlich, da wir hier mit unserem Verstand und seinen gedanklichen Einflüsterungen sehr direkt konfrontiert sind. Wenn wir die aufrechte Haltung und die Bauchatmung sicher praktizieren können, haben wir zumindest ein gutes Fundament, um die weiteren Herausforderungen zu bestehen. In der Meditation nehmen wir wahr, wie unser Körper sich anfühlt, welche Emotionen uns zurzeit belagern und insbesondere auch, welche Gedanken uns beschäftigen. Die damit korrespondierende Hirnstruktur, die *Insula,* wird aktiviert, gefördert und bildet sich stärker aus. Dieser Vorgang hat recht bedeutsame und nachhaltige Konsequenzen, denn dadurch werden wir künftig in der Lage sein, sowohl uns selbst als auch andere Menschen besser einschätzen zu können. Unsere Fähigkeit zur Empathie steigert sich spürbar.

Die drei Instanzen Verstand, Emotionen und Körper, die im Alltag zusammen meist eine diffuse Stimmungslage erzeugen, werden wir in der Meditation als verschiedene Aspekte von uns differenzieren lernen. Der entscheidende Lernschritt dabei ist, unser Ego Stück für Stück aus diesem Prozess herauszuziehen. Das kann geschehen, indem wir uns immer wieder auf die reine Beobachtung beschränken und uns bemühen, die sich ständig aufdrängenden Bewertungen einzugrenzen, sie uns bewusst zu machen und dann loszulassen.

Da sind Geräusche. Der Raum ist ein wenig kühl. Meine Beine sind eingeschlafen. Der Rücken schmerzt etwas. Da sind Gedanken über meinen Tagesablauf. Da sind jetzt Verspannungen in der Schulter. Dies und vieles mehr tritt in unser Bewusstsein. Doch es ist ein wenig so wie im

Kino. Auf der Leinwand sehen wir die Handlung, schauen aber lediglich als Betrachter zu.

Einer der grundlegenden Gedanken dabei, warum eine solche Haltung sinnvoll sein soll, ergibt sich aus der Übertragung auf unseren Alltag. Auch *nach* der Meditation werden wir, wenn wir es intensiv täglich trainieren und wiederholen, unsere meditative Grundhaltung weiterführen können. Dann nehmen wir beispielsweise wahr, dass unser Chef schlechte Stimmung verbreitet, dass es regnet, dass die Ampel schon wieder rot ist, dass es an der Kasse lange Schlangen gibt, doch nach der reinen Wahrnehmung machen wir eine kleine Pause und verhindern damit die sonst üblichen Bewertungen.

Matthieu Ricard schreibt dazu: „Und schließlich kommt am Ende vieler Jahre der Augenblick, wenn die Grenze zwischen Meditation und Nachmeditation verblasst und der Geist, endlich frei, keinen Unterschied mehr zwischen Praxis und Alltagsleben macht."

Die Stufen der Bewertung

1. Die erste Stufe der Bewertung ist eine recht fundamentale, die wir aufrechterhalten können. Es ist kühl, es ist schön, es ist angenehm, es ist unangenehm, es ist bunt, es ist traurig, es ist ärgerlich und so weiter. Das sind Bewertungen der ersten Stufe, die wir bewusst und achtsam wahrnehmen können.

2. Die Bewertungen der zweiten Stufe sind dagegen bedenklich, so dass wir sie drastisch eingrenzen müssen. Es ist kühl, das ärgert mich. Es ist schön, davon will ich mehr. Es ist angenehm, das muss so bleiben. Es ist unangenehm, es muss sofort aufhören. Es ist bunt, das gefällt mir. Es ist traurig, das will ich nicht fühlen. Es ist ärgerlich, ich will es zerstören und so weiter. Diese Art von Bewertungen müssen wir bewusst und achtsam wahrnehmen, um sie zu stoppen.

Mit der Verminderung unserer unzähligen zwanghaften Bewertungen beginnen wir immer auf der zweiten Stufe. Wenn wir das nicht beachten und meinen, wir könnten sofort jegliche Bewertung stoppen, werden wir uns überfordern und frustriert scheitern und es ganz aufgeben. Als Hilfe hierfür zitiert Matthieu Ricard Jigme Lingpa, der uns empfiehlt, nicht so sehr darauf zu achten, *was* aufgestiegen ist, sondern *woher* es kommt.

Wir haben nun erfahren, dass ein wichtiges Merkmal der Meditation auch darin besteht, die Integration zwischen Übung und Alltag herzustellen und damit die Umsetzung einer dauerhaften Achtsamkeit in unser Leben zu ermöglichen.

Praktische Hinweise zu den Rahmenbedingungen der Meditation

Unser Leben ist meistens schon ziemlich verplant, so dass weitere Termine oft als zusätzliche Belastung empfunden werden. Unsere regelmäßigen Essenszeiten werden jedoch wohl nur die wenigsten von uns als zusätzliche Belastung erleben, sondern als etwas sehr Notwendiges und im Idealfall auch recht Genüssliches. Das Essen ist wie jede andere Tätigkeit unseres Alltags eine herrliche Möglichkeit, um unsere Wachheit und Achtsamkeit zu fördern und zu verwirklichen. Ebenso wie die Nahrung unseren Körper erhält, so benötigen wir unumgänglich auch spirituelle Nahrung, die unsere geistigen Qualitäten kultiviert. Zur Annäherung an diese Grundbedürfnisse nutzen wir die Meditation.

In der Anfangsphase sind regelmäßige Meditationszeiten sehr hilfreich. Wir werden uns wahrscheinlich in den ersten zwei bis sechs Wochen öfter fragen, ob wir Meditation wirklich jetzt praktizieren oder nicht doch auf den nächsten Tag verschieben sollten. Nach diesen zwei bis sechs Wochen regelmäßigen Meditierens wird diese Tätigkeit zu einer Gewohnheit von uns. Sie festigt sich, wir fühlen uns sicherer damit und empfinden sogar ein stabiles Bedürfnis danach.

Anfangs sind dafür auch einige Rahmenbedingungen recht unterstützend. Dazu gehört ein fester Platz, der uns dabei hilft, uns auf die Meditation einzulassen. Häufigere kurze Wiederholungen sind hier wirkungsvoller, als weniger und länger mit Anstrengung zu meditieren. Als eine gute Zeitspanne haben sich 20 Minuten zu Beginn des Tages, mehrere kürzere Meditationen in den Tagespausen und eine Meditation von ebenfalls 20 Minuten zum Abschluss des Tages bewährt. Diese Zeiten lassen sich natürlich individuell variieren.

In der Regel dauert es meistens zwei bis sechs Monate, bis deutlich spürbare innere Veränderungen wahrnehmbar sind. Auch wenn es immer wieder Tage geben wird, an denen unser Verstand oder auch unser Körper uns während der Meditation quält, so werden wir doch mit ein wenig Geduld heilsame Veränderungen wahrnehmen können.

Meditation und Lebensstil

In kaum einer anderen Situation nehmen wir uns und unseren Verstand so unmittelbar wahr wie in der Meditation. Hier sind wir direkt mit unseren geistigen Aktivitäten konfrontiert. Unsere meditative Praxis dient der Gewahrwerdung dieser Prozesse und der Möglichkeit unserer Einflussnahme darauf. Neben einer regelmäßigen Meditationspraxis bestehen hier noch weitere Einflussmöglichkeiten.

Unsere gedanklichen Aktivitäten sind auch in einem besonderen Maße davon abhängig, was wir unserem Verstand ansonsten noch zuführen, womit wir ihn füttern. Wenn wir weiterhin viel oder regelmäßig Alkohol trinken, rauchen, uns heftige Filme anschauen, viel Stress erzeugen und vielleicht sogar generell die Abkehr vom Mittleren Weg betreiben, werden wir das auch in der Meditation zu spüren bekommen.

In der Meditation „verdauen" wir das, womit wir uns vorher „gefüttert" haben. Meditation kann Gelassenheit fördern, doch umgekehrt kann ein ausgewogeneres Leben auch die Meditation fördern. Es reicht allerdings nicht aus, nur zusätzlich zu unseren üblichen Gewohnheiten noch zu meditieren, Yoga zu praktizieren oder anderen heilsamen Aktivitäten nachzugehen. Wir müssen unseren gesamten Lebensstil selbstkritisch hinterfragen. Hat es häufige Überfütterungen oder sogar Vergiftungen gegeben, dann sinken die Chancen drastisch, in der Meditation wirklich „weiterzukommen" (bei der letzten Aussage muss darauf hingewiesen werden, dass hier nicht der Eindruck erweckt werden soll, dass wir in der Meditation oder durch Meditation irgendwohin kommen).

Wenn wir also unseren Lebensstil insgesamt nicht ein wenig heilsamer gestalten, dann bleibt die Meditation wahrscheinlich nur auf der Ebene der „Verdauung" hängen. Wir wiederkäuen dann einfach nur unseren gesamten alltäglichen Input und fühlen uns entsprechend mies. Das kann dann recht frustrierend werden, wenn wir uns zwar lange engagieren, doch weiter im Kreise drehen. Wenn wir einfach nur meditieren wollen und ansonsten alles so belassen, wie es immer schon war, dann sollten wir uns auf eine Enttäuschung gefasst machen.

Erfahrungsgemäß kann eine regelmäßige Meditationspraxis eine Art Eigendynamik entwickeln, die uns zu einigen heilsamen Veränderungen in unserem Lebensstil hinführt. Dabei gibt es allerdings keine Gewissheit, so dass wir diese Vorgänge achtsam ergründen sollten. Deshalb ist es sehr hilfreich, wenn wir uns insbesondere in der Anfangszeit an einen Fachmann oder eine Fachfrau wenden.

Die Ebenen der Meditation

Die Meditation umfasst sehr viele und auch recht unterschiedliche Ebenen.

Ein wirklich wichtiger Bereich betrifft die Kontaktaufnahme mit dem Körper. Das scheint sich vielleicht auf den ersten Blick etwas profan anzuhören, doch die Erfahrung zeigt, dass viele Menschen einfach nur noch funktionieren und ihren Körper dementsprechend betrachten und auch behandeln. Bei vielen Menschen, die sich mit spirituellen Themen beschäftigen, ist zudem die Tendenz zu beobachten, ihren Körper gering zu schätzen und bewusst zu missachten. Hier treten solche Gedanken auf den Plan wie zum Beispiel, dass unser Körper eigentlich nur hinderlich sei, dass unser Geist frei und rein, unser Körper mit seinen Bedürfnissen dagegen problematisch sei. Diese fehlgeleiteten Gedanken müssen achtsam ergründet und dann nach und nach aufgegeben werden.

Wir können hier auf Buddha verweisen, der selbst anfangs seinen Körper in der Askese zu sehr überforderte und keine Befreiung fand. Wohl auch deshalb maß er der Achtsamkeit auf den Körper eine große Bedeutung bei.

Eine weitere, damit verbundene und wünschenswerte Dynamik bezieht sich darauf, sich nicht so sehr auf den Kopf und den Verstand zu konzentrieren. Also raus aus dem Kopf! Das betrifft insbesondere Menschen, die gern denken und lesen, sich viel austauschen und reden und reden …

Die Ebene der Körperhaltung und der damit verknüpften Geisteshaltung wurde bereits beschrieben. Andere Ebenen beziehen sich darauf, unsere geistigen Qualitäten kennenzulernen und Zugang zu ihnen zu finden. Weitere Details und Vertiefungen zur Meditation können in dem

Buch *Buddhistische Psychotherapie* oder in dem Buch *Heitere Weisheit* von Yongey Mingyur Rinpoche nachgelesen werden.

Die Achtsamkeitsmeditation

Von den Vier Stufen oder Grundlagen der Achtsamkeit im Buddhismus nutzen wir zu Beginn der Achtsamkeitsmeditation die ersten drei, nämlich den Körper, die Gefühle und die Gedanken (auch als Gemüt oder Geist wiedergegeben).

Karl Eugen Neumann übersetzte vor 100 Jahren die Lehrreden Buddhas und fand darin sehr treffende deutsche Worte. In einer neueren Übersetzung verwendet Kay Zumwinkel zum Teil andere Schlüsselbegriffe. Die Problematik einer treffenden Übersetzung bezieht sich auf sämtliche historische Texte, doch ein detaillierter Vergleich lohnt sich.

Karl Eugen Neumann	Kay Zumwinkel
Titel: Die Pfeiler der Einsicht	Titel: Die Grundlagen der Achtsamkeit
Körper	Körper
Gefühle	Gefühle
Gemüt	Geist
Erscheinungen	Geistesobjekte

Die Übersetzungen der Lehrrede Buddhas zur Achtsamkeit sind in vieler Hinsicht beachtlich. Es gibt einen Aspekt, der für die Vermittlung dieser Thematik von besonderer Bedeutung ist: Etwa die Hälfte der gesamten Lehrrede bezieht sich auf die Erste Stufe der Achtsamkeit, nämlich die Achtsamkeit auf den Körper. Andere Aspekte sind bemerkenswert aufgrund ihrer Unterschiedlichkeit. Das bezieht sich nicht nur auf die alternative Verwendung von *Einsicht* oder *Achtsamkeit*, auf deren Gemeinsamkeit wir schon früher hingewiesen haben. Neumann wählt zum Beispiel den Begriff *Gemüt* als dritten Grundpfeiler der *Einsicht*, während Zumwinkel sich hier für den Begriff *Geist* als dritte Grundlage der *Achtsamkeit* entscheidet. Der Begriff *Achtsamkeit* ist von Zumwinkel gut gewählt, doch der Begriff *Geist* scheint verwirrend zu sein, da damit auch der ungetrübte Geisteszustand in uns gemeint sein kann. Neumanns Wahl des Begriffs *Gemüt* wirkt zwar heute etwas veraltet, doch dieser umschreibt recht treffend einen Geisteszustand, der auch von Gefühlen durchwoben ist.

Wie bereits erwähnt, nutzen wir zu Beginn unserer Achtsamkeitsmeditation diese drei Stufen.

Übung: Eine Achtsamkeitsmeditation

Wir sorgen für eine akustische Störquelle. Zum Beispiel könnten wir das Radio einschalten, günstig wäre hier das Störgeräusch zwischen zwei Sendern. Vielleicht ist ein laut tickender Wecker oder ein Metronom zur Hand oder auch eine dissonant klingende Musik-CD oder ein experimentelles Hörspiel.

Wir nehmen unsere Meditationshaltung ein und beruhigen und klären unseren Geist. Nun ergründen wir die Erste Stufe der Achtsamkeit: Wie reagiert unser Körper auf das Geräusch?

Diese körperliche Qualität behalten wir nun weiterhin in unserer Achtsamkeit, während wir parallel dazu die Zweite Stufe der Achtsamkeit betrachten: Wie stark regen sich unsere Gefühle? Was regt sich? Wo regt es sich?

Während wir unseren Körper und unsere Gefühle beobachten, wenden wir uns parallel dazu nun der Dritten Stufe der Achtsamkeit zu, unseren Gedanken (unserem Gemüt oder Geist).

Wir werden lernen, diese drei Instanzen im weiteren Verlauf unserer Achtsamkeitsmeditationen immer besser zu differenzieren.

Wir nutzen diese Meditationsform noch für zwei weitere Übungen mit diesen drei Instanzen: Zunächst erinnern wir uns an eine für uns sehr *unheilsame* Erfahrung und durchlaufen auch hierbei die drei Instanzen Körper, Gefühle und Gedanken. Wenn wir diesen Ablauf für unsere Achtsamkeitsmeditation wählen, erinnern wir uns dann in einem letzen Durchgang an eine für uns sehr *heilsame* Erfahrung und gehen auch hier durch die drei Instanzen Körper, Gefühle und Gedanken. Der Weg zur Achtsamkeit kann also im Grundkurs bedeuten, dass wir die genannten drei Instanzen kennenlernen, einen guten Zugang zu ihnen kultivieren und sie so differenzieren lernen, dass wir damit eine vierte Dimension, den Beobachter, einbauen.

Die Vierte Stufe der Achtsamkeit, die Neumann *Erscheinungen* und Zumwinkel *Geistesobjekte* nennt, sollte zu Beginn in der Achtsamkeitsmeditation nicht berücksichtigt werden. Erst wenn wir achtsam unseren

Körper, unsere Gefühle und unsere Gedanken klären und beruhigen können, treten wir in die Vierte Stufe der Achtsamkeit und ergründen deren Inhalte: was uns hemmt, woran wir anhaften, unsere sechs Sinne, die heilsamen Kräfte in uns und als Grundsatz die Vier Edlen Wahrheiten.

Meditation und Störgeräusche

Für diejenigen von uns, die noch nicht so geübte Meditierende sind, wirken sich „störende" Geräusche oft als Problem aus. Anfangs suchen wir vielleicht auch nach optimalen Bedingungen für unsere Praxis: das passende Licht, die passende Umgebung, passende Musik oder passende Stille, passende Kleidung, passende Sitzunterlagen, Kissen, Schals, Kerzen, Duftlampen und vieles mehr. Alles soll so hilfreich sein wie nur eben möglich. Dann sitzen wir da und hören plötzlich die tickende Uhr, die vorbeifahrenden Autos, die Mitmenschen in der Nähe und deren Geräusche. Ohnehin benötigt unser Verstand eine ganze Weile, um sich auf die Meditation einzustellen. Er wird weiterhin fleißig Gedanken produzieren; wir denken über Vergangenes und über Zukünftiges nach oder fantasieren über Unsinniges. Das alles unterstützt nun wirklich nicht unsere meditative Ruhe. Wenn jetzt noch „Störgeräusche" die Meditation erschweren, kommt ein weiteres Problem hinzu.

Diese ungünstige Kombination können wir auflösen, indem wir jedes Geräusch dankbar als Hilfe annehmen. Wenn wir gedanklich wieder abdriften und plötzlich ein Geräusch hören, werden wir vielleicht erst einmal kurz gereizt darauf reagieren; dann aber erinnern wir uns und nutzen diese Unterbrechung, um wieder zur Meditation zurückzufinden. Die Geräusche stören nur, wenn wir die Meditation ohnehin schon gedanklich verlassen haben. Wenn wir in der Meditation unseren Geist beruhigt und geklärt haben, spielen Geräusche keine wesentliche Rolle mehr. Erleben wir jedoch Probleme bei der Meditation, dann können wir nun jedes Geräusch sehr gut als Meditationshilfe nutzen. Wir nehmen es wahr, lächeln und sind dankbar für die Erinnerungshilfe.

Auswirkungen der Meditation

In den letzten Jahren wurden einige interessante Untersuchungen an Menschen mit langen Meditationserfahrungen durchgeführt. So gab es sehr spannende Projekte zwischen buddhistischen Mönchen und westlichen Neurowissenschaftlern. Die Ergebnisse der computertomographischen Untersuchungen zeigten deutliche Unterschiede zu einer Kontrollgruppe von Menschen ohne Meditationserfahrungen.

Einige recht bedeutsame Ergebnisse wurden unter anderem von den Neurowissenschaftlern Rick Hanson und Richard Mendius vorgestellt: Danach fördert und stabilisiert Meditation heilsame Geisteszustände in uns, wie zum Beispiel Gelassenheit, innere Ruhe, Konzentrationsfähigkeit und Achtsamkeit. Es konnte der Nachweis erbracht werden, dass die Hirnstrukturen, die mit diesen heilsamen Zuständen in Zusammenhang stehen, deutlich stärker ausgeprägt waren.

Darüber hinaus gibt es ein weiteres Hirnareal, das direkt auf die Meditation reagiert: Der *anteriore cinguläre Cortex* (ACC) ist bei sehr erfahrenen Meditierenden ebenfalls erheblich stärker ausgebildet. Dieser ACC ist verantwortlich für die Integration unserer Emotionen mit unseren Verstandestätigkeiten. Wenn wir sehr starke Emotionen haben, doch nur wenig Zugang zur Vernunft, erfahren wir in unserem Leben wahrscheinlich viel Chaos. Wenn wir in unserer Vernunft sehr wenig Zugang zu unseren Emotionen haben, konfrontiert uns das wahrscheinlich mit erheblichen Problemen. Je besser wir Verstand und Emotion miteinander integrieren können, desto weniger sind wir in der Verblendung gefangen. Ebendiese Verknüpfung zwischen Verstand und Gefühl vermittelt uns der ACC, der durch eine regelmäßige Meditationspraxis intensiv gestärkt werden kann. Nach buddhistischer Vorstellung ist neben der Anhaftung und den Widerständen die Verblendung eine der hauptsächlichen Ursachen für unser Leiden.

Als ein weiteres bedeutsames Ergebnis konnte nachgewiesen werden, dass neben den Hirnarealen hinter unserer Stirn und dem tiefer liegenden ACC noch eine weitere Hirnstruktur, die *Insula,* ebenso intensiv von der Meditation profitiert, wie bereits erwähnt wurde. Die Insula liegt in der Nähe des ACC und unterstützt unsere Fähigkeit zur Introspektion, der bewussten Selbstwahrnehmung. Diese ist für unsere Achtsamkeit unentbehrlich. Damit kann die Meditation eine Instanz in uns stärken, die dann dauerhaft für mehr Selbstwahrnehmung und damit für eine weniger anhaftende Außenorientierung sorgt.

Mit den Hinweisen und Beweisen aus den Neurowissenschaften über die Auswirkungen von Meditation finden wir einen konkreten Ansatzpunkt zur Verminderung unserer Verblendungen, Anhaftungen und Widerstände.

Jetzt wenden wir uns einigen weiteren wichtigen Bereichen im Behandlungsrahmen der Buddhistischen Psychotherapie BPT zu.

Die Einzelsitzungen der BPT

Die Einzelsitzungen finden regelmäßig einmal pro Woche statt und dauern jeweils 50 Minuten. Sie beginnen und enden mit einer kurzen meditativen Sammlung. Dann können die Hilfesuchenden in einem vertraulichen Rahmen ihre individuellen Themen bearbeiten und ihre persönlichen Probleme bei der praktischen Umsetzung ansprechen. Hierbei ist besonders zu beachten, dass wir unsere unheilsamen Gewohnheiten ebenso kritisch wie nachsichtig ergründen und in einem weiteren Schritt unsere heilsamen Ressourcen erkennen, vertiefen, trainieren und auf diese Weise stabilisieren. Diese Behandlungsform widmet sich also nur zu einem Teil unseren Problemen; sie fokussiert unbedingt auch intensiv unsere bereits bestehenden Fähigkeiten.

Neben dieser Bearbeitung werden Körperübungen zur besseren Selbstwahrnehmung und zur Förderung der Meditationshaltung trainiert und achtsam gesichert. Ferner wird in den Einzelsitzungen die Meditationshaltung selbst überprüft und stabilisiert. Die Aspekte Haltung, Atmung und dann im weiteren Verlauf auch die eigenständige Entwicklung von heilsamen Geisteszuständen sind bewährte Themen und Inhalte.

In den Einzelsitzungen können insbesondere auch die persönlichen Schwierigkeiten der Hilfesuchenden bei der Umsetzung der Übungen, in die sie in den Gruppensitzungen eingewiesen wurden, ergründet, bewältigt und gelöst werden. Wurde zum Beispiel in der Gruppensitzung die Thematik des Mittleren Weges bearbeitet, dann kann in den sich anschließenden Einzelsitzungen darauf eingegangen werden, ob der Hilfesuchende zu viel oder zu wenig Energie aufbringt. Einige Menschen benötigen die Instruktion, etwas weniger Spannung aufzubauen, während andere die gegenteilige Anweisung erhalten, um wieder auf den Mittleren Weg zu finden.

In diesem Zusammenhang wird auch das ganz persönliche Mantra entwickelt, denn natürlich erhält ein eher widerständiger Charakter ein anderes Mantra als ein sehr anhaftender Mensch. Beispielsweise hilft das *Danke-Mantra* bei sehr vielen Problemkonstellationen, wird am häufigsten aber bei widerständigen und reizbaren Menschen eingesetzt, um bei jeder neuen Wahrnehmung leise für sich formuliert zu werden.

Übung: Das Danke-Mantra

Der Übende setzt sich anfangs ein Zeitlimit. Zum Beispiel wird innerhalb der nächsten Stunde jede registrierte Wahrnehmung dankend angenommen. Mit seiner inneren Stimme – oder je nach Gelegenheit auch laut – formuliert der Übende:
„Danke für die rote Ampel, Danke für die Pause, Danke für den Regen, Danke für die Nachfrage, Danke für die Rückenschmerzen, Danke für das Essen" und so weiter.

Auf diese Weise bilden sich neue positive und freundliche Nervenbahnen und die alten Nörgelbahnen mildern sich nach und nach ab.

Es gibt auch Hausaufgaben

Die Hausaufgaben nehmen in der Buddhistischen Psychotherapie BPT einen relativ großen Bereich ein, weil die vielen Informationen und das umfassende Erwerben von Kenntnissen zwar recht hilfreich und auch unumgänglich sind, doch allein zu keiner stabilen Veränderung führen können. Dieser Schritt kann nur durch eigenständige Übungen und insbesondere persönliche Erfahrungen vollzogen werden.

Typische Hausaufgaben sind zum Beispiel das eben beschriebene Mantra, spezielle Dankbarkeitsübungen sowie auch die Umsetzung der in den Einzelsitzungen vorgeschlagenen neuen und alternativen Verhaltensweisen, wie etwa einmal pro Tag einen fremden Menschen anzusprechen oder auf eine bestimmte Weise eine neue Ausdrucksform für eigene Gedanken und Belange zu finden und umzusetzen. Weitere Klassiker bei den Hausaufgaben bestehen natürlich in den festgelegten Übungszeiten für die Meditation wie auch für körperliche Übungen zur Stärkung der Körper- und Geisteshaltung. Des Weiteren ist die Übung des *Heiligen Innehaltens* ebenso umzusetzen wie die Übung, regelmäßig zu lächeln und den gesamten Körper zu lockern, falls die Spannung zu hoch ist, oder die Energie andernfalls zu steigern. Das setzt eine weitere regelmäßige Übung voraus, nämlich die der Introspektion oder auch der Selbstwahrnehmung.

Übung: Das Heilige Innehalten

Der Übende setzt sich anfangs ein Zeitlimit. Zum Beispiel wird innerhalb der nächsten Stunde jeder registrierte Impuls entschleunigt und eingebremst. Bei diesem Prozess soll eine *Innere Pausetaste* entwickelt und eingerichtet werden. Die jeweiligen Impulse können sowohl von innen als auch von außen kommen. Entweder wollen wir jetzt aufstehen oder nach etwas greifen, sofort antworten oder auf etwas schnell reagieren. In jedem Falle halten wir für die Dauer eines Atemzugs kurz inne und fahren erst dann mit der Umsetzung dieses Impulses fort. Auch wenn der Impuls von außen kommt, zum Beispiel durch eine Nachfrage, eine Instruktion oder Anweisung, stets halten wir einen Atemzug lang inne.

Beim Psychologen redet man über die Kindheit

Dieses Klischee ist so weit verbreitet, weil es eben oftmals zutrifft. Sicherlich konzentrieren sich manche Therapeuten mehr, andere weniger auf diesen Aspekt. Viele unserer problematischen Verhaltensweisen haben eine lange Geschichte und gehen zum Teil auf recht frühe Lernerfahrungen zurück. Auch in der Buddhistischen Psychotherapie BPT wenden wir uns achtsam unseren Wurzeln zu. Dadurch können wir uns selbst besser kennenlernen. Das Aussprechen von oftmals noch verdrängten Erfahrungen oder lange nicht mehr beachteten und untergründigen Persönlichkeitsanteilen kann durchaus zu lindernden Wirkungen führen. Die Bearbeitung in einem wertschätzenden und achtsamen therapeutischen Rahmen bewirkt sehr häufig einen heilsameren Umgang mit solchen Erfahrungen. Je leidender ein Hilfesuchender sich zeigt, desto intensiver ist sein derzeitiger Zugang zu den kindlichen Empfindungs- und Reaktionsmustern. Wir werden auf diese Thematik noch zurückkommen.

Bei der Bearbeitung unserer persönlichen Geschichte werden wir in der BPT besonders auf die Problematik der Identifikation achten. Unsere starke Neigung, uns mit unserer Geschichte zu identifizieren, muss sehr kritisch gesehen und gehandhabt werden. Psychoanalytiker benennen diese Problematik sehr selbstkritisch, wenn sie sagen, die Erkenntnisse von heute seien die Widerstände von morgen. Damit meinen sie die Problematik, dass viele Patienten ihre Erkenntnisse, die sie heute gewinnen, oft schon morgen als Widerstände nutzen. Wenn wir zum Beispiel erkennen, in welcher Weise wir als Kind nicht entsprechend gefördert wurden, können wir diese Erkenntnis durchaus dafür nutzen, um unsere aktuelle Passivität zu rechtfertigen. Diese Vorgänge sind uns selbst oft gar nicht voll bewusst.

Aus der eigenen Geschichte heraustreten

Die eigene Entwicklungsgeschichte zu kennen und damit auch die eigenen Stärken und Schwächen zu realisieren scheint ein sehr wesentlicher Schritt auf unserem Weg zu sein. Wie bereits erwähnt, darf der Bearbeitungsprozess aber nicht zu einer Verfestigung führen, sondern muss immer im Hinblick auf Vergeben, Loslassen und Befreien ausgerichtet sein. In diesem Prozess lernen wir weniger, die eigene Geschichte abzuschütteln, als vielmehr, sie zu akzeptieren. Doch auch hier ist das Akzeptieren nicht mit einer passiven Haltung zu verwechseln, sondern ein aktiver Vorgang, bei dem wir klar und deutlich die Zusammenhänge erkennen und akzeptieren, so dass wir unser Hadern und Grübeln stoppen und damit viel Energie freisetzen können, die wir für heilsamere Handlungen nutzen wollen. Wie das geschehen kann und wie wir es konkret umsetzen, erfahren wir themenbezogen in den einzelnen Kapiteln von Teil II und III.

Generell muss jedoch nochmals betont werden, dass sich die gesamte Perspektive dieses Praxisbuches auf die Gegenwart, das Hier und Jetzt, konzentriert, um künftig heilsamere Veränderungen für uns zu erreichen. Der Blick in die Vergangenheit ist für buddhistische Psychotherapeuten zwar wichtig, aber nicht von primärer Bedeutung.

Pharmakotherapie – Der Gebrauch von Medikamenten in der BPT

Die Pharmakotherapie, das heißt die medikamentöse Behandlung beispielsweise zur Linderung von psychischen Problemen, darf nach den Richtlinien der Pharmakotherapie keine Monotherapie darstellen, sondern soll lediglich eine Begleittherapie sein. Eine Behandlung, die sich ausschließlich auf die Einnahme von Psychopharmaka konzentriert, wird heute als Kunstfehler definiert.

Über Sinn und Zweck von medikamentöser Therapie ließe sich lange streiten. Die Buddhistische Psychotherapie BPT vertritt den Standpunkt, dass mit ausreichender Achtsamkeit und professioneller Indikationsstellung von einem sehr erfahrenen Arzt diese Möglichkeit als unterstützende Begleitmaßnahme durchaus genutzt werden kann. Hierfür ist die Kooperation mit einem entsprechenden Facharzt ratsam. Die entscheidende Frage in Bezug auf die Notwendigkeit einer Pharmakotherapie lautet, ob der Betreffende ausreichend gut in der Lage dazu ist, auch ohne Medikamente alle Informationen konzentriert aufnehmen und ebenso genügend Energie und Motivation für eine regelmäßige eigenständige Übungspraxis aufbringen zu können. Wenn das nicht der Fall sein sollte, könnte dies eine Indikation für eine medikamentöse Begleittherapie sein.

Es erscheint sehr empfehlenswert, *vor* der Medikamenteneinnahme die labortechnische Feststellung des individuellen Entgifter-Typus durchzuführen. Dieser Test ist so einfach wie die Bestimmung jedes anderen Blutwertes. Leider gehört er nach wie vor noch immer nicht zur Standardtestung.

Jeder Mensch baut chemische Stoffe, wie zum Beispiel Alkohol oder Medikamente, mit sehr unterschiedlicher Geschwindigkeit ab. Die Fachkommission der Europäischen Union empfiehlt seit Jahren die Bestimmung des Verträglichkeitstyps *vor* der Pharmakotherapie. Prof. J. Bauer berichtet, dass etwa 30 Prozent der Menschen zu den mittelschwachen Entgiftern, dem Typus des *intermediate metabolizer,* gehören. Das bedeutet, dass 30 Prozent von uns eine vierfach verminderte Abbaugeschwindigkeit bei der Entgiftungsleistung von Chemikalien aufweisen. Etwa 10 Prozent der Menschen sind schwache Entgifter und gehören zum Typus des *poor metabolizer;* diese weisen eine sogar hundertfach verminderte Abbaugeschwindigkeit bei der Entgiftungsleistung von Chemikalien auf. Sicherlich sind auch diese Menschen mit langsamerer Entgiftungsfähigkeit in die Erprobungsphasen der Medikamente einbezogen worden. Dennoch scheint es sehr ratsam zu sein, den eigenen Entgifter-Typus zu bestimmen, um die ansonsten recht hohe Wahrscheinlichkeit einer Überdosierung zu vermeiden. Nur etwa zwei Prozent der Menschen sind schließlich überstarke Entgifter, also vom Typus des *rapid metabolizer.* Sie weisen eine so hohe Abbaugeschwindigkeit bei der Entgiftungsleistung von Chemikalien auf, dass die medikamentöse Wirkung nicht spürbar wird. Bei ihnen entsteht nicht selten – wenn auch zu Unrecht – der Verdacht, dass sie ihre Medikamente nicht eingenommen haben.

Die medikamentöse Begleitbehandlung wird zu Beginn der BPT individuell mit jedem Hilfesuchenden besprochen. Medikamente heilen in der Regel nicht, doch sie bringen Linderung. Sie berühren nur selten die Ursache, wie zum Beispiel Antibiotika, sondern reduzieren die Symptome. Das ist oft eine nicht zu unterschätzende Qualität. Neben der naheliegenden Begründung, das Leiden zu mildern, sollte die Pharmakotherapie insbesondere auch dazu beitragen, die psychosomatische Verfassung eines Menschen so weit zu stabilisieren, dass er oder sie die Chance bekommt, eigenständig die notwendigen Techniken und Maßnahmen durchführen zu können, um die Beschwerden dauerhaft zu lindern und sukzessive ganz aufzulösen. Die entscheidende Frage in Bezug auf die Medikamenteneinnahme ist folglich die kritische Prüfung, ob wir auch ohne Medikamente die notwendigen Übungen zur Milderung der Probleme durchführen können, oder ob wir durch zu viel Aufregung keine nötige Konzentration oder aufgrund von zu großem Antriebsmangel zu wenig Motivation für die Übungspraxis entwickeln können. Die Möglichkeiten einer Stimulanz oder Dämpfung werden allerdings durch alternative Verfahren geprüft.

Viele Menschen teilen Medikamente in die guten Naturheilkräuter und die bösen künstlich hergestellten Präparate ein. Wir sollten bedenken, dass die von uns hergestellten Medikamente in der Regel aus der Natur herauskopiert werden. Zudem bieten solche „guten Naturprodukte“ wie beispielsweise Tabak, Kokain, Heroin und zahllose andere giftige Substanzen keine wirklichen Hilfen.

Das Gesamtkonzept der BPT

Wir haben nun den Rahmen der Budhistischen Psychotherapie BPT grob umrissen und können die Kernelemente wie folgt zusammenfassen: Einzelsitzungen, Gruppensitzungen, Unterweisungs- und Meditationsabende, Wochenendseminare, Hausaufgaben, Literaturstudium.

Nun folgen die buddhistischen Behandlungsmethoden bei inneren (Teil II) und äußeren (Teil III) unheilsamen Zuständen. Die Differenzierung zwischen inneren und äußeren Zuständen wird lediglich aus Gründen der besseren Darstellbarkeit gewählt. In vielen Konfliktlagen sind klare Zuweisungen zu inneren *oder* äußeren Ursachen gar nicht mehr möglich, denn wir treffen hier auf ein Gemisch aus inneren Problemen wie Ärger, Frust oder Trauer und aus äußeren Job- oder Beziehungsproblemen.

Ein wesentlicher Schritt auf unserem Weg in die Befreiung ist die Wahrnehmung unserer Selbstverantwortung. Sicherlich bedeutet das nicht, dass wir selbst für alle sich ereignenden Miseren verantwortlich sind, doch der sehr wichtige Schritt, welchen Weg wir daraufhin wählen und wie wir mit unseren Lebensbedingungen umgehen, liegt ganz bei uns selbst. Auch wenn es nötig sein sollte, für heilsame Veränderungen in unserer Umwelt einzutreten, so ist es dennoch unumgänglich, bei uns selbst zu beginnen. Ohne eigene innere Klärung werden wir uns bei den Bemühungen um eine bessere Welt immer verirren.

Wenn uns spitze Steine
beim Laufen hindern,
können wir entweder versuchen,
alle Wege von spitzen Steinen zu säubern,
oder wir legen uns Schuhe zu.

Teil II

Die Behandlungsmethoden der BPT bei inneren unheilsamen Zuständen

Wenn du es schwer haben willst,
dann versuche die Welt zu ändern.
Wenn du es leichter haben willst,
dann versuche dich selbst zu ändern.

– Buddhistische Weisheit –

Der Geist ist die Quelle aller Erfahrung.
Indem wir die Ausrichtung des Geistes ändern,
können wir die Qualität all dessen,
was wir erfahren und wahrnehmen, ändern.

– Yongey Mingyur Rinpoche –

In Teil II lernen wir die konkreten Maßnahmen kennen, die wir zur Abhilfe bei unseren inneren unheilsamen Zuständen einsetzen können. Mit inneren unheilsamen Zuständen sind unsere schmerzlichen emotionalen Reaktionen und unsere Geisteseintrübungen gemeint. Unsere Ängste, unsere Trauer und Wut führen zu einer noch stärkeren Eintrübung unseres Geistes, der schon durch unsere alltäglichen „Selbstvergiftungen" für uns kaum mehr wahrnehmbar ist. Leider werden diese Vergiftungen durch ihre Normalität und aufgrund unseres hohen Konsums gar nicht mehr als Problem von uns wahrgenommen. Wenn wir wirklich einen geklärten und ruhigen Geist kultivieren wollen, dann müssen wir uns fragen, wie unser Konsumverhalten aussieht. In welcher Dosierung und Häufigkeit nutzen wir, um nur einige Beispiele zu nennen, Alkohol,

Drogen, Nikotin, Fernsehen, Essen, Süßigkeiten, Sex, Shopping, Arbeit oder Sport? Buddhisten fragen nicht so sehr danach, ob Shopping gut oder böse ist oder Fernsehen sinnvoll oder sinnlos, sondern sie fragen sich, was der jeweilige Konsum mit unserem Geist anstellt. Betäubt, irritiert, benebelt oder verwirrt unser Verhalten unseren Geist, oder trägt es dazu bei, den Geist zu beruhigen und damit zu klären?

Ohne Geistesschulung leben wir die meiste Zeit des Tages über sehr unbewusst und funktionieren dann gewissermaßen auf *Autopilot,* unserer inneren automatischen Steuerungsanlage: Morgens schalten wir in den Morgen-Autopilot ein, den Frühstücks-Autopilot, dann den Autofahr-Autopilot, den Arbeits-Autopilot und so weiter. Dann ist ganz plötzlich und unversehens der Tag schon vorüber und wir wundern uns, dass es bereits dunkel wird oder das Wochenende so schnell vorüber war, das Jahr nur so vorbeifliegt.

Wenn wir dann Ärger, Trauer oder Angst erfahren, verstärkt sich dieses problematische Muster des Autopiloten weiter. Leiden führt uns noch tiefer in unsere unbewussten Muster und Programme hinein. Diesen Vorgang müssen wir sehr achtsam ergründen: Leiden verstärkt unsere Unbewusstheit. Und Unbewusstheit ist eine starke Quelle für weiteres Leiden. So erzeugt Leiden wiederum Leiden und erhält sich auf diese Weise selbst am Leben. Ein Teufelskreislauf, in dem sich viele von uns oft wiederfinden oder bereits schon gefangen fühlen.

Häufig meinen wir, dass Konflikte durch äußerliche Ursachen entstehen, wie zum Beispiel Mobbing, Stress, Zeitdruck, Beziehungsprobleme, Provokationen, Unfälle und vieles mehr. Schließlich sehen so auch unsere frühen Leidenserfahrungen aus. Wir hauen uns mit dem kleinen Kinder-Hammer versehentlich auf den Daumen und erfahren dann reaktiv durch den Hammer Schmerzen. „Blöder Hammer" sagen die Kinder dann. Nach diesem kindlichen Schema verfahren wir leider ebenfalls, wenn wir uns zum Beispiel über jemanden ärgern und dann denken oder auch laut herausposaunen: „Blöder Idiot" oder „blöder Chef", „blöder Typ" oder „blöde Frau".

Je größer das Leiden, desto ausgeprägter ist der Rückfall, die Regression in unsere kindlichen Muster. Neben den eher amüsanten kindlichen Anteilen in uns, die uns in bestimmten Situationen helfen, uns etwas spielerischer zu verhalten und unbeschwerter zu agieren, führen ebendiese kindlichen Anteile auch dazu, dass wir in schwierigeren Situationen keinen Zugang zu unseren erwachseneren Anteilen finden. Diese erwachseneren Anteile, zu denen beispielsweise eine adäquate Fähigkeit zur Selbstkritik gehört oder auch die Fähigkeit, sich zu beherrschen, würden uns vielleicht zeigen, dass nicht immer nur äußere Umstände für unser Verhalten und Empfinden verantwortlich sind.

Bei genauerer Betrachtung erkennen wir natürlich, dass Menschen in ähnlichen Situationen oft recht unterschiedlich reagieren. Demnach sind sicherlich auch eine Reihe innerer Faktoren am Werk, wenn wir auf unsere Umwelt reagieren. In Krisen leiden wohl alle Menschen, doch werden einige eher ärgerlich, während andere eher traurig oder ängstlich reagieren. Natürlich ist auch das jeweilige Ausmaß der emotionalen Reaktionen bei verschiedenen Menschen ebenso unterschiedlich wie bei ein und demselben Menschen zu verschiedenen Zeiten.

Wie wirken unser Geist, unser Verstand, unsere Gefühle und Emotionen eigentlich zusammen? Wenn wir heilsamen Einfluss darauf nehmen wollen, dann benötigen wir natürlich auch eine Vorstellung davon, wie diese Abläufe in uns überhaupt gesteuert werden. Dafür benötigen wir eine Geistesschulung, wie sie uns die buddhistische Lehre anbietet.

Da Buddhisten uns als ganze Menschen mit Geist, Herz, Körper sehen und natürlich auch als Mitmenschen in einem untrennbaren bio-psycho-sozialen Gefüge, verstehen sie ein solches Geistestraining als eine umfassende Schulung. Dementsprechend werden wir hier die Trennung zwischen inneren und äußeren Zuständen lediglich als eine Hilfskonstruktion betrachten, so als würden wir uns erst einmal die linke Bildhälfte und dann die rechte Bildhälfte eines Gemäldes anschauen oder erst die linke und dann die rechte Gehirnhälfte scannen. Dies geschieht immer in dem Gewahrsein, dass wir hier stets Einheiten betrachten, wie in diesem Falle die inneren und die äußeren menschlichen Belange.

Kapitel 5

Die unbenannte Krankheit

Wir ergründen den Unterschied
zwischen unserem Verstand und unserem Geist

Diese Kapitelüberschrift wirkt wahrscheinlich etwas mysteriös. Was könnte wohl mit der *unbenannten Krankheit* gemeint sein?

In den folgenden Kapiteln werden wir Probleme thematisieren, die uns zumindest vom Begriff her recht geläufig sind, wie zum Beispiel Ängste, Schmerzen oder Depressionen. Diese sind zwar sehr weit verbreitet, dennoch leiden wir nicht alle in gleichem Maße daran. Einige von uns neigen vielleicht eher zur Depression, andere eher zu Ängsten oder zu gereizten und wütenden Reaktionen. Die unbenannte Krankheit betrifft dagegen wahrscheinlich ohne Ausnahme uns alle. Gemeint ist hier unser von uns selbst nicht mehr zu kontrollierender Verstand: die Krankheit, nicht mit dem Denken aufhören zu können.

Gerhard ist 52 Jahre alt. Als er in die Therapie kommt, klagt er hauptsächlich über Schlafstörungen, Kopfschmerzen, Magenprobleme und häufige Empfindungen von Trauer. Besonders kräftezehrend seien die schlaflosen Nächte, in denen er sich so viele Gedanken darüber mache, wie er selbst seine missliche Situation verbessern könne. Gerhard schildert recht selbstkritisch, dass er bei diesen Überlegungen entweder über die Vergangenheit nachdenke, um hier mögliche Ursachen zu finden, oder sich eine Zukunft ausmale, in der er mit seinen Problemen besser zurechtkomme. Als Hauptursachen für seine Probleme macht Gerhard sowohl seine beruflichen Stressoren als auch partnerschaftliche Konflikte verantwortlich und schildert ein komplexes Szenario seiner beruflichen und privaten Verbindungen. Zwar ahnt Gerhard schon, dass auch er selbst dafür mitverantwortlich ist, doch ist es ihm bislang noch nicht möglich gewesen, in diesem komplizierten Gefüge einen Ansatzpunkt zu finden, wo er beginnen könnte. So wirkt er in der Anfangszeit noch recht angespannt und bedrückt.

Es wäre schön, wenn wir unseren Verstand funktional einsetzen könnten. Er kann tatsächlich eine große Hilfe sein, doch damit gibt sich unser Verstand schon lange nicht mehr zufrieden. Er mag sich nicht abstellen lassen. So wie unser Herz unermüdlich schlägt, so produziert unser Verstand unermüdlich Gedanken.

Leider sind nur die wenigsten davon tatsächlich nutzbar. Die meiste Zeit über laufen Wiederholungsschleifen. Wenn die Neigung dazu sich verstärkt, dann erleben wir dies als etwas, das wir zum Beispiel Grübelei oder Grübelzwänge nennen können. Doch die unbenannte Krankheit geht weit über dieses Phänomen des Grübelns hinaus.

Das Grübeln erzeugt relativ schnell einen unangenehmen Spannungszustand in uns, den wir durchaus wahrnehmen, auch wenn wir ihm oftmals hilflos ausgeliefert zu sein scheinen.

Die unbenannte Krankheit ist aber etwas, das wir während jeder Minute des Tages unbewusst mit uns selbst anstellen, auch wenn wir noch gar keine Grübelei bei uns bemerken. Zum Beispiel gehen wir durch den Park und hören im Kopf eine Melodie, vielleicht aus der Werbung. Unser Verstand liebt die Unterhaltung und hasst die Stille. Dann sehen wir einen Menschen und unser Verstand liefert sofort Kommentare, wir nehmen das Wetter wahr und unser Verstand liefert sofort Kommentare, wir nehmen vielleicht Bäume wahr und unser Verstand liefert sofort Kommentare, dann erreichen wir die Straße, sehen unser Ziel und unser Verstand liefert sofort Kommentare. Wir orientieren uns nach der Zeit und unser Verstand liefert sofort Kommentare, wir denken daran, was noch zu tun ist, und unser Verstand liefert sofort Kommentare. So geht das tagtäglich, jede Minute. Der Wahnsinn ist uns so vertraut, dass wir ihn schon gar nicht mehr hinterfragen.

Doch damit nicht genug: Es entstehen leider viele Momente, in denen wir dieses unangenehme Phänomen noch zusätzlich verstärken. Genau dies hat Buddha beschrieben, als er sagte, dass es immer zwei Probleme gebe. Er formulierte es so, dass wir stets zwei Pfeile abschießen: Zuerst trifft uns ein Pfeil und wir nehmen ein schmerzhaftes Ereignis wahr. Ein

Problem entsteht. Dieser Vorgang ist unumgänglich. Wir werden im Leben immer wieder in die Schusslinie geraten; manchmal haben wir fast den Eindruck, als gingen ganze Pfeilhagel auf uns nieder. Anstatt uns jedoch auf einen adäquaten Selbstschutz oder auf Lösungsmöglichkeiten zu konzentrieren, schießen wir auch noch selbst einen zweiten Pfeil auf uns ab. Wir beginnen zu hadern, uns zu sorgen, zu zweifeln, uns in Selbstmitleid oder in Selbstanklagen und negativen Gedanken zu verstricken. So verstärken wir die unbenannte Krankheit auch noch zusätzlich. Aus diesem Prozess können sich dann weitere Beschwerden entwickeln, wie zum Beispiel Ängste, Depressionen, Schmerzsyndrome oder Wutattacken.

Generell verstärkt das Leiden unsere Unbewusstheit erheblich. Dieser Vorgang fördert wiederum unsere Neigung zu alten Mustern. Eigentlich befinden wir uns ständig in einem Teufelskreislauf, der im Buddhismus *Samsara* heißt, das Rad des Lebens und damit auch des Leidens. Auf dieser Basis ist vielleicht verständlich, warum Buddhisten als oberstes Ziel die Befreiung anstreben.

Die geschilderte Problematik wird uns durch dieses Buch begleiten. Wir nehmen stets kritisch wahr, wie sich unsere beiden Probleme aktuell jeweils zusammensetzen: Woraus besteht das erste Problem, wodurch wurden wir verletzt oder generell stimuliert, und wie entsteht dann das zweite Problem, was machen wir selbst aus dem ersten Problem, wie gehen wir damit um?

Falls dieser Ansatz und das beschriebene Problem mit unserem Verstand noch recht unvertraut wirkt, sollten wir eine kleine Pause einlegen, das Buch einen Augenblick lang zur Seite legen, uns einen etwas ruhigeren Platz suchen und dann unseren Verstand bitten, für eine Minute Ruhe zu geben. Eine Order an unseren Verstand: Bitte Ruhe!

Wahrscheinlich meldet sich unsere innere Stimme schon nach nur wenigen Sekunden wieder: *Was soll das denn, langweilig, was kommt denn als Nächstes* … oder sie gibt ähnliche Kommentare ab.

Mit Geduld zähmt man sogar wilde Tiere.
Weshalb sollten wir also unseren Verstand
nicht zähmen können?

– Dalai Lama XIV. –

Wenn wir für diesen Vorgang nun sensibilisiert worden sind, können wir im weiteren Verlauf des Tages immer wieder zur Kenntnis nehmen, wie fest unsere Verstandesstimme uns im Griff hat, wie wir pausenlos einen inneren Monolog führen und uns oft auch gegen diese Stimme behaupten müssen. Selbst wenn unser Köper um Ruhe bittet, treibt die Verstandesstimme uns weiter: *Erst die Arbeit, dann das Vergnügen, sei nicht so faul, Leistung ist wichtig, du musst Geld verdienen, die Wohnung muss immer blitzsauber sein. Das ist richtig, das ist falsch, das will ich, das will ich nicht, das ist gut, das ist schlecht …*

Das buddhistische Ziel des *No-Mind*-Zustandes betrifft direkt dieses Thema. Wenn wir die Befreiung erreichen wollen, doch auch, wenn wir für uns und unser Leben mehr Achtsamkeit, Genussfähigkeit und Freude entwickeln möchten, dann ist es unumgänglich, diese Problematik zu ergründen und Gegenmaßnahmen zu ergreifen. Dieses Kapitel widmet sich diesem Vorhaben, indem es bei den größeren Auffälligkeiten beginnt, nämlich den Situationen, in denen unser Verstand uns mit seinen Grübelneigungen quält. Wenn wir hierbei spürbare Veränderungen erzielen, werden wir damit fortfahren und auch in den vielen anderen alltäglichen Situationen unsere Verstandesimpulse einzugrenzen suchen.

Auch wenn wir unseren Verstand hier in ein sehr kritisches Licht rücken, so müssen wir natürlich parallel dazu den hohen Wert unseres Verstandes würdigen. Eckhart Tolle sagt in diesem Zusammenhang, dass wir in unserem Bemühen nicht wieder unterhalb unseres Verstandes zurückfallen sollen, sondern lernen, darüber hinauszugehen. Der Ansatz der Buddhistischen Psychotherapie BPT lautet dementsprechend:

Wir befreien uns nicht *von*, sondern *inmitten* unserer Gedanken.

Grübelei ist schrecklich normal

Meist halten wir die Funktionsweisen unseres Verstandes entweder für normal oder wir denken erst gar nicht darüber nach. Wenn wir unsere Marotten jedoch ändern möchten, dann werden wir nicht darum herumkommen, den Fokus auf einige in uns ablaufende Prozesse zu legen und uns diese genau anzuschauen.

Unser Verstand prüft stets die jeweilige Situation und aktiviert dann möglichst schnell die in uns abgespeicherten Programme. Wie bereits erwähnt, wechseln wir im Laufe des Tages meist nur noch zwischen den persönlichen Programmen oder Automatismen: vom Aufwach-Automatismus zum Frühstücks-Automatismus zum Straßenverkehrs-Automatismus zum Arbeits-Automatismus und so weiter. Wenn nun etwas Besonderes passiert, für das nicht sofort ein Automatismus zur Verfügung steht, dann reagiert der Verstand generell bei uns allen in recht ähnlicher Weise: Er versucht das Problem irgendwie zu verdauen. Dafür wird es hin und her gedreht und immer wieder und wieder angeknabbert. Unser Verstand zeigt hier eine durchaus hartnäckige Seite. Schließlich ist das genau die Art und Weise, wie wir die meisten Fähigkeiten erlernt haben: durch Wiederholung. Wiederholungen, Kreisläufe und Automatismen sind also sehr menschliche Eigenschaften. Auch das Grübeln ist eigentlich keine große Besonderheit, sondern die Art und Weise, wie unser Verstand funktioniert. Nur wenn es zu sehr ausufert und zu Grübelzwängen führt, fühlen wir uns davon gestört.

Psychologische Studien belegen, dass unerledigte und nicht abgeschlossene Aufgaben deutlich länger in Erinnerung bleiben als solche, die bereits erledigt sind. Dies wird als *Zeigarnik-Effekt* bezeichnet. Diesen allgemeingültigen Mechanismus, der in allen Menschen abläuft, nehmen wir in sorgenvollen Situationen besonders schmerzlich zur Kenntnis.

Im Buddhismus werden diese Funktionsweisen kritisch ergründet, so dass wir die Automatismen und unbewussten Wiederholungen nach und nach mit Achtsamkeit wahrnehmen und dadurch einen heilsamen Einfluss darauf nehmen können.

Indem wir in der Meditation eine erhöhte Wachheit entwickeln, wird es zunehmend besser möglich sein, die eigenen inneren und schnell ablaufenden Prozesse zu beobachten und zu lenken. Für unser Thema der Grübelei kann das zum Beispiel bedeuten, dass wir in der meditativen Ruhe unseren ruhigen Geist wahrnehmen können.

Übung: Die drei Instanzen

Wir nehmen die meditative Haltung ein und erzeugen in uns eine klare und ruhige Verfassung, in der wir recht genau unsere *körperlichen Empfindun-*

gen ebenso wahrnehmen wie unsere *emotionalen Reaktionen* und unseren intensiven *Gedankenfluss.* Diese drei Bereiche, Körper, Emotionen und Gedanken, lernen wir immer besser und genauer differenzieren. Immer wieder gehen wir in diesen Übungen die folgenden drei Fragen durch:

- Was ist mit meinem Körper?
- Was ist mit meinen Emotionen?
- Was ist mit meinen Gedanken?

Diese Bereiche werden lediglich beobachtet und achtsam zur Kenntnis genommen. Wir achten sehr darauf, dass sich möglichst keine Bewertungen einschleichen. Doch auch wenn dies geschieht, ist es okay, der innere Beobachter nimmt auch das nur zur Kenntnis. Die Position des inneren Beobachters wird in diesem Zusammenhang immer stärker ausgeprägt und gefestigt.

Dieser Vorgang hat verschiedene Ebenen. Eine davon beinhaltet die Schulung unserer Wahrnehmung. Wenn wir noch andere Meditationsformen kennenlernen, können wir unsere Wahrnehmungsmöglichkeiten noch mehr erweitern. Eine solche Meditationsform ist zum Beispiel *Das Tiefe Schauen,* bei dem wir in einem Zustand der inneren Klarheit und Geistesruhe tief in uns hineinblicken können. Bei einer anderen Meditationsform bleiben unsere Augen geöffnet und wir sind ganz im Hier und Jetzt, zum Beispiel in den Anblick einer Blume oder eines Bildes versunken.

Alle diese Beispiele zeigen und machen erfahrbar, dass wir unser Bewusstsein auf unterschiedliche Bereiche lenken können, die primär nichts mit dem Denken zu tun haben. Auf diese Weise spüren wir selbst, dass Denken nur ein relativ kleiner Aspekt unseres Bewusstseins ist. Wir können auch ohne Denken wahrnehmen. Wenn wir diese Schritte üben, dann werden wir tatsächlich spüren, dass die gewünschte Transformation nicht zu einem Zustand unterhalb des Denkens führt, sondern über dieses hinausgeht.

Dieser Vorgang muss allerdings trainiert werden, da unser Verstand die Eigenart hat, sich überall einzumischen, Kommentare, Bewertungen und Meinungen abzugeben und Kategorien zu bilden. Daher sollten diese meditativen Übungen und das Wahrnehmungstraining im Laufe des Tages möglichst oft wiederholt und auf diese Weise gefestigt werden.

Nur wenn wir es in normalen Zeiten abrufen können, werden wir auch in Krisenmomenten davon profitieren können. Sind wir erst wieder in einer Leidenssituation angekommen, und das ist nur eine Frage der Zeit, dann führt unser Leiden zu dem allgemein menschlichen Vorgang des Abstiegs in noch unbewusstere Zustände. Leiden steigert die Unbewusstheit und damit unsere Automatismen.

Im Hier und Jetzt gibt es keine Grübelei

Eine weitere und sehr kraftvolle Geistesschulung, die insbesondere gegen Grübelattacken hilft, besteht in der Verankerung im Hier und Jetzt.

Die Aussage *Im Hier und Jetzt gibt es keine Grübelei* wirkt schon recht provokant. Können wir nicht doch gerade jetzt grübeln? Die Lösung dieses Rätsels besteht darin, dass wir wahrscheinlich nur sehr selten über das grübeln, was gerade jetzt in diesem Augenblick geschieht. Normalerweise grübeln wir über vergangene oder zukünftige Ereignisse. Wir zerstreuen uns also beim Grübeln in der Zeit, bis nur noch Sorgen übrig bleiben. Also STOPP damit!

Übung: Die Stopp-Taste drücken

Wer grübelt, benötigt eine Stopp-Taste.

Dazu sollten wir im Laufe eines Tages möglichst häufig mit unserer inneren Stimme STOPP sagen und sofort still für uns aufzählen, was wir hier und jetzt gerade empfinden und wahrnehmen. Damit experimentieren wir eine ganze Weile. Immer wieder rufen wir uns innerlich Stopp zu, wenn wir einem Gedanken oder einer Emotion nachhängen.

Dieser Vorgang ist besonders gut in der Meditation zu üben, da wir dort über noch günstigere Bedingungen für die Einflussnahme in Richtung von Ruhe und Klarheit verfügen als im Alltagsgeschehen. Wenn wir diese Übung gut trainiert haben, können wir das dabei Gelernte in Grübelphasen abrufen.

Schauen wir uns doch einmal an, was in unserem Kopf passiert, wenn wir grübeln: Abbildung 15 zeigt, dass unser vegetatives Nervensystem aktiviert wurde. Das S steht für den Sympathikus, den aktivierenden Teil des vegetativen Nervensystems. Das hat zur Folge, dass wir uns nervös fühlen, der Blutdruck erhöht ist, wir vielleicht schwitzen, schlaflos sind, Verdauungsprobleme haben oder unter anderen körperlichen, also psychovegetativen Störungen leiden.

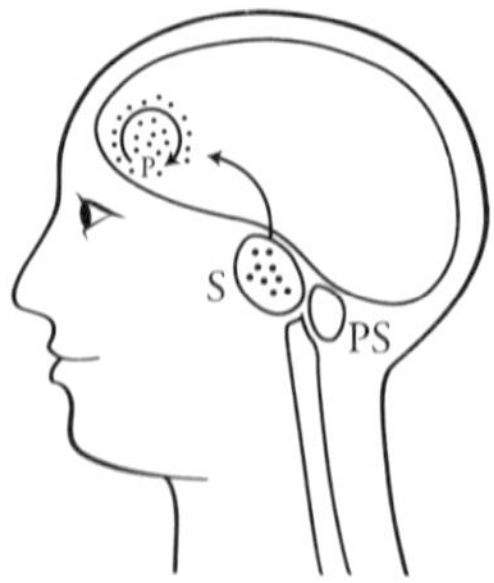

Abb. 15

Der Auslöser kann sowohl durch einen Reiz von außen kommen als auch durch einen kurzen, manchmal sogar unbemerkten Erinnerungsimpuls verursacht werden. Natürlich können auch organische Prozesse, wie Schwankungen im Chemiehaushalt des Körpers, Schmerzempfindungen oder andere körperliche Ursachen, den Sympathikus in uns aktivieren. Die Folge davon ist unter anderem, dass unser Verstand sofort unseren grüblerischen Persönlichkeitsanteil (P) in Gang setzt. Wenn uns zurzeit ein Thema zu verfolgen scheint, dann wird dieser Bereich in unserem Verstand aktiviert. Alles, was wir wiederholen, festigt sich und führt in dem entsprechenden Bereich zu einer schnelleren Aktivierung als in anderen Bereichen. Manchmal kann die Erinnerung an das Problem in so enger Verbindung mit der körperlichen Unruhe auftreten, dass wir beides dann nicht wirklich gut voneinander trennen können.

Es ist eine sehr interessante Aufgabe, einmal zu ergründen, ob zuerst die grüblerischen Gedanken auftreten oder die körperliche Nervosität. Wenn zuerst die Nervosität da ist, könnte es sein, dass wir diese Spannungszustände falsch interpretieren und ungünstig kanalisieren. Ist aber erst einmal der grüblerische Persönlichkeitsanteil in uns aktiviert worden, dann sind wir auf unser inneres Karussell aufgestiegen und die Grübelei beginnt.

Bislang haben unsere grüblerischen Neigungen, also genau genommen die in uns ablaufenden unbewussten Prozesse darüber bestimmt, wann sie uns überfallen und wann wir uns mit ihnen auseinanderzusetzen haben. Eine sehr wesentliche Etappe auf dem Weg zur Auflösung der Grübelneigung besteht darin, selbst wieder die Kontrolle zu übernehmen. Ein ganz typischer Zeitpunkt, wann uns die Grübeleizwänge normalerweise überfallen, sind die Abendstunden, wenn die unzähligen Aktivitäten, Zerstreuungen und Ablenkungen des Tages von Natur aus abnehmen.

Übung: Zeit zum Grübeln festlegen

Wir nehmen uns ein paar Minuten Zeit und überlegen, wann wir in unserem Tagesablauf am besten 10 bis 15 Minuten Zeit für uns einplanen können. Beispielsweise könnten wir festlegen, dass wir ab heute jeden Nachmittag um 17 Uhr etwa 10 Minuten Zeit zum Grübeln einplanen. Dafür nutzen wir ein Grübelbuch, in das wir unsere Grübelgedanken eintragen, wofür einfache Stichwörter oft schon ausreichen.

Diese vorher festgelegte Zeit werden wir nie überschreiten. Nach unserer selbst organisierten Zeitspanne zum Grübeln klappen wir das Grübelbuch zu und beenden das Grübeln. Dafür ist es oft auch hilfreich, den Ort des Grübelns wieder zu verlassen.

Wenn außerhalb dieser festgelegten Zeit grüblerische Gedanken auftauchen, nutzen wir die antrainierte Stopp-Taste, denken an das Grübelbuch und erkennen, dass jetzt nicht der rechte Zeitpunkt dafür ist. Wenn wir das eine Weile trainieren, dann werden wir unsere Möglichkeit zu einer stärkeren Einflussnahme deutlich spüren und das Grübeln immer mehr kontrollieren können – und nicht umgekehrt.

Damit die Grübelimpulse in uns nicht noch stärker werden, ist es auch wichtig, den Input zu drosseln. Normalerweise sind wir täglich unzähligen Impulsen, Informationen, Geräuschen, Lärm, Anforderungen und vielem mehr ausgesetzt. Fatalerweise sind wir daran schon so gewöhnt, dass wir in Zeiten, in denen dieser Strom sich vermindert, selbst für Aufregung und Action sorgen. Diese Dynamik führt zu einer Dauerbeanspruchung unseres Sympathikus im vegetativen Nervensystem. Unser Stresszentrum wird also ständig gefüttert und kultiviert. Das erhöht viele mögliche Risiken, auch die des Grübelns.

Übung: Alle Fenster schließen

Wir führen ein festgelegtes tägliches Zeitfenster für uns ein. Während dieser Zeit werden wir den Input von außen so weit reduzieren, wie wir können: Fernseher aus, Telefon, Handy, Internet aus, Radio, Musikanlage aus. Zeitschriften und Bücher beiseite. Wir sind nicht erreichbar. Wir sind mal eben weg.

Das wirkt ungewohnt. Wie fühlt sich das wohl an? Welche Erfahrungen sind hier möglich? Wie lange können wir das aushalten?

Wenn die Ruhe zu schmerzhaft wird, dürfen wir es nicht zu weit treiben. Wahrscheinlich werden wir uns sogar schnell langweilen. Unser ewig hungriger und vielleicht sogar süchtiger Verstand giert nach Input, nach Themen, Reizen, Problemen, Bewertungen und allem anderen, was ihn aktivieren könnte.

Unseren grübelnden Verstand erziehen lernen

Auf einen kurzen Nenner gebracht bedeutet Grübelei, einen unerzogenen Verstand zu haben. Nicht mehr wir bestimmen, womit wir uns beschäftigen, sondern unser Verstand macht, was er will, und bestimmt über uns. Für solche Phasen ist es ratsam, mit unserem unerzogenen Verstand umgehen zu lernen wie mit einem unerzogenen Kind. Es ist wichtig, Grenzen zu setzen und einzuhalten, doch es ist ebenfalls wichtig, dass wir Absprachen treffen und auch Zugeständnisse machen. Wir werden einem unerzogenen Kind nicht genervt, mit Wut oder gar Gewalt begegnen. Auch unserem grüblerischen Verstand gegenüber verhalten wir uns freundlich und nachsichtig zugewandt.

Das kann funktionieren, indem wir den inneren Grübler zur Kenntnis nehmen und mit ihm in Kontakt treten. In Zeiten von schweren Grübelzwängen *sind* wir der innere Grübler. Durch die Kontaktaufnahme identifizieren wir uns nicht mehr mit dem inneren Grübler, sondern nehmen gewissermaßen eine andere Identität an. Dafür können wir wieder unseren *inneren Beobachter* einschalten. Abbildung 16 zeigt, wie der innere Grübler etwas von seiner Energie an einen anderen Persönlichkeitsanteil abgibt.

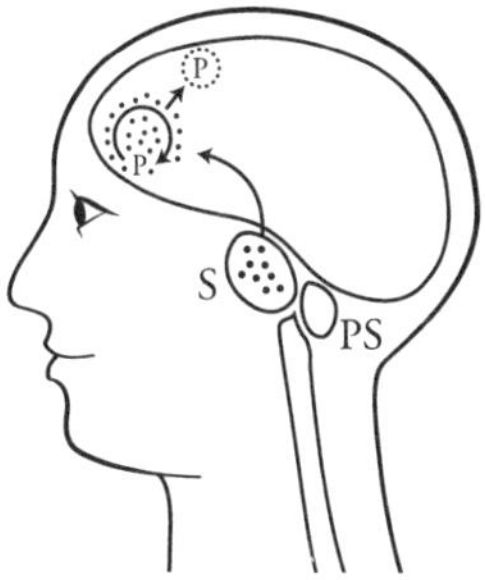

Abb. 16

Wenn wir diesen Vorgang durch regelmäßige Wiederholung fest in uns begründen können, bemerken wir bei künftigen grüblerischen Krisen eine spürbare Veränderung. Diese werden sich dann anders anfühlen. Insbesondere spüren wir sehr deutlich, dass wir nicht mehr mit Haut und Haaren im Grübeln feststecken, sondern immer mehr Abstand entwickeln können. Mit diesem Abstand reduzieren wir automatisch auch unser Leiden. In einem weiteren Schritt können wir dann noch unsere Meditationspraxis dafür nutzen, um gezielt den Ruhepol in unserem vegetativen Nervensystem, den Parasympathikus (PS), zu aktivieren.

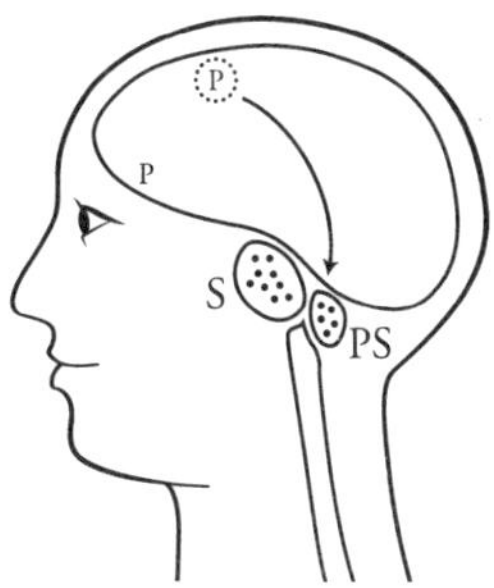

Abb. 17

Abbildung 17 zeigt, wie unser innerer Beobachter wahrnehmen kann, dass dieser körpereigene Ruhepol in uns die neu entstehende Tendenz zur Ruhe und Klarheit fördert.

Eine weitere recht konkrete Übung bei starker Grübelneigung ist die von Thich Nhat Hanh beschriebene *Baummeditation.* Wenn wir Übungen einsetzen, die unser Bewusstsein verändern sollen, und dafür ein Wechselspiel aus körperlichen und psychischen Elementen nutzen, dann hat es sich als sehr hilfreich erwiesen, wenn wir uns selbst und auch Menschen, denen wir helfen wollen, immer wieder das *Rumpfdrehen* in Erinnerung rufen. Mit solchen eigenen Erfahrungen kann der Sinn von Visualisierungen deutlich besser verstanden werden.

Übung: Die Baummeditation bei innerem Grübelchaos

Wir nehmen unsere Meditationshaltung ein und führen unseren Geist durch eine ruhige und entspannte Bauchatmung etwas mehr in die Ruhe. Durch die Meditation und die damit verbundene klarere Sicht erkennen wir wahrscheinlich auch das innere Chaos und die quälerischen und grüblerischen Gedanken noch etwas genauer.

Im nächsten Schritt erspüren wir unsere grüblerischen Gedanken, die wir zumeist in der Kopfregion wahrnehmen. Uns schwirrt der Kopf. Der Kopf ist voll, der Kopf ist schwer und droht scheinbar zu platzen.

Nun versuchen wir uns mit einem Baum zu identifizieren. Dabei erinnern wir uns immer an das *Rumpfdrehen,* das uns gezeigt hat, wie intensiv unsere gedanklichen Inhalte mit den körperlichen Abläufen zusammenhängen und dementsprechend Einfluss nehmen können. Abbildung 18 veranschaulicht uns die Idee: Wir stellen uns vor, unser Kopf sei die Krone des Baumes. In diesem Bereich herrscht noch heftiger Sturm in den Blättern und Ästen.

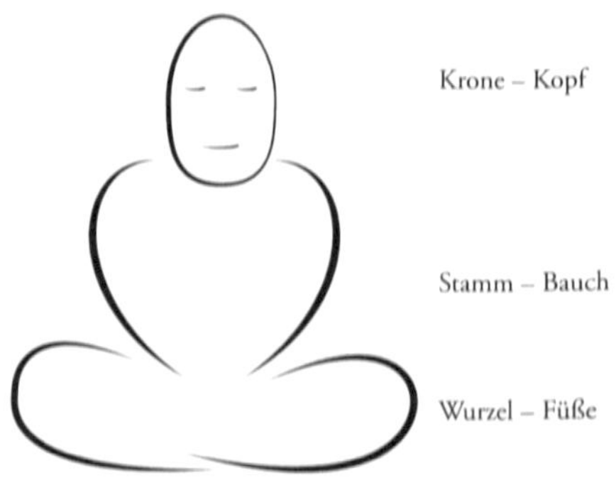

Abb. 18

Unsere Bauchregion, die wir wahrscheinlich auch in den Grübelphasen spüren dürften, stellen wir uns als Stamm des Baumes vor. Dieser Bereich ist schon deutlich ruhiger als die Krone.

Schließlich ist unser meditatives Sitzfundament, unsere gekreuzten Beine, die Region, die wir uns als Wurzeln des Baumes vorstellen. Diesem Bereich gilt unsere ganze Aufmerksamkeit. Wir nehmen uns viel Zeit, in der wir uns detailreich das kräftige Wurzelwerk vorstellen, das den großen Baum hält und nährt. Wir spüren unten die festen und verlässlichen Wurzeln. Hier herrscht Ruhe.
Auch wenn oben die Krone im Wind steht, so finden wir unten in unserem Wurzelbereich Ruhe.

Das Grübeln loslassen

Grübelei kann auch als eine Art des gedanklichen Klammerns und Festhaltens aufgefasst werden. Einerseits scheinen sich die Gedanken in uns festgesetzt zu haben, andererseits geben wir unseren Gedanken aber auch viel Raum zur Entfaltung und leiden dann oftmals passiv darunter.

Die folgende Anti-Grübel-Übung kann sowohl im Einzelkontakt als auch in einer Gruppensitzung durchgeführt werden.

Übung: Loslassen

Die Hilfesuchenden werden dazu angehalten, sich bequem und gerade auf ihren Sitzen auszurichten, sich kurz zu lockern, die Schultern fallen zu lassen, die Augen zu schließen, gleichmäßig entspannt zu atmen und nun einen typischen Gedanken zu fokussieren, über den sie normalerweise lange grübeln.
Jetzt werden die Augen wieder geöffnet und sofort wird auf einem bereitliegenden Zettel aufgeschrieben, welcher Gedanke losgelassen werden soll. Dabei sollte es sich nicht um eine Liste handeln, sondern nur um *einen* Gedanken.
Im nächsten Schritt werden die Augen wieder geschlossen, der Zettel befindet sich jetzt in der Faust. Die Konzentration ist ganz auf den Gedanken ausgerichtet, der auf dem Zettel geschrieben steht. Wenn das Thema klar vor Augen steht, sollen die Hilfesuchenden den Arm ausstrecken in dem Bewusstsein, gleich das loszulassen, was sie aufgeschrieben hatten.
Die Hilfesuchenden sollen sich nun achtsam bewusst machen, welche Gefühle in ihnen aufsteigen, wenn es jetzt gleich darum geht, etwas los-

zulassen. Jedes aufsteigende Gefühl soll achtsam wahrgenommen und registriert werden, kein Gefühl ist unberechtigt oder falsch. Alles wird kritiklos wahrgenommen.
Nun folgt die Instruktion: Wenn wir bereit sind, öffnen wir die Faust und lassen los.
Jetzt ist meistens eine interessante Erfahrung zu beobachten: Jeder *spürt* am eigenen Leibe, was es bedeutet, loszulassen. Einige werfen den Zettel vielleicht weit von sich, andere lassen ihn einfach zu Boden fallen. Manche warten sehr lange, bis der Arm wehtut, weil es so schwerfällt, wirklich loszulassen. Wieder andere werden vielleicht traurig oder ärgerlich, weil sie den Zettel (und das, was auf dem Zettel steht) nicht loslassen können oder weil sie loslassen müssen. Wir werden jedoch feststellen, dass fast alle Menschen früher oder später ihren Zettel zu Boden fallen lassen, und das mit den unterschiedlichsten Emotionen.
Wir verweilen einen Augenblick und nehmen alle inneren Vorgänge zur Kenntnis.
Im nächsten Schritt nehmen die Hilfesuchenden ihren Zettel, den sie vorher in der Regel fallen gelassen haben, wieder in die Faust.
Wir konzentrieren uns nochmals auf das Loslassen, stützen uns jetzt aber mit dem Ellenbogen auf unseren Oberschenkel. So können wir bequem einen Augenblick verweilen. Wir drehen nun unsere Faust mit der offenen Handseite *nach oben* und öffnen erst dann unsere Faust. So lassen wir nun los. Der Zettel mit seiner Bedeutung liegt jetzt in unserer geöffneten Hand, er fällt nicht einfach zu Boden.

Durch diese einfache Übung können wir unterschiedliche Aspekte verdeutlichen:

- Wir philosophieren nicht nur über die Aspekte des Loslassens, sondern *spüren* selbst sehr intensiv, welche Gefühle wir wirklich mit dem Loslassen verbinden.
- Wir spüren sehr intensiv, ob wir den Gedanken wirklich loslassen können oder wollen.
- Wir spüren sehr intensiv, was wir mit dem Loslassen verbinden. Hier zeigen in der Regel fast alle Menschen durch das Öffnen der Faust zum Boden hin die Vorstellung, dass sie Loslassen mit Verlust und

Kontrollverlust assoziieren. Aus diesem falschen Verständnis heraus, Loslassen mit Verlust gleichzusetzen, ist es manchmal vielleicht auch vernünftig, nicht loszulassen.

- Durch das Drehen der Faust nach oben und damit weg vom Boden erkennen wir sehr eindrücklich, dass durch eine einfache innere Wandlung, hier symbolisch durch das Drehen der Faust ausgedrückt, ein völlig anderes Verständnis entstehen kann. Wir können nun viel entspannter loslassen, ohne Angst haben zu müssen, etwas zu verlieren oder nicht mehr kontrollieren zu können.

Hier könnte es ratsam sein, die inneren Verknüpfungen zwischen Loslassen und Verlust differenzierter zu bearbeiten.

Im Falle einer ausgeprägten Neigung zum Grübeln liegt meistens eine Grübelhaltung und ein Grübelinhalt vor: Die Grübelhaltung meint eine bereits gefestigte persönliche Neigung des Festhaltens, der fehlenden Gelassenheit und ein manchmal sogar obsessives und auch wütendes Kreisen in der eigenen Welt. Hier können sich schon nach wenigen Wochen Charakterzüge einschleichen, die für die Betroffenen bald zur Falle werden. Grübelinhalte gibt es so viele, wie es Gedanken im Universum gibt. Die entscheidende Frage lautet also stets: Auf welchen Geist trifft ein Grübelgedanke?

Mit der beschriebenen Übung des Loslassens soll die eigene Klammerhaltung etwas aufgelockert werden. Auf diese Weise können wir innerlich schon etwas bewegen, ohne bereits die konkreten Inhalte bearbeitet zu haben.

Unser Denken ist wie Wasser:
Wird es kanalisiert, gewinnt es große Kraft.

– Dalai Lama XIV. –

Ein geschulter Verstand kann uns eine große Hilfe sein

Bislang wurden die eher problematischen Seiten unseres ungezügelten Verstandes beschrieben. Es soll nicht unerwähnt bleiben, wie außerordentlich wirkungsvoll die Hilfe unseres Verstandes sein kann. Durch unsere regelmäßige Übungspraxis können wir unseren Verstand schon bald wesentlich gezielter einsetzen. Wir erleben eine spürbar höhere Konzentrationsfähigkeit, behalten in schwierigen Situationen leichter den Überblick und können darüber hinaus auch eigenständig unseren Verstand wieder in die Pause schicken und die so entstehende Geistesruhe genießen.

Gerhard erlebt in seinen ersten Meditationssitzungen ähnlich chaotische Empfindungen, wie er sie auch in seinem sonstigen Leben wahrnimmt. Die Aufgliederung der konfusen Empfindungen in die für ihn recht gut abgrenzbaren Kategorien Körper, Emotionen und Gedanken wird für ihn zu einer immer größeren Hilfe. Damit trainiert Gerhard regelmäßig und verspürt schon nach relativ kurzer Zeit eine Linderung seiner psychosomatischen Beschwerden. Er erkennt immer mehr, dass es einen gemeinsamen Nenner gibt, der alle wesentlichen Bereiche seines Lebens beeinflusst. So versteht Gerhard, dass sein bislang untrainierter Verstand nur wenige Chancen hatte, die alltäglichen Anforderungen zu bewältigen.
Das Achtsamkeitstraining hat Gerhard als eine konkrete Anleitung für eine spürbar bessere Selbststeuerung verstanden. Nach wie vor sind die Nächte für ihn jedoch die schwierigste Zeit geblieben. Immer wieder hat sein Verstand versucht, in seine alten Muster zurückzukehren und zu grübeln. In solchen Situationen gelingt es Gerhard nun wesentlich besser, seine Gedanken an die Vergangenheit und die Zukunft deutlich einzugrenzen. Insbesondere das körperbetonte Achtsamkeitstraining mit der Konzentration auf der Atmung führt Gerhard immer schneller in das Hier und Jetzt zurück. Das bedeutet für Gerhard das Ende seiner Hilflosigkeit.

Aus Gründen der Ausgewogenheit mit den anderen Themen dieses Buches kann die Thematik dieses und auch späterer Kapitel nicht weiter vertieft werden. Hoffentlich konnte trotzdem ein erster Eindruck von einigen Herangehensweisen der Buddhistischen Psychotherapie BPT vermittelt werden.

Kapitel 6

Unsere Ängste

Angst ist ein Besucher,
kein Mitbewohner

Gewiss scheint es auf den ersten Blick wahrscheinlich und realistisch zu sein, dass Ängste sich mildern lassen. Aber ist es auch tatsächlich möglich, dass wir unsere Ängste auflösen? Würde das bedeuten, nie wieder Angst haben zu müssen?

Der Ansatz der Buddhistischen Psychotherapie BPT lautet:

Wir befreien uns nicht *von*, sondern *inmitten* unserer Ängste.

Das bedeutet generell, dass wir uns aus dem Klammergriff unserer unheilsamen Geisteszustände befreien. Als Menschen mit einem normalen Alltagsleben werden wir wohl niemals alle negativen Anteile in uns grundsätzlich eliminieren können; sie werden uns wie unliebsame Besucher noch eine ganze Weile heimsuchen und immer wieder einmal anklopfen. Mithilfe der folgenden Anleitungen werden die Besucher jedoch eben nur Besucher sein und nicht mehr dauernde Mitbewohner, die das Sagen haben.

Wenn wir unterschiedliche Menschen danach fragen, was Angst für sie bedeutet, dann erhalten wir vielleicht Antworten wie: *Ich bekomme manchmal Panikgefühle, starke Unruhe, Herzklopfen; am stärksten ist die Angst zu versagen; natürlich die Angst zu sterben, Angst vor Verlust und Trennung; Höhenangst, Angst in engen Räumen, Angst im Flugzeug, Angst vor Spinnen.* Die Situationen, in denen wir Menschen Ängste erleiden können, sind äußerst vielfältig. Es gibt kaum ein Objekt unserer Wahrnehmung, das nicht angstauslösend sein kann.

Doch kann es bei all diesen verschiedenen Angstsituationen wirklich *einen* gemeinsamen Nenner geben?

Sowohl nach buddhistischem als auch nach westlich-naturwissenschaftlichem Verständnis sind alle Objekte um uns herum aus kleineren Bausteinen zusammengesetzt. Alles, was wir wahrnehmen, jeder Gegenstand, jeder Mensch, jeder Baum, aber auch jeder Gedanke, jede Emotion und jede Idee besteht aus unzähligen kleineren Einheiten, die in einer Wechselwirkung zueinander stehen.

Wenn wir uns auf der Basis dieses Wissens einmal unsere Angst anschauen, dann können wir auch hier nach verschiedenen Bausteinen fahnden.

1. Angst besteht aus körperlichen Symptomen

Auf der körperlichen und psychosomatischen Ebene spüren wir bei Angstreaktionen recht deutliche Veränderungen: einen Anstieg des Blutdrucks, des Pulses, der Muskelspannung, der Atmung, der Schweißabsonderung, der Stresshormone, ferner Verdauungsprobleme, Konzentrationsschwäche bis hin zum Tunnelblick und Black-out. Dabei ist es egal, wovor wir uns ängstigen, unsere Symptome sind immer recht ähnlich.

2. Angst kann verschiedene Emotionen beinhalten

Natürlich spüren wir je nach Intensität unterschiedliche Emotionen, wie zum Beispiel Besorgnis, Furcht, Angst, Grauen, Entsetzen, Panik.

3. Angst wird von unseren Gedanken getragen

Zu all den Angstsymptomen produziert unser Verstand noch die dazu passenden Gedanken.

Wenn sich eine Angstreaktion in uns regt, sollten wir unbedingt darauf achten, ob zum Beispiel zuerst körperliche Symptome entstehen, auf die wir womöglich ängstlich reagieren, oder ob ängstliche Gedanken als Erstes die Angst erzeugen. Im Alltag laufen diese Prozesse sehr schnell in uns ab, so dass wir uns erst etwas intensiver damit beschäftigen müssen, um das Geschehen gewissermaßen in Zeitlupe ablaufen lassen zu können. Die genaue Ergründung der Ursachen ist aber oft sehr lohneswert, da sie die nächsten Therapieschritte erleichtert.

Susanne ist 43 Jahre alt. Als sie mit der Psychotherapie beginnt, hat sie bereits einen langen Leidensweg hinter sich. Sie leidet seit fünf Jahren unter schweren Angstsymptomen. Der Weg in die Behandlung fällt ihr sehr schwer, weil sie kaum noch ihre Wohnung verlassen kann. Zu den ersten Sitzungen wird sie von ihrem Partner begleitet. Auf die Frage nach dem Stellenwert der Angst in ihrem Leben antwortet Susanne: *Wenn mein Leben so groß wäre wie mein Wohnzimmer, dann besteht die gesamte Luft darin nur aus Angst.* Neben den Angstgefühlen beschreibt Susanne auch immer häufiger auftretende Empfindungen von Trauer in Verbindung mit bitteren Selbstanklagen. Mittlerweile habe sie vollständig ihre alte Autonomie verloren. Jeder andere Mensch könne anscheinend früher oder später die eigenen Probleme bewältigen, nur sie selbst sei wie eine Gefangene. Selbst wenn sie sich psychisch stabiler fühle und einen Versuch wage, normalen Aktivitäten nachzugehen, wie zum Beispiel einzukaufen, mache ihr Körper ihr einen Strich durch die Rechnung. Ohne jede Vorwarnung komme es plötzlich zu Herzrasen, Schwindel und Zittern. Es sei so, als führe ihr Körper ein Eigenleben. Die einsetzende Hilflosigkeit und die Intensität der Körperreaktionen führten dann immer wieder zu massiven Panikattacken. Die vom Hausarzt verordneten Beruhigungstabletten habe sie wieder abgesetzt, da diese Medikamente ihr jeglichen Antrieb genommen und die Panik doch nicht verhindert hätten. Susanne sagt, sie sei im Hinblick auf eine Psychotherapie noch verunsichert, da sie den erheblichen körperlichen Anteil an ihrer Erkrankung einsehe.

Wie nähern wir uns der Angst?

Schon während der Vermittlung der allgemeinen Grundlagen, die wir in Teil I kennengelernt haben, findet jeder den für sich passenden Ansatzpunkt. Eine bestimmte Facette spricht uns zumeist an und löst eine Resonanz in uns aus. Meistens neigen wir dann dazu, diesen Aspekt weiterzuverfolgen und zu vertiefen.

Die sich darauf aufbauenden weiteren Schritte und Strategien entwickeln sich dann aus diesen allgemeingültigen Grundlagen zu recht individuellen Übungen und Maßnahmen, denn es kann keine einzig richtige Methode für den Umgang mit *der* Angst geben. Sehr schnell können wir zum Beispiel vier völlig verschiedene Reaktionsweisen für den Umgang mit Angst feststellen.

1. Angst vermeiden:
Manchmal erscheint es ratsam, angstauslösende Situationen, zu vermeiden, da sie uns womöglich überfordern.

2. Angst bekämpfen:
Ebenso gibt es die sehr große Notwendigkeit, unsere Ängste zu bekämpfen, sich ihnen zu stellen und dadurch eine Milderung und Auflösung zu erfahren.

3. Angst als Lehrer sehen:
Eine weitere Form des Umgangs mit Angst kann darin bestehen, alles so zu lassen, wie es ist: die Angst anzunehmen, tief in sie hineinzuschauen und dadurch etwas über sich selbst zu lernen.

4. Angst als Illusion sehen:
Vielleicht erkennen wir durch unsere regelmäßige Übungspraxis und die damit verbundenen Selbsterfahrungen, dass Angst, wie auch alles andere, eine Illusion ist. Unser verwirrter Geist spiegelt uns Objekte als real vor. Wenn wir unseren Geist entgiften, beruhigen und dadurch zu klären vermögen, dann erkennen wir den unbeständigen Charakter aller uns umgebenden Dinge.

Diese vier Punkte sind allerdings nicht gleichwertig und nicht jedem gleichermaßen zu empfehlen. Wenn wir selbst massive Ängste spüren oder einem Menschen in einer akuten Panikattacke helfen wollen, dann können wir ihn nicht einfach nur daran erinnern, dass Angst eine instabile Empfindung ist, die sich schnell auflösen lässt.

Es hat sich als hilfreich erwiesen, dieses Vier-Punkte-Schema gewissermaßen nacheinander abzuarbeiten.

1. Angst vermeiden

In einem ersten Schritt ergründen wir, wie es möglich sein kann, angstauslösende Situationen zu vermeiden, weil sie uns überfordern könnten. Es ist wichtig, uns selbst und andere nicht zu überfordern. Wenn wir einen Weg gehen wollen, wenn wir etwas für uns und andere verändern möchten, dann benötigen wir dafür natürlich ausreichende Kraftreserven.

Das erste Prinzip einer jeden Behandlung lautet: Mache es nicht noch schlimmer, als es bereits ist.

Also kann eine gewisse Zurückhaltung oftmals recht ratsam sein. Wir wollen schließlich unseren aufgewühlten Geist beruhigen, und dafür sollten wir logischerweise weiteren Stress vermeiden.

In der nachfolgenden Abbildung lässt sich schön erkennen, wie wir durch ständige Überbeanspruchung in Stress-, Angst- und Panikzustände geraten.

Panik als einfaches Stress-Phänomen

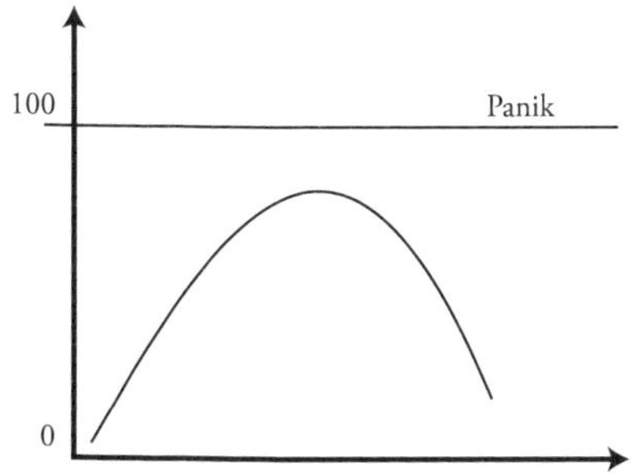

Abb. 19a

In der Abbildung 19a steigert sich der Stresspegel unaufhaltsam von 0 auf fast 80 Prozent, doch die Panikschwelle wird hier nicht überschritten. Der Betroffene erlebt sich gestresst, wenn auch nicht in Panik.

In der folgenden Abbildung 19b ist ein identischer Verlauf dargestellt:

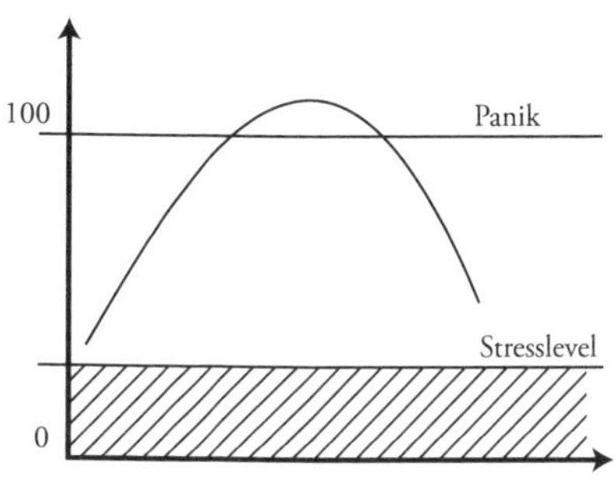

Abb. 19b

Allerdings sehen die Vorbedingungen etwas anders aus. Hier hat sich bereits ein Stresslevel angesammelt, so dass der Betroffene nie bei Null beginnt. Der gleiche Stressverlauf, der bei einer anderen Person, wie in Abbildung 19a dargestellt, nicht zur Panik führt, überschreitet in diesem Fall die Panikschwelle. Mit diesem Verständnis kann es also zuerst einmal hilfreich sein, sich generelle Stressempfindungen und individuelle Belastungssituationen anzuschauen.

Wir ziehen daraus den Schluss, dass wir Angst und Panik durch die Milderung unserer unterschwelligen Anspannungen ganz vermeiden oder zumindest stark reduzieren können. Bei dieser Herangehensweise können uns westliche Entspannungsübungen, wie zum Beispiel Progressive Muskelentspannung oder Autogenes Training, unterstützen. Sehr hilfreich zur Besänftigung unseres unruhigen Geistes sind auch Meditationstechniken. Darüber hinaus müssen wir uns aber auch dringend mit unseren Konsumgewohnheiten auseinandersetzen. Wenn wir lernen wollen, uns zu beruhigen, jedoch nicht auf Aufregung, Action, Kicks, Drama, Stress und die vielen weiteren Genussgifte verzichten möchten, stehen wir vor einer unlösbaren Aufgabe. Wir werden weiter unten noch detaillierter erfahren, wie elementar wichtig eine innere Balance zwischen aktivierenden und beruhigenden Nervenknotenpunkten ist. Hier kommen unterschiedliche Strategien zusammen, die wir auch nutzen können bei allgemeinen Überlastungen, Stress und Burnout.

Mikropausen

Als eine sehr praktikable Technik hat sich die Durchführung von sogenannten Mikropausen erwiesen. Hier nutzen wir verschiedene Erinnerungshilfen, wie zum Beispiel Erinnerungsfunktionen im Handy oder Computer ebenso wie Erinnerungsbilder und Memozettel oder auch speziellen Schmuck und andere Gegenstände, die gewissermaßen den Charakter einer Aufforderung oder eines Appells für uns besitzen. Durch die regelmäßige Wahrnehmung dieser Erinnerungshilfen werden wir dazu angehalten, eine Mikropause einzulegen: kurz aufrichten, die Schultern fallen lassen, entspannt atmen und lächeln. Diese Mikropausen können wir jederzeit und fast überall durchführen. Wenn wir diese scheinbar simple Übung regelmäßig mehrmals täglich praktizieren, werden wir am Abend einen deutlich geringeren Stressmittelwert verbuchen.

Während wir bei dieser Vorgehensweise in bestimmten Situationen versuchen, unsere Rahmenbedingungen zu verändern, damit Angst- und Panikempfindungen erst gar nicht auftreten, werden wir nun im nächsten Schritt die Angst direkter angehen.

2. Angst bekämpfen

Da ist es wieder, dieses miese Gefühl der Angst. Es scheint tief in uns zu stecken. Das Herz rast, die Unruhe ist kaum auszuhalten, und unsere Gedanken liefern uns furchtbare Szenen.

Wenn wir den ersten Kampf gegen das Angstgefühl ausfechten, dann stehen unsere Chancen vielleicht noch nicht so gut. Wenn wir zwischen den Herausforderungen immer wieder so tun, als gebe es anschließend keine Probleme mehr, dann werden wir in schöner Regelmäßigkeit eines Besseren belehrt und fühlen uns immer wieder aufs Neue überfordert. Ohne Vorsorge, also ein vorbereitendes Training, stehen wir vor fast unlösbaren Aufgaben und erleben immer wieder Misserfolge, die erheblich an unserem Selbstwertgefühl kratzen oder dieses vielleicht sogar ganz zunichtemachen. Man könnte auch sagen, hier steht David vor Goliath. Unser mächtig aufgeblähtes Stresszentrum, das durch ständige Reizung und damit Fütterung sehr stark werden konnte, steht einem fast schon verhungerten Ruhezentrum gegenüber. Hier gibt es also dringenden Bedarf für eine Nachsorge. Nur wenn wir unser Ruhezentrum trainieren, werden wir in Krisen eine echte Chance haben. Wie das möglich ist, erfahren wir in den nächsten Abschnitten.

Wenn wir einen starken Angstschub erleben, dann ist es wichtig, zuerst das erste therapeutische Prinzip zu realisieren: Mache es nicht noch schlimmer!

Übung: Die Stopp-Taste

Wir haben diese Übung schon in Kapitel 5 kennengelernt und können sie hier nun gut einsetzen. Durch möglichst häufiges tägliches Wiederholen eines inneren Stopp-Befehls sind wir jederzeit in der Lage, unsere unheilsamen Grübelgedanken zumindest einige Sekunden lang anzuhalten.

In einem ersten Schritt stoppen wir also unseren zügellosen Verstand, der in Phasen der Angst fast hysterische Gedanken hervorsprudelt.
In einem zweiten Schritt realisieren wir, dass Emotionen, wenn wir sie nicht selbst verstärken, nach 20 bis 30 Sekunden verglühen. Hier nehmen wir eine Beobachterposition ein und betrachten wie ein Zuschauer im Kino oder Theater, wie die Emotionen in uns ablaufen. Wenn wir es schaffen, Angstgedanken immer wieder einzubremsen und zu stoppen, dann werden sie sich unweigerlich verändern.

Bei diesen Beobachtungen haben natürlich der Körper und die körperlichen Symptome eine besondere Bedeutung. Wir beobachten, wo im Körper die Angst auftritt. Wo genau sitzt sie? Bewegt sie sich?

Wenn wir unseren Verstand stoppen und unsere Emotionen als kurzlebig erkennen können, dann werden wir unweigerlich auch körperliche Veränderungen erfahren. Ohne Training erleben wir in Angstsituationen nur ein chaotisches Gemisch aus Gedanken, Emotionen und körperlichen Reaktionen. Durch das buddhistische Achtsamkeitstraining haben wir diese drei Instanzen zu differenzieren gelernt. Auf diese Weise verändert sich unser inneres Angstchaos in einen übersichtlichen Ablauf. Durch die einzelnen Schritte der Achtsamkeit können wir die verschiedenen Bausteine erkennen, aus denen sich unsere Angst zusammensetzt. Wenn wir beginnen, Baustein für Baustein zu entschärfen, dann fällt das Angstgebäude von selbst in sich zusammen.

Die buddhistische Chöd-Tradition zur Bewältigung von Angst

Die Chöd-Methode stammt der Überlieferung zufolge von der buddhistischen Yogini Machig Labdrön (1055–1145). Tsültrim Alione, eine amerikanische Buddhismus-Lehrerin, hat diese Übertragungslinie in eine westliche Form gebracht und uns zur Verfügung gestellt.

Chöd bedeutet so viel wie „durchtrennen, abschneiden", ist aber dessen ungeachtet eine besonders sanfte und annehmende Methode. Der in diesem Abschnitt bearbeitete Aspekt der Milderung von Angst lautet zwar „die Angst bekämpfen", doch können solche kämpferischen Begriffe oft eine irreführende Vorstellung erzeugen, wie wir mit uns und unseren Eigenarten umzugehen haben. Sicher kann es nicht sinnvoll sein, sich selbst zu bekämpfen, doch sich selbst aufzugeben ist ebenfalls keine Option. Die Strategie von Machig Labdrön ist von besonderer Bedeutung, da sie eine harmonische Form des Umgangs mit und der Bewältigung von Angst überliefert hat.

Wir können diese Übung zu Anfang vielleicht am besten noch mit therapeutischer Unterstützung, dann aber auch jederzeit selbstständig durchführen.

Unser Angst-Dämon:

Die Fünf-Schritte-Methode der Dämonenfütterung
Wir benötigen eine zweite Sitzgelegenheit direkt vor uns. Darauf visualisieren wir unseren Angst-Dämon. Dieser Platz soll so gewählt werden, dass er gleich mit geschlossenen Augen einzunehmen ist.

1. Schritt: Den Dämon finden
In diesem ersten Schritt der Kontaktaufnahme rufen wir unseren Angst-Dämon. Wir kommunizieren in einem inneren Dialog mit ihm, etwa nach dem Muster: „Gleich gehen wir wieder in diese beängstigende Situation hinein. Na? Was sagst du dazu?"

Unsere Aufmerksamkeit lenken wir jetzt auch auf unseren Körper. Wo ist der Angst-Dämon im Körper spürbar? Im Bauch? In der Herzgegend? Im Rücken?

2. Schritt: Den Dämon personifizieren
In diesem zweiten Schritt lassen wir den Dämon einmal konkreter Gestalt annehmen. Wir visualisieren, wie sich unser Angst-Dämon auf dem Platz vor uns niederlässt. Wir nehmen uns etwas Zeit und betrachten unseren Quälgeist einmal genauer: Wie groß ist er? Welche Attribute hat er: Geschlecht, Ausdruck, Ausstrahlung?

In einem folgenden Schritt gehen wir nach einem festgelegten Muster vor und stellen dem Dämon die folgenden drei konkreten Fragen:

*1. Was **verlangst** du von mir?*
*2. Was **brauchst** du wirklich von mir?*
*3. Wie **fühlst** du dich, wenn du bekommst, was du brauchst?*

Nachdem wir diese drei Fragen gestellt haben, wechseln wir sofort den Platz. Ohne die Augen zu öffnen, setzen wir uns auf den Sitz gegenüber und nehmen den Platz unseres Angst-Dämons ein. Die Augen bleiben weiter geschlossen.

3. Schritt: Selbst der Dämon werden

Wir lassen uns nun ein wenig auf einen unliebsamen Anteil von uns selbst ein und schlüpfen in die Haut unseres Angst-Dämons. Wenn wir den Platz wechseln, nehmen wir damit die Position des Dämons ein. Wir verankern diesen Vorgang, indem wir genauer nachspüren, wie es sich anfühlt, dieser Dämon zu sein. Wie ist das Körpergefühl des Dämons?

Damit haben wir einerseits die interessante Möglichkeit, in die Rolle des eigenen Dämons zu schlüpfen, und andererseits die Chance, uns selbst einmal von außen zu betrachten, denn uns in der Rolle des Dämons sitzt in der Vorstellung nun unser „normales Ich" gegenüber.

Als Dämon sind wir nun dazu angehalten, auf die drei zuvor gestellten Fragen laut und deutlich zu antworten. Also antworten wir als unser eigener Angst-Dämon:

1. *Was ich von dir* ***verlange,*** *ist …*
2. *Was ich von dir* ***brauche,*** *ist …*
3. *Wenn ich bekomme, was ich brauche,* ***fühle*** *ich …*

Erfahrungsgemäß entstehen aus den entsprechenden Antworten immer recht hilfreiche Ideen. Nachfolgend ein paar Beispiele für Antworten von Angst-Dämonen:

1. *Was ich von dir* ***verlange,*** *ist, dass du zweifelst, dass du zögerst, dass du nicht handelst. Du sollst zittern und spüren, was es heißt, Angst zu haben. Ich rüttle so lange an dir, bis du mich wahrnimmst.*
2. *Was ich von dir* ***brauche,*** *ist mehr Sicherheit und Schutz. Ich brauche Klarheit und die Wahrung meiner Grenzen und Bedürfnisse.*
3. *Wenn ich bekomme, was ich brauche,* ***fühle*** *ich mich geborgen und ruhig.*

Das gesamte Prozedere läuft natürlich auf diesen dritten Punkt hinaus, denn hier werden nun sehr wichtige und meist vernachlässigte Emotionen und Bedürfnisse geäußert. Die Dämonen zeigen hier alle sozusagen ihre „menschliche" Seite.

4. Schritt: Den Dämon füttern und den Verbündeten kennenlernen

Nachdem sich unser Dämon äußern durfte und die drei Fragen laut und deutlich beantwortet hat, setzen wir uns auf unseren ursprünglichen Platz zurück. Bei diesem Schritt ist es sehr wichtig, den Dämon nicht mit uns zu nehmen, sondern auf seinem Platz zu belassen. Hilfreich für diese Trennung kann meistens die Frage nach dem eigenen Körpergefühl sein.

Was ist jetzt mit dem Dämon gegenüber? Manchmal hat sich der Dämon schon ein wenig verändert oder ist dabei, sich zu verändern.

Nun erfolgt die Fütterung und Nährung unseres Angst-Dämons nach dem Motto: Verwandle deinen ganzen Körper in das Gefühl, das dein Dämon braucht. In unserem Beispiel hat der Dämon mitgeteilt, er brauche *Geborgenheit und Ruhe.*

Übung: Unseren Angst-Dämon füttern

Nachdem wir nun diese Methode kennengelernt haben, erscheint es ratsam, auf möglichst jeder Angstregung sofort mit einer „Fütterung" zu reagieren.

Wenn sich also unsere altbekannte Angst wieder meldet, nehmen wir uns nun etwas Zeit und lassen ein Gefühl von *Geborgenheit und Ruhe* in uns entstehen. Um diese Zustände in uns zu erzeugen, ist es notwendig, diese in unseren guten Phasen regelmäßig zu trainieren. Damit sind wir dann in kritischen Situationen in der Lage, die vorher gemachten Erfahrungen abzurufen.

In der entsprechenden Situation lassen wir die Empfindung von *Geborgenheit und Ruhe* immer stärker werden. Oft hilft auch die Vorstellung, dass diese Kraft von oben in uns einströmt. Wenn wir eine gute Portion *Geborgenheit und Ruhe* angesammelt haben, visualisieren wir, wie wir *Geborgenheit und Ruhe* auf unseren Angst-Dämon übertragen.

Der Dämon wird von uns so lange gefüttert, bis er völlig satt ist. Falls es ein unersättlicher Dämon sein sollte, können wir uns nach einiger Zeit vorstellen, dass der Dämon jetzt satt sei.

Nach der Fütterung wird auf die Veränderung des Dämons geachtet. In bislang allen Fällen erfolgten deutlich wahrnehmbare positive Veränderungen zumeist in der Form, dass nun ein völlig anderes Wesen übrig bleibt. Es hat also eine Transformation des Dämons und, damit verbunden, eine Transformation innerer Kräfte hin zu heilsamen Veränderungen stattgefunden.

Sollte sich unser Angst-Dämon in Zukunft wieder melden, und das wird er garantiert tun, dann lassen wir wieder *Geborgenheit und Ruhe* in uns entstehen und füttern ihn. Auf diese Weise kann sich der Dämon nach und nach in ein hilfreiches Wesen verwandeln und wird zu unserem *Verbündeten.*

5. Schritt: Im natürlichen Gewahrsein ruhen
Abschließend verweilen wir noch ein wenig in einem Zustand der Ruhe und Klarheit.

Wie bereits erwähnt, ist es für eine sichere und erfolgreiche Umsetzung unumgänglich, das Gefühl von *Geborgenheit und Ruhe* zuerst in Situationen zu erzeugen, in denen wir uns innerlich gefasst fühlen. Ohne Vorbereitung haben wir in Krisenzeiten nur wenige Chancen auf eine erfolgreiche Umsetzung und Verwirklichung.

3. Angst als Lehrer sehen

Viele von uns neigen dazu, kleinere Sorgen und Unsicherheiten zu übergehen. Diese lagern wir auf unserem großen inneren Belastungskonto ein und hegen dabei immer die mehr oder weniger bewusste Hoffnung, der Tsunami möge doch bitte an uns vorübergehen. Wenn uns aber schwere Angstgefühle blockieren, dann sind sie einfach nicht mehr zu übergehen. Wie ein strenger Lehrer fordern sie uns unmissverständlich dazu auf, in einer möglichst heilsamen Weise zu reagieren.

Eigentlich verdeutlicht eine heftige Angstreaktion lediglich ein chronisch bestehendes Problem: Unser zügelloser und von uns nicht beherrschter Verstand quält uns durchgängig mit seinen Kommandos, Bemerkungen, Anweisungen, Bewertungen und tausend anderen Arten, auf sich aufmerksam zu machen. Wenn wir eine heftige Angstreaktion erleben, dann ist das im Grunde genommen nur das Ende einer langen Kette von unheilsamen Einflüsterungen unseres Verstandes.

Die wenigsten von uns dürften in ihrem Alltag wohl mit sie jagenden Haien oder Löwen konfrontiert sein. Viele unserer Ängste beziehen sich nicht auf eine konkrete Gefahr. Selbst wenn wir auf einer Brücke stehen und unter Höhenangst leiden, besteht in den seltensten Fällen die direkte Einsturzgefahr der Brücke. Wir haben bereits bei dem Prozess, wie aus einem Gefühl eine Emotion entsteht, erfahren, dass unsere Emotionen sehr stark von unseren eigenen Bewertungen abhängen. Das trifft auch auf unsere Angst zu.

In diesem Abschnitt wollen wir zwei Aspekte der Angst betrachten:

- Angst ist eine emotionale Reaktion aufgrund von irrealen Gedanken. Beispielsweise stehen wir auf einer Brücke und meinen, gleich hinunterzustürzen oder die Tiefe würde uns magisch anziehen.
- Angst ist eine emotionale Reaktion aufgrund unseres ruhelosen Verstandes, der sorgend in die Zukunft schweift und hadernd in der Vergangenheit weilt. Demzufolge wäre Angst ein Spannungsprodukt, das entsteht, wenn unser Verstand an der Vergangenheit oder an der Zukunft anhaftet, während wir naturgemäß immer nur im Hier und Jetzt sein können.

Wenn wir das verstehen, dann lehrt uns die Angst: Komm zur Besinnung! Lass dir von deinem ruhelosen Verstand nicht den Geist verwirren. Lerne, deinen Verstand zu zügeln. Das Jetzt-Prinzip kann uns über so manch eine Angst hinweghelfen.

Wir erleben Angst. Also stoppen wir zuerst jede weitere Spekulation. Unser Verstand hilft uns jetzt nicht wirklich weiter, sonst hätte er es schon längst getan. Wir halten einen Moment lang jegliche Aktivität an, drücken auf unsere innere Stopp-Taste. Dann stellen oder setzen wir uns aufrecht hin und sorgen für eine gleichmäßige langsame Bauchatmung. Unsere Aufmerksamkeit ist nur auf den Moment fokussiert. Unser Körper kann uns dabei sehr helfen. Wir nehmen dessen Signale wahr, ohne sie zu dramatisieren.

Wenn wir oft Angst haben, dann werden wir eben oft gezwungen, unsere hilfreichen Übungen durchzuführen. Eine große Angst führt demzufolge zu einer großen Übungspraxis und zu einer festen heilsamen Gewohnheit.

4. Angst als Illusion sehen

Wenn wir ein Skelett finden, dann ist es uns nicht gegeben festzustellen, unter wie vielen Ängsten dieses Wesen gelitten haben mag. Wenn wir über einen Friedhof gehen, dann kommen wir den Verstorbenen näher, die nun keinerlei Ängste mehr haben dürften. Angst ist kein fester Fels, der überdauert.

Angst ist eine Idee. Angst ist meistens das Produkt eines falschen inneren oder äußeren Weges.

Wenn wir Angst als einen flüchtigen Geist betrachten können, dann werden wir zum Beobachter eines menschlichen Schauspiels. Um diese Prozesse jedoch erfolgreich erkennen, verinnerlichen und verwirklichen zu können, benötigen wir eine solide Übungspraxis.

Die Arbeit mit unseren verschiedenen inneren Persönlichkeiten zur Überwindung von Angst

Wahrscheinlich erleben wir uns selbst meist als *eine* Persönlichkeit. Wenn wir jedoch unsere verschiedenen Verhaltensweisen, Impulse, Neigungen und Reaktionsmuster genauer ergründen, entdecken wir eine Vielzahl von teilweise recht unterschiedlichen Persönlichkeitsanteilen. Zum Beispiel leben in uns gewissermaßen ebenso ein Weiser wie ein Narr, ein Hilfloser wie ein Aktionist. In uns allen leben Wesen in einer Bandbreite von Mutter Teresa bis hin zu dem Hunnenkrieger Attila. Die Optionen und Möglichkeiten sind fast unerschöpflich. Welche Anteile wir stärker wahrnehmen, hängt davon ab, welche wir kultivieren, fördern und insbesondere wiederholen.

Ohne Geistestraining werden die jeweiligen Anteile leider meistens von außen angeregt und bleiben oft länger bestehen, als eigentlich gut ist.

In diesem Abschnitt wollen wir uns einmal am Beispiel unserer Angst einen unheilsamen Persönlichkeitsanteil genauer anschauen und verdeutlichen, wie wir einen heilsamen Einfluss darauf ausüben können. Viele Menschen berichten leidvoll, wie sehr sie oft ihrem inneren Angsthasen, aber auch dem Kampfhund oder dem Oberlehrer ebenso ausgesetzt sind wie dem inneren Hilflosen oder der Abhängigen, um nur einige zu nennen.

Bei Angst die innere Reset-Taste drücken

Die folgenden Abbildungen sind sehr vereinfacht dargestellt, was jedoch der besseren Verdeutlichung dienen wird. Hier finden wir gewissermaßen detaillierte Zeitlupenaufnahmen davon, wie ein unheilsamer innerer Anteil in uns aktiviert wird und wie wir das Problem konkret mildern und in heilsamer Form umwandeln können. Dieser interessante Prozess läuft normalerweise sehr schnell und unbewusst in uns ab. In weniger als einer Sekunde reagieren wir emotional auf einen Reiz und erleben dann oftmals eine lang anhaltende Emotion.

Diesen Vorgang veranschaulichen wir nun am Beispiel der Entstehung und Milderung von Angst.

Angst kann viele Gesichter haben. In diesem Zusammenhang unterscheiden wir erst einmal zwischen einer Angst vor *äußeren* Situationen, Menschen oder Gegenständen und einer *inneren* Angst, die wir zum Beispiel als Selbstunsicherheit, als generelle Ängstlichkeit oder als Angst vor der Angst, also als Angst vor der nächsten Angstattacke, erleben können.

Die folgende Darstellung zeigt in der Bildmitte, wie der Sympathikus (S) in unserem Stresszentrum aktiviert wird. Der Sympathikus ist ein aktiver Teil des vegetativen Nervensystems. Seine Aktivierung kann von *außen* erfolgen (A), zum Beispiel durch eine unangenehme Beobachtung oder dadurch, dass wir uns in einer für uns schwierigen äußeren Situation befinden, etwa in einer Prüfung oder auch nur im Supermarkt. Eine andere Möglichkeit der Aktivierung ist ein unangenehmes Körpersignal (B), zum Beispiel in Form von Schmerzen. Eine weitere Möglichkeit der Aktivierung ist durch unangenehme Erinnerungen (C) möglich. Natürlich entstehen

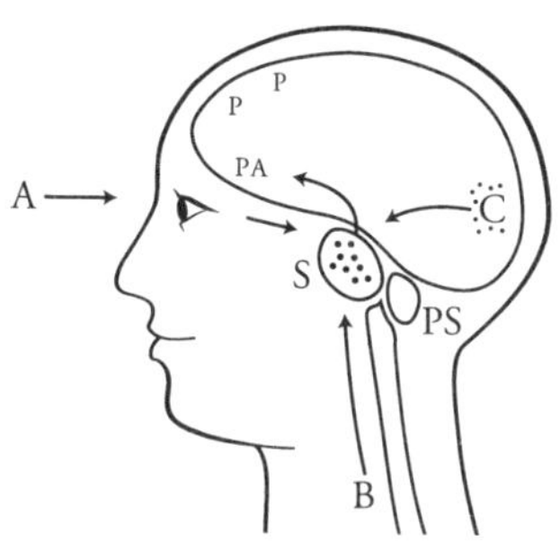

Abb. 20

regelmäßig auch Kombinationen aus äußeren Reizen und Erinnerungen oder schmerzlichen Körpersignalen und Erinnerungen. Alle Kombinationen sind hier denkbar, um den Sympathikus (S) zu stimulieren.

Die Aktivierung des Sympathikus (S) hat dann zahlreiche innere Abläufe zur Folge; unter anderem wird sehr schnell ein zum auslösenden Reiz passender Persönlichkeitsanteil (P) aktiviert. In unserem Beispiel sieht die betreffende Person vielleicht eine große Spinne auf ihrem Unterarm. Dies aktiviert sofort den Sympathikus (S) und es erfolgt eine Verbindung zu einem ängstlichen Persönlichkeitsanteil (PA). Diese Verbindung wird automatisch gewählt, wenn wir recht oft ängstlich reagieren oder bereits einige vergleichbare negative Erfahrungen machen mussten. Generell lässt sich aber feststellen, dass sich die Wahrscheinlichkeit für das Auftauchen des inneren Angsthasen drastisch erhöht, wenn wir ihn regelmäßig füttern. Unsere täglichen Angstreaktionen sind also sozusagen die psychischen Mohrrüben für unseren inneren Angsthasen. Ohne Geistesschulung wird dieser innere Angsthase durch äußere Einflüsse aktiviert, so dass er uns dann sehr lange mit den entsprechenden Angstgedanken quält. Diese Situation kennen wir zum Beispiel in Form von ängstlich-sorgenvollen Grübeleien, in denen wir wie gefangen unsere inneren leidvollen Monologe abspulen.

Der aktivierte Persönlichkeitsanteil für Angst (PA) steht messbar unter Strom. Im EEG oder CT ließe sich die elektrische Spannung exakt ermitteln. Wenn der Persönlichkeitsanteil des Angsthasen unter Strom steht, dann produziert dieser Teil unseres Verstandes solche Gedanken wie zum Beispiel: *Am liebsten würde ich weglaufen! Ich zittere schon. Die Angst lähmt mich, ich kann mich kaum bewegen. Oh, wie peinlich.*

Mit ein wenig Training können wir einen weiteren Persönlichkeitsanteil (P) aktivieren, nämlich unseren inneren Beobachter. Das finden wir in der folgenden Abbildung 21 dargestellt.

Dieser innere persönliche Beobachter (PB) registriert die Abläufe und mit seiner Hilfe erkennen wir, dass wir Einfluss nehmen müssen. Hier nutzen wir nun die regelmäßig antrainierten Techniken und Übungen zur Milderung unserer inneren Aufgeregtheit. Der innere Beobachter kann nun erkennen, dass wir durch diese heilsamen Übungen unseren Parasymphatikus (PS) des vegetativen Nervensystems aktivieren konnten. Damit wird ein Beruhigungsprozess in unserem Organismus in Gang gesetzt.

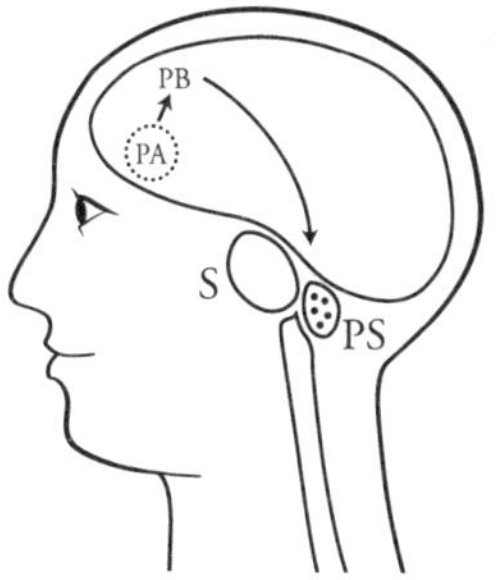

Abb. 21

Wahrscheinlich deshalb, weil wir Zivilisationsmenschen eine deutliche Überaktivität der Stressanteile in uns fördern, sind die Areale des Symphatikus oft deutlich aktiver als die des Parasymphatikus. Wenn wir aber lernen, aus eigenem Antrieb unseren Parasymphatikus zu aktivieren und dadurch unter anderen die unheilsamen Anteile in uns zu schwächen, dann entsteht eine echte Chance, einen gezielten Einfluss auf unsere inneren Abläufe zu nehmen. Es kommt zu einer Erhöhung unserer Selbstkontrolle und parallel dazu einer Steigerung unserer Handlungsmöglichkeiten und unserer Freiheit.

In der folgenden Darstellung ist der Parasymphatikus unter Strom und wir erleben Entspannung. In dieser Situation ist es wesentlich realistischer, einen heilsameren Persönlichkeitsanteil (PW) zu aktivieren. Vielleicht kultivieren wir nun bewusst unseren inneren Weisen.

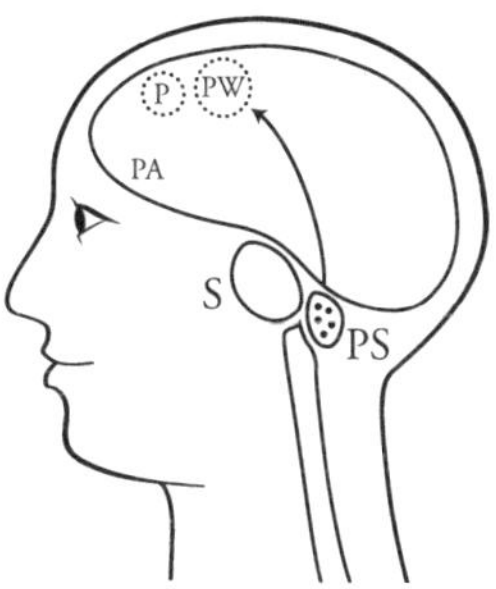

Abb. 22

Ist dieser heilsame Anteil, den wir den inneren persönlichen Weisen (PW) nennen können, in uns aktiviert, machen wir eine wichtige Erfahrung. Wir konnten unheilsame Anteile in uns transformieren und eigenständig eine heilsame Veränderung vornehmen. Wenn uns das zum ersten Mal gelingt, werden wir diesen Aha-Effekt deutlich spüren und vermerken, wie sich das körperlich als Entlastung anfühlt und wie es sich auf der geistigen Ebene als wichtige Erfahrung auswirkt. Durch dieses Erlebnis sind wir nun auch künftig in der Lage, den Vorgang sicherer abzurufen. Mit zunehmenden Wiederholungen stabilisiert sich unsere Selbstkontrolle immer mehr und wir fühlen uns deutlich gelassener.

Je hilfloser wir sind, desto bedrohter und angespannter erleben wir uns. Je stärker unsere Fähigkeiten zur Selbstkontrolle sind, desto sicherer und entspannter fühlen wir uns. Es sei allerdings angemerkt, dass wir uns bei der Selbstkontrolle nicht zwanghaft disziplinieren sollten und noch den letzen Rest Leistung aus uns herausholen wollen, sondern uns und alle anderen Wesen auf eine achtsame und schonende Weise behandeln.

So unterschiedlich die verschiedenen Ausdrucksformen von Angst und ihr Hintergrund auch immer sein mögen, wir erkennen dennoch die Gemeinsamkeiten und, darauf aufbauend, die notwendigen Vorgehensweisen.

Angst ist immer „sympathisch"

- Unangenehme Empfindungen durch äußere Reize, Erinnerungen oder Gedanken aktivieren den Sympathikus im vegetativen Nervensystem und erzeugen inneren Stress.
- Diesen Vorgang interpretieren wir als Angst.
- Der innere Angsthase ist als Persönlichkeitsanteil aktiviert und wir erkennen es.
- Wir aktivieren parallel dazu unseren inneren Beobachter.
- Der innere Beobachter entzieht dem Angsthasen nur mittels aktiver Beobachtung Energie.
- Wir nutzen unsere meditativen Übungspraktiken zur Milderung unserer Aufgeregtheit.
- Dadurch kann jetzt der Parasympathikus aktiviert werden.

- Die Aktivierung des Parasympathikus erzeugt Ruhe und Gelassenheit.
- Diese Ruhe ermöglicht uns die bewusste Aktivierung eines heilsamen Persönlichkeitsanteils, zum Beispiel des inneren Weisen.
- Wenn dieser Vorgang der achtsamen Selbstkontrolle in uns stabilisiert werden kann und wir durch häufige erfolgreiche Wiederholungen diese Abläufe sicher beherrschen, dann können wir auch irgendwann den letzten Schritt wagen: Wir beobachten die Aktivierung von Anteilen, erhalten den Prozess nicht durch eine unbewusste Verstandesaktivität aufrecht, sondern beobachten das Verglühen der jeweiligen Anteile und aktivieren keine weiteren mehr. In uns herrscht Stille. Der Verstand ruht, wenn wir es wollen. Wir aktivieren die notwendigen hilfreichen Anteile und wir lassen auch sie wieder vergehen, wenn sie ihren Dienst getan haben.

Wir sind der Dirigent unseres inneren Orchesters, doch die schönste Melodie ertönt, wenn das Orchester schweigt.

Die zentrale Übung bei jeder Form von Angst

Aus dem zuvor Erfahrenen erkennen wir nun die Notwendigkeit für ein regelmäßiges Training und dadurch eine selbst erzeugte Aktivierung des Parasympathikus.

Wir nehmen bei jeder sich bietenden Gelegenheit in unserem Alltag unsere meditative Haltung ein. In aufrechter Position praktizieren wir bewusst und achtsam die Bauchatmung.

Bei jedem Einatmen visualisieren wir die Aufladung und Aktivierung unseres Parasympathikus. Dazu visualisieren wir ebenfalls die beruhigenden Auswirkungen des von uns aktivierten Parasympathikus auf unseren gesamten Organismus.

Wir können hier kreativ die verschiedensten Bilder nutzen, die uns zu den Nervenzellen einfallen.

Mit einer regelmäßigen Wiederholung dieser Übung verstärken wir die Verknüpfung zwischen einer zunehmenden inneren Ruhe mit den Vorstellungen über unseren Parasympathikus.

Es ist unumgänglich, diese Übung anfangs in Situationen zu üben, in denen wir uns relativ entspannt fühlen. Nur wenn wir in der Lage sind, in solchen Situationen diesen Vorgang sicher in uns zu aktivieren, verfügen wir über eine realistische Chance, diese Ressource auch in Stresssituationen für uns nutzbar machen zu können.

Die Überwindung unserer übermäßigen Angstreaktionen kann als eine Strategie zusammengefasst werden, die sich als Entspannung in der Angst beschreiben lässt.

Entspannen in der Angst

Was sich anscheinend nach einem eklatanten Widerspruch anhört, stellt im Behandlungsalltag die entscheidende Strategie dar – eine Strategie, die ebenso einfach wie effektiv ist.

In einem ersten Schritt werden Meditations- und Entspannungstechniken intensiv geübt. Wenn wir unter ausgeprägten Angstempfindungen leiden, müssen wir uns zu Entspannungsexperten entwickeln. Für diesen Vorgang benötigen wir etwas Geduld und insbesondere ein regelmäßiges tägliches Training von Entspannungsmethoden. Unsere Meditationspraxis kann uns hierfür ebenfalls sehr gute Dienste leisten.

Übung: Entspannen in der Angst

Wenn wir uns eigenständig schnell und sicher entspannen können und ein dafür einsetzbares Verfahren sehr gut erlernt haben, nähern wir uns mit vorsichtiger Geschwindigkeit einer Angstsituation an. Für die ersten Konfrontationen sollten wir bei der Auswahl einer Angstsituation bedachtsam vorgehen, damit wir uns nicht überfordern.

Bei jedem Schritt auf die Angstsituation zu nehmen wir alle in uns entstehenden Reaktionen wahr. Wir registrieren die körperlichen Empfindungen, entstehende Emotionen sowie unseren Gedankenfluss. Nun sorgen wir mithilfe der Bauchatmung und der körperlichen Achtsamkeit dafür, dass sich unser Körper nicht weiter anspannt, sondern adäquat und locker entspannt bleibt.

Für diesen Prozess ebenfalls notwendig ist die achtsame Gedankenkontrolle: Jeder auftauchende Panikgedanke wird wohlwollend von uns betrachtet, um ihn dann aber weiterziehen zu lassen. Der Körper bleibt entspannt und kein Angstgedanke erhält Macht über uns.

Die Koppelung einer für uns angstauslösenden Situation mit den bekannten Angstempfindungen kann auf diesem Wege geschwächt und schließlich ganz gelöscht werden. Diese Verknüpfungen, die wir in der Realität empfinden, existieren aufgrund von neuronalen Verbindungen in unserem Kopf. Durch alte Erfahrungen wurden diese Bindungen gefestigt und durch neue Erfahrungen werden sie gelöscht.

Wie können wir uns entspannen?

Sicherlich sind die Möglichkeiten, sich zu entspannen, außerordentlich vielfältig, und jeder von uns wird wahrscheinlich seine eigenen Favoriten bevorzugen.

Oftmals berichten ängstliche oder nervöse Menschen davon, sich in der Ruhe kaum noch entspannen zu können. Das Stillsitzen fällt ihnen schwer, die Meditation ist kaum durchzuhalten. Sie suchen ihre Entspannung oftmals in sportlichen Aktivitäten oder durch den Konsum von Alkohol, Nikotin, Beruhigungsmitteln oder anderen Giften. Insbesondere für die Beruhigung durch Sport und andere aktive Tätigkeiten sollte bedacht werden, dass wir auf diesem Wege immer unseren Sympathikus aktivieren und füttern, denn dieser kann zwischen unangenehmem Stress und freudigem Sport nicht differenzieren. Er wird in jedem Falle aktiviert.

Der Zusammenhang zwischen unserer Anfälligkeit für Angst und den Aktivitäten unseres Sympathikus wurde in diesem Kapitel ebenso wie die Notwendigkeit beschrieben, unseren Parasympathikus regelmäßiger bewusst zu aktivieren.

Die beiden bekanntesten *Entspannungsmethoden* sind das Autogene Training (AT) und die Progressive Muskelentspannung nach Jacobsen (PME). Zum Kennenlernen und zur Durchführung eines Trainings bieten sich hier entweder Kurse oder entsprechende CDs oder DVDs an.

Hinweis: Im Gegensatz zu den Entspannungstechniken, die uns in die Ruhe und in einen schlafähnlichen Ruhezustand führen, ist die Meditation ein aktives Geistestraining, das zwar ebenfalls Empfindungen der Ruhe erzeugt, doch dieser Prozess basiert auf einem sehr wachen Bewusstseinszustand.

Heilsame Wege für den Umgang mit Angst

Angst und Vertrauen

Wir werden die Angst wahrscheinlich nicht los, indem wir sie loszuwerden versuchen. Auch hier treffen wir wieder auf unsere scheinbaren Widersprüche und Paradoxa. Offenbar können wir unsere Angst loswerden, indem wir sie erst einmal nicht loswerden. Gemeint ist hier unsere Vorstellung von dem, was einen wirklich heilsamen Weg ausmacht, denn dieser führt oftmals nicht von der Angst weg, sondern mitten durch sie hindurch.

Übung: Unser Angsthase

Konkret könnte das so aussehen, dass wir in einer Angstsituation einmal versuchen, unsere Angst zu umarmen. Wir nehmen die Angst an und verschwenden keine Energie damit, zu hadern und zu jammern.

Mit ein wenig Vertrauen zu uns selbst richten wir uns sitzend oder im Stehen auf, lassen unsere Schultern fallen, praktizieren die gut geübte Bauchatmung und sagen unserem inneren Angsthasen: *Ist schon okay, Angsthase, komm zu mir. Ich bin da. Komm, Angsthase, und verkriech dich bei mir. Auch wenn du in mir tobst und wütest, es ist okay. Wir werden das sicher überleben.*

Das persönliche Mantra und andere Programmierungen

Bitte jetzt nicht an eine rote Tomate denken. Nicht an eine rote saftige Tomate denken. Nicht an eine rote saftige Tomate denken. Nicht an eine rote saftige Tomate denken. Nicht an das Bild einer roten saftigen Tomate denken …

Obwohl die Instruktion heißt: *Tu es nicht,* generiert unser Verstand das Bild der Tomate. Die Wiederholung dieses Musters ist regelmäßig zu beobachten. Wenn wir oftmals denken: *Hoffentlich passiert nichts Schlimmes,* dann verzeichnet unser Verstand eigentlich nur das Schlimme und löst schon einmal vorsorglich einen stillen Alarm aus. Wenn wir Angst empfinden und immer wieder denken: *Hoffentlich wird es nicht noch schlimmer, hoffentlich passiert mir nichts, hoffentlich falle ich jetzt nicht um,* dann programmieren wir uns auf die Angst und verletzen damit das erste Grundprinzip der Heilung: *Mache es nicht noch schlimmer!*

Negativformulierungen erzeugen und verstärken eben nur das Negative: *Hoffentlich streiten wir uns nicht* ist solch eine Negativformulierung und programmiert uns auf den Streit. *Hoffentlich haben wir einen schönen Abend* ist eine ähnliche, wenn auch völlig anders gepolte Programmierung, welche die Wahrscheinlichkeit für einen streitfreien Abend deutlich erhöht. Wenn wir Negativformulierungen und unheilsame Selbstprogrammierungen jedoch einfach nur weglassen, erzeugen wir eine Lücke, die wir mit etwas anderem und sinnvollerweise etwas Heilsamerem füllen sollten. Durch die regelmäßige Wiederholung heilsamer Sätze festigt sich diese hilfreiche nervliche „Verdrahtung" in uns.

Wenn wir vorher oft über sorgenvolle Gedanken gegrübelt haben, dann benötigen wir ein heilsames persönliches Mantra, eine stetige Wiederholung eines oder einiger weniger Worte. Diese müssen persönlich und individuell erarbeitet werden.

Recht typische und oft genutzte Mantras sind zum Beispiel:

„Es ist okay. Angst ist okay. Beruhigung tut gut. Bauchatmung tut gut."

Meditation bei Ängsten

Eine stabile Meditationspraxis ist eine sehr gute Versicherung gegen viele auftretende Schwierigkeiten. Wie bei allen Versicherungen müssen wir jedoch auch hier *vorher* etwas einzahlen, wenn wir im Schadensfall etwas erhalten wollen.

Der Appell einer regelmäßigen Vorsorge, also zum Beispiel in Form von regelmäßig und täglich praktizierten Achtsamkeitsübungen und Meditation, kann gar nicht oft genug wiederholt werden.

Natürlich kann es nicht die eine Meditation geben, die bei all unseren Ängsten heilsam zu wirken vermag. Die klassischen Sitzmeditationen können uns psychisch sehr stabilisieren. Auf diese Weise sind wir zum

Beispiel in der Lage, unser vegetatives Nervensystem, das unter anderem Stress und Anspannungen in uns erzeugt, messbar auszugleichen.

Da das Feld der möglichen und sich anbietenden Meditationsformen sehr vielfältig ist, soll hier eine besondere Variante beschrieben werden.

Übung: Die Friedhofsmeditation

Entweder nehmen wir dieses Buch und suchen den nächstgelegenen Friedhof auf oder aber, und das ist wohl eine deutlich abgemilderte Form, wir stellen uns in der Meditation vor, dass wir uns auf einem Friedhof befinden. Wir suchen uns einen Platz, wo wir ruhig sitzen können, nehmen die aufrechte Meditationshaltung ein und beginnen uns mit der Bauchatmung auf die Meditation einzustimmen. Wenn wir auf dem Friedhof sind, bleiben die Augen offen, wenn wir uns den Friedhof vorstellen, können wir die Augen schließen.

Nun nehmen wir uns Zeit, um die Erkenntnis dieses Ortes ganz in uns aufzunehmen. Wir leben, andere Menschen, wenige Meter entfernt von uns, sind bereits tot. Wir können atmen, diese Menschen sind bereits tot. Die Toten haben keine Angst mehr. Sie liegen in ihren Särgen wie in einem Schneckenhaus vergraben.

Wir nehmen uns die Zeit, wirklich zu realisieren, dass der Tod wenige Meter von uns entfernt bereits sichtbar existiert. Ebenso nehmen wir wahr, dass der Tod auch in uns angelegt ist. Doch wir haben noch Zeit. Wir atmen. Wir leben. Wir haben viele Chancen, etwas daraus zu lernen.

Es kann tatsächlich vorkommen, dass uns der Tod manchmal als ein verlockendes Ruheparadies erscheinen mag, insbesondere wenn wir schon lange an etwas leiden. Doch wenn wir uns aus diesen Verirrungen lösen, werden wir den unendlich hohen Wert unseres Lebens erkennen. Paradoxerweise ist gerade die Sehnsucht nach dem Tod oft ein verdeckter Impuls in uns, der verhindert, wirklich zu fühlen, wie schnell unser Körper verwelkt und dass der Tod definitiv näher kommt.

Auf alle körperlichen Regungen, Emotionen und Gedanken, die beim Lesen auftauchen, sollten wir achtsam eingehen, uns etwas Zeit lassen und sie ergründen. Wenn wir uns zu sehr ängstigen, dann ziehen wir uns ebenfalls in ein Schneckenhaus zurück. Wie viele Jahre haben wir wohl noch zu leben? Vielleicht 10, 20, 30 oder sogar noch 40 Jahre? Wenn es eventuell noch 30 Jahre sein könnten, dann sind das noch 30 Sommer, die wir erleben. Ist das viel? Es ist auf jeden Fall überschaubar.

Das Gewahrsein der Toten und des auf uns wartenden Todes sollte das Leben kostbar für uns werden lassen. Wenn uns auch die Angst quält, wir leben und das spüren wir, notfalls auch mit Angst. Es ist oft ratsam, die Angst anzunehmen und sie zu umarmen. Die Angst ist da, okay, was soll´s. Wir werden an der Angst heute nicht sterben, und mit allem anderen können und müssen wir leben. Wenn wir dagegen der Angst nachgeben und ein Leben im Rückzug, in der Vermeidung und im Schneckenhaus verbringen, dann sollten wir der Toten und unseres Todes gedenken. Wir leben jetzt!

Daraus ergibt sich die Verantwortung, etwas Sinnvolles daraus zu machen.

Liebe und Mitgefühl zerstreuen die Angst vor dem Leben.

– Dalai Lama XIV. –

Susanne erfährt eine spürbare Erleichterung, als ihr die psychosomatischen Abläufe von Angstsymptomen bewusst werden. Mit diesem Wissen kann sie nach langer Zeit zum ersten Mal gewissermaßen eine Zusatzangst artikulieren: nämlich ihre Angst davor, verrückt zu sein oder dafür gehalten zu werden.

Mit dem Wissen über die Veränderbarkeit ihrer Hirnareale, welche die Angst vermitteln, erhält Susanne nun konkrete Handlungsmöglichkeiten, die sie aus der Hilflosigkeit herausführen. Insbesondere das regelmäßige Training von Entspannung und Meditation, von dem Susanne nun weiß, wie heilsam diese Maßnahmen auf den Parasympathikus einwirken, befolgt sie mit großem Engagement. Auch das Training der Haltung und Bauchatmung wird von Susanne intensiv betrieben. Zur Unterstützung dieses Selbsthilfeprogramms erhält Susanne dreimal Chöd-Behandlungen, in denen sie lernt, wie sie ihren Angst-Dämon füttern kann.

Nach einigen Wochen verfügt Susanne neben einer recht guten Einsicht in ihre Probleme auch über zahlreiche konkrete Handlungsmöglichkeiten. Im Laufe der Übungspraxis fühlt sie sich bei der Umsetzung dieser Maßnahmen immer sicherer. Diese Sicherheit gibt ihr die Zuversicht, diese Methoden künftig auch in konkreten schwierigen Situationen einsetzen zu können.

Kapitel 7

Unser Ärger

Übeltäter sind überall zu finden,
wie kann man sie alle überwinden?
Doch wer nur allein seinen Zorn besiegt,
siegt auch über alle seine Feinde.

– Shantideva –

Wie bereits im vorigen Kapitel beschrieben, bedeutet die Milderung und Auflösung bestimmter unheilsamer Zustände, wozu auch der Ärger gehört, dass wir uns generell aus dem Klammergriff unserer unheilsamen Geisteszustände befreien. Wir werden immer wieder feststellen, dass eine Befreiung nicht zwingend bedeutet, etwas vollständig und unwiederbringlich auszulöschen, sondern dass es in erster Linie um eine *innere* Befreiung geht.

Der Ansatz der Buddhistischen Psychotherapie BPT lautet:

Wir befreien uns nicht *von*, sondern *inmitten* unserer Wut.

Wut kann viele Gesichter haben. In diesem Zusammenhang unterscheiden wir erst einmal zwischen Emotionen, die deutlicher auf *äußere* Situationen, Menschen oder Gegenstände bezogen sind. Hier finden wir zum Beispiel Ärger, Hass, Zorn, Frust, Groll, Wut, Gereiztheit, Aggressivität.

Dann erleben wir noch Emotionen, die stärker mit *inneren* Prozessen zu tun haben und gegen uns selbst gerichtet sind. Hier finden wir zum Beispiel Selbsthass, Selbstverachtung oder übermäßige Selbstdisziplin und Strenge bis hin zu selbstverletzenden Verhaltensweisen.

Zum Thema des selbstverletzenden Verhaltens müssen wir achtsam ergründen, ob es sich tatsächlich etwa als Ausdruck von Selbsthass manifestiert oder ob es nicht dem hilflosen Versuch entspringt, sich selbst zu entlasten. Viele selbstschädigende Verhaltensweisen, wie zum Beispiel der Nikotinkonsum, werden von den Betroffenen irrtümlicherweise mit einem Genussverhalten verwechselt. Eine unerfreulich lange Liste unseres unbewussten Konsumverhaltens muss jedoch eindeutig als Ausdruck selbstschädigenden Verhaltens angesehen werden. Diese Argumentation basiert auf der wiederholten Erfahrung, dass mit der Entwicklung und Stabilisierung von Einstellungen und Verhaltensweisen, die der Förderung des Selbstwertes dienen, die selbstschädigenden Impulse sich spürbar und sichtbar mildern und im weiteren Verlauf in der Regel ganz auflösen.

Ralph beschreibt sich selbst als einen 38 Jahre alten Kampfhund. Es sei ihm mittlerweile fast unmöglich geworden, einen Tag ohne Ärger zu verbringen. So gut wie jede Alltagssituation löse in ihm ein Emotionsspektrum aus, das hauptsächlich zwischen einer leichten Ungeduld über Reizbarkeit und Ärger bis zum ausgeprägten Zorn und Hass variiere. Ralph erinnert sich, dass er noch vor einigen Jahren ausgeglichener gewesen sei. Die bedenklichen Veränderungen führt Ralf sowohl auf berufliche Konflikte als auch auf Beziehungsstress zurück. Einerseits empfindet Ralph sein Reagieren oft als Ausdruck eines gerechten Zorns, andererseits spürt er aber auch sehr schmerzlich die unheilvollen Konsequenzen seiner immer einseitiger werdenden Verhaltensweisen. Er erkennt, dass er mit dieser aggressiven Grundhaltung nicht nur bald sehr allein sein wird, sondern darüber hinaus viel wichtige Lebensenergie verschwendet. Leider hätten diese Einsichten bislang noch zu keinen Veränderungen geführt. Es habe immer wieder gute Vorsätze gegeben, doch in den Konfliktsituationen habe stets der Kampfhund das Kommando übernommen. Als Ralph in die Therapie kommt, ist er bereits an einem Punkt angekommen, an dem er unbedingt aus seiner alten Haut heraus möchte.

Wenn wir Wut erleben, dann haben wir oft die Vorstellung, diese Emotion sei auf jemanden oder etwas gerichtet, der oder das es „verdient". Dabei vergessen wir, dass die Wut *in uns* tobt und dort ihr zerstörerisches Werk *an uns* leistet. Unsere Wut gehört uns.

Wir dressieren unseren inneren Kampfhund

Wir stellen uns hier die Frage, wie wir mit unserem inneren Kampfhund umgehen können. Einerseits hat unser Kampfhund uns vielleicht schon des Öfteren beschützt und uns geholfen. Andererseits hat er offensichtlich jedoch eine sehr bedrohliche und auch destruktive Energie. Daher müssen wir unseren Kampfhund unbedingt erziehen. Wir wollen dieses Lebewesen nicht mit der Peitsche erziehen, doch wir wollen es auch nicht unbeaufsichtigt frei herumstreunen lassen. Man könnte sagen, hier ist ein echter Hundeflüsterer gefragt.

Am Anfang ist meistens eine klare Idee hilfreich. Wir müssen uns mit den inneren Prozessen, die sehr schnell und unbewusst in uns ablaufen, vertraut machen.

Bei Wut die innere Reset-Taste drücken

In den folgenden Abbildungen ist in Zeitlupenaufnahmen dargestellt, wie ein unheilsamer innerer Anteil an Wut in uns aktiviert wird und wie wir das Problem konkret mildern und heilsam umwandeln können.

Die erste Darstellung zeigt in der Bildmitte wieder den Sympathikus (S), der in unserem Stresszentrum aktiviert wird. Der Sympathikus ist ein aktiver Teil des vegetativen Nervensystems. Diese Aktivierung kann entweder von außen erfolgen (A), zum Beispiel durch eine unangenehme Beobachtung oder Information. Eine andere Möglichkeit der Aktivierung ist ein unangenehmes Körpersignal (B), zum Beispiel in Form von Schmerzen. Eine weitere Möglichkeit der Aktivierung ist durch unangenehme Erinnerungen (C) gegeben.

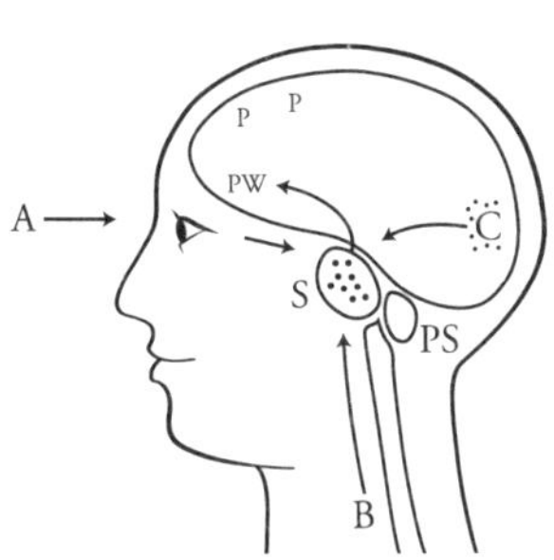

Abb. 23

Die Aktivierung des Sympathikus hat dann zahlreiche innere Abläufe zur Folge; unter anderem wird sehr schnell ein zum auslösenden Reiz passender Persönlichkeitsanteil aktiviert.

Wenn wir sehr häufig in Wut geraten, ist dies der wütende Persönlichkeitsanteil (PW). Wir können dann unseren inneren Kampfhund spüren, der sich oft gegen andere richtet. Oder wir erleben als wütenden inneren Anteil unseren strengen inneren Oberlehrer, der uns ärgerlich und manchmal fast schon sadistisch überfordert und in gleicher Weise auch andere Menschen abwertet. Ohne Geistesschulung wird dieser innere wütende Persönlichkeitsanteil (P W) uns dann sehr lange mit den entsprechenden Gedanken quälen. Diese Situation kennen wir in Form von Grübelzwängen, als Selbstanklagen, als Hassgedanken, als sadistische Tagträume und Rachefantasien, in denen wir uns wie gefangen fühlen und unsere inneren leidvollen Monologe und Visionen abspulen.

Der aktivierte wütende und sich unheilsam auswirkende Persönlichkeitsanteil (PW) steht messbar unter Strom. Im EEG oder CT ließe sich die elektrische Spannung exakt ermitteln. Mit ein wenig Training können wir einen weiteren Persönlichkeitsanteil (P) aktivieren, nämlich unseren inneren Beobachter. Das finden wir in der folgenden Abbildung 24:

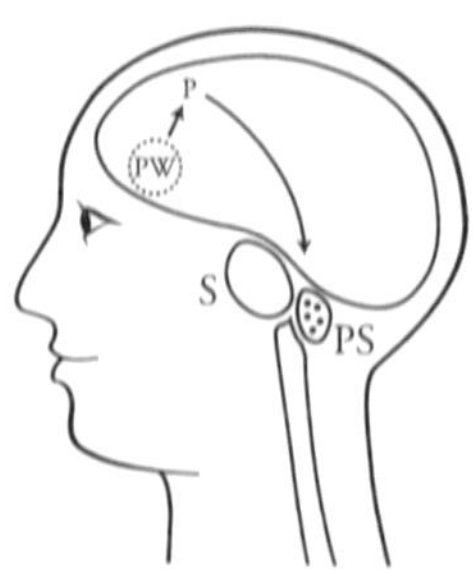

Abb. 24

Dieser Persönlichkeitsanteil (P), den wir den inneren Beobachter nennen können, registriert die Abläufe. Daraus kann der Impuls in uns geweckt werden, dass wir Einfluss nehmen müssen. Der innere Beobachter begleitet jetzt die neu entstehenden Aktivitäten in unserem Ruhezentrum, dem Parasympathikus (PS) des vegetativen Nervensystems. Damit wird ein Beruhigungsprozess in unserem Organismus in Gang gesetzt.

Oftmals sind die Areale des Symphatikus deutlich aktiver als die des Parasymphatikus, und zwar wahrscheinlich deshalb, weil wir Zivilisationsmenschen eine deutliche Überaktivität der Stressanteile in uns fördern. Wenn wir jedoch lernen, aus eigenem Antrieb unseren Parasymphatikus zu aktivieren und dadurch unter anderen die unheilsamen Anteile in uns zu schwächen, dann entsteht eine echte Chance, einen gezielten Einfluss auf unsere inneren Abläufe zu nehmen. Es kommt zu einer Erhöhung unserer Selbstkontrolle und parallel dazu zu einer Steigerung unserer Handlungsmöglichkeiten, und wir nähern uns auf diesem Weg mit stetigen Wiederholungen konkret unserer Befreiung.

In der folgenden Abbildung 25 ist der Parasympathikus (PS) unter Strom, so dass wir Entspannung erleben. In dieser Situation ist es wesentlich realistischer, nun bewusst einen heilsameren Persönlichkeitsanteil (P) zu aktivieren. Vielleicht kultivieren wir unseren inneren Weisen.

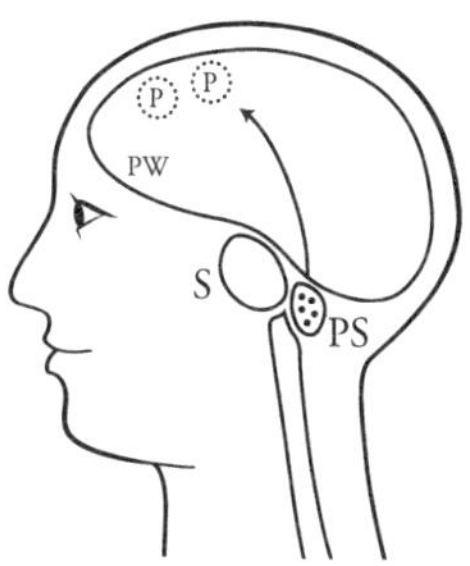

Abb. 25

Ist dieser heilsame Anteil (P) in uns aktiviert, machen wir eine wichtige Erfahrung. Wir konnten unheilsame Anteile in uns transformieren und eigenständig eine heilsame Veränderung vornehmen. Wenn uns das zum ersten Mal gelingt, werden wir diesen Aha-Effekt deutlich spüren und vermerken, wie sich das körperlich als Entlastung anfühlt und wie es sich auf der geistigen Ebene als wichtige Erfahrung auswirkt. Durch dieses Erlebnis sind wir nun auch künftig in der Lage, den Vorgang sicherer abzurufen. Mit zunehmenden Wiederholungen stabilisiert sich unsere Selbstkontrolle immer mehr und wir fühlen uns deutlich gelassener.

Je hilfloser wir sind, desto bedrohter und angespannter erleben wir uns. Je stärker unsere Fähigkeiten zur Selbstkontrolle sind, desto sicherer und entspannter fühlen wir uns. Es sei allerdings angemerkt, dass wir uns in der Selbstkontrolle nicht zwanghaft disziplinieren sollten und noch den letzen Rest Leistung aus uns herausholen wollen, sondern uns und alle anderen Wesen auf eine achtsame und schonende Weise behandeln.

Wut und Widerstand

Wenn wir die erste der Vier Edlen Wahrheiten der buddhistischen Lehre wirklich verinnerlicht und verwirklicht hätten, dann würden wir uns über viele der alltäglichen Probleme nicht mehr aufregen. Die Erste Edle Wahrheit unterstreicht die allgemeingültige Tatsache, dass es immer wieder zu Problemen kommen wird. Probleme sind gewissermaßen normal, sie gehören zu dieser Welt dazu und sind unumgänglich.

Wir stecken im Fluss des Lebens und versuchen doch, den normalen allgegenwärtigen Strömungen Widerstand entgegenzusetzen. Wie ein Klotz im Wasserlauf erzeugen wir Turbulenzen und meinen, der betreffende Wasserlauf sei daran schuld.

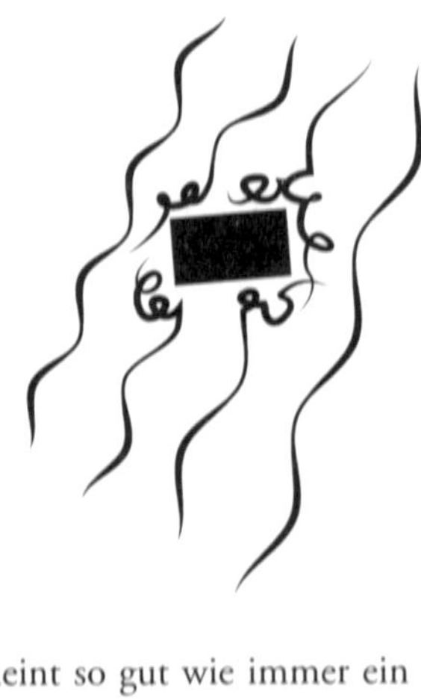

Abb. 26

Unser Zorn scheint so gut wie immer ein gerechter Zorn zu sein. Wie die alten Griechen, welche die Kampfeswut der Krieger als etwas Heiliges ansahen, so meinen viele von uns wohl auch heute noch, dass es einen berechtigten und einen unberechtigten Ärger gebe. Doch am „heiligen Zorn" ist eigentlich gar nichts heilig; er zeigt uns nur unsere Unfähigkeit, unseren Verstand und unsere Emotionen zu zügeln.

Den Widerstand aufgeben, aber nicht einfach nur alles schlucken

Der Umgang mit Ärger ist kein leichter, da wir weder uns selbst noch andere schädigen wollen. Der Wut einfach nur freien Lauf zu lassen wird sich als nicht sehr heilsam erweisen; doch den Groll ständig nur immer hinunterzuschlucken kann sich sehr nachteilig auf unsere Gesundheit auswirken. Unser Ärger sollte daher einen Ausdruck finden, wobei wir zu beachten haben, dass jede unserer Verhaltensweisen zu einer Angewohnheit werden und sich unheilsam festigen kann. Die simple therapeutische Anweisung: „Lass alles raus“ kann also, wenn wir sie nicht achtsam steuern, zu einer möglicherweise sehr problematischen Verfestigung führen.

Viele von uns, die sich auf den spirituellen Weg begeben, meinen, jede Äußerung von Wut wäre ein Zeichen von Verfehlung, und wehren sich entsprechend dagegen. Jede Regung von Zorn muss dann peinlich unterdrückt werden. Ähnlich wie das öffentliche und laute Pupsen werden damit nun auch elementare Regungen unterdrückt.

Wir haben eben jedoch erfahren, dass auch das unbedachte Ausagieren keine wirkliche Alternative darstellt.

Wie können wir also achtsam unsere Wut zügeln?

Wut und Anhaftung

Wollen wir denn eigentlich unseren Ärger wirklich zügeln? Oft haben wir doch eher die Empfindung, dass wir mit unserem Ärger völlig im Recht sind. So verknüpfen wir unseren Ärger mit unserem Rechtsempfinden und meinen nun, dass wir unser Recht verlieren, wenn wir unseren Ärger loslassen.

Das *Michael-Kohlhaas-Syndrom* steht für diese Dynamik: Michael Kohlhaas ist eine literarische Gestalt, mit der Heinrich von Kleist einen Menschen beschreibt, der sich gegen seinen Fürsten im Recht sieht, dafür kämpft und im Rechtbehalten untergeht. Leider finden wir solche Abläufe auch ständig in der realen Welt. Sehr viele Liebesbeziehungen enden mit der unsinnigen und unlösbaren Frage, wer denn nun recht hatte. Viele von uns wollen anscheinend lieber untergehen als nachgeben.

Für Buddhisten lautet ein Grundprinzip, nicht an unheilsamen Emotionen festzuhalten. Es ist wichtig und eigentlich auch logisch und zudem verträglicher für die Gesundheit, wenn wir an unheilsamen Zuständen nicht festhalten und sie nicht in uns einlagern. Zwar kann Wut auch manchmal in der Luft liegen, doch in jedem Falle steckt sie in uns und wütet dort. Das hat katastrophale Folgen für unsere Psyche, unseren Organismus und auch für unser Sozialleben.

Darüber hinaus haben wir bereits weiter oben erfahren, dass sich alles, was wir wiederholen, in uns festigt. Wenn wir also – auch aus gutem Grunde, wie wir meinen – ärgerlich und wütend werden und diesen Vorgang ungezügelt oft wiederholen, dann bildet sich ein ärgerlicher und wütender Charakter in uns heraus. Bei dieser Entwicklungstendenz werden wir dann bald nicht mehr nur in problematischen Situationen wütend, sondern auch in allen anderen, meist sogar neutralen Momenten. Dann reagieren wir irgendwann auf ein Hundegebell, auf ein Türklingeln, auf einen Blick oder auf fremde Menschen überhaupt ärgerlich und wütend.

In einem nächsten Schritt übernimmt der wütende Anteil in uns ein Eigenleben. Er produziert in allen erdenklichen Situationen wütende Gedanken. Selbst unsere Träume können von diesen Inhalten durchtränkt werden. Wahrscheinlich ist das eine Entwicklung, die niemand sich wünscht. Wenn wir unsere zumeist unbewussten Reaktionen jedoch nicht achtsam ergründen und entsprechend einlenken, dann können sich solche oder andere unheilsame Tendenzen unbemerkt einnisten.

Wenn wir eine Veränderung wünschen und anstreben, dann ist es ratsam, sich immer das Ziel zu vergegenwärtigen:

Wir befreien uns nicht *von* unserer Wut, wir befreien uns *inmitten* unserer Wut. Die Wut ist da und es ist okay. Es ist eine mächtige Energie, doch wir achten darauf, was sich daraus entwickeln will. Vorsichtig lenken wir diese Energie und stoppen durchaus auch unheilsame Prozesse.

Übung: Der Ärger in uns

Wir spüren, wie Ärger in uns hochkocht, und nehmen differenziert wahr, wo im Körper der Ärger sich manifestiert. Wir ergründen unsere dazu passenden Gedanken und die emotionalen Reaktionen. Aus einem anfangs noch undefinierbaren Gemisch aus körperlichen, emotionalen und gedanklichen Fragmenten wird auf diese Weise ein übersichtlicher Prozess.

Wir sorgen zuerst immer für eine körperliche Beruhigung, zum Beispiel indem wir uns aufrichten und die Bauchatmung praktizieren. Durch die einsetzende körperliche Beruhigung können sich nach und nach auch unser Verstand und unsere Emotionen beruhigen.

Insbesondere unser anhaftender Verstand muss von uns achtsam erzogen werden. Er liebt Probleme und ergründet sehr gerne und lange, wer was warum gesagt hat und wie wir am besten später oder bei nächster Gelegenheit darauf reagieren sollten; oder er grübelt darüber, warum wir in der Vergangenheit so oft schon Ähnliches erdulden mussten.

Wut und Unwissenheit

Wie jede andere starke Emotion trübt auch Wut den Geist weitestmöglich ein und verstärkt unsere Unbewusstheit und damit natürlich auch unsere Unwissenheit. Wir betreten hier wieder einmal unheilsame Teufelskreisläufe, die es zu durchbrechen gilt.

Unsere Welt scheint sich innerhalb dieser Leidenskreisläufe von einer bunten Vielfalt hin zu einer Schwarz-Weiß-Welt zu verändern, denn in der Wut verengt sich leider unser Blickwinkel immer mehr bis hin zu einem Tunnelblick, bei dem wir nur noch eine unheilsame Fixierung erleben. Unser Geist ist vollständig eingetrübt. Unser Organismus ist mit Stresshormonen auf Kampf programmiert und wir verhalten uns nicht mehr frei, sondern wie ein programmierter Computer oder Roboter. Diese spürbaren Veränderungen innerhalb unseres Geistes vollziehen sich tausendfach im Laufe eines Jahres. In unserem bisherigen Leben lassen sich diese Abläufe wahrscheinlich gar nicht mehr zählen. Das bedeutet, dass wir uns hier einer großen Gewohnheit zu stellen haben.

Der Buddhismus bietet uns eine Methode, um Erkenntnis zu gewinnen. Die buddhistischen Lehren gehen davon aus, dass wir uns durch Erkennen tiefgreifend ändern können.

Natürlich muss nach der Erkenntnis noch eine gute Übungspraxis zur Festigung neuer Verhaltens- und Denkmuster folgen, doch im ersten Schritt gilt es, die heilsamen Möglichkeiten für sich zu erkennen.

Wir empfinden unsere Wut zumeist als gerecht oder gerechtfertigt. Diesen Automatismus einmal selbstkritisch zu hinterfragen erfordert viel Mut und Stärke. Es setzt voraus, dass wir es für möglich halten, vielleicht doch nicht richtig zu reagieren. Für diesen waghalsigen Schritt benötigen wir in der Regel viele Umdrehungen im Leidenskarussell.

Vielleicht beginnen viele von uns auch erst einmal mit der Idee, dass wir zwar gute Gründe haben, uns zu ärgern, doch damit immer nur weiteres Leiden erzeugen. Davon haben wir die Nase voll. Unser Ärger wirkt sich destruktiv auf fast alle Bereiche unseres Lebens aus. Damit müssen wir aufhören.

Wenn sich unser Zorn aber in großen Wellen in uns meldet und wieder einmal im Begriff steht, das Kommando zu übernehmen, wie können wir diesen Tsunami der Wut dann noch aufhalten? Die dafür notwendigen Schritte lauten auch hier: Erkennen, Verinnerlichen und Verwirklichen.

Der erste Schritt ist vielleicht schon getan. Wir haben erkannt, dass wir mit unserer Wut viel zerstören und damit immer nur in unbewussten Leidenskreisläufen gefangen bleiben.

Im nächsten Schritt benötigen wir heilsame Trainingsmethoden zur Milderung unseres inneren Aufruhrs. Wir müssen gut erprobte Maßnahmen verinnerlichen und damit eigene Erfahrungen machen. Nur wenn wir wirklich am eigenen Leibe spüren, dass sich unser Bemühen positiv auswirkt, werden wir es auch künftig weiter verwirklichen können.

Eine recht gut erprobte, alte Methode haben wir bereits kennengelernt: die Dämonenfütterung. Diese können wir auch sehr gut bei unserem Wut-Dämon anwenden.

Unser Wut-Dämon:

Die Fünf-Schritte-Methode der Dämonenfütterung

Wir benötigen eine zweite Sitzgelegenheit direkt vor uns. Darauf visualisieren wir unseren Wut-Dämon. Dieser Platz soll so gewählt werden, dass er gleich mit geschlossenen Augen einzunehmen ist.

1. Schritt: Den Dämon finden

In diesem ersten Schritt der Kontaktaufnahme rufen wir unseren Wut-Dämon. Wir kommunizieren in einem inneren Dialog mit ihm, etwa nach dem Muster: „Gleich gehen wir wieder in diese ärgerliche Situation hinein. Na? Was sagst du dazu?"

Unsere Aufmerksamkeit lenken wir jetzt auch auf unseren Körper. Wo ist der Wut-Dämon im Körper spürbar? Im Bauch? Im Nacken? Im Rücken? In den Fäusten?

2. Schritt: Den Dämon personifizieren

In diesem zweiten Schritt lassen wir den Dämon einmal konkreter Gestalt annehmen. Wir visualisieren, wie sich unser Wut-Dämon auf dem Platz vor uns niederlässt. Wir nehmen uns etwas Zeit und betrachten unseren Quälgeist einmal genauer: Wie groß ist er? Was sind seine Attribute: Geschlecht, Ausdruck, Ausstrahlung?

In einem folgenden Schritt gehen wir nach festgelegtem Muster vor. Dieses beinhaltet konkret drei Fragen:

1. *Was **verlangst** du von mir?*
2. *Was **brauchst** du wirklich von mir?*
3. *Wie **fühlst** du dich, wenn du bekommst, was du brauchst?*

Nachdem wir diese drei Fragen gestellt haben, wechseln wir sofort den Platz. Ohne die Augen zu öffnen, setzen wir uns auf den Sitz gegenüber und nehmen den Platz unseres Wut-Dämons ein. Die Augen bleiben dabei weiter geschlossen.

3. Schritt: Selbst der Dämon werden

Wir lassen uns nun ein wenig auf einen unliebsamen Anteil von uns selbst ein, indem wir in die Haut unseres Wut-Dämons schlüpfen. Wenn wir den Platz wechseln, nehmen wir damit die Position des Dämons ein. Wir verankern diesen Vorgang, indem wir genauer nachspüren, wie es sich anfühlt, dieser Dämon zu sein. Wie ist das Körpergefühl des Dämons?

Jetzt haben wir einerseits die interessante Möglichkeit, in die Rolle des eigenen Dämons zu schlüpfen, und andererseits die Chance, uns selbst einmal von außen zu betrachten, denn uns als Dämon sitzt in der Vorstellung unser „normales Ich" gegenüber.

Als Dämon sind wir nun dazu angehalten, auf die drei zuvor gestellten Fragen laut und deutlich zu antworten. Also antworten wir als unser eigener Wut-Dämon:

1. *Was ich von dir **verlange,** ist ....*
2. *Was ich von dir **brauche,** ist....*
3. *Wenn ich bekomme, was ich brauche, **fühle** ich.....*

Erfahrungsgemäß entstehen aus den entsprechenden Antworten immer recht hilfreiche Ideen. Nachfolgend ein paar Beispiele für Antworten von Wut-Dämonen:

1. *Was ich von dir **verlange,** ist, dass du dich wehrst, dass du kämpfst, dass du dir nicht alles gefallen lässt.*
2. *Was ich von dir **brauche,** ist mehr Sicherheit und Schutz. Ich brauche Klarheit und die Wahrung meiner Grenzen und Bedürfnisse.*
3. *Wenn ich bekomme, was ich brauche, **fühle** ich mich sicher und stark.*

Das gesamte Prozedere läuft natürlich auf diesen dritten Punkt hinaus, denn hier werden nun sehr wichtige und meist vernachlässigte Bedürfnisse und Emotionen geäußert. Die Dämonen zeigen hier alle sozusagen ihre „menschliche" Seite.

4. Schritt: Den Dämon füttern und den Verbündeten kennenlernen

Nachdem sich unser Dämon äußern durfte und die drei Fragen laut und deutlich beantwortet hat, setzen wir uns auf unseren ursprünglichen Platz zurück. Bei diesem Schritt ist es sehr wichtig, den Dämon nicht mit uns zu nehmen, sondern auf seinem Platz zu belassen. Hilfreich für diese Trennung ist meistens die Frage nach dem eigenen Körpergefühl sowie die Frage, wie jetzt der Dämon uns gegenüber auf uns wirkt. Manchmal hat sich der Dämon schon ein wenig verändert oder ist dabei, sich zu verändern.

Nun erfolgt die Fütterung und Nährung unseres Wut-Dämons nach dem Motto: Verwandle deinen ganzen Körper in das Gefühl, das dein Dämon braucht. In unserem Beispiel äußerte der Dämon, dass er *Sicherheit und Stärke* brauche.

Übung: Unseren Wut-Dämon füttern

Nachdem wir nun diese Methode kennengelernt haben, erscheint es ratsam, bei möglichst jeder Wutregung sofort mit einer „Fütterung" darauf zu reagieren.

Wenn sich also unsere altbekannte Wut wieder meldet, nehmen wir uns nun etwas Zeit und lassen ein Gefühl von *Sicherheit und Stärke* in uns entstehen. Wir nehmen nach wie vor die Wut wahr, erzeugen parallel dazu jedoch *Sicherheit und Stärke*. Das Gefühl von *Sicherheit und Stärke* kann immer intensiver werden. Oft hilft auch die Vorstellung, dass diese Kraft von oben in uns einströmt.

Wenn wir eine gute Portion *Sicherheit und Stärke* angesammelt haben, visualisieren wir, wie wir *Sicherheit und Stärke* auf unseren Wut-Dämon übertragen und ihn damit füttern. Der Dämon wird von uns so lange gefüttert, bis er völlig satt ist. Falls es ein unersättlicher Dämon sein sollte, können wir uns nach einiger Zeit vorstellen, dass er nun satt sei.

Nach der Fütterung wird auf die Veränderung des Dämons geachtet. In bislang allen Fällen erfolgten deutlich wahrnehmbare positive Veränderungen zumeist in der Form, dass nun ein völlig anderes Wesen übrig bleibt. Es hat also eine Transformation des Dämons und, damit verbunden, eine Transformation innerer Kräfte hin zu heilsamen Veränderungen stattgefunden. Sollte sich unser Wut-Dämon in Zukunft wieder melden, und das wird er garantiert tun, dann lassen wir wieder *Sicherheit und Stärke* in uns entstehen und füttern ihn.

Wie alles andere im Leben, das wir bislang gelernt haben, benötigt natürlich auch dieser Vorgang einige Wiederholungen. Auf diese Weise kann sich der Dämon nach und nach in ein hilfreiches Wesen verwandeln und wird zu unserem *Verbündeten*.

5. Schritt: Im natürlichen Gewahrsein ruhen

Abschließend verweilen wir noch ein wenig in einem Zustand der Ruhe und Klarheit.

Wie bereits erwähnt, ist es für eine sichere und erfolgreiche Umsetzung unumgänglich, das Gefühl von *Sicherheit und Stärke* zuerst in Situationen zu erzeugen, in denen wir uns innerlich gefasst fühlen. Ohne Vorbereitung haben wir in Krisenzeiten nur wenige Chancen auf eine erfolgreiche Umsetzung und Verwirklichung.

Die Wut anhalten

Eine weitere hilfreiche Übung zur Mäßigung unserer schnellen wütenden Reaktionen und Emotionen ist das *Heilige Innehalten.* Diese Übung wurde bereits in Kapitel 4 beschrieben. Sie dient der Einbremsung und Entschleunigung unserer meist zu schnellen und unbewussten und daher oft unheilsamen Reaktionen. Da die Wut eine sehr mächtige Emotion ist, benötigen wir ein regelmäßiges Training, um das *Heilige Innehalten* auch in Krisenzeiten zuverlässig umsetzen zu können.

Übung: Stoppe die Wut!

Die Wut kocht in uns. Also sagen wir *Stopp!* Dann atmen wir tief in den Bauch, lassen die Schultern fallen und wiederholen nochmals *Stopp!* Wir entspannen unsere Gesichtsmuskeln, wiederholen nochmals *Stopp!* und lächeln.

Im nächsten Schritt stoppen wir unseren wütenden Verstand, der weiter Öl ins Feuer gießen möchte. *Stopp!* Keine weiteren wütenden Gedanken. *Stopp!* Keine weiteren körperlichen Wutreaktionen. Wir lockern die Schultermuskeln, die Armmuskeln und insbesondere alle Gesichtsmuskeln. Nun realisieren wir die Übung des Lächelns: Wir atmen in den Bauch und lächeln.

Da Lächeln mehr als nur eine Muskelreaktion auf bestimmte Emotionen ist, sondern auch eine recht kraftvolle Übung sein kann, ist es durchaus möglich, in einer anfangs noch angespannten und gar nicht so heiteren Verfassung zu lächeln.

Wut ist weder gut noch schlecht. Sie ist vielleicht zu vergleichen mit einem noch ungezähmten Tier, das uns zufällig manchmal hilfreich erscheint, doch oft auch sehr viel Schaden anrichtet. Wir wollen das Tier nicht töten, denn es ist ein Teil von uns, doch wir können es auch nicht mehr zulassen, dass dieses wütende Tier wichtige Bereiche unseres Lebens steuert.

Wir befreien uns daher nicht *von* unserem Wut-Tier, sondern wir befreien uns *mit* ihm.

Manchmal können wir unsere Wut vielleicht sogar als Energieform nutzen, wenn wir es gut gelernt haben, diese Energie auch zu bändigen. In vielen Fällen wird es aber ratsamer sein, unsere Wut umzuwandeln.

Die heilsame Umwandlung von Emotionen

Die Umwandlung von Emotionen ist als Lieblingsstrategie des jetzigen Dalai Lama bekannt. Für eine erfolgreiche Umsetzung ist es wichtig, ein paar Grundsätze zu verstehen:

Heilsame und unheilsame Geisteszustände können nicht gleichzeitig in uns auftreten. Manchmal wechseln sie vielleicht etwas schneller, doch eine gleichzeitige Koexistenz ist unmöglich.

Wenn wir selbstständig Freude, Mitgefühl, Liebe oder Gleichmut in uns entwickeln können, dann stehen uns damit recht gute Gegengifte zur Verfügung. Es ist unvermeidbar, dass uns nicht doch ein Kampfhund beißt oder wir mit Trauer oder Angst infiziert werden. Für solche immer wieder auftretenden Situationen könnte uns dann ein wirksames Gegengift zur Verfügung stehen.

Studien haben ergeben, dass wir recht gut Ärger in uns selbst erzeugen und diesen auch recht lange aufrechterhalten können. Dagegen fehlt es uns leider oft an der Fähigkeit, in uns selbst ohne äußere Hilfe heilsame Emotionen entstehen zu lassen und aufrechtzuerhalten, wie beispielsweise Freude, Mitgefühl, Liebe oder Gleichmut.

Übung: Der emotionale Ausgleich

Wir gewahren unseren altbekannten Ärger. Nun nehmen wir uns einen Augenblick Zeit, setzen uns hin und versuchen den Körper ein wenig zu lockern.

Im nächsten Schritt visualisieren wir unsere Wut zum Beispiel auf der linken Seite in einem sicher verschlossenen Gefäß. Wir betrachten die darin befindliche Wut wohlwollend, wenn auch etwas distanziert.

Dann visualisieren wir auf der rechten Seite eine für uns gut abrufbare heilsame Emotion. Vielleicht erinnern wir uns an unsere Meditationspraxis, in der wir das eigenständige Hervorrufen von heilsamen Emotionen, wie Freude, Güte oder Mitgefühl, geübt haben. Womöglich erinnern wir uns auch an eine Situation, in der wir eine dieser Emotionen spontan in uns erfahren haben. Nun können wir diese Emotion etwas verstärken, indem wir nachspüren, wie es sich in unserem Körper anfühlt. Wir verweilen noch eine Zeit lang in diesem Zustand, bis wir den Eindruck gewinnen, dass es sich sicher anfühlt.

Hinweis: Bei allen Übungen im Umgang mit Emotionen müssen wir sehr darauf achten, dass wir unsere starken Emotionen und die sie begleitenden körperlichen Reaktionen nicht einfach nur abwürgen und hinunterschlucken. Das Schlucken von Wut wie auch von allen anderen starken Emotionen kann sich äußerst gesundheitsschädlich auswirken. Daher ist es ratsam, sich für die ersten Schritte einen erfahrenen Helfer oder Berater zu suchen.

Übung: Meditation bei Wut

Wenn wir uns mit Wut im Bauch auf unser Meditationskissen setzen können, ist damit schon eine gewisse Stufe der Verwirklichung erreicht.

Dabei haben wir nicht das Ziel, unsere Wut abzuschalten, sondern sie lenken zu lernen. Das Ziel ist bereits oft erklärt worden: Wir befreien uns *inmitten* der Wut. Das heißt, wir meditieren, während wir wütend sind.

Wir nehmen die aufrechte Meditationshaltung ein, schließen die Augen und praktizieren die Bauchatmung. Nun betreten wir das innere Reich unserer kochenden Wut. Wahrscheinlich spüren wir jetzt recht deutlich und ohne Ablenkungen die körperlichen Wut-Symptome, wie zum Beispiel schmerzhafte Verspannungen oder einen brodelnden Magen. Dazu gesellen sich unsere wütenden Gedanken, Erinnerungen und Fantasien. Die Wut-Emotion ist sehr mächtig.

Nun visualisieren wir unseren inneren Kampfhund ...

Wie sieht er heute aus? Wie groß ist er? Was macht er?

Für diese Betrachtung und die folgende Kontaktaufnahme nehmen wir uns etwas Zeit.

Der entscheidende Punkt ist unser genaues Hinschauen. *Kampfhund, ich sehe dich! Kampfhund, du gehörst zu mir. Wir beide haben ein Problem und wir beide müssen uns verständigen. Komm her zu mir. Ich sehe, wie wütend du bist, am liebsten möchtest du fest zubeißen. Komm her zu mir. So ist es gut.*

Lass uns zusammen ein Stück gehen. Hier ist es schön, lass uns eine Pause machen und verschnaufen, die Wut ist ziemlich anstrengend. Komm, ich kraule dir dein zerzaustes Fell. Das tut uns beiden gut. Wir müssen uns das Leben etwas leichter machen, so haben wir beide weniger Stress. Vielleicht können wir uns einigen: Es wird bestimmt bald wieder Situationen geben, in denen ich deinen Kampfesmut und deine Energie benötige, und im Gegenzug lässt du mich andere Situationen übernehmen, in denen wir zukünftig etwas besonnener agieren werden.
Wir schließen Frieden. Frieden zwischen uns. Frieden in dir. Frieden in mir.
Jetzt können wir leichter atmen.

Nun können wir unsere Meditation vertiefen, unseren geklärten Geist wahrnehmen und uns wieder mit diesem wunderbaren Gefühl vertraut machen.

Ralph erfährt mithilfe der neuropsychologischen Informationen eine deutliche Erleichterung. Mit dem Wissen um die Veränderbarkeit auch von festen Reaktionsmustern erkennt er seine Chance. Allerdings irritiert es Ralph, dass nur sehr wenig auf den Hintergrund und die Ursachen seiner Reaktionen eingegangen wird. Immer wieder ist es ihm ein Anliegen sich und sein Empfinden zu rechtfertigen.
Als Ralph zu lernen beginnt, wie er zum Beispiel mithilfe der Chöd-Übungen seinen inneren Kampfhund in Gestalt seines Wut-Dämons besänftigen, nähren und schließlich auch zähmen kann, entwickelt er ein gutes Vertrauen in sich selbst.
In einem weiteren Schritt erarbeitet sich Ralph eine Alternativstrategie: Neben dem zähmbaren Kampfhund züchtet er sich mit viel Geduld einen inneren weisen Ratgeber. Dieser tritt zwar erst noch als kleiner Welpe in Erscheinung, verfügt aber nach Ralphs Empfinden über ein großes Potential.
Ralph nimmt sehr genau wahr, dass er auch schwierige Ich-Anteile, etwa den inneren Kampfhund, in sich nicht niederprügeln muss. Die buddhistische Grundhaltung der Friedfertigkeit und Gewaltlosigkeit erfährt Ralph als eine generelle Form des Umgangs nicht zuletzt auch mit sich selbst.

Kapitel 8

Unsere Trauer und unsere Depressionen

Wir befreien uns *inmitten* unserer Trauer

Die Herausforderungen im Umgang mit schwierigen Emotionen und die sich daraus ergebenden Übungsmöglichkeiten sind recht vielfältig. Es gibt so viele unheilsame Emotionen, unter denen wir leiden. Eine größere Menge dieser unterschiedlichen Emotionen können wir unter die beiden großen Emotionsbereiche Angst und Wut subsumieren. Neben Angst und Wut leiden wir jedoch auch noch unter einer dritten sehr unheilsamen großen Emotion, nämlich Trauer.

Wie bereits in anderem Zusammenhang beschrieben, bedeutet auch die Linderung und Auflösung von Trauer und Depression, dass wir uns generell aus dem Klammergriff unserer unheilsamen Geisteszustände befreien. Eine Befreiung bedeutet nicht zwingend, dass wir etwas eliminieren und unwiederbringlich auslöschen, sondern in erster Linie eine *innere* Befreiung.

Der Ansatz der Buddhistischen Psychotherapie BPT lautet:

Wir befreien uns nicht *von*, sondern *inmitten* unserer Trauer.

Depression ist ein großes Thema

Der Begriff *Depression* ist heute so gebräuchlich und wird auf so viele Bereiche übertragen, dass das eigentliche Leiden manchmal nicht mehr ganz klar eingeschätzt wird. Wir erfahren von Wirtschaftsdepression ebenso wie von Inneneinrichtungen, die Depressionen fördern. Manchmal macht ein prominenter Mensch mit seinen Depressionen Schlagzeilen; in den Medien gibt es gelegentliche Appelle für einen achtsameren Umgang damit, doch deren Halbwertzeit ist bekanntlich recht kurz. Trotz des Bekanntheitsgrades dieser Problematik besteht eine hohe Motivation zur Verdrängung. Einer der Gründe dafür dürfte darin liegen, dass wir allesamt ohne Ausnahme von diesen schmerzlichen Emotionen betroffen sind.

Wie andere Emotionen auch beinhaltet das Trauergefühl ein großes Spektrum an Empfindungsmöglichkeiten: Es kann von einer leichten Verstimmung, der Gemütslage, etwas bedrückt zu sein, einer latenten Traurigkeit, einer besinnlichen Melancholie bis hin zu schmerzlichen Trauerempfindungen und ausgeprägten Depressionen mit suizidalen Impulsen reichen.

Trauer als Deckemotion

Trauerempfindungen eignen sich anscheinend recht gut als sogenannte Deckemotionen. Eigentlich empfinden wir Ärger, Frustration oder Wut, doch was wir dann zeigen, sind Tränen und Trauer. Trauer scheint eine Emotion zu sein, die eher gezeigt werden darf als Wut.

Hier spielen natürlich Lernprozesse eine große Rolle. Zu diesem Thema gehören allerdings auch geschlechtstypische Lernmuster. So zeigen Frauen oft andere emotionale Reaktionen als Männer. Ganz verwirrend scheint es dann zu werden, wenn sich anstelle eines Lachens Freudentränen zeigen, die auch mit melancholischen Anteilen gemischt sein können.

Janine ist 42 Jahre alt. Als sie in die Therapie kommt, wirkt sie wie ein Trauerkloß. Sie hat eine schlechte Körperhaltung, eine auffällig leise Stimme, deutliches Übergewicht und einen äußerst schwachen Händedruck.

Sie selbst beschreibt sich als depressiv, sie müsse viel weinen, es falle ihr äußerst schwer, sich selbst zu aktivieren. Seit geraumer Zeit fresse sie nicht nur Trauer und Wut in sich hinein, sondern habe oftmals auch ihren Heißhunger nicht mehr im Griff. Vor einigen Wochen habe sie eine Behandlung abgebrochen, in der sie hauptsächlich pharmakotherapeutisch und mit sporadischen kurzen Gesprächen behandelt worden sei. Janine berichtet zwar, dass es für sie durchaus eine Erleichterung gewesen sei, über ihre Probleme sprechen zu können, allerdings habe sie auch nach Monaten keine nennenswerten Veränderungen in ihrer Trauer verspürt.

Schon gleich zu Beginn ihrer Behandlungen mit der BPT äußert Janine den Wunsch nach Meditation. Sie wolle ihre hässlichen Gedanken abschalten und am liebsten an gar nichts mehr denken.

Die Löcher im Leben

Die erste der Vier Edlen Wahrheiten der buddhistischen Lehre besagt, dass unser Leben unvermeidbar immer wieder „Löcher" für uns bereithält. Es gibt kein Leben ohne schmerzliche Emotionen. Wer lebt, der leidet auch immer wieder einmal. Natürlich können wir uns jedoch fragen, ob wir wie ein wildes Tier in jedes sich vor uns auftuende Loch hineinstürzen müssen oder ob wir nicht doch einmal ein paar Schutzfunktionen anwenden sollten. Diese werden nämlich in den anderen drei Edlen Wahrheiten beschrieben.

Zuerst soll hier die Frage gestellt werden, wie oft wir uns in solchen Löchern zu befinden glauben. Landen wir dort einmal pro Tag, pro Woche, pro Monat oder pro Jahr? Und wenn wir dort gelandet sind, wie lange halten wir uns dann darin auf?

Natürlich müssen wir uns auch anschauen, wie unsere alten Strategien ausgesehen haben, die uns in solche Löcher hineingeführt haben, und auch, welche Strategien uns bislang dabei behilflich gewesen sind, dort wieder herauszukommen.

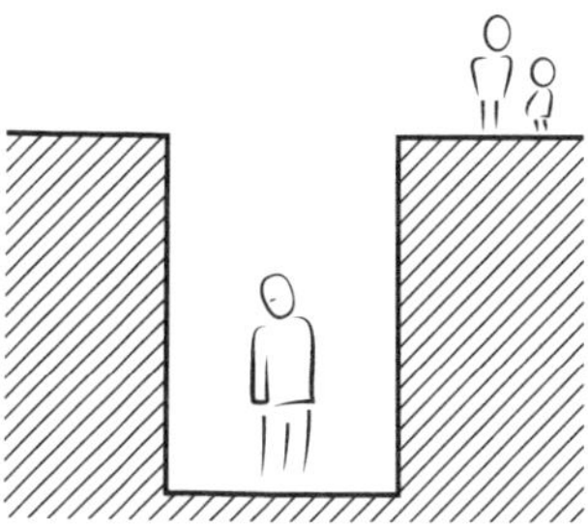

Abb. 27

Bei all den vielen Fragen, die unsere Situation etwas erhellen könnten, werden wir aber Fragen nach dem *Warum* zuerst einmal bewusst unterlassen. Wer im Loch sitzt, sollte aufhören zu graben! Immer wieder stoßen wir auf die erste therapeutische Grundregel: Wir machen es nicht noch schlimmer, als es schon ist.

Die vielen Seiten der Trauer

Sicherlich hat die Depression viele Gesichter: Gibt es für uns einen konkreten Anlass für unsere Trauer oder fühlen wir uns oft scheinbar grundlos depressiv? Die konkreten Anlässe können natürlich sehr variieren und je nach persönlicher Sensibilität recht unterschiedlich in ihrer Schwere sein.

Wenn wir keine klaren Ursachen für unsere Depressionen erkennen können, kann der Hintergrund dabei ebenfalls sehr unterschiedlich sein. Manchmal liegen die Gründe sehr weit in der Vergangenheit oder der Zustand hat sich inzwischen bereits chronifiziert. Vielleicht gab es auch nicht eine große, sondern viele kleine Ursachen dafür, die sich summiert haben. Die Reaktionsweisen können so vielfältig sein wie die davon Betroffenen; Menschen aus unterschiedlichen Kulturkreisen zeigen ebenso Unterschiede in ihren Reaktionen, wie es vielleicht auch generelle Unterschiede zwischen Männern und Frauen gibt. Wir selbst verfügen vielleicht über ganz andere Ausdrucksformen von Trauer als andere Mitglieder unserer Familie, und womöglich reagieren wir heute auch anders als noch vor einigen Jahren oder in unserer Jugend. Trauer ist also, wie jede Emotion, etwas sehr Instabiles.

Jeder betroffene Mensch erzählt seine eigene und ganz persönliche Trauergeschichte, doch trotzdem gibt es deutliche Gemeinsamkeiten. In der Regel weist Trauer, die einen selbst regulierenden Prozess verloren hat, eine bestimmte Dynamik auf. Mit dem selbst regulierenden Prozess ist gemeint, dass wir alle immer wieder einmal traurig sind, uns davon aber eigenständig erholen. Es gibt jedoch auch die Verläufe, bei denen diese Selbstregulation nicht funktioniert. Hier erleben wir dann sich ständig wiederholende Abläufe.

Unser Innerstes, das Buddhisten den Inneren Edlen Kern nennen, muss vor Verletzungen geschützt werden. Dieser Prozess beginnt schon in unseren ersten Lebenstagen und setzt sich unser ganzes Leben lang fort. Deshalb bilden wir innere Schutzmauern. Das beschreibt die Abbildung 28a.

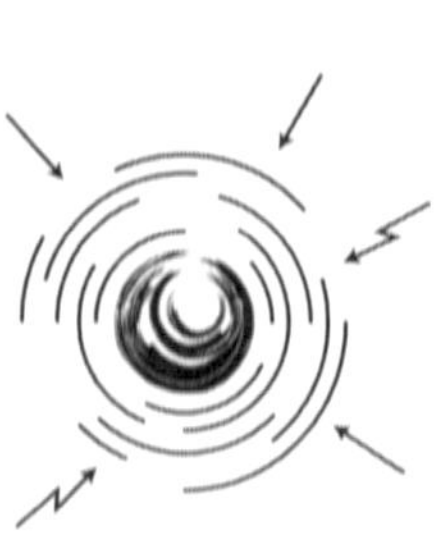

Abb. 28a

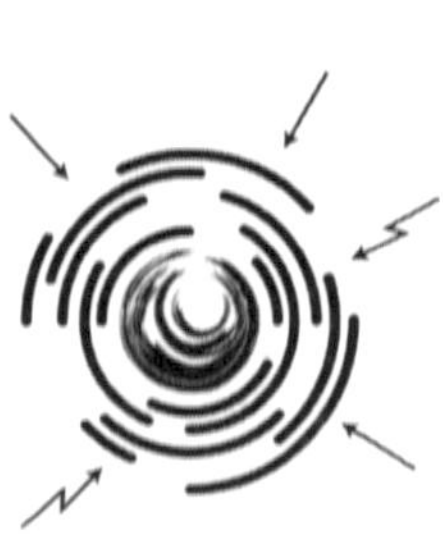

Abb. 28b

Wenn wir uns in einer Lebensphase sehr bedroht fühlen, dann kann sich unser Bedürfnis nach Schutz beträchtlich erhöhen, und wir errichten die inneren Schutzmauern in einem noch deutlich größeren Umfang. Das beschreibt die Abbildung 28b. Diese Vorgänge können manchmal recht bewusst ablaufen, sind in der Regel aber meistens unbewusst. Viele von uns spüren dann irgendwann einmal ein sehr beklemmendes Endresultat: Die Mauern, die uns anfangs ja eigentlich schützen sollten, sind im Laufe der Zeit zu Gefängnismauern geworden, die uns nun von der Außenwelt trennen und isolieren. Die betroffenen Menschen erleben dann eine große Distanz zwischen sich und der Außenwelt.

Speziell solche Prozesse müssen sehr genau ergründet werden, wenn wir mit dem buddhistischen Training beginnen. Die buddhistischen Lehren raten uns zur Loslösung von Anhaftungen, manchmal sogar zur Abkehr von gewohnten Bezügen. Wenn wir aber als Insasse unseres selbst erbauten Gefängnisses diese Themen in der buddhistischen Therapie wahrnehmen, sollten wir unseren persönlichen Weg möglichst mit hilfreicher Unterstützung eines Therapeuten selbstkritisch beleuchten. Das Loslassen und Aufgeben von Anhaftungen darf nicht mit Isolation und Entfremdung einhergehen.

Sich schrittweise aus der Trauer befreien

Wenn wir um uns herum Mauern aufgebaut und uns sehr zurückgezogen und womöglich regelrecht isoliert haben, ist der notwendige nächste Schritt eigentlich logisch.

Übung 1: Die Mauern etwas lockern

Auch wenn es uns schwerfällt, werden wir nun jeden Tag unsere enge Zelle und auch den inneren Gefängnishof etwas länger verlassen und den Kontakt nach außen neu aufbauen.

Daher werden wir zu festgelegten Zeiten Spaziergänge unternehmen. Dabei lassen wir uns von keinem Wetter abschrecken. Nach nur wenigen Wochen werden diese neuen Tätigkeiten zur Gewohnheit. Darauf bauen wir auf und suchen nun, je nach Interesse, für uns passende Aktivitäten, wie beispielsweise die Teilnahme an Gesundheitsgruppen, Sportgruppen, Meditationsgruppen, Wandergruppen oder Selbsthilfegruppen.

Wie bei einem Trainingsprogramm werden wir, im günstigen Fall mit Unterstützung eines Therapeuten, Schritt für Schritt ins Leben zurückfinden.

In dieser ersten Übung finden wir einen wichtigen Baustein, der unser Schneckenhaus oder vielleicht sogar unser inneres Mausoleum nach und nach verändern wird. Trotz der relativen Einfachheit dieser Übung vermag sie spürbare Impulse zu initiieren. Ebenso kann sie aber auch in vielen von uns einen deutlichen Widerstand wachrufen. Wir sind traurig und wollen das ändern, doch anscheinend gibt es eine sehr mächtige Instanz in uns, die uns weiter daran anhaften und Widerstände entwickeln lässt. Die psychische Gravitationskraft drückt uns nieder und lässt uns sehr lange im Status quo verharren.

Um die dennoch sehr notwenige Übung umzusetzen, können wir diesen Vorgang etwas erleichtern, indem wir ihn auch in unsere Meditationspraxis einbauen.

Übung 2: Die Mauern etwas lockern

In der Meditation sorgen wir in einem ersten Schritt für innere Ruhe und Klarheit. Die Körperempfindungen nehmen wir ebenso wahr wie unsere Emotionen und Gedanken. Alles kommt zur Ruhe.

Dann visualisieren wir unsere Schutzmauern. Wir ergründen die jeweiligen Notwendigkeiten und lernen zu unterscheiden zwischen unseren Schutz- und unseren Gefängnismauern. Nun visualisieren wir, wie wir unsere Schutzmauern zu sicheren Schutzschilden transformieren und damit unsere Gefängnismauern umgehen können. Vielleicht entstehen schon bald Bilder von uns selbst, die uns außerhalb unserer Mauern und trotzdem ausreichend geschützt zeigen.

Diese inneren Vorgänge werden sich erfahrungsgemäß unbewusst weiterentwickeln. Sie erhalten ziemlich mächtige Verbündete durch unseren sehr tief verankerten Überlebensinstinkt und unsere Impulse zur Selbstheilung.

Depression und Aggression – die zwei Seiten einer Medaille

Sicherlich bilden Depression und Aggression zwei deutliche Gegensätze, doch diese Gegensatzpole beruhen auf einer gemeinsamen Dimension oder einem gemeinsamen Kontinuum.

Jede Emotion in uns bildet sich aus einer entsprechenden Energie, die wir auch als elektrische Ladung in den Nervenzellen nachweisen und messen können. Bei Depression und Aggression handelt es sich um unterschiedliche Fließrichtungen von Energie. Ein depressiver Mensch spricht nur noch recht wenig, ebenso bewegt er sich wenig und möchte am liebsten in einem Loch verschwinden oder gewissermaßen implodieren. Die Energie fließt hier nach innen und bleibt sozusagen stecken. Dieser Prozess ist für die betroffenen Menschen sehr bedrohlich, da die in ihnen aufgestaute Energie großen Schaden anrichtet und viel Lebensenergie verbraucht. Diese destruktive Energie in sich zu halten, um zum Beispiel nicht zu explodieren, verbraucht zumeist unbemerkt große Energiemengen, die wir dann in anderen Lebensbereichen nicht mehr zur Verfügung haben. Zur Aufrechterhaltung der inneren Staumauer wird demnach so viel Energie verbraucht, dass wir für wichtige andere Projekte in unserem Leben nicht mehr genug davon übrig haben.

Im Falle der Aggression geht die Energie bekanntermaßen den entgegengesetzten Weg. Hier strömt die Energie nach außen. Natürlich sind wir in aggressiveren Phasen entsprechend außenorientiert. Wir sind lauter, bewegen uns dynamischer und agieren viel.

Allerdings sollten wir beachten, dass nicht jede Aggression tatsächlich auch aggressiv ist. Aggression meint eigentlich lediglich, dass sich Energie nach außen wendet und dass wir, wenn wir dem folgen, auf etwas Äußeres zugehen. Ebenso sollten wir sehr genau erfassen, dass Depression eine nach innen gerichtete Aggression ist und sich dementsprechend selbstverletzend auswirken wird.

Für die eigene psychische Standortbestimmung ist es hilfreich zu ergründen, wie unsere üblichen Strategien zur Selbststabilisierung aussehen. Wie reagieren wir, wenn sich ein starkes Gefühl von Trauer in uns entwickelt?

In der folgenden Tabelle finden wir dafür zwei unterschiedliche Wege.

Häufige Strategien im Umgang mit Trauer und Depressionen	
(–)	(+)
weiteres Schlucken und Schweigen	sich mitteilen, sich anvertrauen
selbstverletzendes Verhalten: hoher Konsum an Alkohol, Zigaretten, Beruhigungsmitteln, Süßigkeiten, Essen, Drogen	ausgewogene Ernährung, Verzicht auf Selbstverletzung und Selbstvergiftungen
sozialer Rückzug, Bewegungsmangel	aktiv werden, in die Natur gehen und heilsame Menschen treffen
traurige Literatur, Musik und Fernsehfilme	Beschäftigung mit heilsamen Inhalten
eingleisige Rituale, wie zum Beispiel fernsehen	Fortführung der regelmäßigen heilsamen Übungen
Hilfe ablehnen	professionelle Hilfe annehmen

Hier können noch weitere persönliche Strategien eingetragen werden.

Diese in der Tabelle angebotenen typischen Verhaltensmuster entsprechen den unterschiedlichen Formen des Umgangs mit Trauer; wahrscheinlich zeigen sie aber auch generell unseren Umgang mit Problemen an.

Eine weitere generelle und uns Menschen gemeinsame Eigenart soll nun dargestellt werden. Aus ihr ergeben sich wichtige und bedeutsame Konsequenzen für unser Handeln und die Auswahl zentraler Übungen.

Bei Depressionen die innere Reset-Taste drücken

Zur Verdeutlichung, wie wir unsere Trauergefühle und Depressionen in den Griff bekommen können, nutzen wir noch einmal die bildhafte

Darstellung, die uns schon illustrieren konnte, wie wir unsere Angst und unsere Wut überwinden.

Die folgende Abbildung 29 zeigt in der Bildmitte wieder den Sympathikus (S) in unserem Stresszentrum, der entweder von außen (A) angeregt wird oder durch ein unangenehmes Körpersignal (B) oder durch unangenehme Erinnerungen (C).

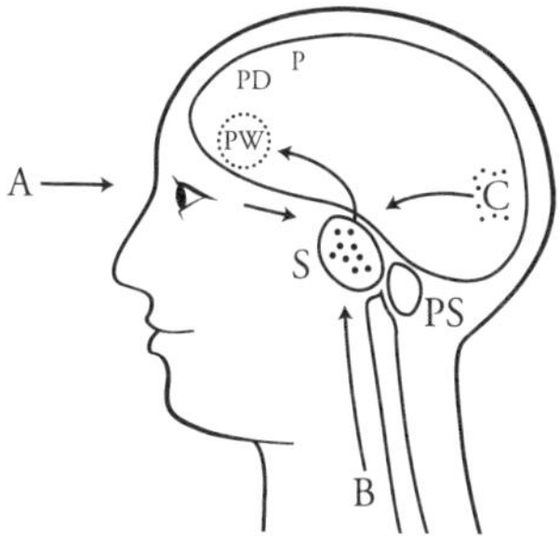

Abb. 29

In der depressiven Dynamik werden sehr oft wütende Persönlichkeitsanteile (PW) angeregt, die wir zumindest als Reizbarkeit oder Frustration erleben. Durch recht unterschiedliche individuelle Erfahrungen, zum Beispiel in Form von Hilflosigkeit, Ohnmacht oder Misserfolg, kann der adäquate Emotionsausdruck nicht mehr erfolgen. Wir beginnen dann den Frust zu schlucken und uns mies zu fühlen. Hier kommt es zu einer Förderung von depressiven Persönlichkeitsanteilen (PD), die wie immer vor allem durch Wiederholungen verstärkt werden.

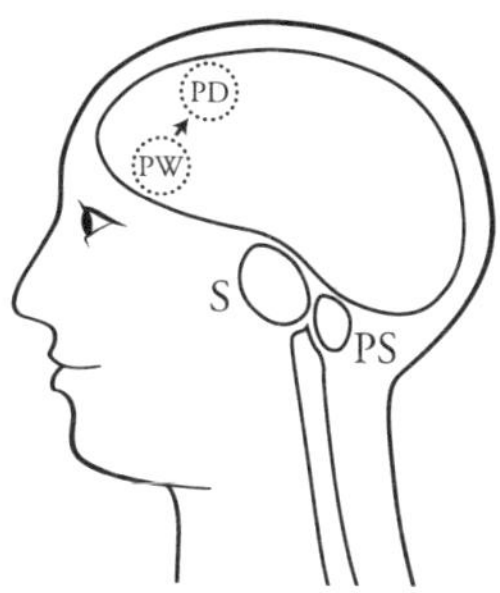

Abb. 30

Für die depressiven Persönlichkeitsanteile (PD) gibt es verschiedene Namen: die innere Hilflose, das innere Opfer, der innerer Trauerkloß, das innere schwarze Loch, um nur einige wenige zu nennen. Diese Anteile übernehmen recht schnell das Kommando, lähmen erst einmal alle Aktivitäten und führen zu einem inneren Streik. In solchen Situationen fühlen wir uns dann kraftlos, antriebslos, desinteressiert und melancholisch.

An dieser Stelle richten wir unsere Aufmerksamkeit wieder auf unseren inneren Beobachter (P). Dieser Vorgang entzieht den depressiven Anteilen nun Energie.

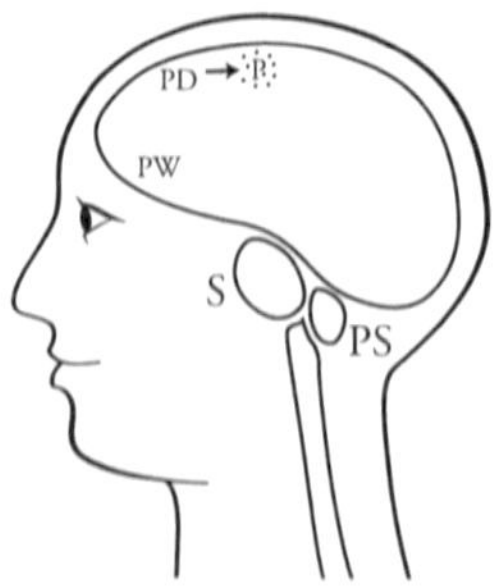

Abb. 31

Ist dieser heilsame Anteil (P) in uns aktiviert, spüren wir eine Veränderung in uns. Im weiteren Verlauf wird der innere Beobachter heilsame Vorgänge in uns begleiten. Dabei ist eine ausgewogene Dosierung der Aktivität von Sympathikus und Parasympathikus von besonderer Bedeutung.

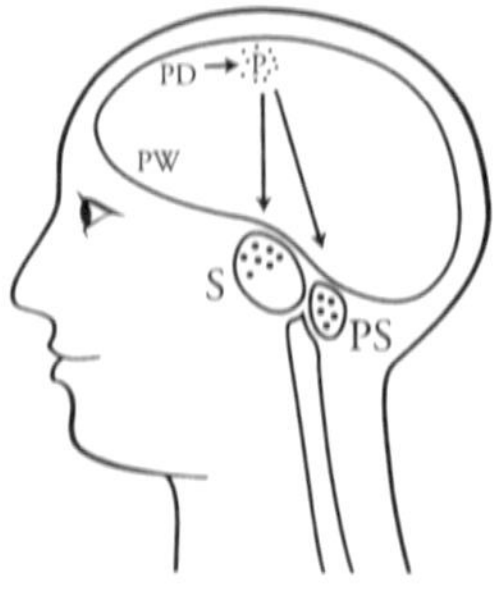

Abb. 32

Wenn unheilsamen Anteilen nach und nach die Energie entzogen wird, übernehmen heilsamere Anteile wieder mehr die Kontrolle und dosieren die inneren Vorgänge. So verfügen wir wieder über die notwendigen Energien, um unsere Probleme angehen zu können.

Wichtiger Hinweis zur Entwicklung von Depression

Natürlich kann nicht jede Form der Depression mit unterdrückter Frustration erklärt werden. Dennoch entwickeln sich Depressionen sehr oft im Zusammenhang mit länger unterdrückten oder verdrängten Affekten sowie einem problematischen Umgang mit unseren verschiedenen Persönlichkeitsanteilen.

Die Dynamik bei der Entwicklung depressiver Symptome wird heute als ein multifaktorieller Prozess verstanden, in dem biologische, soziale und psychologische Faktoren systemisch interagieren. In diesem komplexen Gefüge lassen sich allerdings immer wieder Teilprozesse identifizieren, die den hier dargestellten Abläufen sehr nahe kommen. Wenn wir dann die verschiedenen biologischen, sozialen und psychologischen Teilaspekte ergründen und behandeln, haben wir eine Chance, der Dynamik auch gerecht zu werden. Da diese verschiedenen Ebenen bestehen, sollten sie nach Möglichkeit auch alle einbezogen werden. Die biologischen Aspekte, wozu die biochemischen und neurologischen Faktoren gehören, werden daher hier ebenso gewürdigt wie die sozialen Aspekte unseres Handelns und die psychologischen und psychodynamischen menschlichen Hintergründe unserer Lerngeschichte.

Praktische Übungen zum heilsamen Umgang mit Trauer und Depressionen

Nun konzentrieren wir uns wieder auf konkrete praktische Behandlungsmethoden. In den vorangegangenen Kapiteln haben wir schon die Methode der Dämonenfütterung bei Angst und Wut kennengelernt. Diese können wir auch recht gut bei unserem Trauer-Dämon anwenden.

Unser Trauer-Dämon:

Die Fünf-Schritte-Methode der Dämonenfütterung

Wir benötigen eine zweite Sitzgelegenheit direkt vor uns. Darauf visualisieren wir unseren Trauer-Dämon. Dieser Platz soll so gewählt werden, dass er gleich mit geschlossenen Augen einzunehmen ist.

1. Schritt: Den Dämon finden

In diesem ersten Schritt der Kontaktaufnahme rufen wir unseren Trauer-Dämon. Wir kommunizieren in einem inneren Dialog mit ihm, etwa nach dem Muster: „Gleich gehen wir wieder in diese traurige Stimmung hinein. Na? Was sagst du dazu?“

Unsere Aufmerksamkeit lenken wir jetzt auch auf unseren Körper. Wo ist der Trauer-Dämon im Körper spürbar? Im Bauch? Im Herzen? Im Rücken?

2. Schritt: Den Dämon personifizieren

In diesem zweiten Schritt lassen wir den Dämon einmal konkreter Gestalt annehmen. Wir visualisieren, wie sich unser Trauer-Dämon auf dem Platz vor uns niederlässt. Wir nehmen uns etwas Zeit und betrachten unseren Quälgeist einmal genauer: Wie groß ist er? Was sind seine Attribute: Geschlecht, Ausdruck, Ausstrahlung?

Im folgenden Schritt gehen wir nach einem festgelegten Muster vor. Dieses beinhaltet, dem Dämon drei konkrete Fragen zu stellen:

1. *Was **verlangst** du von mir?*
2. *Was **brauchst** du wirklich von mir?*
3. *Wie **fühlst** du dich, wenn du bekommst, was du brauchst?*

Nachdem wir diese drei Fragen gestellt haben, wechseln wir sofort den Platz. Ohne die Augen zu öffnen, setzen wir uns auf den Sitz gegenüber und nehmen den Platz unseres Trauer-Dämons ein. Die Augen bleiben weiterhin geschlossen.

3. Schritt: Selbst der Dämon werden

Wir lassen uns nun ein wenig auf einen unliebsamen Anteil von uns selbst ein, indem wir in die Haut unseres Trauer-Dämons schlüpfen. Wenn wir den Platz wechseln, nehmen wir die Position des Dämons ein. Wir verankern diesen Vorgang, indem wir genauer nachspüren, wie es sich anfühlt, dieser Dämon zu sein. Wie ist das Körpergefühl des Dämons?

Jetzt haben wir einerseits die interessante Möglichkeit, in die Rolle des eigenen Dämons zu schlüpfen, und andererseits die Chance, uns selbst einmal von außen zu betrachten, denn uns als Dämon sitzt in der Vorstellung unser „normales Ich“ gegenüber.

Als Dämon sind wir nun dazu angehalten, auf die drei zuvor gestellten Fragen laut und deutlich zu antworten. Also antworten wir als unser eigener Trauer-Dämon:

1. *Was ich von dir **verlange,** ist …*
2. *Was ich von dir **brauche,** ist …*
3. *Wenn ich bekomme, was ich brauche, **fühle** ich …*

Erfahrungsgemäß entstehen immer recht hilfreiche Ideen aus diesen Antworten. Hier ein paar Beispiele für Antworten von Trauer-Dämonen:

1. *Was ich von dir **verlange,** ist, dass du weinst, dass du trauerst, dass du dich zurückziehst.*
2. *Was ich von dir **brauche,** ist mehr Zeit, Ruhe und Selbstaufmerksamkeit.*
3. *Wenn ich bekomme, was ich brauche, **fühle** ich mich wertgeschätzt und zufrieden.*

Das gesamte Prozedere läuft natürlich auf diesen dritten Punkt hinaus, denn hier werden nun sehr wichtige und meist vernachlässigte Emotionen geäußert. Die Dämonen zeigen hier alle sozusagen ihre „menschliche" Seite.

4. Schritt: Den Dämon füttern und den Verbündeten kennenlernen

Nachdem sich unser Dämon äußern durfte und die drei Fragen laut und deutlich beantwortet hat, setzen wir uns auf unseren ursprünglichen Platz zurück. Bei diesem Schritt ist es sehr wichtig, den Dämon nicht mit uns zu nehmen, sondern auf seinem Platz zu belassen. Hilfreich für diese Trennung ist meist die Frage nach dem eigenen Körpergefühl.

Was ist jetzt mit dem Dämon uns gegenüber? Manchmal hat sich der Dämon schon ein wenig verändert oder ist dabei, sich zu verändern.

Nun erfolgt die Fütterung und Nährung unseres Trauer-Dämons nach dem Motto: Verwandle deinen ganzen Körper in das Gefühl, das dein Dämon braucht. In unserem Beispiel äußerte der Dämon, dass er *Wertschätzung und Zufriedenheit* brauche.

Übung: Unseren Trauer-Dämon füttern

Nachdem wir nun diese Methode kennengelernt haben, erscheint es ratsam, bei möglichst jeder Trauerregung sofort mit einer „Fütterung" darauf zu reagieren.

Wenn sich also unsere allbekannte Trauer wieder meldet, nehmen wir uns nun etwas Zeit und lassen ein Gefühl von *Wertschätzung und Zufriedenheit* in uns entstehen.
Das Gefühl von *Wertschätzung und Zufriedenheit* sollte immer stärker werden. Oft hilft auch die Vorstellung, dass diese Kraft von oben in uns einströmt. Wenn wir eine gute Portion *Wertschätzung und Zufriedenheit* angesammelt haben, visualisieren wir, wie wir *Wertschätzung und Zufriedenheit* auf unseren Trauer-Dämon übertragen.
Der Dämon wird von uns so lange gefüttert, bis er völlig satt ist. Falls es ein unersättlicher Dämon sein sollte, können wir uns nach einiger Zeit vorstellen, dass er nun satt sei.

Nach der Fütterung wird auf die Veränderung des Dämons geachtet. In bislang allen Fällen erfolgten spürbare positive Veränderungen, meist in der Form, dass nun ein völlig anderes Wesen übrig bleibt. Es hat also eine Transformation des Dämons und, damit verbunden, eine Transformation innerer Kräfte hin zu heilsamen Veränderungen stattgefunden. Wenn sich in Zukunft unser Trauer-Dämon wieder meldet, und das wird er garantiert tun, dann lassen wir wieder *Wertschätzung und Zufriedenheit* in uns entstehen und füttern ihn.

Wie alles andere im Leben, das wir bislang gelernt haben, benötigt natürlich auch dieser Vorgang einige Wiederholungen. Auf diese Weise kann sich der Dämon nach und nach in ein hilfreiches Wesen verwandeln und wird zu unserem *Verbündeten.*

5. Schritt: Im natürlichen Gewahrsein ruhen
Abschließend verweilen wir noch ein wenig in einem Zustand der Ruhe und Klarheit.

Trauer und depressive Energie abgeben lernen

Unser Depressions-Dämon scheint ein kleines hungriges Tier zu sein, das uns folgt und nur darauf wartet, dass etwas uns Niederdrückendes passiert oder wir zumindest gedanklich auf die schiefe Trauerbahn geraten. Neben den vielen möglichen äußeren Anlässen sind es eben nur allzu oft auch die unheilsamen inneren gedanklichen Abläufe, die uns in den

Leidenskreislauf der Trauer einsteigen lassen. Dieser Kreislauf verengt sich in der Depression spürbar, so dass wir ab einem bestimmten Punkt kaum noch aktiv werden können. Wie ein schwarzes Loch schlucken wir immer mehr und geben immer weniger davon wieder ab. Um die Explosion zu vermeiden, müssen wir daher lernen, Energie wieder abzugeben.

Übung: Von der Trauer erzählen

Wir besorgen uns ein Heft und legen eine Zeit von täglich etwa 15 Minuten fest, in der wir alles aufschreiben, was uns in den Sinn kommt. So beginnen wir den Dialog erst einmal mit uns selbst, wenn auch schon auf eine Art und Weise, die unsere Gedanken aus unserem Kopf herausbringt und nach außen exportiert. Womöglich kristallisiert sich schon bald ein Thema heraus, an dem wir besonders anhaften.

Nach ungefähr zwei Wochen prüfen wir, ob das Schreiben tatsächlich einen Einfluss auf uns gehabt hat.

In einem nächsten Schritt suchen wir uns eine Vertrauensperson, mit der wir offen sprechen können. Sicherlich eignet sich dafür ein Therapeut oder eine Therapeutin ganz besonders gut.

Einer der generellen Hintergedanken bei solchen Übungen besteht in der angestrebten Zielsetzung, den Energiefluss wieder etwas mehr nach außen zu verlagern.

Hinweis: Es bleibt für uns stets präsent, dass alle Wiederholungen zu einer Festigung führen können. Daher werden wir immer genau auf unsere Neigungen zur Identifikation achten.

Wir haben hier schon des Öfteren erfahren, dass unsere Gedanken eben doch nicht frei sind, sondern alten Mustern folgen. Diese gilt es zu ergründen und achtsam zu durchdringen. Neben den wichtigen Erkenntnissen, die Veränderungen bewirken können, benötigen wir aber auch ein regelmäßiges heilsames Training. Dieses Training bezieht sich immer auf unsere geistigen Tätigkeiten, denn diese sind die Quelle für dauerhaftes Glück oder, wenn wir unachtsam sind, eben für Unglück.

Das Antidepressions-Mantra

Die Übung mit einem persönlichen Antidepressions-Mantra verdeutlicht, dass wir in der Regel ein recht erfolgreiches Depressions-Mantra nutzen. Damit ist gemeint, dass unser ungezügelter Verstand nur allzu gern mit selbstquälerischen Aktivitäten beschäftigt ist. Unser Verstand gehört uns zwar, doch er gehorcht uns nicht. Er ist leider nur allzu oft in einem unbewussten oder halbbewussten Zustand und kann uns auf diese Weise mit den schwierigsten Sorgen und Problemen stetig unter Druck setzen. Setzt sich dies ungebremst fort, neigen wir dann zu unheilsamen Wiederholungen, die sich auch gedanklich manifestieren. Vielleicht haben sich schon bestimmte Wiederholungsschleifen in unseren Gedanken festgesetzt, die unaufhörlich in uns kreisen. Das sind unsere Depressions-Mantras, wie zum Beispiel: *Was für ein schlechtes Wetter, heute ist nicht mein Tag, ich bin wirklich zu dämlich, ich bin so dick und hässlich.*

Die Neigung dazu wird von unserem Verstand leider oft recht kreativ ausgeschmückt. Die Folge ist ein verwirrter und trauriger Geisteszustand. Dem gilt es etwas entgegenzusetzen.

Ein Antidepressions-Mantra, oder besser ausgedrückt, ein Glücks- oder Freude-Mantra, soll möglichst oft im Laufe des Tages wiederholt werden. Ein für uns passendes Mantra zu finden benötigt etwas Fingerspitzengefühl. Es darf nicht einfach nur positiv sein, sondern es muss realistisch-positiv sein. Ein sehr wesentlicher Aspekt besteht darin, unsere Wahrnehmung wieder auszuweiten und unseren Tunnelblick aufzugeben. Ein Mantra kann ein einziger Satz sein, den wir wiederholen, oder es kann eine Formel sein, die wir auf verschiedene Eindrücke anwenden. Letzteres hat sich oftmals gut bewährt.

Eine hilfreiche Formel ist beispielsweise der Satz: *Schön, dass ich jetzt wahrnehme, dass …* Diesen Satz wiederholen wir im Laufe des Tages sehr oft und vervollständigen ihn mit dem jeweiligen Eindruck:

- *Schön, dass ich jetzt wahrnehme, dass die Sonne in mein Gesicht scheint.*
- *Schön, dass ich jetzt wahrnehme, dass es etwas regnet.*
- *Schön, dass ich jetzt wahrnehme, dass ich mich hinsetzen kann.*
- *Schön, dass ich jetzt wahrnehme, dass ich hier etwas warten kann.*

Viele von uns, die sich einer solchen Übung stellen, haben erst einmal sehr schnell mit ihrem widerständigen Verstand zu tun, der sich meldet und uns vermittelt: *Was soll das denn bitte werden? Soll ich jetzt plötzlich alles super finden? Wenn ich verletzt werde, soll ich mich dafür auch noch bedanken?*

Wahrscheinlich haben wir uns mit traurigen Gedanken schon zu weit in die negative Ecke hineinmanövriert. Die Abbildung 33 zeigt einen Mittleren Weg und gleichzeitig auch zu positive (+) und zu negative (-) Abweichungen davon.

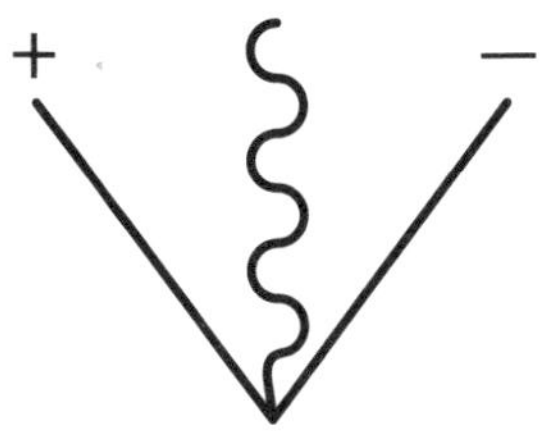

Abb. 33

Wenn wir zu viel Zeit zu weit in der negativen Ecke (-) verbracht haben, dann können wir durch diese Abbildung erkennen, dass wir durch ein positives Glücks- oder Freude-Mantra nicht zum idealistischen Träumer werden müssen, sondern auf den Mittleren Weg zurückfinden können.

Meditation bei Depressionen

Wir können die verschiedenen Aspekte und Ebenen der Meditation recht gut als eine Art Antidepressivum einsetzen. Unser erster Schritt besteht darin, dass wir die Grundlagen einer jeden Meditation für den Umgang mit unserer Depression nutzen. Eine der Grundlagen ist die *aufrechte* Meditationshaltung.

Eine aufrechte Körperhaltung stellt für eine anständige Depression eine regelrechte Herausforderung dar. Depressionen hassen die aufrechte Haltung. Eine Depression liebt die Krümmung: Sich schön hängen lassen, sich beugen und winden, das sind die Spielarten einer gut ausgebildeten Trauer und Depression. Es ist eine Tatsache, dass wir zum Beispiel mit herunterhängendem Unterkiefer deutlich schlechter kopfrechnen können oder dass wir mit einem Lächeln wesentlich schlechter trüben Gedanken nachhängen können.

Die Körperhaltung wird von unserem Verstand ständig abgefragt und geprüft. Dafür verfügen wir über ein eigenes Nervenareal, das sogenannte Verortungs-Ich. Dieses prüft ständig, ohne dass wir es merken, in welcher Position sich unser Körper befindet. Auch in einem stockdunklen Raum wissen wir beispielsweise, wo sich unsere Hände befinden. Wenn wir mit hängenden Schultern, geneigtem Kopf und heruntergezogenen Mundwinkeln durch den Tag gehen, dann wird das von unserem Verstand sehr genau wahrgenommen und als miese Stimmung interpretiert. Dieser Vorgang hat dann bedeutsame Folgen für unsere psychosomatische Verfassung.

Übung: Die Königinnen- oder Königshaltung

Wir benötigen für diese Haltungsübung wieder die heilsame Kraft unseres Anfängergeistes. Das bedeutet, dass wir die aufrechte Haltung womöglich zwar schon beherrschen, aber sie dennoch immer wieder aus Neue fest in uns begründen.

Für die Umsetzung dieser Übung setzen wir uns ein Zeitlimit von anfangs einer Stunde. Während dieser Zeit verhalten wir uns wie eine Königin/ein König. Das bedeutet konkret: nicht hetzen, sondern wandeln; nicht lamentieren, sondern kommunizieren; nicht futtern, sondern speisen.

Unsere Körperhaltung sollte in unserer königlichen Stunde so aussehen, dass die imaginierte Krone uns nicht vom Kopf fallen kann. Die Wirbelsäule soll locker senkrecht aufgerichtet werden, ohne Überspannungen nach hinten oder gebeugt nach vorn. Die Schultern ziehen wir hoch, dann nach unten, nach vorn und nach hinten, um ein Gefühl dafür zu bekommen. Dann finden wir eine gute Position.

Unseren Kopf bewegen wir ähnlich in alle Richtungen und prüfen, wie sich die aufrechte Position anfühlt. Das Kinn sollte nicht zu weit nach unten oder nach oben gerichtet werden. Dann prüfen wir die Gesichtsmuskeln. Zuerst spannen wir alle Gesichtsmuskeln an, um sie dann loszulassen. Alle Spannungen im Gesicht sollen sich lockern, auch die Augenbrauen werden entspannt.

Diese aufrechte Haltung nehmen wir tagtäglich so oft wie möglich ein.

Solche Übungen werden in der BPT als Experimente zum Selbstversuch angeboten. Die Teilnehmer werden eingeladen, diese Übungen selbst zu testen und auf ihre Wirkung hin zu überprüfen. Dieser Weg erscheint als der erfolgreichste, um sich selbst neue Gewohnheiten anzueignen.

Die aufrechte Haltung mag anfangs etwas ungewohnt sein und bedarf einiger Übung. Sobald es zu sehr spannt, heißt das, wieder ein wenig zu lockern, um bei nächster Gelegenheit erneut in die aufrechte Position zu gehen. Die Haltungsübungen sind unbegrenzt auf sämtliche Lebensbezüge übertragbar und nutzbar. Wenn wir uns in der Anfangsphase der Meditationspraxis erst einmal auf die Haltung konzentrieren, dann hat das bereits einen lindernden Einfluss auf unsere Trauer. Also aufrecht hinsetzen, aufrecht stehen, aufrecht gehen, so oft es eben geht. Haltung ist ein sehr wirkungsvolles Antidepressivum.

Als nächsten Schritt können wir unsere Meditation vertiefen. Hier hat es sich als hilfreich erwiesen, wenn wir die trüben Gedanken einmal konkreter visualisieren. Es gibt mehrere Wege, wie wir dabei vorgehen können.

Übung 1: Meditation und Trauer

Wir visualisieren unsere trüben Gedanken als eine dunkle Wolke, die sich uns nähert. Sie trübt zwar unseren Kopf ein, doch wir werden nicht selbst zur Wolke. Wir und die Wolke sind zwei getrennte Wesen. Wir können die Wolke betrachten. Vielleicht hat sie auch eindrucksvolle Seiten. Vielleicht verliert die Wolke etwas Energie durch ein wenig Regen, den wir mit unseren Tränen begleiten.
Nach einiger Zeit kann die Wolke vielleicht kleiner werden oder auch wieder mehr Abstand zu uns gewinnen und weiterziehen.

Übung 2: Meditation und Trauer

Die trüben Gedanken werden in der Meditation von uns gezählt. Dabei achten wir behutsam darauf, dass wir an keinem bestimmten Gedanken festhalten; wir lassen alle Gedanken weiterziehen und sind neugierig, welcher Gedanke wohl als nächster erscheint. Wenn wir 10 Minuten meditieren, können uns zu Anfang womöglich 85 Gedanken kommen. Im Verlauf unserer täglichen Meditationen werden wir unweigerlich feststellen, dass sich die Anzahl tatsächlich unaufhörlich reduziert.

Das Ziel besteht unter anderem darin, dass wir uns nicht mehr mit unseren depressiven Gedanken identifizieren. Wir *haben* momentan eine Depression, aber wir *sind* nicht depressiv.

Janine benötigt einige Zeit, um ausreichend Vertrauen in den Therapeuten, die Therapie und in sich selbst zu finden. Die ersten therapeutischen Schritte konzentrieren sich auf die Körperarbeit. Janine erhält Yoga-Anleitungen, die ihr dabei helfen, sich besser auszurichten, eine aufrechte Körperposition einzunehmen, den Rücken aufzurichten, die Schultern gerade zu halten und die Kopfhaltung zu beachten. Zusätzlich werden weitere Details, wie zum Beispiel ein ausgewogener Händedruck bei der Begrüßung, bearbeitet. Im Zusammenhang mit den Atemübungen werden die Gesichtsmimik sowie die gesamte Körperspannung für Janine ebenfalls besser spürbar. Auf Grundlage dieser therapeutischen Maßnahmen werden mit Janine Hausaufgaben für die tägliche regelmäßige Übung abgesprochen.

In der Meditationsgruppe erhält sie konkrete Anleitungen, um unheilsame Gedanken weiterziehen zu lassen sowie heilsame Geisteszustände zu stabilisieren. Die spürbare Integration in eine Gruppe Gleichgesinnter wirkt sich zusätzlich positiv auf Janine aus. Die Hintergründe ihrer Trauer bearbeitet Janine ausschließlich in der Einzeltherapie. Ein wichtiger Aspekt der Bearbeitung dieser Problematik besteht in der Gratwanderung zwischen der Wertschätzung ihrer Erfahrungen einerseits und andererseits der Vorsicht, sich nicht mit den erlebten Problemen zu identifizieren.

Die Heranführung an die buddhistischen Grundlagen, wie zum Beispiel die Weisheit des Inneren Edlen Kerns, konnte von Janine sehr gut aufgenommen werden. Da diese Zugänge durch Selbsterfahrungen umgesetzt wurden, zum Beispiel durch geführte Meditationen, konnte Janine diese Erfahrungen auch auf ihren Alltag übertragen.

Kapitel 9

Unser Burnout

Auf dem Weg der Mitte:
Vom Burnout zur Befreiung

Auch beim Burnout bedeutet die Milderung und Auflösung von schwierigen Empfindungen, dass wir uns generell aus dem Klammergriff unserer unheilsamen Geisteszustände befreien. Wir werden immer wieder feststellen, dass eine Befreiung nicht zwingend bedeutet, dass wir etwas unwiederbringlich auslöschen. Es geht in erster Linie um eine *innere* Befreiung.

Der Ansatz der Buddhistischen Psychotherapie BPT lautet:

Wir befreien uns nicht *von*, sondern *inmitten* unserer Belastungen.

Im klinischen Behandlungskontext mit den vorgeschriebenen Nachschlagewerken gibt es die Diagnose *Burnout* noch gar nicht. Die Burnout-Thematik ist zwar mittlerweile sehr populär geworden, doch bislang hat es zur anerkannten eigenständigen Krankheitsform noch nicht ausgereicht. Stattdessen werden solche Diagnosen gestellt wie zum Beispiel *Erschöpfungssyndrom,* depressive *Anpassungsstörung* oder *Schwierigkeiten bei der Lebensbewältigung.*

Das Burnout-Syndrom ähnelt zwar in einigen Erscheinungsformen einer Depression oder einem Erschöpfungssyndrom, ist aber vor allem deshalb deutlich spezifischer, weil es sich eindeutig auf den *beruflichen* Kontext bezieht. Im Gegensatz zu einer Depression, die sich auf die unterschiedlichsten Lebensbereiche beziehen und die unterschiedlichsten Wurzeln aufweisen kann, steht das Burnout-Syndrom also immer im Zusammenhang mit beruflichen Belastungen. Menschen mit einem Burnout-Syndrom fühlen sich beruflich überanstrengt und erleben hohe Frustrationen am Arbeitsplatz.

Diese Festlegung des Burnouts auf den Beruf als Ursache ist von Fachleuten willkürlich so definiert worden. Allerdings war dieser Vorgang wohl überfällig, da wir die außerordentlich hohen Belastungen, denen wir heute im Berufsleben ausgesetzt sind, auch entsprechend würdigen müssen.

Der Begriff selbst geht eigentlich mehr in die Tiefe und auch in die Breite: Das Gefühl, „ausgebrannt" zu sein, kann sich für uns natürlich auf viele Lebensbereiche beziehen. Nicht wenige Menschen fühlen sich zum Beispiel in einer sehr belastenden Beziehung, nach langen Monaten oder sogar Jahren des Kampfes, völlig ausgebrannt.

Ein tiefgründiger Blick hinter die Kulissen unserer Hochglanzkultur könnte einen spirituellen Burnout erkennen lassen. Diese Leidensform weist die Heimtücke auf, dass dies für die Betroffenen in der Regel nur schwer zuzuordnen ist. Das spirituelle Ausgebranntsein ist eine sehr bedeutsame Kulturerkrankung, die wir uns in Kapitel 16 genauer anschauen werden.

Richard ist 50 Jahre alt. Er berichtet davon, dass er seinen Job schon seit einigen Jahren nur noch als Tortur erlebe. Er fühle sich wie ein kleines Rädchen im Getriebe, das nur noch darauf ausgelegt sei zu funktionieren. Früher sei er sehr gern jeden Morgen zur Arbeit gegangen, jetzt überlege er jeden Morgen, wie er den Tag überstehen könne. Oftmals habe er das Gefühl, als würde er neben sich stehen. Richard erzählt davon, dass es auch vielen seiner Kollegen ähnlich ergehe. Die Stimmung in der Firma habe sich grundlegend verändert, gegen diesen Trend könne niemand etwas unternehmen. Als Richard in die Therapie kommt, wirkt er tatsächlich ausgebrannt. Es fällt ihm anfangs sehr schwer, die emotionale Stimmung im Raum wahrzunehmen. Er scheint nicht nur das Lächeln, sondern auch jede andere Emotion verloren zu haben. Allerdings hat er sich selbst noch nicht aufgegeben, denn er erscheint pünktlich zu jedem Termin.

Burnout ist politisch

Wenn das Burnout-Syndrom zur anerkannten Diagnose wird, so hat das unterschiedliche Konsequenzen. Neben deutlich klareren Behandlungsmöglichkeiten werden die verschiedenen Beschwerden künftig dann statistisch erfasst. Da sich das Burnout-Syndrom ausschließlich auf den beruflichen Bereich bezieht, werden wir also dann jedes Jahr mehr oder weniger exakt bilanzieren können, wie viele Menschen durch ihre Arbeit krank werden. Dieser Sachverhalt ist eindeutig politischer und insbesondere gesellschaftspolitischer Sprengstoff. Wahrscheinlich werden wir feststellen müssen, dass wir uns eine Arbeitswelt geschaffen haben, die viele Menschen krank macht.

Vielleicht kann diese Entwicklung dazu beitragen, dass mehr Menschen erkennen, dass wir gesellschaftlich noch immer Modellen folgen, die für viele Menschen offenbar gar nicht funktionieren. Gemeint ist hier die Vorstellung, dass wir durch Leistung und materiellen Fortschritt glücklich werden. Doch auch diese Möglichkeit steht selbst in reichen Ländern wie Deutschland schon lange nicht mehr jedem zur Verfügung.

In Würdigung dieser Sachverhalte erscheint ein Burnout-Syndrom fast wie eine gesunde menschliche Reaktion auf eine fast unmenschlich gewordene Arbeitswelt. Schon Erich Fromm hat vor Jahrzehnten gefragt, ob ein gesunder Mensch in einer kranken Umgebung nicht der eigentlich Unnormale sei, und im Umkehrschluss erklärt, dass ein kranker Mensch in einer kranken Gesellschaft der eigentlich Normale, also der Gesunde sei.

Demzufolge könnte ein Burnout-Syndrom eine recht gesunde Reaktion sein, wie es bei vielen psychosomatischen Symptomen oft der Fall ist. In der Regel zeigt uns unser Organismus untrüglich an, dass etwas nicht stimmt und wir uns falsch beziehungsweise gesundheitsschädlich verhalten. Wir haben es hier also wieder einmal mit einer generellen Problematik zu tun, die nicht nur uns als Individuen betrifft. Es kann einerseits etwas entlastend sein, wenn wir wissen, dass es auch sehr vielen anderen Menschen recht ähnlich geht. Andererseits entlässt es uns nicht aus der Notwendigkeit, hier aktiv für uns selbst zu sorgen und diese problematische Situation zu überwinden.

Was bedeutet Ausgebranntsein?

Vielleicht beginnen wir einmal mit den Empfindungen bei einem Burnout, also den verschiedenen Facetten des Gefühls, innerlich ausgebrannt zu sein, das in vielen Bereichen einer Depression ähnelt. Das Ausbrennen setzt vorher jedoch ein Brennen voraus, zumindest schwelt hier in der Regel noch ein Feuer. Während das Feuersymbol oft sehr heilsame Reinigungsprozesse anzeigt, müssen wir feststellen, dass es uns hier leider in die falsche Richtung transformiert hat. Diesen Prozess spulen wir nun einmal zurück und betrachten die Etappen, die zu diesem Zustand geführt haben.

Während einige Probleme schlagartig in unser Leben treten können, gibt es beim Burnout immer einen längeren Prozess. Hier schwelt und gärt etwas über einen gewissen Zeitraum hinweg. Die davon Betroffenen berichten oftmals von einem Monate oder sogar Jahre währenden Kampf.

In diesem Kämpfen scheint stetig etwas verloren gegangen zu sein. Wie in Abbildung 34a symbolisch dargestellt, stehen wir im Mittelpunkt unserer unterschiedlichen Interessen. In Zeiten des Kämpfens gehen uns immer mehr Ressourcen verloren. Uns fehlt die Kraft, wichtige Dinge am Leben zu erhalten. So berauben wir uns oft selbst der wenigen Kraftquellen, die uns noch bleiben. Eigentlich täte es uns ja gut, heute Abend noch einen Spaziergang zu machen, mit einem Freund zu telefonieren oder vielleicht zu meditieren. Aber egal, wir schalten den Fernseher ein und tauchen ab in eine Welt, die nicht die unsere ist.

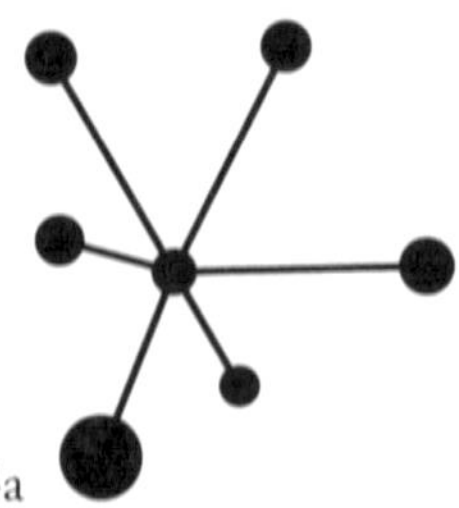

Abb. 34a

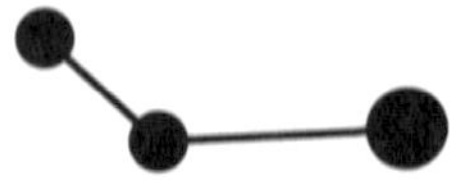

Abb. 34b

Es wird nicht lange dauern und wir empfinden uns nur noch in der Weise im Mittelpunkt, wie es die Abbildung 34b symbolisch darstellt. Vielleicht bleibt noch der ungeliebte Job und unsere Katze oder der Dackel, doch ansonsten haben wir uns selbst von all unseren Ressourcen verabschiedet.

Im Gegensatz zu so manch einer anderen Problematik können die Betroffenen meist recht gut den Werdegang des Burnouts nachvollziehen. Ehe wir uns jedoch unsere eigene Herangehensweise genauer anschauen und erfahren werden, was zu tun ist, benötigen wir noch ein paar weitere Hinweise für unser derzeitiges Fundament.

Übung: Unsere Energiebilanz

Für diese Übung können wir die folgende Tabelle nutzen:

(–) Bei wem oder was verbrauche ich Energie?	(+) Bei wem oder was erhalte ich Energie?
1.	1.
2.	2.
3.	3.
4.	4.
5.	5.

Nun notieren wir auf der linken Seite die verschiedenen Aspekte unseres Lebens, die uns Energie kosten. Das dürfte wohl eine recht unangenehme Aufgabe sein, doch sie ist notwendig für unsere Energiebilanz. Hier sind alle Tätigkeiten und Situationen gemeint, die anstrengend sind und viel Kraft kosten. In diese Spalte gehören auch die Menschen, die unachtsam unsere Energiereserven anzapfen.
Danach sammeln wir Tätigkeiten, Situationen und Menschen, die uns Energie bringen, und fügen sie in die rechte Spalte der Tabelle ein.

Wenn wir nun die linke und die rechte Spalte jeweils in eine Waagschale einer Waage legen, wie würde sich diese Waage dann ausrichten?

Abbildung 35 zeigt ein typisches Ergebnis: Die Minus-Waagschale, in der sich alles befindet, was uns Energie kostet, ist um ein Vielfaches schwerer als die Plus-Waagschale, in der sich alles befindet, was uns Energie bringt.

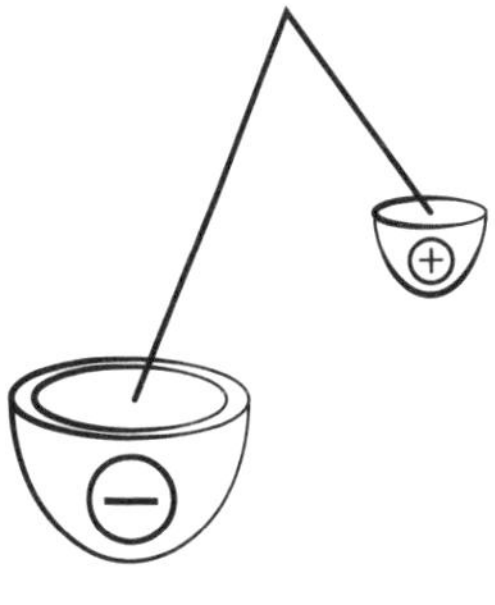

Abb. 35

Voraussichtlich neigen wir dazu, erst einmal tief in die Minus-Waagschale zu blicken. Hier können wir in den bitteren und schmerzlichen Problemen wühlen, bis uns schlecht wird. Dieser Prozess ist wahrscheinlich an einem bestimmten Punkt auch nicht gänzlich zu vermeiden, doch bevor wir das tun, müssen wir die nötige Stärke dazu aufbringen können. Dies ist möglich, indem wir uns zunächst einmal mit der Plus-Waagschale beschäftigen. Hier finden wir zuerst oft nur ein paar wenige hilfreiche Ressourcen. Also müssen wir anfangs bei uns selbst Entwicklungshilfe leisten. Nur wenn wir in den nächsten Wochen eine spürbare Stärkung erleben, indem wir uns wieder mit unseren Kraftquellen verbinden, können wir uns den Problemen auch stellen.

Die Suche nach unseren Kraftquellen benötigt ein wenig Zeit. Wir haben hier wohl einiges nachzuholen. Vielleicht müssen wir auch in einigen Bereichen völlig neu anfangen.

Diese Suche beginnt bei uns selbst. Die zentralen Fragen, denen wir uns mehrfach im Laufe des Tages stellen sollten, können verschiedene Gewichtungen haben, doch im Prinzip lauten sie:

- Wie fühle ich mich jetzt?
- Was ist mit meinem Körper?
- Welche Emotionen sind momentan spürbar?
- Welche Gedanken beschäftigen mich?

Daraus können sich dann weitere Fragestellungen ergeben:

- Was möchte *ich* jetzt?
- Was täte *mir* jetzt gut?

Diese verschiedenen Fragen beziehen sich natürlich alle auf unsere Selbstaufmerksamkeit. Wir müssen also unseren Fokus im Tageszyklus öfter wieder zurück auf uns selbst lenken. Hier einen menschenwürdigen Zyklus zu etablieren ist für viele von uns eine echte Herausforderung.

Das fehlende Gefühl für den eigenen Rhythmus

Sehr allgemein betrachtet, können wir Gesundheit als einen Zustand der Balance und Krankheit als eine fehlende Balance betrachten. Die verschiedenen Anforderungen unseres Alltags verlangen von uns eine hohe Flexibilität und sehr große Fähigkeiten, sie aufeinander abzustimmen. Oftmals ist diese sensible Tarierung zwischen den vielen Notwendigkeiten kaum noch zu bewältigen. Menschen mit einem guten Gespür für sich selbst und die eigenen Leistungsgrenzen haben hier einen kleinen Vorteil.

Unser Thema Burnout ist tiefgehend mit unseren inneren Vorstellungen und Ansprüchen an die eigene Leistungsfähigkeit und damit an unser Selbstbild gekoppelt. Aus buddhistischer Sicht besteht hier die große Gefahr einer unheilsamen Identifikation und, damit verbunden, einer lebensfeindlichen Anhaftung an Ideale, die unser Leiden nochmals verschlimmert.

Vor allem davon betroffen sind Menschen, Frauen ebenso wie Männer, die zu sehr ihrem männlichen Leistungsstreben folgen und das Gespür für das rechte Maß und insbesondere für einen natürlichen Rhythmus verloren haben.

Eine gute Leistungsbereitschaft, die achtsam kultiviert werden kann, führt uns zu sehr großen Leistungen. Wenn wir jedoch, blind verhaftet im männlichen Denken, nur noch Leistung abfragen und einen menschlichen Zyklus von Anspannung und Entspannung missachten, werden wir selbst und die Wesen um uns herum leiden.

Unsere Instrumente für einen gesunden Lebensrhythmus bestehen aus verschiedenen Formen von Pausen, Energie aufadenden Aktivitäten und einer guten Portion von gesundem Egoismus.

Übung: Den eigenen Rhythmus finden

Dafür können wir einige Rezepte befolgen:

- sich am Morgen Zeit nehmen für einen harmonischen Start in den Tag
- eine kleine Achtsamkeitsübung oder Meditation am Morgen
- mit Erinnerungshilfen, zum Beispiel mittels Handy, Computer oder symbolischen Objekten, etwa drei- bis viermal am Vormittag und mindestens ebenso oft am Nachmittag Mikropausen einlegen: kurz innehalten, die Schultern fallen lassen, die Gesichtsmuskel entspannen und entspannt atmen
- in den Pausen tatsächlich auch eine echte Pause umsetzen
- ein Feierabend-Ritual einführen, so dass wir die Stressoren nicht mit nach Hause nehmen
- die freie Zeit nach Prioritäten ordnen und für sich selbst Zeit einplanen
- eigene Interessen verfolgen: Musik, Kultur, Sport

Generell ist der Rhythmus zwischen Anspannung und Entspannung zu beachten.

Dieser Rhythmus hat einen entscheidenden Einfluss auf unsere Gesundheit. Wenn wir den Mittleren Weg verlassen und in die Eingleisigkeit geraten, sind die unheilsamen Konsequenzen vorprogrammiert.

Identifikation kann zum Burnout führen

Vorher war alles gut, wir konnten hohe Leistungen abrufen, doch nach und nach wurden wir immer weniger leistungsfähig, und seit dem Burnout ist alles schlecht. Kann diese Behauptung wirklich funktionieren?

Wenn wir uns die Vorbedingungen anschauen, dann finden wir bei Menschen mit einem Burnout-Syndrom oftmals eine hohe berufliche Leistungsbereitschaft. Betroffene Menschen berichten, dass es für sie nicht nur ein Job war, sondern sie wirklich alles gegeben haben.

- Sie hat nicht als Pädagogin gearbeitet, sie *war* Pädagogin.
- Er hat nicht als Manager gearbeitet, er *war* Manager.
- Sie hat nicht als Chefin gearbeitet, sie *war* Chefin.
- Er hat nicht als Helfer gearbeitet, er *war* Helfer.

Wenn Menschen mit einem Burnout in die Behandlung kommen, dann hadern sie in der Regel auch mit ihren Identifikationen und Selbstbildern. Früher waren wir so leistungsstark und jetzt versagen wir, unser Körper streikt. Auf den haben wir uns so oft verlassen können und nun wird er mit seinen Beschwerden unberechenbar.

Auf dieser Grundlage ist es zwar für die buddhistischen Therapeuten recht leicht, die Problematik mit den Identifikationen zu vermitteln, doch dieser Weg darf nicht zu schnell beschritten werden. Eine enttäuschte Identifikation kann nicht sofort ausgelöscht und obendrein vielleicht noch der Impuls gegeben werden, auch andere Identifikationen gleich in einem Rutsch mitzuverpulvern. Eine angeknackste Identifikation, wie beispielsweise unsere berufliche, sollte zwar nicht wieder in der alten Weise neu aufgebaut werden, doch anfangs reicht die Würdigung dessen, was bereits erreicht wurde. Dieser Prozess ist meist schmerzhaft und mit vielen Fragen und Unsicherheiten verbunden.

Der nächste Schritt sieht daher erst einmal eine Stärkung der Persönlichkeit vor und keine weitere Schwächung bestehender Identifikationen. Oftmals wird durch die Abnahme der beruflichen Identifikation eine Art stille innere Kettenreaktion ausgelöst, die dann zu gegebener Zeit auch andere Aspekte der Persönlichkeit selbstkritisch zu hinterfragen beginnt. Dafür sollten wir uns ein wenig Zeit nehmen.

Wenn wir diese Problematik achtsam würdigen, dann kann ein anfangs schmerzliches Thema wie ein Burnout nach und nach zu einem heilsamen Umdenken beitragen.

Unsere Nervenautobahn zum Burnout

Die folgende, wieder stark vereinfachte Abbildung 36 zeigt uns, was in unserem Kopf eventuell passieren könnte, wenn wir einer chronischen Stresssituation am Arbeitsplatz ausgesetzt sind. Stresssignale können von außen (A) über unsere verschiedenen Sinne ebenso wahrgenommen werden, wie sie in Form von körperlichen Stressreaktionen (B) oder durch aversive Erinnerungen (C) erzeugt werden. Natürlich sind alle möglichen Kombinationen für den Alltag bestimmend.

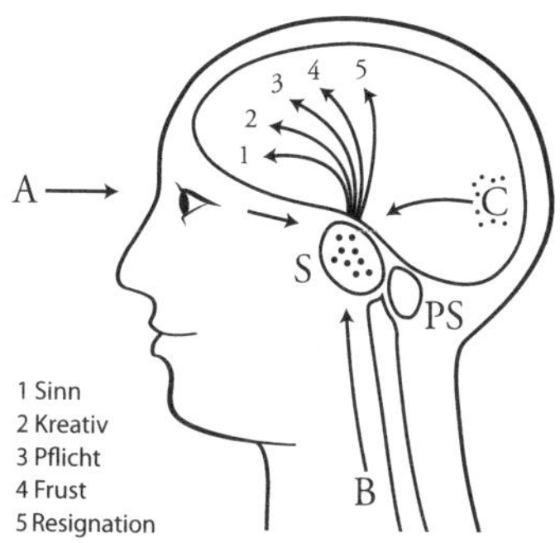

Abb. 36

Diese Stresssignale aktivieren unser Stresszentrum, das vegetative Nervensystem. Hier wird insbesondere der Sympathikus (S) unter Strom gesetzt und wir erleben die entsprechenden Begleitsymptome, wie zum Beispiel Bluthochdruck, höhere Blutfettwerte, Verdauungsprobleme, Muskelanspannungen, Schlafstörungen und vieles mehr. Während diese Stresssignale uns vielleicht noch vor einigen Monaten zu höherer Leistung motivierten, hat sich diese Abfolge mittlerweile deutlich verändert. Da unser Verstand jede Aktivierung wahrnimmt und die entsprechenden Manöver einleitet, rufen wir nun bei beruflicher Anspannung automatisch unsere zuvor erlernten Muster ab.

Vom Sinn zum Unsinn

Anfangs reagieren wir auf Anspannungen vielleicht noch mit einer Empfindung von Sinnhaftigkeit. Die Belastungen gehören halt dazu, das schaffen wir schon, und bestimmt so gut wie oder besser als unsere Kollegen. Der Energieschub gibt womöglich auch Impulse, so dass wir noch kreativ überlegen, wie wir uns einbringen und unseren Anteil leisten können.

Wenn dieser Prozess nicht gewürdigt oder sogar noch falsch verstanden wird und auf Ablehnung stößt, dann verändert sich die innere Verfassung stetig. Für eine gewisse Zeit hilft eventuell noch unser Pflichtgefühl, doch Resignation und andere frustrierende Empfindungen bahnen sich unaufhaltsam ihren Weg. Wir erkennen dann kaum noch einen Sinn in dem, was wir leisten. So beginnt oftmals das Burnout-Syndrom.

Durch die tagtäglichen Wiederholungen werden die in unserem Gehirn angesprochenen Nervenbahnen verstärkt. Sie verdrahten sich zu stabilen Verbindungen. Wenn ab einem bestimmten Zeitpunkt nur noch sehr einheitliche, zumeist negative Gedanken und Anteile aktiviert werden, dann erleben wir diese künftig immer stärker. Wir schaffen uns damit unsere Nervenautobahnen, die uns bei jeder Belastung sofort in die Empfindung des Ausgebranntseins führen. Auf diese Weise entstehen sehr mächtige Teufelskreisläufe, aus denen wir ab einem bestimmten Zeitpunkt allein kaum noch auszusteigen vermögen.

Da wir es hier auch mit zwischenmenschlichen sozialen Themen zu tun haben, erleben viele Betroffene nicht mehr ihre eigene Verantwortung für sich. Die Heranführung muss sehr sensibel erfolgen, da ein Mensch mit einem Burnout-Syndrom sehr fragil ist und nur noch wenig belastbar. Die Vermittlung der eigenen Verantwortlichkeit betont dementsprechend auch nicht die Frage nach Schuld, sondern die Frage nach den Möglichkeiten, Einfluss darauf zu nehmen.

Ein sehr wesentlicher Trainingsaspekt ist die Auflösung der entstandenen Eindimensionalität oder auch Eingleisigkeit. Durch die vielen negativen Wiederholungen wurde das Gefühl des Ausbrennens verstärkt und andere heilsamere Empfindungen wurden geschwächt, manchmal sogar aufgegeben.

Übung: Von der Burnout-Autobahn abfahren

Durch das Erkennen der Zusammenhänge, wie nervliche Veränderungen zu den Nervenautobahnen hinführen können, wird schon eine erste kleine Distanzierung bewirkt. Wir spüren dann, dass wir innerlich wieder einmal auf unseren Gleisen in die Resignation unterwegs sind.

Die bewusste Beobachtung im Sinne einer sich stetig verbessernden Innenschau oder Introspektion verstärkt den inneren Beobachter, der gewissermaßen ein energetischer Konkurrent zur Burnout-Resignation ist. Es erfolgt eine erste Schwächung unserer unheilsamen inneren Nervenautobahn zum Burnout.

Mithilfe der Übung der Stopp-Taste, die wir schon in Kapitel 5 kennengelernt haben, bremsen wir den Vorgang weiter ein.

Als Alternativen ziehen wir ebenso die Übungen der Königinnen-/Königshaltung und der Bauchatmung heran. So kann unser innerer Beobachter registrieren, wie sich nach und nach eine Kraft in uns stärkt, die wir zum Beispiel den inneren Weisen oder die innere Gelassenheit nennen können.

Durch das angeleitete Training in den Grundlagen der Meditation, der Haltung und der Bauchatmung erhalten die Betroffenen konkrete Maßnahmen an die Hand. So entstehen wieder Empfindungen der Einflussnahme und das gute Gefühl, etwas Heilsames für sich tun zu können. Erste Erfolgserlebnisse stärken das geschwächte Selbstbewusstsein.

Hinweis: Wir rufen uns hier immer wieder in Erinnerung, dass wir einen gezielten Abbau unserer Hilfsfunktion, die wir als *Ich* erleben, erst dann beginnen können, wenn wir uns auf sicherem Boden fühlen.

Dem inneren Chaos ins Auge sehen

Zu der mehrmals täglich trainierten Haltung und Bauchatmung kommt eine intensive Aufklärung und Vermittlung von Informationen hinzu. Einige der Themen konzentrieren sich zum Beispiel auf die Erhellung psychosomatischer Zusammenhänge, auf die Art der Entstehung unserer Emotionen und auf die buddhistischen Grundlagen der Vier Edlen Wahrheiten.

Auf diese Weise kann das innere Chaos, das zuvor geherrscht hat, langsam eine klarer wahrnehmbare Form annehmen. Die Betroffenen erleben nicht mehr nur eine innere Leere oder andere schmerzliche Empfindungen, sie spüren vielmehr, dass es da einen Aus-Weg für sie gibt.

Übung: Im Auge des Orkans

Die Meditation sollte zuerst noch angeleitet werden, da durch die Lenkung der Achtsamkeit auf sich selbst auch ein kritischer Blick in das Innere erfolgt. Das ist anfangs natürlich nicht nur ein Anlass für Freude und Gelassenheit.

Mit der aufrechten Meditationshaltung und der sicheren Bauchatmung können wir uns jedoch gut verankern und stabilisieren. Zunächst achten wir auf unseren Körper und lassen hier Ruhe einkehren. Diesen Vorgang wiederholen wir so lange, bis wir ein sicheres Gefühl dafür entwickelt haben. Alle zwischenzeitlich auftretenden Gedanken und Erinnerungen lassen wir nicht mehr in uns hinein, sondern visualisieren eine Art Sturm, der um uns herum stattfindet. Die Abbildung 37 ist eine bildliche Umsetzung davon.

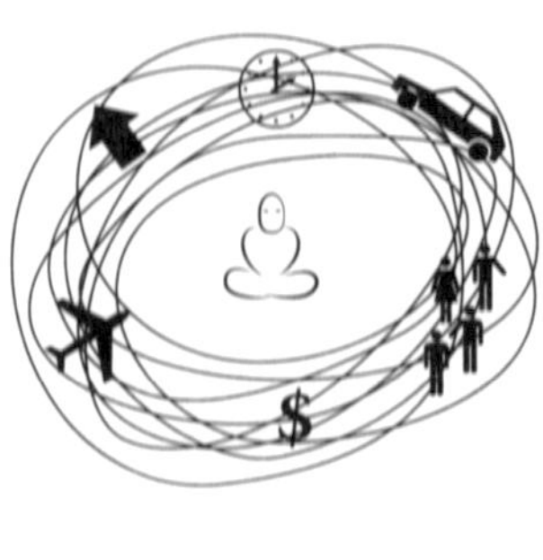

Abb. 37

Nichts wird verdrängt oder verleugnet. Es gibt eine Menge an Problemen, doch wir befinden uns „im Auge des Orkans". Das wird für die nächste Zeit unser Sicherer Ort werden. Immer wenn uns die Probleme anzuspringen versuchen, gehen wir in die innere Vorstellung hinein und schaffen so den notwendigen Abstand.

Dieser Vorgang muss oft wiederholt werden, damit er sich festigt. Damit schaffen wir ein Fundament, auf dem wir aufbauen können. Vor allem müssen wir uns, *nachdem* wir uns etwas stabilisiert haben, wieder unseren Kraftquellen zuwenden. Gibt es wichtige Aktivitäten, die uns Energie liefern könnten, die wir aber aufgegeben haben? Welche sind das? Und gibt es möglicherweise *neue* Energiequellen? Gibt es vielleicht etwas, das wir schon immer einmal ausprobieren wollten? Hier sollte uns wieder der Blick in die Plus-Waagschale weiterhelfen.

Zurück in die Burnout-Situation

Nun hocken wir wieder in der altbekannten Problemsituation, meist am Arbeitsplatz. Wir spüren, wie es sich anfühlt. Die alten Muster sind sehr mächtig. Das unerträgliche Gefühl des Ausbrennens will wieder in den Mittelpunkt rücken.

Wir richten uns innerlich und körperlich auf und nehmen eine aufrechte Haltung ein, egal wo wir uns gerade befinden. Wir richten unsere Schultern aus, ebenso unseren Kopf und das Kinn. Jetzt sind wir in der Lage dazu, wieder durchzuatmen.

Die äußere Situation mag noch immer die gleiche sein, doch innerlich erleben wir uns auf eine völlig andere Weise. Wir können Einfluss nehmen. Durch den Wechsel unseres Fokus ist uns nun eine gute und gesicherte Selbstwahrnehmung und Selbstaufmerksamkeit möglich. Dadurch werden die Burnout-Strukturen in uns geschwächt und gleichzeitig andere Persönlichkeitsanteile gestärkt, die wesentlich heilsamer für uns sind. Oft sind nur ein oder zwei Situationen notwendig, in denen wir tatsächlich unsere Einflussmöglichkeiten am eigenen Leibe erfahren, um diese Dynamik fördern und sicher darauf zurückgreifen zu können.

Wenn wir zusätzlich noch diejenigen Lebensbereiche stärken, die uns Kraft geben und Freude bereiten, dann erleben wir neben unserer inneren Transformation auch Hilfe und Unterstützung von außen.

Neben den Bemühungen um heilsame Aktivitäten ist es ebenso wichtig, die Probleme, die zuvor geschluckt wurden, nun auch zu verdauen. Hier können wir über die Realität unserer Verbundenheit meditieren, um unser Mitgefühl nicht nur für Freunde zu stärken, die uns in der Not helfen, sondern in den folgenden Schritten auch für Menschen, die unser Burnout-Gefühl verstärken. Alle, wir selbst, unsere Freunde wie auch unsere Nicht-Freunde streben nach Glück und Zufriedenheit.

Dieser Weg, der über einige Etappen zum Vergeben führt, hat auch den Effekt, den Frieden in uns selbst zurückzuholen.

Wohin nun aber mit den vielen geschluckten unheilsamen Emotionen? In Erinnerung an die Übung des *Rumpfdrehens,* die uns verdeutlichte, wie schnell unser Körper sich durch Gedanken verändert, können wir zum Beispiel die Übung zum Loslassen aus Kapitel 5 nutzen. Eine andere Umsetzung, wie wir loslassen können, ist die nun folgende Übung des Loslassens und Reinigens.

Übung: Der Lotos auf dem Klo

Der Gang zur Toilette ist für uns alle unumgänglich. Wie alles, was wir stetig wiederholen, werden wir auch diese Verrichtung mit Achtsamkeit ausführen und sie damit als hilfreiche und nutzbare Übung in Problemsituationen einsetzen können.

Um unseren Körper von den verdauten Resten zu befreien, müssen wir uns entspannen. Auf dem Klo sitzend, beruhigen wir unsere Atmung und entspannen.

Nun realisieren wir im ruhigen klaren Geisteszustand, wie oft wir in der letzten Zeit Unheilsames geschluckt haben. Das lassen wir nun los. Wir entleeren uns in dem Bewusstsein, uns hier und jetzt von Altlasten zu verabschieden. Danach spüren wir noch ein wenig dem Gefühl nach, nun wieder befreit und leicht zu sein.

Die Wirksamkeit dieses Vorgangs kann durch eine nachfolgende rituelle Waschung nochmals gesteigert werden.

Dieser Reinigungsprozess kann so intensiv erfahren werden, dass wir in den nächsten Stunden vielleicht sehr achtsam dafür bleiben, womit wir uns wieder selbst füttern oder füttern lassen. Wahrscheinlich wartet der altbekannte Ärger schon an der nächsten Ecke, doch wir sagen uns: *Nein, danke, ich habe mich gerade befreit, ich benötige nichts Neues.*

Hinweis: Dieser Reinigungsprozess und die dabei auftretenden Empfindungen sollten allerdings auf keinen Fall zu einer Rechtfertigung für dauerhafte Hungerkuren missbraucht werden.

Heilsame Übungen zur Verankerung im Hier und Jetzt

Für unsere regelmäßigen Praxisübungen benötigen wir nicht immer und unbedingt einen Tempel, einen geweihten Ort, viel Zeit, die richtige Stimmung und Verfassung, die entsprechende Meditationskleidung und passende Musik. Jeder Zeitpunkt, jeder Ort und jede Geistes- und Körperverfassung kann das perfekte Timing für eine hilfreiche Übung sein. Eines der wichtigsten Etappenziele besteht darin, ab einem bestimmten Zeitpunkt keinen Unterschied mehr wahrzunehmen zwischen Übung und Alltag.

Durch die erheblichen beruflichen Frustrationen kommt es bei vielen von uns zu einem deutlichen Wertewandel. Sicherlich benötigt dieser Vorgang einige Zeit und ist von schmerzlichen Emotionen begleite; im weiteren Verlauf berichten viele Menschen jedoch von einem spürbaren Zugewinn durch den oft auch erzwungenen Prioritätenwechsel.

Übung: Sinn finden durch Fokussierung

Wenn wir Zeit mit einem anderen Menschen verbringen oder uns Zeit nehmen zum Kochen oder einfach für uns allein, dann schalten wir dafür das Telefon ab und lassen uns nicht ablenken. Wir achten darauf, dass die Gedanken an die danach folgende Zeit ebenso verklingen wie Gedanken an die Vergangenheit. Wir verankern uns, wenn nötig, immer wieder von Neuem im Hier und Jetzt.

Diese Übung benötigt viel Geduld und Aufmerksamkeit. Wahrscheinlich müssen wir uns immer wieder in die Gegenwart zurückholen.

Es ist eine Hilfe, sich mit der inneren Stimme immer wieder zu sagen: *Jetzt sitze ich hier, es ist gut so. Jetzt höre ich es. Jetzt sehe ich es.* Damit kommentieren wir unsere Tätigkeiten. Das ist sicherlich anfangs etwas ungewohnt, doch nach einiger Zeit spüren wir die Wirkung an uns selbst. Das Ziel ist das Ankommen im Hier und Jetzt.

Hier können wir die Spaltung schließen, die sich im Stress oft ergibt, wenn wir gedanklich spekulativ in die Zukunft oder sorgenvoll in die Vergangenheit reisen, während unser Körper natürlich immer nur in der Gegenwart bleiben kann. Wir besinnen unseren unruhigen Verstand auf die Rückführung in die Gegenwart. Dafür benötigt unser Verstand jede nur denkbare Hilfe. Das verbale Anleiten durch kommentierte Wahrnehmungen kann unserem Verstand durchaus dabei helfen, sich auf das einzulassen, was jetzt in diesem Augenblick geschieht.

Übung: Im Hier und Jetzt sein

Eine weitere Hilfe, um ganz im Hier und Jetzt zu sein, ist das eigene innere Abfragen unserer Sinneskanäle:

- Was sehe ich jetzt?
- Was höre ich jetzt?
- Was rieche ich jetzt?
- Was schmecke ich jetzt?
- Was fühle ich jetzt?
- Was denke ich jetzt?

Für jede Frage lassen wir uns ausreichend Zeit und verweilen einige Momente lang bei dem jeweiligen Sinnestor.

Die Übung zum Hier und Jetzt kann in ihrer Bedeutung gar nicht hoch genug eingeschätzt werden. Sie ist leicht zu beschreiben und kann ebenso gut aufgenommen werden. Allerdings werden wir mit Sicherheit bei der Umsetzung unsere Schwierigkeiten erleben. Diese Übung zeigt uns eine sehr große und weitverbreitete Problematik auf und bietet gleichzeitig auch den Lösungsweg dafür. Sie ist für jedes der in diesem Buch beschriebenen Probleme sehr gut nutzbar.

Richard kommt stets sehr pünktlich zu den Terminen und erfüllt sämtliche Anforderungen prompt. Es braucht einige Zeit, bis der Therapeut und auch Richard selbst bemerken, dass lediglich sein altes Muster des Funktionierens weiterhin aktiv ist. Richard hat, wie viele von uns, gelernt, sich darum zu bemühen, erfolgreich zu sein. Es dauert eine ganze Weile, bis er versteht, dass dieses alte Muster ihn nicht aus der Krise herausbringt, sondern wahrscheinlich nur tiefer hineinführt.

Nachdem diese Dynamik aufgedeckt werden konnte, war es durchaus möglich, Anteile dieses Musters zu nutzen: Richard sollte sich nun um seine Plus-Waagschale bemühen. Darüber hinaus erhielt er anfangs noch geführte Meditationen, in denen das Nicht-Tun und das Loslassen für ihn erfahrbar gemacht wurden.

Richard erlebte zum ersten Mal seit Jahren, wie es sich anfühlt, wenn er Verantwortung abgeben kann, loslässt und entspannt. Er musste das Nicht-Tun erst wieder lernen. Sein Durchbruch begann tatsächlich mit einem Pups. Als er sich in einer Entspannungsphase auch körperlich lockerte, war das Geräusch für alle anderen in der Gruppe unüberhörbar. Aus einem Kichern hier und einem Feixen dort wurde bald ein befreites Lachen, in das Richard aus vollem Herzen einstimmen konnte.

Es war für alle sichtbar und spürbar, wie Richard langsam auftaute, allmählich aus dem Burnout-Tunnel heraus ans Licht fand und schließlich auf eine heilsame Weise auch wieder Feuer fing, das zu brennen begann, ohne ihn auszubrennen.

Kapitel 10

Unsere Selbstwertprobleme

Bevor wir uns
um andere kümmern wollen,
müssen wir erst in der Lage sein,
uns selbst zu lieben.
– Dalai Lama XIV. –

Auch die Milderung und Auflösung von Empfindungen wie Selbstzweifeln oder gar Selbstwertproblemen bedeutet, dass wir uns generell aus dem Klammergriff unserer unheilsamen Geisteszustände befreien. Wir werden allerdings immer wieder feststellen, dass eine Befreiung nicht zwingend bedeutet, etwas unwiederbringlich auszulöschen, sondern dass es um eine *innere* Befreiung geht.

Der Ansatz der Buddhistischen Psychotherapie BPT lautet:

Wir befreien uns nicht *von*, sondern *inmitten* unserer Selbstwertprobleme.

Selbstwert und Selbstillusionen

Diese Thematik ist für Buddhisten oftmals keine ganz leichte, da sie eigentlich davon ausgehen, dass unser Gefühl für uns selbst das Produkt eines Trugschlusses sei. Wenn wir von uns selbst sprechen und dabei zum Beispiel formulieren: *Ich bin … Ich will … Ich habe … Ich fühle … Ich denke …*, dann nutzen wir unsere Empfindung von einem Ich. Einerseits versuchen wir in diesem Ich-Gefühl eine Stärke und Sicherheit zu entwickeln; andererseits erkennen wir bei genauerer Betrachtung sehr wohl die Unbeständigkeit und Variabilität dieser Hilfskonstruktion, die wir „Ich" nennen.

Wie schon an anderer Stelle beschrieben, bestehen alle für uns wahrnehmbaren Dinge aus vielen kleineren Bausteinen. Auch unser Ich ist so zusammengesetzt. Es gibt Ich-Anteile, die sind rationaler, andere etwas kindlicher; es gibt Ich-Anteile, die unsere Biografie steuern, andere eher unsere Vorstellungen über unseren Körper. Einige Ich-Anteile können sogar brutale Ideen erzeugen, andere sind dagegen friedfertiger. Wenn wir einen lieben Menschen, vielleicht eines unserer Kinder, beschützen müssen, dann werden einige von uns zur Löwin und in einer anderen Situation zum Angsthasen.

Die Neurowissenschaftler bestätigen diese buddhistische Weisheit, die uns seit Jahrhunderten beschreibt, dass es kein festes Ich in uns gibt. Wir können zwar relativ klar bestimmte Hirnareale eingrenzen, in denen zum Beispiel unsere Sprache oder die Koordination für unsere Hände vermittelt werden, ein entsprechendes Hirnareal für unser Ich-Gefühl lässt sich dagegen nicht an einer bestimmten Stelle lokalisieren. Die verschiedensten Ich-Anteile sind über weite Felder der Hirnrinde verteilt. Das Gehirn ist ein zusammengesetztes Konstrukt und entsprechend ist auch unser Ich eine von uns genutzte Hilfskonstruktion, die uns manchmal hilfreich, oft aber auch hinderlich ist.

Sabine ist 48 Jahre alt, als sie zum ersten Mal therapeutische Hilfe in Anspruch nimmt. Es fällt ihr sehr schwer, sich und ihre Probleme ernst zu nehmen. Sie sagt, sie habe auf dem Weg einen Rollstuhlfahrer getroffen und sich ernsthaft überlegt, wieder umzukehren. Eigentlich gehe es ihr ja ganz gut. Durch das Vertrauen in ihren Therapeuten kann sie nach und nach auch etwas Vertrauen zu sich selbst entdecken.

Sabine benennt dann recht selbstkritisch ihre Schwierigkeiten, für sich selbst gut zu sorgen. Eigentlich denke sie immer nur an andere. Das Wichtigste in ihrem Leben seien ihre beiden Söhne. Diese haben aber mittlerweile begonnen, ihr eigenes Leben zu gestalten. Der Ehemann habe sich vor etwa zehn Jahren von ihr getrennt. Sie habe sich bis heute nicht davon erholt. Sie fühle sich schuldig und habe versucht, ihren Söhnen den Vater zu ersetzen.

Auf die Frage, was Sabine durch die Therapie für sich erreichen wolle, konnte sie lange Zeit keine Antwort geben. Trotz ihrer tiefgehenden Verunsicherung fand sie relativ schnell Anschluss in der

Gruppe. In einer der folgenden Einzelsitzungen berichtete Sabine augenzwinkernd, wie interessant es sei, in der Gruppentherapie nun fünf weitere Menschen mit Helfersyndrom gefunden zu haben. „Da werden wir uns wohl gegenseitig sehr viel helfen können", meinte sie und musste dabei lachen.

Ein Mensch, der unter Selbstwertproblemen leidet, wird mit den buddhistischen Erklärungen über die Illusion eines Ich erst einmal wenig anfangen können. Es ist auch völlig unsinnig, einem leidenden Menschen, der sich selbst nicht wertschätzt, zu erklären, dass es sowieso kein Selbst gebe. Wenn das Selbstgefühl ohnehin schon klein ist, dann könnte es damit auch gleich ganz zunichtegemacht werden. Dieser Ansatz muss unweigerlich in ein Desaster führen.

Wenn Menschen bei den buddhistischen Unterweisungen von der Ichlosigkeit hören, kommt häufig größere Verwirrung auf. Jeder, der sich nicht gut abgrenzen kann, der sich selbst nicht sicher fühlt, der die Empfindung von Selbstwertproblemen spürt, darf den Weg zur Ichlosigkeit nicht auf direktem Wege beschreiten. Eine individuelle Beratung und Wegbeschreibung ist zwingend notwendig, da das Ziel zwar tatsächlich in der Ichlosigkeit liegt, dieses Ziel jedoch nur aus einer Position der Stärke und Sicherheit heraus zu erreichen ist. Wir benötigen ein sicheres Selbstwertgefühl, erst dann können wir damit beginnen, unser Ego einzudämmen.

Diese Problematik wird leider sehr oft übersehen, so dass viele Suchende nach kurzer oder auch längerer Zeit des Praktizierens den heilsamen Pfad wieder verlassen und dabei ein sehr schmerzliches Gefühl des Scheiterns mitnehmen. Hier kann es zu sehr unheilsamen Prozessen kommen, die sich eigentlich vermeiden ließen.

Die Buddhistische Psychotherapie BPT geht davon aus, dass sich nicht jeder Mensch in gleicher Weise und mit denselben Mitteln befreien kann. Viele Menschen lesen die buddhistischen Texte, die von Befreiung sprechen, und spüren, dass sie es wohl nie so schaffen werden wie ein fortgeschrittener Meister.

Anfangs machen wir zwar noch gewisse Abstriche, da wir ja auch nicht wie ein Meister in einem Kloster leben und praktizieren. Doch irgendwann einmal kommt der Augenblick der Wahrheit, in dem wir erkennen müssen, dass wir uns irgendwie im Kreise drehen. Immer wieder kommt es zu Enttäuschungen, wir reagieren immer noch auf unheilsame Weise oder spüren sogar tiefgründige Depressionen. Dabei könnte es eigentlich sogar etwas erleichternd wirken, dass unser Selbstwertgefühl keinen wirklichen dauerhaften Wert besitzt. Es verändert sich tatsächlich kontinuierlich.

Ein sehr zentraler Aspekt unseres Leidens bezieht sich auf unser Ego. Daher kann es recht interessant sein, diese Thematik hier einmal etwas genauer zu ergründen.

Bei der Stärkung des Selbstwertes geht es letztlich nicht um den Selbstwert

Wir benötigen sehr viel an Selbstwert und Selbstachtung, um das Gefühl und die Idee aushalten zu können, die Nase voll von uns zu haben. Hier geht es nicht um übermäßige Selbstkritik oder gar Selbsthass, sondern um die Motivation zu einer tiefgreifenden Veränderung: um das feste Vorhaben, aus dem ewigen Kreislauf unseres Leidens auszusteigen.

Für die BPT ist es kein Widerspruch, wenn wir uns zuerst um ein solides Selbstwertgefühl bemühen, um es dann im weiteren Verlauf unseres Weges wieder loszuwerden. Auch die schlaue Schlange häutet sich schließlich nicht aus Schwäche, sondern weil sie wächst und mehr Platz benötigt. Ebenso müssen wir, wenn wir uns stark genug fühlen, unsere alte Selbst-Haut ablegen.

Oft kann es allerdings ein Problem sein, wenn das Selbstwertgefühl zu stark ausgebildet ist. Auch auf ein gutes Selbstwertgefühl scheint die Grundidee des Mittleren Weges anwendbar zu sein: Ist es zu schwach, dann müssen wir es stärken. Ist es zu rigide und fest, dann müssen wir es ein wenig lockern. Nur ein flexibles und gut ausgewogenes Selbstwertgefühl lässt sich dann auch heilsam transformieren. In der Anfangsphase treffen wir also auf zwei mögliche Probleme: Das Selbstwertgefühl ist entweder zu groß oder zu klein. Falls es gut ausgewogen sein sollte und auch schon so manche Krise gut überstehen konnte, kann dieser erste Schritt übersprungen werden.

Wenden wir uns nun den beiden Anfangsproblemen zu: Das Selbstwertgefühl ist zu gering oder zu übermächtig.

Ein zu geringes Selbstwertgefühl benötigt Sicherheit

Ähnlich wie bei der Problematik des Grübelns muss auch hier der selbstverletzende innere Monolog gestoppt werden. Wir erinnern uns an das erste therapeutische Gebot: *Mache es nicht noch schlimmer, als es schon ist.*

Sicherlich gibt es immer wieder im Umgang schwierige Menschen oder uns überfordernde Situationen, die unser Selbstwertgefühl bedrohen. Allerdings scheinen wir selbst diesen Prozess in einer oft ver-rückten Weise zu fördern. Ein sehr schmerzlicher Teil der Selbstwert-Problematik besteht in dem Leiden, das wir uns selbst zufügen.

Diese Dynamik hat in der Regel drei Ebenen: Besonders bitter sind (1) die Gedanken, die wir über uns selbst hegen. Sie führen zu vielen (2) leidvollen Empfindungen und dann auch zu einer zu geringen Achtsamkeit für eigene Belange. Daraus erwachsen dann die Probleme der dritten Ebene, nämlich unheilsame, weil unachtsame (3) Handlungen. Unser geringer Selbstwert kann also zu schmerzlichen Gedanken, Empfindungen und Handlungen führen.

Diese drei Ebenen müssen wir achtsam im täglichen Umgang damit bearbeiten. Wir sind auf unsere Problematik eines schwachen Selbstwertes gestoßen. Das tut weh, ist aber heilsam, da wir nun unseren klaren Blick direkt darauf richten können. Es schwelt nicht mehr und es wirkt auch nicht mehr nur unbewusst und indirekt unter der Oberfläche. Es ist im hellen Glanz unserer Bewusstheit angekommen. Wir nehmen uns nun dieser Problematik an.

Unsere Gedanken stärken unsere Selbstwertprobleme

Auf der gedanklichen Ebene gehen wir ähnlich vor wie bei den Grübelzwängen. Wir trainieren die Übung des Gedanken-Stopps und unterbrechen damit die selbstverletzenden inneren Kommentare. Anfangs wird sich das so anfühlen, als würden wir lästige Moskitos verscheuchen. Wir hören ihr unangenehmes Sirren, doch nach jeder Gegenwehr dauert es nur eine gewisse Zeit, bis wir sie wieder hören. Nicht selten spüren wir dann auch schon ihren Stich. Hier benötigen wir die Geduld, die Übungen des Gedanken-Stopps regelmäßig zu stärken. *Stopp, es reicht!*

Wenn wir etwas weglassen, entsteht eine Lücke. Diese müssen wir unbedingt selbst füllen, sonst füllt unser ungezügelter Verstand sie mit weiteren, allzu selbstkritischen Ideen.

Übung: Danke-Mantra

Wir praktizieren einige Tage lang ein heilsames Mantra, mit dem wir sowohl für unseren Körper als auch für unsere Handlungen Lob und Wertschätzung bekunden:

Danke an mein Herz, du schlägst wunderbar und kräftig.
Danke an meine Beine, ihr tragt mich wunderbar durchs Leben.
Danke an meine Hände, ihr helft mir und seid unendlich wichtig.
Danke an all meine Emotionen, ihr begleitet mich durch mein Leben.
Danke an meinen Kopf, du hilfst mir so oft.

....

....

....

Hier können wir besonders belastete Bereiche von uns fokussieren und regelmäßig mit positiver Energie füttern.

Unsere Empfindungen stärken unsere Selbstwertprobleme

Gibt es neben den schlechten Gedanken, die wir über uns hegen, auch schmerzliche Empfindungen, die sich gegen uns richten? Spüren wir Scham, Ärger, Groll, Enttäuschung oder andere bittere Empfindungen? Existiert dafür womöglich ein Gegengewicht? Können wir auch einige positive Empfindungen für uns hegen? Spüren wir vielleicht manchmal Liebe, Freude, Mitgefühl und Güte für uns selbst?

Übung: Unsere Empfindungen über uns selbst

Vielleicht ziehen wir einmal Bilanz und listen unsere negativen und unsere positiven Empfindungen auf, die wir uns selbst gegenüber hegen:

Negative Empfindungen	Positive Empfindungen
1.	1.
2.	2.

3.	3.
4.	4.

Wenn wir uns die negativen Empfindungen uns selbst gegenüber vergegenwärtigen, ist es wichtig, zusätzlich nicht auch noch negativ darauf zu reagieren, sondern sie erst einmal einfach nur zur Kenntnis zu nehmen. Momentan ist es eben so. In Zukunft werden wir sie jedoch nicht weiter füttern und stärken. Durch die Förderung unserer positiven Aspekte werden die negativen automatisch geschwächt, wenn auch nicht sofort völlig ausgelöscht.

Unsere Handlungen stärken unsere Selbstwertprobleme

Nun wenden wir uns unseren Handlungen zu.

Übung: Handlungs-Stopp

Welche Tätigkeiten sollten wir unbedingt stoppen? Welche selbstverletzenden Verhaltensweisen gehen von uns selbst aus? Durch welches Verhalten richten wir bei uns und anderen Schaden an? Was tut uns nicht gut?

1. ....
2. ....
3. ....
4. ....

Welche Tätigkeiten bereiten uns Freude, was gibt uns Energie? Hier ist es wichtig, den mittel- und langfristig heilsamen Charakter dieser Aktivitäten zu überprüfen. Wenn uns zum Beispiel Biertrinken ein gutes Gefühl gibt, so sollten wir erkennen, dass mittel- und langfristig durch das Biertrinken keine heilsamen Veränderungen zu erwarten sind.

Übung: Heilsame Handlungen

Was sind also Tätigkeiten, bei denen wir nicht nur ein gutes, sondern auch ein heilsames Gefühl spüren? Was beherrschen wir, was können wir ganz gut? Hat es in der letzten Zeit bestimmte Erfolgserlebnisse gegeben?

Auch hier ist es ratsam zu erkennen, wenn wir die innere Messlatte zu hoch anlegen.

1. ....
2. ....
3. ....
4. ....

Durch diese Bearbeitung haben wir vielleicht verstanden, dass es nicht ausreicht, nur etwas wegzulassen: Wir müssen auch aktiv etwas Heilsames schaffen.

Ein zu übermächtiges Selbstwertgefühl benötigt Abschwächung

Auch hier können wir die drei Ebenen der Gedanken, Empfindungen und Handlungen einmal selbstkritisch ergründen. Vielleicht haben wir auch schon das eine oder andere Mal von Menschen, die uns gut kennen, den Hinweis bekommen, dass wir uns ein wenig zu sehr aufblähen. Nicht selten ist es auch so, dass viele von uns sich ihr Selbstwertgefühl hart erarbeiten mussten. Hier das rechte Maß zu finden ist meist sehr schwer.

Wenn wir andere Menschen betrachten, die ihr Ego sehr in den Vordergrund stellen, dann ist es oft nicht leicht zu erkennen, ob dahinter vielleicht ein zerbrechliches Ego steckt, das durch eine Überbetonung in den Selbstschutz gehen will. Dies geschieht nach dem Motto: Angriff ist die beste Verteidigung. Oder kann bei einer überdeutlichen Zurschaustellung des Ego gelegentlich auch einfach ein übergroßes dickes Ego dahinterstecken?

Entscheidend ist, diese Vorgänge bei uns selbst sehr kritisch zu würdigen und richtig einschätzen zu lernen. Wenn wir erahnen, dass bei uns eine gewisse Abschwächung unseres Ego hilfreich sein könnte, dann verfügen wir bereits über eine gute Position, aus der heraus wir auch unseren spirituellen Weg gut weitergehen können.

Einige hilfreiche Maßnahmen bei einem zu dicken Ego sind Dankbarkeits- und Demutshandlungen und entsprechende Mantras. Wir können hier auf der materiellen und auf der spirituellen Ebene etwas abbauen. Durch Spenden und Dienstleistungen, die wir anderen ohne Bezahlung und ohne Erwartung von Dank zukommen lassen, haben wir die Chance auf einen Abbau des Ego. Zu dienen hilft dem, der zu viel besitzt. Hier besteht eine Möglichkeit, wieder auf den Mittleren Weg zurückzufinden.

Wenn wir anderen helfen, müssen wir sehr selbstkritisch und mit hoher Selbstwahrnehmung agieren. Sobald wir Stolz empfinden und meinen, besonders clever und gut zu sein, schießen wir nur fleißig Eigentore. Das stolze Dienen, nach dem Motto: *Ich bin doch so super, dass ich nun anderen helfe,* führt in eine Sackgasse.

Das Loslassen der eigenen Wichtigkeit ist ein Prozess, den wir am besten von einem Lehrer oder Therapeuten begleiten lassen. Hier können wir mit vielen kleinen hilfreichen Bausteinen sehr große Dinge für uns erreichen. Sicherlich kennen Menschen dieses Gefühl gut, die in helfenden Berufen arbeiten oder als Eltern Kinder großziehen. Wenn wir uns selbst einmal nicht so wichtig nehmen und mehr darauf achten, dass ein anderer Mensch glücklich ist, dann erhalten wir eine wichtige Lektion. Es sei aber immer wieder daran erinnert, dass dieser Vorgang nur aus einer Position der Sicherheit heraus, also mit einem guten Selbstwertgefühl, wirklich Sinn macht.

Selbstwertprobleme in unserem Kopf

In unserem zentralen Nervensystem in unserem Gehirn verfügen wir über einige Bereiche, die für recht unterschiedliche Selbst-Anteile zuständig sind. Diese Persönlichkeitsanteile sind in der Abbildung 38 wieder mit dem Buchstaben P gekennzeichnet. Wenn wir Gedanken in uns wahrnehmen, die den Selbstwert mindern, dann ist ein Persönlichkeitsanteil in uns aktiviert worden, der diese Gedanken vermittelt.

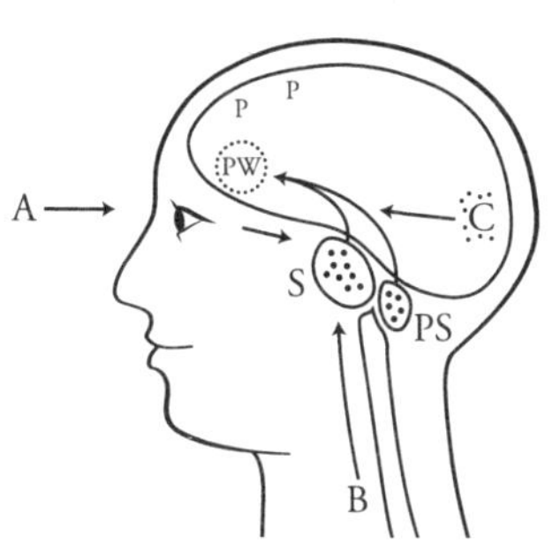

Abb. 38

Der innere Motor unseres Organismus ist das vegetative Nervensystem, in dem der Sympathikus (S) antreibend und der Parasympathikus (PS) eher beruhigend wirkt. Eine denkbare Ursache für die Aktivierung von Persönlichkeitsanteilen, die den Selbstwert mindern, sind Unruhezustände, die durch den Sympathikus (S) ausgelöst wurden. Doch auch gedämpfte Zustände ohne nennenswerten Antrieb, die durch den Parasympathikus (PS) ausgelöst wurden, sind als Ursache für die Aktivierung von Persönlichkeitsanteilen denkbar, die sich mindernd auf den Selbstwert auswirken.

Die Ursachen können sehr vielfältig sein und die Entstehungsgeschichte kann bis weit in die frühe Jugend zurückreichen. Nicht selten sind diese negativen Anteile in uns durch Identifikation entstanden: Wenn wir als Kinder und Jugendliche oft hören, dass wir schlecht sind, dann wird irgendwann aus einem *Du bist schlecht* ein *Ich bin schlecht.*

Während einer langen und schmerzlichen Phase konnte der den Selbstwert verletzende Persönlichkeitsanteil unbeobachtet sein Werk in uns vollbringen. Anscheinend hat es keine Instanz in uns gegeben, die uns sagte, dass wir hier einen falschen Weg eingeschlagen haben. Wir waren voll und ganz mit diesem unheilsamen Anteil von uns identifiziert und haben diesen Vorgang nicht hinterfragen können. Die den Selbstwert schädigenden Gedanken waren einfach da und wir haben darunter gelitten. Wahrscheinlich haben wir diesen Gedanken oft sogar recht gegeben.

Doch jetzt ist eine neue Instanz hinzugekommen, denn unser innerer Beobachter nimmt diesen Vorgang nun aufmerksam zur Kenntnis: *Aha, jetzt passiert es also schon wieder, jetzt aktiviere ich meinen negativen inneren Anteil. Okay, ich höre Gedanken von ihm, die eben typisch für diesen Anteil sind. Es ist erstmal okay. Mal sehen, welche Empfindungen dadurch ausgelöst werden. Aha, da ist Trauer und Wut. Und mein Körper fühlt sich sehr angespannt an.*

Durch die Aktivierung dieser Beobachterposition wird dem Anteil in uns, der den Selbstwert verletzt, Energie entzogen. Nun können wir beginnen, unseren Körper etwas mehr zu lockern. Durch die meditativen Techniken, die achtsame aufrechte Körperhaltung und die Bauchatmung mildern wir nun effektiv die somatoforme, also körperliche Seite der Anspannung. Dadurch erleben wir recht schnell eine spürbare Veränderung unserer psychischen Verfassung. Auf dieser Grundlage kann die psychologische Stopp-Taste wesentlich effektiver funktionieren.

Rückfälle und Fehler

Ja, leider produzieren wir selbst immer wieder schmerzliche Rückfälle. Wir machen Fehler, wir fallen immer wieder einmal in unser altes unheilsames Muster zurück. Vielleicht gibt es auch Bereiche, in denen wir gute Fortschritte machen, während wir in anderen Situationen gewissermaßen flach auf dem Bauch liegen und uns wie ein Wurm verhalten. Also lächeln wir am besten und würmeln ein wenig durch die Gegend.

Einerseits besteht hier kein Anlass zum Stolz, denn wir sollten Unheilsames ja möglichst stoppen. Doch wenn es nun schon einmal passiert ist, dürfen wir es andererseits nicht auch noch verschlimmern durch Ideen und Reaktionen, die unseren Selbstwert weiter schädigen. Wir kennen uns nun ein wenig, können verständnisvoll lächeln und mit ein wenig Humor und Geduld irgendwann wieder auf den rechten Mittleren Weg zurückfinden. Vielleicht benötigen wir dafür einen fürsorglichen mütterlichen Anteil, der in der Lage ist, jede Dummheit gütig zu verzeihen, und aktivieren diesen in uns. Dieser ist dann aber auch schlau genug, um nicht durch stetiges Nur-Verzeihen den Lerneffekt wieder zunichtezumachen.

Selbsthass ist eine Form des Hochmuts:
Man misst sich an allerhöchsten Maßstäben.

– Dalai Lama XIV. –

Selbstwertprobleme und Persönlichkeitstypus

Leiden lässt sich bekanntlich nie ganz vermeiden, wie wir aus der Ersten Edlen Wahrheit wissen, doch es gibt drei grundlegende Ursachen für unser *vermeidbares* Leiden: Unwissenheit, Anhaftung und Widerstand. Bei einer Überbetonung kann jeweils eine von ihnen auch zur Ausprägung eines bestimmten Persönlichkeitstypus führen. Nähere Ausführungen dazu finden sich in dem Buch *Buddhistische Psychotherapie.* Wir wollen uns hier einmal anschauen, in welcher individuellen Form sich diese Ursachen auf unsere Selbstwertprobleme auswirken können.

Unwissenheit als Ursache für Selbstwertprobleme

Innerhalb dieser Thematik finden wir einen der grundsätzlichen Aspekte des Buddhismus wieder: Buddhisten haben schon 2500 Jahre vor den Neurowissenschaftlern erkannt, dass wir nicht über eine feste Persönlichkeit verfügen. Wie bereits erwähnt, gibt es in uns keine solide Substanz, keinen Kern, der unser Ich-Gefühl erzeugt.

Wenn wir nach dem forschen, was uns als Individuen ausmacht, dann werden wir wohl sehr viele widersprüchliche Eigenschaften finden. Wir können gütig und jähzornig sein, treu und verlogen, fleißig und faul, tapfer und feige. An manchen Tagen lieben wir die Kühle, dann wieder die Wärme. Wenn wir diese Suchstrategie weiterverfolgen, dann werden wir unweigerlich eine völlig bunte Liste von Eigenschaften zusammenstellen, die tatsächlich auch auf viele andere Menschen zutreffen könnte. Nur wenn wir versuchen, uns kurzzufassen und einem anderen etwas über uns zu berichten, treffen wir eine kleine Auswahl von Dingen, die wir weitergeben wollen, die uns gerade einfallen oder die uns vielleicht auch in einem bestimmten Licht darstellen sollen, während wir andere Aspekte lieber unerwähnt lassen.

Ein ungutes Selbstwertgefühl bedeutet, dass wir eine einseitige Sicht auf unsere innere Hilfskonstruktion eines Ich entwickelt haben. Wie bereits erwähnt, kann die Lösung jedoch (noch) nicht darin bestehen, die Illusion einfach aufzudecken und sich mit einem Schlag auch des Problembereichs „Selbstwert" komplett zu entledigen.

Anhaftung als Ursache für Selbstwertprobleme

Wir haben bereits erfahren, dass wir über die unterschiedlichsten Persönlichkeitsanteile in uns verfügen. Einige von ihnen sind sehr stark ausgeprägt, andere weniger deutlich und wieder andere sind nur als Anlage vorhanden, sozusagen noch schlummernd auf Stand-by.

Unsere negativen Empfindungen uns selbst gegenüber deuten darauf hin, dass wir, wie alle anderen Menschen auch, den Fehler gemacht haben, uns mit bestimmten Anteilen zu identifizieren, und dass wir dabei zusätzlich den doppelten Fehler gemacht haben, uns dafür auch noch unheilsame Persönlichkeitsanteile ausgesucht zu haben. Dieser Vorgang ist durch viele Wiederholungen gefestigt worden und muss nun nach und nach wieder aufgelockert werden. Wir durchdringen diesen Vorgang mit Achtsamkeit und Bewusstheit und kultivieren unsere Übungspraxis zur Stärkung heilsamerer Persönlichkeitsanteile, immer in dem Bewusstsein, dass wir damit eine wichtige Hilfskonstruktion stärken.

Übung: Worüber identifizieren wir uns?

Was ist uns sehr wichtig? Wie sehen wir uns selbst? Wie würden wir uns einer neuen Bekanntschaft im Urlaub vorstellen oder erklären? Worüber identifizieren wir uns?

Ich bin (Beruf)	Ich bin.............................
Ich bin (Familie)	Ich bin.............................
Ich bin (Charakter)	Ich bin.............................
Ich bin (Hobby)	Ich bin.............................

Diese Haltegriffe unseres Selbst haben sowohl stabilisierenden als auch einengenden Charakter. Sie stützen zwar, doch sie verpflichten uns auch recht deutlich. Wenn wir uns zum Beispiel als fleißig einschätzen, dann wird es Situationen geben, in denen wir eigentlich Ruhe bräuchten, doch ebendieser Persönlichkeitsanteil uns antreiben will und gewissermaßen zur Leistung erpresst.

Widerstand als Ursache für Selbstwertprobleme

Die Erkenntnisse über unsere Unwissenheit und die Neigungen zur Anhaftung in Bezug auf unser Selbstwertgefühl können auch starke Widerstände in uns hervorrufen.

Das Gefühl für uns selbst ist tief verankert. Eine selbstkritische Hinterfragung dieses Ankers kann fundamentale Sicherheiten in uns schwächen. Dafür benötigen wir den richtigen Rahmen, den richtigen Zeitpunkt, die richtigen Hilfen und nicht zuletzt ein richtiges Gefühl für uns selbst. Diese Bearbeitung kann und darf nur in einem Zustand der inneren Stärke und eines äußeren Halt gebenden Rahmens stattfinden.

Wenn diese Vorbedingungen nicht zufriedenstellend gegeben sind, dann kann Widerstand sinnvoll sein.

Wir haben jedoch auch bei günstigen Bedingungen mit Widerständen zu rechnen, da hier grundsätzliche Bereiche unserer inneren Struktur betroffen sind. Wahrscheinlich nehmen wir zuerst unseren Verstand wahr, der uns vielleicht vermittelt: Das hört sich aber interessant an, und auch die wissenschaftlichen Nachweise belegen ja, dass nirgendwo im Gehirn oder sonst irgendwo im Körper ein Bereich für unser Ich-Gefühl lokalisierbar ist. Irgendwie kann das aber nicht sein, denn ich spüre mich doch, ich weiß doch, dass ich da bin und dass ich gestern ich war und morgen ich sein werde.

Heilsame Übungen für den Weg vom Selbstwert zur Ichlosigkeit

Die eben geschilderten und durchaus nachvollziehbaren Gedankengänge sind unter anderem der Anlass dafür, dass diese wichtigen Erkenntnisse nicht nur rational vermittelt werden dürfen. Zudem werden wir bei Selbstversuchen und einer autodidaktischer Vorgehensweise zumeist auf größere Schwierigkeiten stoßen. Es hat sich daher als sinnvoll erwiesen, einen Lehrer/eine Lehrerin zu finden, um diese besondere Klippe zu umschiffen.

Zuerst muss der Status quo abgeklärt werden: Ist die aktuelle Situation so stabil, dass Übungen zur Selbst-Reduktion tragbar sind? Nachdem dieser Punkt positiv geklärt werden konnte, folgen nun anfangs angeleitete Meditationen, in denen wir Zustände erreichen, die unser Ich-Gefühl auflösen. Dafür benötigen wir eine bereits gut funktionierende Meditationspraxis, in der es uns möglich ist, mindestens 30 bis 60 Minuten ruhig und klar zu sitzen. Durch eine Intensivierung und Vertiefung unserer Meditationserfahrung werden sich die Aktivitäten in bestimmten Hirnregionen abschwächen, die zum Beispiel im Alltagsmodus dafür sorgen, dass wir wissen, wo sich unsere Arme und Beine befinden. Unser Verortungs-Ich schaltet sich in der vertieften Meditation langsam ab. Dadurch spüren wir unseren Körper immer weniger.

Da dieser Vorgang mit ein wenig Training von uns gesteuert werden kann, können wir auf diese Weise einen Bereich unseres Ich-Gefühls auflösen. Nun betreten wir, gewissermaßen ohne Körper, einen geistigen

Bereich, in dem wir diese Strategie der Ich-Auflösung fortsetzen können. Wenn wir diese Zustände in uns erfahren, dann spüren wir intensiv am eigenen Leibe, wie es sich anfühlt, wenn unser Ich-Gefühl uns nicht mehr belastet. Nur mithilfe dieser Selbsterfahrungen sind wir in der Lage, die Texte zur Ichosigkeit wirklich zu verstehen. Natürlich können wir auch andere Methoden nutzen, um unser angeschlagenes Selbstwertgefühl zu heilen.

In früheren Kapiteln haben wir schon die Methode der Dämonenfütterung kennengelernt. Diese können wir auch recht gut bei unseren Selbstwert-Dämon anwenden.

Unser Selbstwert-Dämon:

Die Fünf-Schritte-Methode der Dämonenfütterung

Wir benötigen eine zweite Sitzgelegenheit direkt vor uns. Darauf visualisieren wir unseren Selbstwert-Dämon. Dieser Platz soll so gewählt werden, dass er gleich mit geschlossenen Augen einzunehmen ist.

1. Schritt: Den Dämon finden

In diesem ersten Schritt der Kontaktaufnahme rufen wir unseren Selbstwert-Dämon. Wir kommunizieren in einem inneren Dialog mit ihm, etwa nach dem Muster: „Gestern habe ich wieder versagt, wahrscheinlich bin ich einfach zu dumm. Na? Was sagst du dazu?"

Unsere Aufmerksamkeit lenken wir jetzt auch auf unseren Körper. Wo ist der Selbstwert-Dämon im Körper spürbar? Im Bauch? Im Herzen? Im Rücken? Im Kopf?

2. Schritt: Den Dämon personifizieren

In diesem zweiten Schritt lassen wir den Dämon einmal konkreter Gestalt annehmen. Wir visualisieren, wie sich unser Selbstwert-Dämon auf dem Platz vor uns niederlässt. Wir nehmen uns etwas Zeit und betrachten unseren Quälgeist einmal genauer: Wie groß ist er? Was sind seine Attribute: Geschlecht, Ausdruck, Ausstrahlung?

In einem folgenden Schritt gehen wir wieder nach festgelegtem Muster vor. Dieses beinhaltet, dem Dämon drei konkrete Fragen zu stellen:

*1. Was **verlangst** du von mir?*

*2. Was **brauchst** du wirklich von mir?*

3. *Wie **fühlst** du dich, wenn du bekommst, was du brauchst?*

Nachdem wir diese drei Fragen gestellt haben, wechseln wir sofort den Platz. Ohne die Augen zu öffnen, setzen wir uns auf den Sitz gegenüber und nehmen den Platz unseres Selbstwert-Dämons ein. Die Augen bleiben weiter geschlossen.

3. Schritt: Selbst der Dämon werden

Wir lassen uns nun ein wenig auf einen unliebsamen Anteil von uns selbst ein, indem wir in die Haut unseres Selbstwert-Dämons schlüpfen. Wenn wir den Platz wechseln, nehmen wir damit die Position des Dämons ein. Wir verankern diesen Vorgang, indem wir genauer nachspüren, wie es sich anfühlt, dieser Dämon zu sein. Wie ist das Körpergefühl des Selbstwert-Dämons?

Jetzt haben wir einerseits die interessante Möglichkeit, in die Rolle des eigenen Dämons zu schlüpfen, und andererseits die Chance, uns selbst einmal von außen zu betrachten, denn uns als Dämon sitzt in der Vorstellung nun unser „normales Ich" gegenüber.

Als Dämon sind wir nun dazu angehalten, auf die drei zuvor gestellten Fragen laut und deutlich zu antworten. Also antworten wir als unser eigener Selbstwert-Dämon:

1. *Was ich von dir **verlange,** ist …*
2. *Was ich von dir **brauche,** ist …*
3. Wenn ich bekomme, was ich ***brauche, fühle*** ich …

Erfahrungsgemäß entstehen immer recht hilfreiche Ideen aus diesen Antworten. Hier ein paar Beispiele für Antworten von Selbstwert-Dämonen:

1. *Was ich von dir **verlange,** ist, dass du haderst und zweifelst, dass du dich richtig mies und klein fühlst. Du sollst mit allen Tätigkeiten aufhören und dein Leiden spüren.*
2. *Was ich von dir **brauche,** ist, dass du öfter aufpasst, was du tust, dass du mehr Selbstwahrnehmung und mehr Respekt vor dir und anderen hast.*
3. *Wenn ich bekomme, was ich **brauche, fühle** ich mich respektiert.*

Das gesamte Prozedere läuft natürlich auf diesen dritten Punkt hinaus, denn hier werden nun sehr wichtige und meist vernachlässigte Emotionen geäußert. Die Dämonen zeigen hier alle sozusagen ihre „menschliche" Seite.

4. Schritt: Den Dämon füttern und den Verbündeten kennenlernen

Nachdem sich unser Dämon äußern durfte und die drei Fragen laut und deutlich beantwortet hat, setzen wir uns auf unseren ursprünglichen Platz zurück. Bei diesem Schritt ist es sehr wichtig, den Dämon nicht mit uns zu nehmen, sondern auf seinem Platz zu belassen. Hilfreich für diese Trennung ist meistens die Frage nach dem eigenen Körpergefühl.

Was ist jetzt mit dem Dämon gegenüber? Manchmal hat sich der Dämon schon ein wenig verändert oder ist dabei, sich zu verändern.

Nun erfolgt die Fütterung und Nährung unseres Selbstwert-Dämons nach dem Motto: Verwandle deinen ganzen Körper in das Gefühl, das dein Dämon braucht. In unserem Beispiel äußerte der Dämon, dass er sich dann *respektiert* fühle.

Übung: Unseren Selbstwert-Dämon füttern

Nachdem wir nun diese Methode kennengelernt haben, erscheint es ratsam, bei möglichst jedem Gedanken, der sich schädigend auf unser Selbstwertgefühl auswirkt, sofort mit einer „Fütterung" darauf zu reagieren.
Wenn sich also unsere altbekannte Selbstwert-Problematik wieder meldet, nehmen wir uns nun etwas Zeit und lassen in uns ein Gefühl von *Respekt* entstehen. Das Gefühl von *Respekt* sollte immer stärker werden. Oft hilft auch die Vorstellung, dass diese Kraft von oben in uns einströmt. Wenn wir eine gute Portion *Respekt* angesammelt haben, visualisieren wir, wie wir *Respekt* auf unseren Selbstwert-Dämon übertragen.
Der Dämon wird von uns so lange gefüttert, bis er völlig satt ist. Falls es ein unersättlicher Dämon sein sollte, können wir uns nach einiger Zeit vorstellen, dass der Dämon nun satt sei.

Nach der Fütterung wird auf die Veränderung des Dämons geachtet. In bislang allen Fällen erfolgten spürbare positive Veränderungen, meistens in der Form, dass nun ein völlig anderes Wesen übrig bleibt. Es hat also eine Transformation des Dämons und, damit verbunden, eine Transformation innerer Kräfte hin zu heilsamen Veränderungen stattgefunden.

Wenn sich in Zukunft unser Selbstwert-Dämon wieder meldet, und das wird er garantiert tun, dann lassen wir wieder *Respekt* in uns entstehen und füttern ihn. Wie alles andere im Leben, das wir bislang gelernt haben, benötigt natürlich auch dieser Vorgang einige Wiederholungen. Auf diese Weise kann sich der Dämon nach und nach in ein hilfreiches Wesen verwandeln und wird zu unserem *Verbündeten.*

5. Schritt: Im natürlichen Gewahrsein ruhen
Abschließend verweilen wir noch ein wenig in einem Zustand der Ruhe und Klarheit.

Meditation in drei Stufen bei Selbstwertproblemen

Meditation eignet sich recht gut für die Bewältigung von Selbstwertproblemen, da wir hier Anleitungen finden, um wieder positive eigene Erfahrungen zu machen. Dafür können wir die verschiedenen Ebenen der Meditation nutzen.

1. Auf der ersten Ebene finden wir hier ein simples Körpertraining. Wir lernen eine aufrechte Körperhaltung. Dabei werden wir nach und nach einen guten Kontakt zu verschiedenen Körperteilen aufbauen: In der Meditationshaltung fühlen wir recht genau unsere Beine, unseren Rücken, unseren Bauch und den Kopf. Die aufrechte Haltung erfordert etwas Training, das wir tagtäglich in vielen unterschiedlichen Situationen umsetzen können. Wenn wir gehen, dann gehen wir aufrecht. Wenn wir uns hinsetzen, dann sitzen wir aufrecht – zumindest eine Zeit lang. Das ist eigentlich nicht viel, aber dennoch sehr wirkungsvoll. Es ist ein gutes Gefühl, wenn wir durch diese einfache Übung spüren, wie schnell sich unser Körper darauf einstellt. Es bedeutet ein kleines Erfolgserlebnis.

Eine weitere gute Empfindung erfolgt gewissermaßen als Reaktion auf die veränderte Körperhaltung: Durch die aufrechte Haltung entstehen auch in unserem Bewusstsein „aufrechtere", das heißt, zuversichtlichere, stabilere und damit auch den Selbstwerk stärkende Gedanken.

2. Auf der nächsten Ebene der Meditation lernen wir, die verschiedenen Empfindungen in uns analytisch zu zerlegen. Dann gibt es nicht mehr das undurchdringliche und schmerzliche, den Selbstwert mindernde Gemisch aus Gedanken, Emotionen und körperlichen Empfindungen, das wir oft nur als diffuses Unwohlsein oder Angespanntsein erleben. Diese drei Aspekte von Gedanken, Emotionen und körperlichen Emp-

findungen lernen wir zu differenzieren und weiter zu zergliedern. Damit erfahren wir eine spürbare Zunahme an innerer Strukturiertheit und erkennen den instabilen und abhängigen Charakter unserer verschiedenen Wahrnehmungen.

3. Im weiteren Verlauf ist es uns dann möglich, eine passende Distanzierung zu finden. Unsere düsteren Gedanken, deren Zusammensetzung wir nun recht gut kennen, können wir dann als eine dunkle Gewitterwolke visualisieren. Wir müssen eine gute Form finden, um mit dieser Wolke adäquat umzugehen. Sie wird nicht mehr ihr Werk in uns verrichten, sondern nach außen verlagert; auf diese Weise können wir sie weiterziehen lassen.

Im meditativen Zustand spüren wir und erfahren am eigenen Leibe, dass wir selbst und die Gedanken, die unseren Selbstwert mindern, *nicht* eins sind. Wir sind hier und die dunkle Wolke ist dort, die Gedanken finden ebenso einen Platz wie unsere Emotionen und körperlichen Empfindungen. Um diesen Prozess zu stabilisieren, ist es in der Anfangszeit ratsam, die Hilfe eines Lehrers oder Therapeuten in Anspruch zu nehmen.

Nachdem wir nun in Ruhe und Klarheit die schmerzlichen Empfindungen wie Bausteine vor uns zerlegen und etwas Abstand dazu schaffen konnten, fühlen wir Ballast von uns abfallen. Wir erfahren nun eine spürbare Distanz zwischen uns und unseren Gedanken, die so gern unseren Selbstwert mindern. Diese Distanzierung entwickelt sich durch die Auflösung unserer Identifikation mit diesen Gedanken. Allerdings dürfen wir diese Distanzierung in keiner Weise übertreiben. Das könnte eine neue Kampfsituation erzeugen, in der wir uns nun in feindlicher Absicht gegen unsere Gedanken wenden. Diese Gedanken sind aber ein Teil von uns. Mit unheilvollen Mustern darauf zu reagieren führt uns nur in einen neuen schmerzlichen Kreislauf.

Auch der innere Oberlehrer will umarmt werden

Unsere eigenen Gedanken, die zur Minderung des Selbstwertes beitragen, sind oft mit einem scharfen Kritiker vergleichbar, der uns beleidigt und schmälert. Diesen strengen Persönlichkeitsanteil, den wir den inneren Oberlehrer nennen können, betrachten wir nun in der Meditation. Stets hat er seinen strengen Zeigefinger erhoben, weiß alles besser, treibt uns an, lässt uns keine Ruhe. Er hasst nämlich die Ruhe und den Müßiggang. Er hat uns schon oft angespornt, um ein wichtiges Ziel zu erreichen. Das war hilfreich, doch häufig geht er einfach zu weit. Im fehlt etwas, das wir besitzen: Wir können, mit etwas Geduld, Mitgefühl für uns selbst und andere entwickeln.

Anfangs ist schon viel erreicht, wenn wir uns unsere strengen und den Selbstwert mindernden inneren Anteile anschauen können. Wir beobachten sie, nehmen diese Energie sehr genau wahr und lösen so nach und nach unsere Identifikation damit auf. Das geschieht durch reine Beobachtung, die diesem Prozess einen Großteil an Energie entzieht. Dadurch werden diese Anteile so geschwächt, dass wir nun in der Lage sind, andere Entscheidungen zu treffen.

Eine weitere, sehr heilsame Stufe ist erreicht, wenn wir uns mit diesen eigenen Anteilen aussöhnen können. Dafür ist es hilfreich, wenn wir mit ihnen in Kontakt treten, mit ihnen kommunizieren und in einigen Situationen vielleicht sogar Kompromisse aushandeln, nach dem Motto: *Okay, Oberlehrer, deine Kommentare sind mal wieder ziemlich verletzend. Lass mich jetzt bitte in Ruhe, dafür werde ich dir heute Abend ganze 10 Minuten meine volle Aufmerksamkeit schenken.* Wenn wir so auf diesen Anteil von uns eingehen und ihn besser kennenlernen, erhöhen wir nach und nach unsere Selbstkontrolle.

Die Minderung dieser unheilvollen Persönlichkeitsanteile erfolgt, indem wir sie nicht bekämpfen, sondern gewissermaßen umarmen.

Sabine fand relativ schnell ihren Platz in der Gruppe. Wie so viele Menschen mit Selbstwertproblemen konnte sie sich sehr gut einfügen. Wie vorher schon Richard, so hatte auch Sabine gelernt, immer gut zu funktionieren. Es gab nur noch wenige Ecken und Kanten. Im gemeinschaftlichen Prozess konnte sich Sabine ihren unterschiedlichen inneren Persönlichkeitsanteilen annähern. Hier erfuhr sie starke und dominante, aber auch geschwächte und instabile Anteile. Als Sabine realisierte, dass sie selbst ihre Persönlichkeitsanteile stärken und schwächen kann, wurden ihr die nächsten Schritte klar. In der Folgezeit vermied sie erst einmal den Kontakt mit Menschen, die ihre problematischen Persönlichkeitsanteile

förderten. Im Gegenzug suchte sie den heilsamen Kontakt mit Gleichgesinnten.
Durch die Übungen des Dämonenfütterns konnte Sabine erstmals einen konstruktiven Kontakt mit ihren „negativen" eigenen Anteilen entwickeln. Sie spürte selbst, wie wirkungsvoll eine harmonische und friedvolle Zuwendung sein kann, gerade auch für die eigenen schwierigen Anteile. So lernte Sabine nach und nach eine entspanntere und fürsorglichere Art, mit sich selbst umzugehen. Die kontinuierliche Abschwächung der ihren Selbstwert mindernden Anteile bei gleichzeitiger Förderung ihrer heilsamen Kontakte mit Gleichgesinnten stabilisierte Sabine spürbar.

Kapitel 11

Unsere Schmerzen

Schmerz ist ein mächtiger und
schwieriger Lehrmeister

Auch die Milderung und Auflösung von Problemen, die durch Schmerzen hervorgerufen werden, kann dadurch erreicht werden, dass wir uns generell aus dem Klammergriff unserer unheilsamen Geisteszustände befreien. Das bedeutet in erster Linie eine *innere* Befreiung.

Der Ansatz der Buddhistischen Psychotherapie BPT lautet:

Wir befreien uns nicht *von*, sondern *inmitten* unserer Schmerzen.

Natürlich wünschen wir uns alle eine vollständige Befreiung von unseren Schmerzen. Da aber Schmerzempfindungen natürliche und meist auch wichtige körperliche Signale bedeuten, wäre es nahezu lebensbedrohlich, diese vollständig auslöschen zu wollen.

In der akuten Schmerzphase besitzt natürlich die Absenkung des Schmerzlevels oberste Priorität. Hier benötigen wir Selbsthilfemaßnahmen, um eigenständig unsere Schmerzempfindungen regulieren und so zum Beispiel Schmerzspitzen vermeiden zu können. Erst wenn wir das erreicht haben, können wir uns über die verschiedenen möglichen Bedeutungen und die Zusammenhänge des Schmerzes Gedanken machen.

Hans ist 53 Jahre alt. Er leidet seit etwa vier Jahren unter starken Schmerzen. Er berichtet davon, dass die Schmerzempfindungen sicherlich oftmals durch äußere Bedingungen, etwa Stress und Wetterwechsel, beeinflusst werden, doch auch durch innere Bedingungen, wie beispielsweise Ärger, Angst und Trauer. Darüber hinaus gebe es auch etliche Situationen, in denen der Schmerz plötzlich explosionsartig auftrete, ohne dass er eine Ursache dafür erkennen könne. So habe er zum Beispiel in der letzten Woche einen angenehmen Samstag verlebt, an dem er sich den ganzen Tag auf einen Theaterbesuch am Abend gefreut habe. Doch kurz bevor er aufbrechen wollte, habe ihn ein Schmerz im Nackenbereich, der bis in den Kopf ausstrahlte, lahmgelegt. In solchen Situationen, berichtet Hans, könne er verzweifeln. Dann seien auch die Schmerzmedikamente keine wirkliche Hilfe für ihn, da sie den Schmerz zwar etwas linderten, ihn selbst aber in einer Weise betäubten, dass er zu nichts mehr zu gebrauchen sei. Hans schildert sehr eindrücklich, dass er aufgrund der Schmerzerkrankung nun eine ganze Reihe von Zusatzproblemen bewältigen müsse: Die Arbeitsorganisation ebenso wie die Freizeitaktivitäten leiden immer wieder erheblich unter den Schmerzempfindungen. Darüber hinaus ergeben sich auch schmerzliche emotionale Reaktionen für ihn. Er kämpfe mit Gefühlen der Hilflosigkeit, der Resignation, aber auch der Wut gegen sich selbst und seinen Körper. Oftmals habe er das Gefühl, als führe sein Körper einen Krieg mit ihm oder umgekehrt.

Die Erfahrung von Schmerzen ist eine der unmittelbarsten Leidenserfahrungen. Diese Empfindungen verstärken unsere unbewussten Neigungen und damit unsere alten Muster. Wer Schmerzen erleidet, der möchte, dass die Schmerzen aufhören, egal wie. Unsere Gelassenheit ist auf dem Nullpunkt angekommen, wir sind gereizt, niedergeschlagen, frustriert; unser Körper scheint ein Eigenleben zu führen, auf das wir nur noch einen geringfügigen Einfluss nehmen können. Vielleicht versuchen wir alle möglichen Belastungen zu vermeiden und haben aus diesem Impuls heraus unser altes Leben fast aufgegeben. Wir leben zurückgezogener und vermeiden jede Anstrengung. Diese Dynamik kann stärker oder schwächer ausgeprägt sein, doch die Grundtendenz ist immer vorhanden: Wie ein verletztes Tier versuchen wir, uns in die Höhle zu verkriechen und unsere Wunden zu lecken.

Der vierstufige Prozess für Wandlung und Transformation

So verständlich dieser schmerzhafte Rückzug auch ist, so wichtig ist doch die Zurückeroberung unserer Einflussmöglichkeiten. Für diesen Weg nutzen wir die buddhistischen Prinzipien für Wandlung und Transformation. Dabei wird ein vierstufiger Prozess durchlaufen, der mit dem (1) Erkennen beginnt und über die Stationen (2) Akzeptanz und (3) Erforschung zur (4) Nicht-Identifikation führt.

1. Das Erkennen unseres Schmerzes

Für den ersten Schritt des Erkennens hilft uns der Schmerz sehr eindrücklich. Während eine Vielzahl kleinerer Probleme zu keinen nennenswerten Konsequenzen führt, zwingt uns der Schmerz zu handeln. Wir können ihn, wie so viele andere Hinweise, nicht einfach ignorieren. Wir müssen uns eingestehen, dass unser Körper uns eigentlich permanent Signale sendet. Er möchte anscheinend gern mit uns kommunizieren. Doch leider sind wir lange taub für diese Art des Austauschs gewesen. Unser Körper sollte einfach funktionieren und fertig.

Wie fühlt sich jetzt der kleine linke Zeh an? Was sagt uns jetzt unser rechter Unterarm? In der Regel wissen wir das nicht, weil wir unseren Körper erst durch Schmerzsignale spüren, und auch die versuchen wir zu übergehen oder mit Schmerzmitteln auszutricksen.

Sicherlich gibt es auch den Schmerz, der nach einer plötzlichen Tragödie, einem Unfall oder einer Operation zurückbleibt, doch der eben beschriebene Prozess bleibt allgemeingültig und wirkt in einer Art Sammelfunktion: Irgendwann ist das Maß voll, entweder durch die vielen kleinen und mittlergroßen Tropfen oder durch die vielen Tropfen plus einem plötzlich sehr großen Tropfen. Manchmal kennen wir die Ursachen, oft genug aber auch nicht. Wir müssen in jedem Fall mit einer unleugbaren Tatsache umgehen. Der Schmerz ist da und erfordert unsere Zuwendung.

Die Erste Edle Wahrheit beschreibt dieses universelle Phänomen. Wir leben, also werden wir leiden. Leiden ist unumgänglich. Diesen simplen Sachverhalt zu verinnerlichen kann eine große Erleichterung mit sich bringen. Nicht nur wir haben Pech, sondern alle Wesen leiden immer wieder. Wir erinnern uns auch hier wieder an das erste therapeutische Prinzip: *Mache es nicht noch schlimmer, als es schon ist.*

Wenn wir nun unser Leiden sehen, müssen wir irgendeine gute und heilsame Form des Umgangs damit finden, die vor allem unser Leiden nicht noch weiter verstärkt, sondern möglichst zu lindern vermag. Es hört sich vielleicht ziemlich banal an, doch leider führen etliche unserer Strategien zur Vermeidung von Schmerzen mittel- oder langfristig tatsächlich noch zu ihrer Verstärkung. Damit sind übertriebene Versuche, Schmerzen zu vermeiden, übermäßiger Schmerzmittelkonsum, Alkohol- und Drogenkonsum und andere Verhaltensweisen gemeint, die dem Körper Gifte zuführen und die Passivität verstärken.

2. Die Akzeptanz unseres Schmerzes

Sollen wir etwa zu Masochisten werden, die ihren Schmerz genießen? Die Überschrift dieses Abschnittes klingt auf den ersten Blick vielleicht etwas missverständlich. Die Anregung, die hier eigentlich gemeint ist, betont die Notwendigkeit, keine unnötigen Energien damit zu verschwenden, wütend und verbissen gegen den Schmerz anzukämpfen, zu hadern, zu jammern und lange darüber nachzudenken, was wir in der Vergangenheit alles falsch gemacht haben oder in Zukunft ohne Schmerzen tun könnten.

Den Schmerz akzeptieren kann zum Beispiel bedeuten, dass wir selbst die Verantwortung dafür übernehmen. Der Schmerz gehört nicht meiner Familie oder einem anderen Menschen. Mein Schmerz gehört mir, also bin ich auch dafür verantwortlich. Hier geht es nicht um die Klärung der Schuldfrage, sondern um die Verantwortung für unser eigenes Empfinden und Handeln.

Schmerzen lösen in unserem Körper viele unheilvolle Prozesse aus. Unter anderem erhöhen sie chronisch unser Stressniveau. Deshalb sollten wir uns nicht noch zusätzlich Stress bereiten. Es ist wichtig, jede unnötige Aufregung zu vermeiden. Der Zusammenhang zwischen Stress und Schmerz, Ärger und Schmerz, Trauer und Schmerz, Angst und Schmerz und anderen Konstellationen sollte uns bewusst werden.

Innerer Frieden wirkt sich auch positiv
auf unsere körperliche Gesundheit aus.
– Dalai Lama XIV. –

Ein wichtiges Etappenziel für uns ist die Milderung der zusätzlichen Probleme, die über den ursprünglichen Schmerz hinausgehen. Für dieses Ziel müssen wir unserer inneren Haltung dem Schmerz gegenüber gewahr werden. Es ist gut möglich, dass wir zwar oberflächlich schon etwas resigniert und uns damit abgefunden haben, doch unterschwellig viel Hass und Groll gegen unseren nicht mehr richtig funktionierenden Körper hegen. Wer soll gewinnen, wenn wir gegen unseren Körper kämpfen? Benötigt werden also Friedensverhandlungen, die das Ziel verfolgen, den schmerzenden Körper so weit zu akzeptieren, dass wir keine unnötigen Energien mehr verschwenden. Dann bleibt uns mehr Kraft, um im nächsten Schritt einige wichtige schmerzlindernde Strategien zu erlernen und anzuwenden.

Wir werden einen großen Schritt für uns vollziehen können, wenn wir in unserer inneren Vorstellung unseren Schmerz annehmen und gewissermaßen auch umarmen können. Wenn wir das nicht schaffen, werden wir uns zusätzlich zu den Schmerzempfindungen körperlich verspannen. Auf der körperlichen Ebene kann Akzeptieren also bedeuten, dass wir öfter einmal die Schultern fallen lassen, durchatmen und unseren Körper lockern, um so die zusätzlichen Anspannungen zu mildern. Auf diese Weise schaffen wir eine gute Ausgangsposition, aus der heraus wir weiter an der Linderung unserer Schmerzen arbeiten können.

Für einen spürbaren Erfolg fehlt uns aber noch einiges an Information. Buddha hat daher die dritte Stufe der Wandlung auch als Erforschung definiert.

3. Die Erforschung unseres Schmerzes

Vielen von uns erscheint Schmerz meist als simple und schnelle Reaktion: Etwas passiert und löst Schmerz aus, wir stoßen uns, wir haben einen Unfall, wir stürzen oder verletzen uns auf irgendeine andere Art. Ähnliche Möglichkeiten bestehen darin, dass wir einen psychischen Schmerz erfahren, zum Beispiel durch einen Verlust, einen Schock oder andere schlechte Nachrichten. Deshalb meinen wir, dass Schmerz als normale und vor allem automatische Reaktion in uns abläuft und wir dann nur noch die Leidtragenden sind.

Nun wissen wir aber auch, dass das Schmerzempfinden bei verschiedenen Menschen recht unterschiedlich ist. Wahrscheinlich ist sogar unser eigenes Schmerzempfinden zu verschiedenen Zeiten unterschiedlich. Es scheint also interessant zu sein, danach zu forschen, welche Einflussfaktoren den Schmerz in uns zu manipulieren vermögen.

Dieses Vorhaben soll von der folgenden Abbildung unterstützt werden. Da die Entstehung von Schmerzen in uns nicht ganz unkompliziert ist, wirkt diese Abbildung auf den ersten Blick entsprechend komplex. Wenn wir jedoch gemeinsam die einzelnen Schritte durchgehen, wird sich schnell eine nachvollziehbare Logik erkennen lassen. Wir müssen unseren Schmerz verstehen lernen!

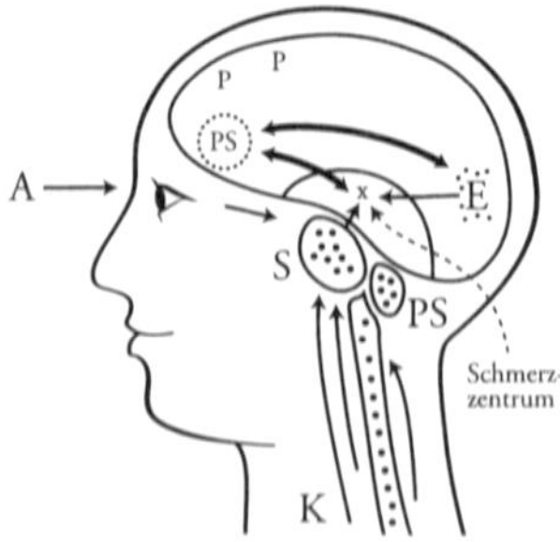

Abb. 39

In der Abbildung 39 sehen wir, dass ein Schmerzimpuls von außen kommen kann (A), vielleicht sehen oder hören wir etwas Schmerzliches. Natürlich kann die Schmerzempfindung auch aus dem Körper heraus entstehen (K), zum Beispiel durch Rückenschmerzen, Bauchweh oder aufgrund von unzähligen anderen körperlichen Problemen. Eine weitere Möglichkeit zur Aktivierung von Schmerzen besteht durch Erinnerungen (E). Wenn wir uns an schmerzliche Erfahrungen *erinnern,* egal ob es sich um schmerzhafte Eindrücke von außen, körperliche oder psychische Schmerzen gehandelt hat, dann werden durch diese Erinnerungen an zurückliegende Schmerzen die gleichen Prozesse in uns aktiviert, wie sie entstehen, wenn wir akute Schmerzen erfahren. Körperliche und psychische Schmerzen regen identische Prozesse in uns an.

Natürlich sind diese unterschiedlichen Ursachen intensiv miteinander verknüpft: Wenn wir akute Schmerzen erfahren, dann vergleichen wir sie mit unseren Erinnerungen, um so die aktuelle Situation einschätzen zu können. Dementsprechend sind Erinnerungen und frühere Erlebnisse immer eine wesentliche Erfahrungsgrundlage für aktuelle Situationen. Das ist auch der Grund dafür, weshalb verschiedene Menschen ähnliche Situationen immer recht unterschiedlich erleben.

Wenn nun diese verschiedenen Ursachen in uns zusammenwirken, dann wird zuerst unsere innere Alarmanlage aktiviert, unser vegetatives Nervensystem und hier hauptsächlich unser Sympathikus (S). Alle lebensnotwendigen Prozesse können von uns nicht oder nur zu einem kleinen Teil bewusst gesteuert werden. Die Steuerungsfunktion übernimmt das vegetative Nervensystem für uns. Geraten wir unter Stress, beginnt diese Hirnregion intensiv zu feuern, so dass sich sofort unsere innere Anspannung erhöht und die folgenden lebenswichtigen Abläufe sich erheblich steigern: Blutdruck und Puls, Cholesterin- und Zuckerwerte, Muskelanspannungen, Stresshormone. Andere ebenso wichtige Faktoren, wie zum Beispiel unser Immunsystem oder die Verdauung, reduzieren sich drastisch. Deshalb werden wir während langer Stressphasen oft auch anfälliger für Krankheiten.

Schmerz gehört zu den Reizen, die den Sympathikus aktivieren. Wer unter Schmerzen leidet, wird also automatisch auch unter den genannten vegetativen Störungen leiden. Dieser Vorgang ist meistens der Einstieg in Teufelskreisläufe, die zeigen, dass Schmerzen immer weitere Probleme nach sich ziehen. Die schmerzbedingte dauerhafte Erhöhung von Blutdruck und Blutwerten beispielsweise erhöht auch deutlich unser Krankheitsrisiko für kardiologische Symptome.

Ein weiterer bedeutsamer Aspekt ist die Erhöhung unserer Muskelanspannung. Wer unter Schmerzen und damit auch unter Stress leidet, wird sicherlich oftmals – und leider meist lange unbemerkt – mit hoher Muskelanspannung leben. Sichtbar ist das manchmal durch angezogene Schultern. Diese Spannungen führen sehr oft auch zu starken Spannungskopfschmerzen.

Abbildung 40 zeigt die Rückansicht eines Menschen. Hier ist auf die großen Muskelstränge zu achten, die vom Kopf und Rücken herunter rechts und links der Wirbelsäule verlaufen.

Unter Schmerzen und Stress verspannen sich diese Muskeln und verhärten sich. Das führt oft zu Teufelskreisläufen von Schmerzen. Darüber hinaus können in einer derart angespannten Situation die großen Muskelstränge auf unsere Wirbelkörper und Bandscheiben wie Nussknacker oder Brecheisen wirken. Schnelle Bewegungen von uns können von diesen verspannten Muskeln nicht mehr harmonisch und flexibel mitgetragen

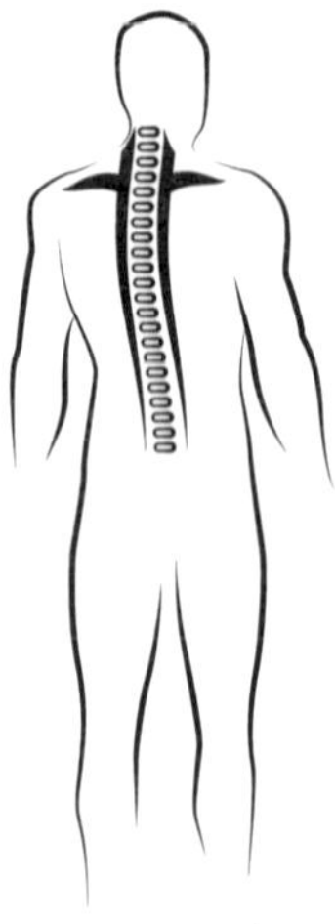

Abb. 40

werden; sie sind dermaßen angespannt, dass sie die Bewegungen blockieren oder zu Wirbelsäulenschäden führen können.

Diese Muskeln sind sehr wichtig für uns. Einerseits verdienen sie eine achtsame Förderung, da sie unsere aufrechte Haltung ermöglichen und unsere Wirbelsäule stützen; andererseits müssen wir sie immer wieder entlasten und lockern, damit sie sich im angespannten Zustand nicht, wie eben geschildert, destruktiv auswirken.

Das vegetative Nervensystem erzeugt diese Anspannungen im Rücken, doch wir selbst können Einfluss darauf ausüben. Das entsprechende Training dafür wird weiter unten beschrieben. Zuvor benötigen wir jedoch noch ein paar Informationen über die inneren Abläufe in unserem Gehirn.

Das Schmerzzentrum im Gehirn

Interessanterweise wird in unserem Gehirn immer dasselbe Areal aktiviert, nämlich unser Schmerzzentrum, egal ob der Schmerzreiz aus dem Köper, den Erinnerungen oder von außen kommt, ob es sich nun um einen psychischen oder physischen Schmerz oder um einen akuten oder alten und manchmal sogar lange zurückliegenden Schmerz handelt.

Dieses Schmerzzentrum ist tief in unserem Gehirn eingebettet. In der Abbildung 39 ist es der Bereich, auf den alle Pfeile zur Mitte hin weisen.

Wenn dieses Zentrum, wodurch auch immer, aktiviert wurde, dann erleben wir Schmerzen. Unser Verstand registriert das natürlich sofort und möchte alles schnell zuordnen. Es ist durchaus denkbar, dass eine akute Stimulierung dieses Areals lediglich durch Erinnerungen zustande gekommen ist. Wenn wir bereits viele schmerzhafte Erfahrungen machten mussten, dann werden wir einen akuten Schmerz völlig anders wahrnehmen als ein Mensch, der bislang nur mit sehr wenig Schmerz in Berührung gekommen ist.

Diese Vorgänge laufen meistens jedoch sehr schnell in uns ab. Bei der rationalen Einschätzung vergleichen wir dann den spürbaren Schmerz mit bisherigen Erfahrungen. So kann es dazu kommen, dass unser Verstand uns eine ganz andere Erklärung anbietet: Ständig schmerzt der Rücken, jetzt haben wir schon wieder Schmerzen, also wird wohl wieder der Rücken Probleme machen. Wir müssen uns immer ins Gedächtnis rufen, dass Erinnerungsschmerzen ebenso wie Rückenschmerzen das identische Nervenareal in unserem Gehirn ansprechen, nämlich das Schmerzzentrum.

Schmerzen sind immer mehrdimensional

Wenn wir unter Schmerzen leiden, dann spüren wir meistens nur brennenden, stechenden, pulsierenden oder einen anders gearteten Schmerz. Es ist für uns aber immer nur *der* Schmerz. In der Schmerzbehandlung lernen wir nach und nach zu differenzieren zwischen körperlichen Schmerzen und Erinnerungs-, also biografischen Schmerzen wie auch zwischen emotionalen und physischen Schmerzen. Rein organisch laufen zwar völlig identische Prozesse in uns ab und es spielt keine Rolle, um welche Schmerzform es sich handelt, doch es ist wichtig, die dumpfe Schmerzwolke zu erhellen und zu strukturieren. Wenn wir die verschiedenen Instanzen in uns kennenlernen, die unseren Schmerz beeinflussen, dann können wir jeden einzelnen Teilbereich wesentlich erfolgreicher bearbeiten, als wenn wir uns immer mit einem großen diffusen und sehr komplexen Vorgang auseinandersetzen müssen.

Wir beschäftigen uns in diesem Abschnitt immer noch mit der Erforschung unseres Schmerzes. Doch vielleicht können wir schon erkennen, dass durch dieses Erforschen auch Erkenntnisse entstehen, die für weitere Handlungen und vor allem auch für eine erhöhte eigene Einflussnahme von Bedeutung sind. Insbesondere sollte diese Erforschung eine weitere Instanz in uns fördern, nämlich wieder unseren inneren Beobachter, der sich nun durch die vielen Erkenntnisse immer stärker ausprägen kann. Das Wissen um diese inneren Vorgänge und Zusammenhänge lässt sich immer schwerer ignorieren. Wenn also wieder einmal Schmerzen entstehen, dann regen sich zunehmend mehr Anteile in dem Gehirnareal, das dem inneren Beobachter zugeordnet ist. Dieser erzeugt ein wenig mehr Distanz zu den altgewohnten Abläufen in uns. Wir spüren immer noch den Schmerz, doch etwas Neues kommt hinzu. Wir erreichen durch das Erforschen, dass wir den aktivierten Nervenarealen, die den Schmerz vermitteln, etwas elektrische Energie entziehen. Die Abbildung 41 zeigt, wie ein weiterer Persönlichkeitsanteil (P) als innerer Beobachter in uns aktiviert werden kann. Dieser Anteil ist nicht mehr mit den Schmerzen identifiziert, er sorgt für ein wenig Abstand.

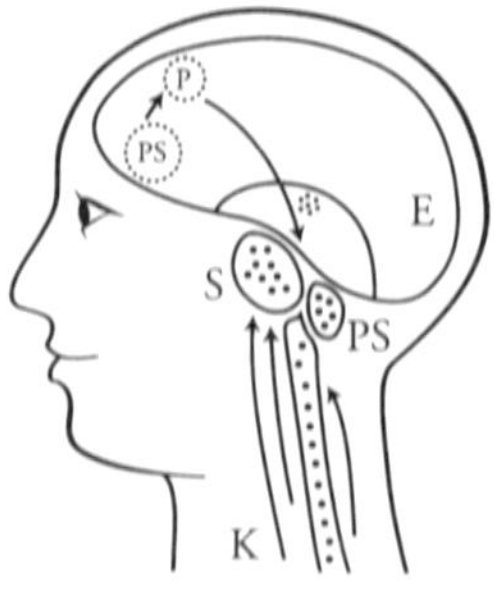

Abb. 41

Durch diese Beobachterposition (P) können wir dann auch erfahren, wie sich der Ruhepol im vegetativen Nervensystem, der Parasympathikus (PS), in uns aktiviert. Wir spüren das in Form einer allgemeinen psychophysischen Beruhigung.

Der Vorgang der Erforschung dieser Abläufe zeigt uns zuerst einmal einige Möglichkeiten auf. Durch ein besseres Verständnis, wie wir funktionieren, lassen sich daraus dann auch schon einige Maßnahmen ableiten. Erkennen kann also bereits zu spürbaren Veränderungen führen. Allerdings kann es hier oft gewissermaßen zu Konkurrenzsituationen kommen, die an den Kampf zwischen David und Goliath erinnern: Mächtige alte Schmerzerfahrungen und Gewohnheiten sollen nun durch neue Verhaltens-, Erfahrungs- und Denkmuster ersetzt werden.

Wenn wir als erfahrene und alteingesessene Angestellte plötzlich mit jungen nervigen Kollegen konfrontiert werden, die uns den Platz aktiv streitig machen wollen, werden wohl die meisten von uns nicht freudig weichen.

Eine vergleichbare Dynamik entsteht immer dann in uns, wenn wir neue Erkenntnisse in uns festigen und dann auch umsetzen wollen. Folglich ist es unumgänglich, mit unseren unliebsamen schmerzlichen Anteilen in Kontakt und in Verhandlung zu treten. Damit betreten wir den Bereich unserer Handlungsmöglichkeiten.

4. Die Nicht-Identifikation mit unserem Schmerz

Wir erreichen nun die vierte Stufe im buddhistischen Wandlungsprozess. Nachdem wir viele wichtige Abläufe in uns erkannt, akzeptiert und erforscht haben, benötigen wir nun einen für uns stimmigen Umgang damit.

Schmerzen versetzen uns sehr schnell und intensiv in die Identifikation: Der Schmerz ist unmittelbar in uns. Wir spüren ihn überdeutlich. Er nimmt einen großen Raum ein, er entzieht uns sehr viel Lebensenergie. Der Schmerz und wir selbst sind eins geworden. Das ist der Status quo des Leidens.

Die Überschrift dieses Abschnittes verrät uns nun das angestrebte Ziel. Das bedeutet im ersten Schritt das Bemühen, zumindest eine kleine Distanz zwischen uns und dem Schmerz zu schaffen. Schon dieser erste Schritt stellt natürlich eine Herausforderung dar. Durch die vorausgegangenen Schritte der Erforschung haben wir uns jedoch ein Wissen angeeignet, das wir nun einsetzen müssen. Die vormals schnellen, automatischen und unbewussten Abläufe können jetzt von unserer Achtsamkeit durchdrungen werden.

Wir nehmen den Schmerz wahr und achten auf die wesentlichen Grundprinzipien. Wir erinnern uns an das erste therapeutische Prinzip: *Mache es nicht noch schlimmer, als es schon ist.* Das bedeutet zum Beispiel, dass wir den Schmerz durch unachtsame Gedanken nicht noch verstärken. Die Abbildung 39 hat ja bereits verdeutlich, dass schmerzliche Gedanken, schmerzliche Erinnerungen und äußerliche schmerzliche Sinneseindrücke unseren Schmerz ebenso verstärken können wie ein weiterer körperlicher Schmerzreiz.

Diese verschiedenen Instanzen haben wir früher als eine diffuse schmerzliche Einheit erfahren. Nun lernen wir sukzessive, diese verschiedenen Bereiche zu differenzieren.

Übung: Den Schmerz ordnen

Wir nehmen eine aufrechte Körperhaltung ein, kommen etwas zur Ruhe und fokussieren uns auf die Atmung. Im nächsten Schritt gehen wir die eben erwähnten Instanzen durch.

- *Unser Körper:* Wir nehmen die Schmerzen wahr. Sie sind da. Wo sind sie zu spüren? Wie kann der Schmerz beschrieben werden?
- *Unsere Gedanken:* Wir stoppen jedes Katastrophendenken und lenken unseren Geist auf die entspannte Atmung. Vielleicht zählen wir eine Weile die Atemzüge. In der gelösten Geisteshaltung beobachten wir immer wieder, wie sich der Schmerzimpuls verändert. Wir wissen, dass Schmerzen nervlich vermittelt werden und dass Nerven elektrochemischen Prozessen unterworfen sind. Dieser Vorgang ist sehr dynamisch und muss sich stetig verändern. Diese Veränderungen nehmen wir zur Kenntnis.
- *Unsere Erinnerungen:* Vielleicht tauchen unwillkürlich Vergleiche mit bereits durchlebten ähnlichen Situationen in uns auf. Diese beobachten wir eine Weile, kehren dann aber wieder zu unserer Atmung zurück.

Wir können in einer Art Schleife immer wieder die Instanzen Körperempfindungen, Gedanken und Erinnerungen durchgehen, so als würden wir drei große Körbe umrunden. Jeder beinhaltet etwas, das wir separat im Blick behalten.

Auch danach werden wir die drei Instanzen achtsam versorgen.

- *Unser Körper:* Wir gehen achtsam mit unserem Körper um, mobilisieren und vitalisieren ihn, überfordern ihn aber nicht. Auch führen wir ihm möglichst keine weiteren Gifte zu.
- *Unsere Gedanken:* Wir suchen uns aktiv heilsame Beschäftigungen, auf die wir uns in angenehmer Weise konzentrieren können. Das kann vielleicht ein kleiner sinnlicher Genuss, eine gute Lektüre oder ein Blick in die Natur sein.
- *Unsere Erinnerungen:* Falls wir uns mit Altlasten herumschlagen, sollten wir unbedingt den richtigen Zeitpunkt und den passenden Rahmen dafür selbst wählen und einhalten.

Immer wieder Vorsorge treffen

All diese Herangehensweisen werden nur dann erfolgreich sein, wenn wir sie in schmerzfreien Zeiten oder in Phasen geringen Schmerzes erproben, trainieren und damit stabilisieren. Ein wesentlicher Aspekt dabei ist die Wahrnehmung und die eigene Erfahrung, dass Schmerzen nichts Statisches sind. Wie alle Dinge um uns herum sind auch Schmerzen zusammengesetzt aus vielen Einzelteilen, aus Gedanken, Erinnerungen und Vergleichen, aus körperlichen Empfindungen und nervlichen Aktivitäten. Auch sind sie sehr abhängig von unserem Bewusstsein und der aktuellen Verfassung. Das sind viele einzelne Bausteine, die wiederum aus vielen anderen, noch kleineren Einheiten zusammengesetzt sind.

Die Nicht-Identifikation besteht unter anderem darin, diesen dynamischen Prozess zu beobachten. Durch die Einschaltung des inneren Beobachters entziehen wir den Schmerzpunkten im Nervensystem schon einiges an Energie. Dann stoppen wir die Zufuhr an „Schmerznahrung" und falten das diffuse Schmerzknäuel auseinander. Vor uns liegen dann einzelne kleine Bereiche, deren Schmerzenergie langsam reduziert werden muss.

Wir *sind* keine Schmerzpatienten. Wir leiden unter Schmerzen. Sich nicht zu identifizieren bedeutet nicht, einen inneren Schalter umzulegen und nun keine Schmerzen mehr zu spüren. Doch wir schaffen etwas innere Distanz, verstärken den Schmerz nicht noch und haben so einiges an Kraft gespart, die wir gut einsetzen können für unser Geistestraining und auch, um für unsere körperliche Fitness zu sorgen.

Wenn unser Schmerzpegel im oberen Bereich liegt, können wir uns wohl nur noch wenig konzentrieren und hilfreiche Ressourcen nutzen. Den Zugang zu diesen haben wir eher bei einem etwas reduzierteren Schmerzpegel.

Übung: Unser Schmerzpegel

Wir stoppen unsere Aktivitäten nur für die Dauer von 15 Sekunden. In dieser Zeit lockern wir unsere Anspannungen, lassen etwas los und achten auf eine möglichst entspannte Bauchatmung. In einem weiteren Schritt visualisieren wir unseren inneren Schmerzpegel. Hier können wir ein Schmerzlevel von 0 für keinen Schmerz bis 10 für maximalen Schmerz bestimmen.

Je nach Schmerzlevel werden andere Anforderungen an uns gestellt. In den unteren Bereichen können wir womöglich noch ausgleichend reagieren und etwas schonender mit uns umgehen. Wahrscheinlich haben wir ein solches Schmerzlevel sonst aber erst dann zur Kenntnis genommen, wenn es mit maximalen Schmerzempfindungen dafür bereits zu spät war. Allerdings führen allein schon diese kleinen Mikropausen zu einer spürbaren Senkung der täglichen Anspannungen.

Eine der grundlegenden Übungen für den Umgang mit Schmerzen entspricht auch den Übungen bei Angst, Stress, Schlafstörungen und anderen Formen der Anspannung. Dafür müssen wir unseren Parasympathikus stärken. Dieser muss eine reale Chance bekommen, gegen seinen übergroßen Gegenspieler, den Sympathikus, zu bestehen und ausgleichend wirken zu können. Eine solche unumgänglich notwendige Stärkung erhält die Nervenregion des Parasympathikus nur, wenn wir uns bewusst beruhigen und dafür eine Strategie entwickeln oder diese erlernen.

Die Herangehensweise an unseren Schmerz hat tatsächlich einen fundamentalen Einfluss auf unsere Schmerzempfindungen. Wenn wir unseren Schmerz und, damit verbunden, womöglich auch unseren Körper zu hassen beginnen, dann erzeugen wir dadurch zusätzliche psychosomatische Probleme und messbare negative Veränderungen in unserem Körper. Die Übung des *Rumpfdrehens* hat uns in Kapitel 4 den Zusammenhang zwischen Gedanken oder besser Gedankenbildern und körperlichen Veränderungen anschaulich demonstriert. Wenn wir das nachvollziehen konnten, dann werden wir mit den folgenden Übungen eine weitere effektive Möglichkeit der Einflussnahme kennenlernen.

Die beiden nun folgenden Übungen sind Beispiele für fast unbegrenzt viele Möglichkeiten von Visualisierungstechniken zur Beeinflussung von Schmerz.

Übung 1: Die Visualisierung von Schmerz

Wir nehmen eine bequeme Sitz- oder Liegeposition ein, schließen die Augen und lockern, so gut es geht, unsere Muskeln. Wir beruhigen unseren Atem und nehmen uns nun etwas Zeit, um unseren Schmerz zu visualisieren. Wir lokalisieren den Schmerzpunkt in uns und fühlen dorthin. Das wird ein wenig schmerzhaft sein, doch der erste Schritt kann kurz gehalten werden.

Nun visualisieren wir den Schmerz als eine Energieform, womöglich als eine Substanz, die sehr warm ist oder eine sehr helle Farbe aufweist. In einem weiteren Schritt stellen wir uns vor, wie sich die Schmerzenergie in uns bewegt. Sie bewegt sich auf den Nervenbahnen und verändert dabei garantiert etwas die Position.
Wir nehmen nun Einfluss darauf und stellen uns vor, wie sich diese Energie entweder über die Arme oder über die Beine einen Weg nach außen bahnt. Wir visualisieren, wie die Energie langsam abfließt. Womöglich können wir ebenfalls visualisieren, wie heilsame Energie aus einer anderen Richtung nachströmt und unseren Körper und speziell die Schmerzstelle angenehm ausfüllt.

Übung 2: Die Visualisierung von Schmerz

Wir nehmen eine bequeme Sitz- oder Liegeposition ein, schließen die Augen und lockern, so gut es geht, unsere Muskeln. Wir beruhigen unseren Atem und nehmen uns etwas Zeit, um unseren Schmerz zu visualisieren. Nun visualisieren wir unseren Schmerz als ein stacheliges Objekt, das wir vor uns sehen können. Es kann tatsächlich wie ein Folterinstrument aussehen, mit vielen Dornen und Stacheln. In einem nächsten Schritt visualisieren wir, wie wir die Stacheln und Dornen abrunden und nach und nach eine harmonische rundliche Form entsteht. Wir gehen diesen sanften Rundungen in unserer Vorstellung nach. Die ganze Form lässt sich in etwas Weicheres und Sanfteres verwandeln, vielleicht in eine Blume, deren Blütenblätter wir nachzeichnen.

Bei diesen Visualisierungen sind unserer Kreativität keine Grenzen gesetzt. Allerdings benötigen wir ein wenig Vertrauen in uns und unsere unbegrenzt großen inneren Fähigkeiten und Ressourcen.

Hans erarbeitet sich mit therapeutischer Hilfe seine persönlichen Schmerzerfahrungen. Der erste Schritt besteht darin, zwischen den verschiedenen Schmerzkategorien zu differenzieren.
Hans beginnt damit, seine körperlichen Schmerzerfahrungen, wie zum Beispiel Schnittverletzungen und Knochenbrüche, aufzulisten. Danach wendet er sich seinen psychischen Schmerzerinnerungen

zu, zum Beispiel in Form von Verlusterfahrungen. Hans versteht recht schnell, wie wichtig es ist, aktuelle Schmerzen von biografischen Schmerzen zu trennen.

Er kann auch recht gut von den Erklärungen profitieren, wie Schmerz im Körper entsteht. Daher wird ihm schnell klar, dass er selbst aktiv werden kann. Hans übt nun regelmäßig die Meditation und ein Entspannungstraining, wobei er sich sicher ist, damit sein vegetatives Nervensystem auszugleichen. Auf diese Weise stabilisiert er eigenständig seinen Parasympathikus.

Als Folge davon spürt Hans schon recht bald, wie er selbst seine psychosomatische Verspannung mildern kann. Er erklärt, dass er – vergleichbar mit einem Diabetiker, der im Hinblick auf seine Ernährung aufpassen müsse – sehr achtsam mit den Dingen umzugehen lerne, die ihn belasten und die er womöglich als Konflikte herunterschlucke. So wird Hans immer sensibler dafür, neben den ursprünglichen Schmerzempfindungen keine weiteren Zusatzprobleme zu erzeugen oder diese, wenn sie doch aufkommen, schnell abzuschwächen. Die ersten dadurch entstehenden Effekte führen Hans aus seiner Hilflosigkeit heraus. Langsam entsteht Zuversicht in ihm und vor allem auch die Motivation für ein regelmäßiges, tägliches und eigenständiges Training. Dieses Training konzentriert sich sowohl auf Haltungs- und Meditationsübungen als auch auf achtsame sportliche Aktivitäten.

Kapitel 12

Unsere Süchte

Die Hungergeister unserer Sucht
werden achtsam von uns gelenkt

Auch die Milderung und Auflösung von Süchten bedeutet, dass wir uns generell aus dem Klammergriff unserer unheilsamen Geisteszustände befreien. Wir werden immer wieder feststellen, dass eine Befreiung nicht zwingend bedeutet, etwas unwiederbringlich zu eliminieren, sondern es geht in erster Linie um eine *innere* Befreiung. Vielleicht werden uns die Süchte wie „Hungergeister" noch längere Zeit begleiten, doch wir können lernen, unseren Frieden mit ihnen zu schließen.

Der Ansatz der Buddhistischen Psychotherapie BPT, hier etwas abgewandelt im Vergleich mit den vorangegangenen Leitsätzen, lautet:

Wir befreien uns *von* unserem süchtigen Verhalten und *inmitten* unserer süchtigen Ideen.

Das Thema Sucht zeigt uns in einem ganz besonderen Maße die Verrücktheit unserer Gefangenschaft. Wir sitzen im Käfig unserer Süchte und kreisen ständig zwischen unserem Begehren, dessen Befriedigung und der Milderung des danach entstehenden nächsten Begehrens. Die Käfigtür steht offen, das können wir ganz deutlich erkennen. Wir wissen, was zu tun ist oder zu tun wäre, wo wir Hilfe finden könnten, wir sehen den Weg sehr klar. Dennoch verharren wir in diesem Käfig.

Richie ist 49 Jahre alt. Seit fast 30 Jahren konsumiert er große Mengen an Alkohol, Nikotin und gelegentlich auch Marihuana. Er berichtet davon, dass er als junger Erwachsener auf Partys viel getrunken habe. Er habe sich dann immer frei und locker gefühlt. Im weiteren Verlauf habe er dann jedes Wochenende getrunken und später fast täglich. Wenn er viel Alkohol trinke, sei endlich etwas Ruhe in ihm. Es sei immer wie ein kleiner Urlaub von sich selbst, so schildert es Richie. Er fühle sich dann so entspannt. Der Rauschzustand sei für ihn der Moment des Tages, an dem er sich wohlfühle. Richie versucht zu erklären, dass Menschen schon immer Rauschzustände für sich nutzen konnten. Das sei unser Erbe aus früheren Epochen.

Allerdings spürt Richie selbst, dass er für seine Sucht immer höhere Kosten zahlen muss: Seine sozialen Kontakte haben sich in den letzten Jahren schmerzlich verringert. Während alte Freunde Familien gründeten oder sich beruflich und persönlich weiterentwickelten, vereinsamte er zusehends. Auch der Blick in den Spiegel erschreckt ihn immer mehr.

Richie schildert selbst, dass es wie ein Vertrag mit dem Teufel sei. Nach Jahren des Genusses müsse er nun leiden. Er habe zwar schon häufiger versucht, abstinent zu leben, doch nach wenigen Tagen habe ihn seine Sucht wieder fest im Griff gehabt. Richie kann sehr selbstkritisch schildern, mit welchen Gedanken er sich meist selbst betrügt: *Nur noch heute Abend, ab morgen höre ich dann auf. Nur noch das kommende Wochenende, dann ist der Monat auch vorbei und ich beginne im neuen Monat sauber.*

Mittlerweile sieht Richie ein, dass er Hilfe braucht.

Was ist eigentlich mit Sucht gemeint?

Die möglichen Suchtquellen scheinen heute fast unbegrenzt zu sein. So existieren Esssucht, Alkoholsucht, Drogensucht, Medikamentensucht, Kaufsucht, Sexsucht, Spielsucht, Internetsucht, Beziehungssucht und noch viele andere Süchte.

Der Begriff scheint schon fast einen inflationären Charakter bekommen zu haben, kann man doch auch hören: „Ich bin süchtig nach Himbeereis … Ich bin süchtig nach Tennis oder Fußball." Gibt es irgendetwas, wonach kein Mensch süchtig ist? Es gibt sogar Menschen, die süchtig danach sind, sich selbst oder andere zu verletzen. Die Heroinsucht ist sicher ein deutliches Indiz dafür, dass ein schneller berauschender Zustand absolut selbstverletzend sein kann.

Die Möglichkeiten süchtigen Verhaltens sind fast unübersehbar groß. Bei einigen Süchten können wir vielleicht noch davon reden, dass wir den Mittleren Weg verlassen haben, wie zum Beispiel bei der Esssucht. Doch es gibt auch Süchte, wie die erwähnte Heroinsucht, bei der überhaupt kein Mittlerer Weg mehr existiert. Allen Süchten gemeinsam ist jedoch unser Weg dorthin.

In der Sucht wird das Gute zur schlechten Gewohnheit

Sucht ist ein gutes Beispiel dafür, dass auch anfangs scheinbar für uns gute und genüssliche Tätigkeiten im weiteren Verlauf zu sehr unheilsamen Gewohnheiten werden können.

Der Buddhismus betont die äußerst große Bedeutung unserer alltäglichen Handlungen und insbesondere derjenigen, die wir oft wiederholen. Die folgenden Ausführungen können wir als Hilfestellung bei zukünftigen Süchten betrachten: zum einen als Verständnishilfe, zum anderen aber auch als eine konstruktive Vision dafür, dass wir durch neue regelmäßige Taten neue Gewohnheiten in uns festigen und damit alte schwächen und sogar auflösen können.

Der nachfolgende schematische Ablauf ist uns in diesem Buch in anderem Zusammenhang bereits mehrfach begegnet:

Absichten → Taten → **Gewohnheiten** → Charakter → Schicksal → Tod

Daraus ergibt sich, dass wir Gewohnheiten wie unsere Süchte ebenso verändern können wie sogar noch eine festere Einheit in uns, nämlich unseren Charakter. Entscheidend sind unsere Absichten und die von uns oft wiederholten Taten. Für eine Veränderung benötigen wir demnach klare und feste Absichten ebenso wie konkrete heilsame Taten und Handlungsschritte.

Eine deutlich ausgeprägte achtsame Grundhaltung führt unter anderem dazu, dass wir uns ständig bewusst darüber sind, was wir in diesem Augenblick gerade tun. Das scheint sich vielleicht banal anzuhören, doch wir haben in diesem Buch schon öfter gehört, wie intensiv unsere Neigung ist, uns in Automatismen zu ergehen und uns dann zu wundern, wie viel Zeit dabei schon wieder verstrichen ist.

Wenn wir etwas Zeit haben und momentan nicht mit irgendetwas beschäftigt sind, entsteht eine kleine Lücke. Vielleicht spüren wir das in Form einer gewissen körperlichen Unruhe. Dann beginnt oft eine schnelle und meist unbewusste innere Suche: *Was mache ich jetzt bloß als Nächstes?* Da dieser Vorgang meist schnell und wenig bewusst abläuft, fallen wir in solchen Fällen immer wieder in alte Gewohnheitsmuster: *Mal sehn, ob es im Kühlschrank etwas Leckeres gibt. Oder ein bisschen Schokolade? Mal sehn, was so im Fernsehen läuft. Eine Zigarette wäre auch nicht schlecht, oder noch besser, ein Kaffee mit Zigarette. Oder hat sich vielleicht jemand per E-Mail bei mir gemeldet? Mal sehn, was so im Internet läuft.*

Solche kleinen Zwänge finden sich natürlich in vergleichbarer, wenn auch ausgewachsener Form bei den schwereren Süchten wieder. Jede Unruhe soll sofort mit der Droge gelindert werden. Oft ist die Droge bereits schon zur eigentlichen Ursache für diese Unruhe und damit für den Drogenkonsum geworden.

Wenn wir diese Obsessionen mit Achtsamkeit durchdringen, dann können wir die unheilsamen Tendenzen schon an der Wurzel ausreißen. Wie das Verlaufsdiagramm oben zeigt, ist es sehr lohnenswert, unsere Absichten vor unseren Handlungen zu ergründen. Tatsächlich sind hier oft gerade die vermeintlich positiven Handlungen mit besonderer Achtsamkeit abzuwägen, denn natürlich lieben wir vor allem die Wiederholung von positiven Erfahrungen.

In einem sehr bedenklichen Experiment mit Ratten konnten die Versuchstiere selbst wählen, ob sie per Knopfdruck einen Drogenkick oder Nahrung bekamen. Das Ergebnis lautete: Alle Ratten verhungerten.

Buddhisten fragen deshalb nicht primär danach, ob ein bestimmter Konsum generell gut oder schlecht ist, da wir wissen, dass sich Gutes in Schlechtes und manchmal sogar auch Schlechtes in Gutes verwandeln kann. Buddhisten fragen stattdessen danach, was die jeweilige Handlung, der jeweilige Konsum mit unserem Geist macht. Hilft unsere aktuelle Handlung oder unser momentaner Konsum, unseren Geist zu klären, unsere Freude auch dauerhaft zu stärken und heilsam für uns und andere zu wirken, oder führt es nur zu einem kurzen Kick, den wir und unser Umfeld dann teuer bezahlen müssen?

Wo endet der Genuss und wo beginnt die Sucht?

Wenn wir meinen, Fieber zu haben, dann ist die Überprüfung wohl recht simpel mit dem Thermometer zu erledigen. Wenn wir Magenproblemen, Schmerzen oder anderen Beschwerden ausgesetzt sind, dann spüren wir das in der Regel recht intensiv. Niemand braucht uns zu sagen, dass wir anscheinend wohl unter Schmerzen leiden. Mit der gleichen Mentalität gehen wir offenbar auch an Süchte heran. Niemand sollte uns sagen, dass wir anscheinend ein süchtiges Verhalten zeigen. Leider besteht hier bekanntlich eine fatale Fehleinschätzung von uns selbst.

Fachleute nutzen für die Diagnose ein Nachschlagewerk, das bei der Einschätzung und der Beantwortung der Frage hilft, ob wir nun süchtig sind oder nicht. Falls wir uns sorgen, ob eine Gewohnheit von uns bereits einen süchtigen Charakter aufweist, können wir das anhand von nur sechs Kriterien klären. Wenn drei der folgenden sechs Kriterien in den letzen Monaten zutrafen, sollten wir dringend etwas unternehmen:

1. ein starker Wunsch oder eine Art Zwang nach dem Verhalten oder dem Konsum
2. eine verminderte Kontrollfähigkeit in Bezug auf den Beginn, die Beendigung und die Menge des Konsums
3. körperliche Entzugssymptome bei Beendigung oder Reduktion des Verhaltens oder des Konsums
4. eine Steigerung der Dosis oder Intensität mit höherer Toleranzgrenze
5. eine fortschreitende Vernachlässigung anderer Interessen zugunsten des Konsums und ein erhöhter Zeitaufwand, um die Substanz zu beschaffen, zu konsumieren oder sich von den Folgen zu erholen
6. anhaltender Substanzkonsum trotz eindeutigem Nachweis schädlicher Folgen

Wenn drei der sechs Kriterien für ein Verhalten oder eine Konsumform zutreffen, dann sollten wir diesen Aspekt in unserem Leben unbedingt sehr selbstkritisch beleuchten und insbesondere mit einem vertrauenswürdigen Menschen oder auch Fachmann darüber reden.

Mit diesen Kriterien, die eigentlich der Diagnose von Alkoholismus dienen, können wir aber auch generell unsere möglichen süchtigen Tendenzen oder bereits vorhandene Süchte aufdecken. Ein sehr wesentlicher

Schritt dabei ist der klare, ehrliche und selbstkritische Blick. Dafür müssen wir unsere menschlichen Neigungen zur Verblendung durchdringen.

Persönliche Facetten der Sucht

Wie schon in anderem Zusammenhang dargestellt, beschreibt die Zweite Edle Wahrheit der buddhistischen Lehre, dass unsere Verblendung und Unwissenheit, unsere Anhaftung und unser Widerstand das unabwendbare Leiden der Existenz untermauern und damit verstärken.

Unwissenheit führt zu Leiden

Auf eine recht traurige Art ist es faszinierend zu sehen, wie blind süchtige Menschen für sich selbst werden. In der Regel leben sie mit dem sehr instabilen Eindruck, mit ihnen sei doch alles okay und nur ihr Umfeld reagiere zu unflexibel, eingefahren oder engstirnig. Oft besteht auch die Fehlwahrnehmung, dass die Sucht jederzeit gut zu verheimlichen sei. Süchtige Menschen leben in einem Gefängnis ihrer Sucht, ohne es selbst zu merken.

Jeder, der sich selbst daraufhin überprüfen möchte, kann einen simplen *Selbstversuch* starten: Beende heute dein Verhalten, von dem andere meinen oder meinen könnten, es handele sich um eine Sucht. Prüfe dann, wie sich das in den nächsten Tagen anfühlt.

- Wie wäre es, eine Woche ohne Fernsehen zu leben?
- Wie wäre es, eine Woche ohne Alkohol zu leben?
- Wie wäre es, eine Woche ohne Zigaretten zu leben?
- Wie wäre es, eine Woche ohne Schokolade zu leben?
- Wie wäre es, eine Woche ohne Shopping zu leben?
- Wie wäre es, eine Woche ohne Internet zu leben?
- Wie wäre es, eine Woche ohne ……... zu leben?

Hier entstehen Übungsmöglichkeiten in ungeahnten Ausmaßen. Auch wenn wir feste und vielleicht sogar gute und nicht süchtige Angewohnheiten und Rituale entwickelt haben, können wir diese eine Zeit lang unterbrechen und prüfen, wie sich das anfühlt.

Hinweis: Wenn sich unser Entzugsversuch auf stoffgebundene Substanzen bezieht, wie zum Beispiel Alkohol, Medikamente, Drogen, Nikotin oder artverwandte Mittel, dann sollten wir dringend vorher einen Arzt konsultieren. Beispielsweise können im Alkoholentzug, auch bei einem relativ geringen täglichen Konsum, schwere neurologische Anfälle auftreten. Auch wenn es schon etliche Male gut gegangen ist, kann es beim achten oder elften Mal dann doch passieren.

Die Lösung von festen alten Mustern ist natürlich keine suchtspezifische Angelegenheit, sondern beschäftigt uns alle auf einer universellen Ebene.

Anhaftung führt zu Leiden

Sicherlich können wir süchtiges Verhalten als eine der am stärksten ausgeprägten Formen von Anhaftung identifizieren. In der Sucht haften wir vollkommen an. Dabei lassen wir uns völlig kontrollieren von unseren Hungergeistern, die uns zum Konsum zwingen. Nach buddhistischer Anschauung kann hier unsere Achtsamkeit ein sehr mächtiger Torwächter sein, der in der Lage ist, die Hungergeister draußen zu halten.

Das Achtsamkeitstraining und die Achtsamkeitsmeditation wurden in diesem Buch bereits dargestellt. Es gilt, unseren Körper ebenso wachsam zu umsorgen wie unsere Emotionen und unseren Gedankenstrom. Auf diese Weise können alle aufkommenden Spannungen klarer zugeordnet und entsprechend effektiver vermindert werden.

Zum Thema der Sucht soll auch unsere Anhaftung an Gewohnheiten und Automatismen nicht unerwähnt bleiben. Unser Verstand leitet uns immer wieder in die Richtung von Automatismen. So kann sich unser Verstand entlasten und auf Autopilot schalten. Das mag in manchen Bereichen eine echte Hilfe sein, doch ein Leben im Autopilot ist sehr traurig – vor allem dann, wenn wir irgendwann aufwachen und erkennen, wie viele Jahre wir nicht wirklich gelebt haben. Der Appell zum Aufwachen oder Erwachen steht im Buddhismus bekanntlich an ganz zentraler Stelle.

Durch ständige Wiederholung entstehen unmerklich feste Muster in uns. Auf diese Weise bilden sich dann Identifikationen, die wir meistens erst dann spüren, wenn sie von jemand anderem kritisch hinterfragt werden.

Widerstand führt zu Leiden

Wenn wir von jemand anderem auf unsere unheilsamen Gewohnheiten angesprochen werden, kommt es nicht selten in uns zu heftigem Ärger, einer Gegenwehr, einer Verleugnung, einer Bagatellisierung, dem Versuch einer Relativierung oder anderen Abwehrmechanismen, die im Grunde aber nur einen schwachen Zustand in uns zu schützen versuchen. Solche Rechtsfertigungsversuche von Betroffenen können ausgesprochen vielfältig sein und von blanker Wut bis hin zu intellektuellen Ausreden reichen.

Eine oft genutzte, scheinbar clevere Argumentation bezieht sich auf das menschliche Bedürfnis, einen anderen Bewusstseinszustand zu erlangen. Drogenkonsum gehört schließlich zum Kulturerbe der Menschheit. Schon seit Urzeiten konsumieren Menschen Drogen, um eine Bewusstseinserweiterung zu erreichen. Der heilige Rausch eröffnet neue Tore der Wahrnehmung, also sollte es auch ein Recht auf Rausch geben.

Leider wird bei dieser Argumentation vieles übersehen: Einerseits gab es in den frühen Kulturen einen sehr ritualisierten Umgang mit den bewusstseinserweiternden Drogen, und andererseits gab es eine ganze Reihe von diesen „Toren" zum erweiterten Bewusstsein. Die Abbildung 42 zeigt einige davon:

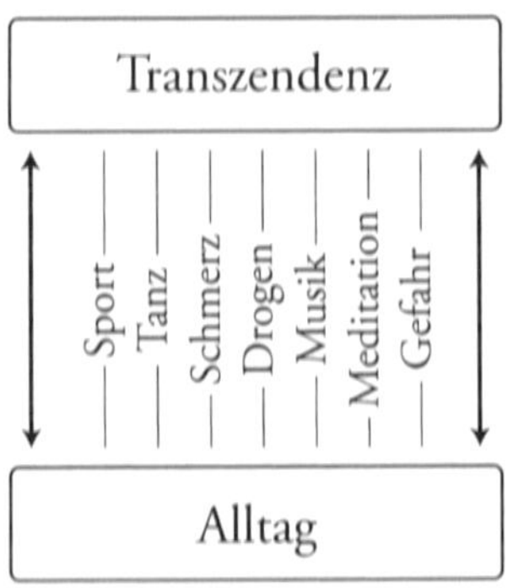

Abb. 42

Wenn also jemand argumentiert oder falls wir selbst diese Idee haben, dass Drogen schon immer für wichtige neue Erfahrungen genutzt wurden, dann sollten wir uns selbst oder unseren Gesprächspartner fragen, warum wir nicht auch die anderen „Tore" nutzen, nämlich Sport, Tanz oder Meditation, um nur einige Optionen zu nennen.

Sucht als irregeleitete Suche

Die Grundidee dahinter, nämlich die Suche nach Möglichkeiten, unsere innere Unruhe zu besänftigen und unseren Verstand zu beruhigen, ist ein bedeutsamer und wichtiger Gedanke. Leider gehen wir bei der Wahl der Mittel aber gewohnheitsgemäß in die Irre. Vielleicht sind viele süchtige Menschen im Grunde genommen Suchende, die jedoch den Mittleren Weg verlassen haben, in der mehr oder weniger bewussten Hoffnung auf eine Abkürzung. Die Wahl für eine Abkürzung resultiert oft aus der Tatsache, dass wir nur kurzfristige Einschätzungen treffen: *Der Kick ist jetzt gut. Was später folgt, ist doch egal.*

Diese Selbsttäuschung kann fatale Folgen haben und besitzt eigentlich schon fast einen diabolischen Charakter: Wir verführen uns selbst dazu, etwas zu tun, das sich auf uns und oft auch auf die Menschen um uns herum mittel- und langfristig sehr schädlich auswirkt.

Viele Süchte entstehen zum Beispiel in dem Bemühen, sich zu beruhigen, zu beschäftigen, einen Sinn zu finden, generell also eine Lücke zu schließen und sich selbst zu helfen.

Leider wird dabei aber oft etwas sehr Wesentliches übersehen. Normalerweise stehen einem erwachsenen Menschen unterschiedliche Verhaltensweisen und Strategien zur Problemlösung zur Verfügung. Wenn wir eine Sucht entwickeln, dann kommt es zu einer Verdichtung oder eigentlich noch eher zu einer Verarmung. Viele Handlungsalternativen verkümmern zunehmend, während diese eine „magische" Sache in unserem Leben in den absoluten Mittelpunkt rückt. Es gibt zwar keine Indizien für eine Suchtpersönlichkeit, das heißt, kein bestimmter Persönlichkeitstypus neigt zur Sucht, doch sicherlich können wir einen starken Sucht-Persönlichkeitsanteil in uns entwickeln und stärken.

Wenn wir unreifere und kindlichere Persönlichkeitsanteile zu stark in uns fördern, werden wir dadurch größeren Gefahren ausgesetzt. Die kindlichen Anteile in uns können zu sehr freudigen Erlebnissen verhelfen, wenn der Rahmen passt, doch wenn diese Anteile stark dominieren, verlieren wir unsere Selbstkontrolle. Ein Kind kann sich nur schwer selbst disziplinieren und beispielsweise einen intensiven inneren Impuls aufschieben. Das Kind in uns, zu unrechter Zeit aktiviert, führt ebenfalls dazu, dass wir jedem Impuls in uns sofort nachgeben wollen. Unsere

Fähigkeiten zum Bedürfnisaufschub und zur Impulskontrolle können sich nicht genügend entfalten und hilfreich für uns werden. Eine sofortige Bedürfnisbefriedigung mag zwar kurzfristig zu einer kleinen Milderung der Unruhe führen, aber danach stehen wir oft schon nach kurzer Zeit vor noch größeren Problemen. Es braucht wohl viele Umdrehungen auf dem Leidenskarussell, bis wir verstehen lernen, was uns zum Beispiel der Buddhismus zu sagen hat: Befreiung erreichen wir nur mit einem klaren, nicht mit einem vernebelten Geist.

Neben dem Selbstversuch, die alten Gewohnheitsmuster zu unterbrechen und selbst zu prüfen, wie sich das anfühlt, können wir natürlich auch einen kurzen Blick auf einige wenige Kriterien werfen, die eine Einschätzung von Sucht ermöglichen.

Die Sucht in unserem Kopf

Schauen wir uns einmal den Ablauf einer süchtigen Verhaltensweise etwas genauer an. Diese Betrachtung konzentriert sich hier allerdings nicht auf die bekannten Zusammenhänge mit dem Belohnungszentrum in unserem Gehirn, sondern eher auf die psychologischen und psychosomatischen Abläufe, die in einem intensiven Bezug damit stehen.

Eine Grundannahme geht davon aus, dass einem kritischen Verhalten meistens ein kritischer innerer Zustand entspricht. Die Prämisse lautet also, dass ein innerer Unruhe- oder Spannungszustand wahrgenommen wird. Dieser wird natürlich von unseren Verstandesstrukturen erfasst, so dass schnell eine Suchstrategie ausgelöst werden kann. Diese Suche fragt danach, wie wir diesen für uns unangenehmen inneren Zustand möglichst schnell ausschalten können. Bei diesem Prozess spielen dann unsere Gewohnheiten eine sehr große Rolle: Wenn wir täglich joggen, dann werden wir eben im Falle einer größeren inneren Unruhe joggen gehen. Wenn wir aber viel rauchen oder viel Alkohol trinken, dann werden wir eben diese Verhaltensweisen wählen, genauso wie andere Menschen ihre eigenen persönlichen Angewohnheiten abspulen.

Übung: Strategie bei Unruhe

Was tun wir, wenn wir eine innere Unruhe spüren?

1.
2.
3.
4.

Vielleicht entsteht schnell die Frage, wie nun unser Verhalten zu bewerten sei. Ist es gut so oder nicht? Die Gegenfrage sollte hier für etwas Klarheit sorgen. Was macht das jeweilige Verhalten mit unseren Geist? Eignet es sich wirklich, auch längerfristig, für unsere Klärung und Beruhigung?

Übung: Meditation bei Unruhe

Wenn wir die Meditation bereits gut erlernen konnten, dann werden wir sie nun recht gut bei innerer Unruhe anwenden können.

Nachdem wir die Meditationshaltung eingenommen haben, konzentrieren wir uns auf die Atmung. Damit schaffen wir einen Ort der Regelmäßigkeit, der Ruhe und Klarheit in uns.

Danach achten wir auf die körperlichen Zeichen unserer Unruhe. Wo im Körper merken wir diese Nervosität?

In einem folgenden Schritt werden wir nun in diese Bereiche hineinatmen. Mit jedem Einatmen lenken wir heilsame Energie hinein, mit jedem Ausatmen befreien wir uns von der unruhigen Energie. Dieses Prozedere lassen wir eine Weile auf uns wirken.

Wenn uns einige Übungen etwas ungewohnt erscheinen, dann erinnern wir uns an das Mentaltraining des *Rumpfdrehens* in Kapitel 4, das uns den Zusammenhang zwischen Gedanken und körperlichen Reaktionen gezeigt hat.

Um sich mit dieser Thematik noch etwas vertrauter zu machen, empfiehlt es sich, die zugrunde liegenden Prozesse besser kennenzulernen. Die Abbildung 43 zeigt uns, dass bei Unruhesituationen der Sympathikus (S) im vegetativen Nervensystem aktiviert ist. Damit werden die Persönlichkeitsanteile aktiviert, die unserem Gewohnheitsmuster entsprechend mit solchen Situationen umgehen. Hier tritt der süchtige Persönlichkeitsanteil (PSu) auf den Plan. Er erhält Energie vom Sympathikus.

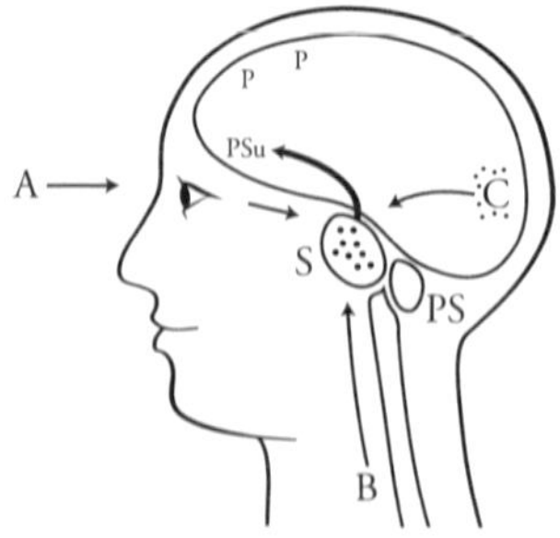

Abb. 43

Wir haben bereits erfahren, dass durch regelmäßige Wiederholung unserer Tätigkeiten feste neurologische Muster entstehen, die wir als Nervenautobahnen beschreiben können. Diese Nervenautobahnen führen uns zielsicher zu unserem inneren Suchtmuster. Der Weg zu anderen Alternativen ist kaum noch begehbar und mit jeder weiteren Nutzung unserer Gewohnheitsmuster festigen wir diese Abläufe in uns noch mehr.

Die damit verbundenen Vorgänge sind hier wieder in einer bildhaften Beschreibung umgesetzt, die wir uns vielleicht etwas leichter einprägen können als lange Erklärungen. Wenn wir wieder einmal nervös werden, können wir uns vorstellen, wie unser Sympathikus unter Strom steht. Wir wissen nun auch, dass sich jetzt ein starker Drang nach unseren alten Gewohnheiten einstellt. Um sich all dies vorstellen zu können, verstärkt sich in unserem Nervensystem ein zusätzlicher Bereich, dem wir schon in anderen Kapiteln als unserem inneren Beobachter begegnet sind. Abbildung 44 zeigt dessen Aktivierung. Durch diesen Vorgang wird dem ursprünglichen, früher unbewussten Prozess wieder wichtige Energie entzogen, die uns nun für andere Aktivitäten zur Verfügung steht.

Ein sehr wichtiger Schritt von der süchtigen Gewohnheit weg in unsere Unabhängigkeit wird dadurch realisiert, dass wir selbstständig unseren Parasympahtikus aktivieren und dadurch für mehr innere Ruhe und Klarheit sorgen können.

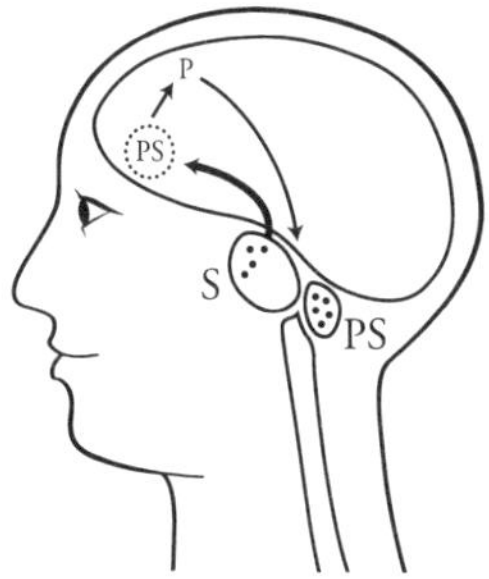

Abb. 44

Ein kleines Plädoyer für einen achtsamen Konsum

Unser Bild von uns selbst ist meistens sehr stark davon geprägt, was wir im Spiegel sehen oder welche Rückmeldungen wir von anderen bekommen, außerdem vielleicht noch durch unsere Ideen, die wir über uns haben. Nicht selten ist unser Selbstbild jedoch relativ oberflächlich. Wenn wir sehr konkret und detailliert nach unseren Eigenarten befragt werden, müssen wir erst einmal etwas überlegen.

Eine tiefer gehende Betrachtung über uns selbst haben wir wohl lange außer Acht gelassen. Neben vielen möglichen Ursachen dafür scheint die hohe Komplexität unseres Funktionierens und Empfindens eine bedeutsame Tatsache zu sein. Leider schreckt diese Komplexität vielleicht erst einmal ab. Viele von uns haben wohl auch den Eindruck, das Thema sei zu schwierig und nur von Fachleuten zu verstehen, und selbst die sind sich ja oft nicht einig.

Wir wagen nun einmal einen kleinen Blick in die in uns wirkende Komplexität. Hier finden wir sofort mehrere Ebenen. Zum Beispiel gibt es Bewusstsein in uns, doch seine Entstehung ist völlig unklar und immer noch ein Mysterium. Sogar die harten nachprüfbaren Fakten sollten uns eigentlich in Staunen versetzen. Die folgenden Beschreibungen stammen von dem Neurowissenschaftler Michael Madeja (siehe Literaturtipp).

In unserem Gehirn befinden sich 10 bis 100 Milliarden Nervenzellen. Das sind mit Flüssigkeit gefüllte Zellkörper, die nur etwa $^1/_{100}$ Millimeter klein sind. Jeder dieser Zellkörper hat jedoch sehr viele lange Arme, die in unserem Kopf eine Länge von einem Meter haben können. Zum Vergleich: Wäre eine Nervenzelle so groß wie ein Mensch, dann hätte dieser

Mensch sehr viele Arme, von denen jeder etwa 100 Meter lang wäre. Diese Nervenarme sind extrem filigran, obwohl auch sie mit Flüssigkeit gefüllt sind. Wenn wir einen dieser Arme auf die Größe eines Hochhauses vergrößern könnten, dann wäre er immer noch so dünn wie ein Haar. Jeder dieser Arme hätte wiederum sehr viele verschiedene Hände, mit denen Kontakt zu den anderen „Nervenmenschen" gesucht wird. Es gibt etwa 100-mal mehr Nervenkörper in unserem Kopf, als es Menschen auf der Erde gibt. Diese Nervenkörper sind extrem dynamisch, sie reagieren auf jeden Reiz. Sie versuchen sich sofort auf jede neue Bedingung einzustellen, zum Beispiel indem sie relativ schnell, in nur wenigen Wochen, neue Arme bilden oder nicht benutze Arme zurückbilden. So funktioniert Lernen. Obwohl unser Kopf äußerst voll davon ist, berühren sich die Arme der Nervenzellen nicht direkt. Die Zwischenräume werden von anderen Zellkörpern, den Gliazellen, gefüllt. Die Kommunikation funktioniert, indem eine Zelle geladene kleine Teilchen absondert, die einen elektrischen Impuls in die nächste Zelle transportieren. Es ist ein grandioses Feuerwerk, das sekündlich in unserem Kopf passiert. Die kleinen, mit Flüssigkeit gefüllten Zellkörper sind sehr fragil und störanfällig. Ihre Wirkungsweise kann mittlerweile einigermaßen beschrieben und sogar gefilmt werden, aber verstanden werden kann dies alles nach wie vor nicht. Der Mensch birgt eines der größten Mysterien in sich. Eine derartige Komplexität ist in der gesamten uns bekannten Natur unerreicht und auch das Potential ist noch völlig ungeklärt.

Diese Schilderung ist zugegebenermaßen ziemlich kurz ausgefallen und leider recht unbeholfen. Sie sollte eine kleine Anregung geben, sich etwas detaillierter mit sich selbst und den Wundern in unserem Körper zu beschäftigen. Wenn wir erfahren, mit welch einem Wunder wir täglich unser Leben teilen, und das Gehirn ist nur ein Aspekt davon, dann erhöht das vielleicht unsere Motivation, dieses Wunderwerk nicht chronisch zu vergiften, zu zerstören und unheilsamen Raubbau damit zu betreiben.

Ganz im Gegenteil: Wenn diese hohe Komplexität uns nach buddhistischem Verständnis dabei hilft, gewissermaßen als Hochleistungsempfänger geistige Prozesse zu vermitteln, dann sollten wir alles Erdenkliche tun, um dieses Naturwunder in unserem Kopf zu unterstützen und zu fördern. Viele von uns regen sich darüber auf, wenn wir sehen, wie gnadenlos der

Regenwald abgeholzt, nach Bodenschätzen durchwühlt und mit Chemikalien zur Edelmetallgewinnung vergiftet wird. Doch ein ganz ähnliches Verhalten zeigen wir unserem wunderbaren Gehirn gegenüber, indem wir unachtsam alle möglichen Gifte inhalieren, schlucken oder anderweitig über unsere Sinneskanäle in uns aufnehmen.

In diesem Buch wird häufig zu Selbstversuchen aufgerufen. Eine Aufforderung, die nahelegt, alte Gewohnheitsmuster zu hinterfragen und zu lockern, löst wahrscheinlich fast immer erst Abwehr aus. Wenn man bei der Lektüre jedoch bis hierher vorgedrungen ist, dann sollte zumindest ein Grundinteresse und ein Grundvertrauen vorhanden sein. Derartige Angebote zum Selbstversuch bestehen seit vielen Jahrhunderten; sie sind sehr oft wiederholt, überprüft und bestätigt worden. Daher wäre es eigentlich dumm von uns, nicht zumindest einen Versuch zu starten: Stoppen wir unseren Giftkonsum!

Übung: Auf alle Gifte verzichten

Mindestens eine Woche lang vermeiden wir jeden Konsum von Substanzen, die unseren Geist vernebeln.

Wenn wir diese Strategie mit einer regelmäßigen Meditation kombinieren, dann können wir die Auswirkungen direkt überprüfen. In der Meditation bemerken wir sehr genau, mit welchen Substanzen wir uns selbst versorgen.

Wenn wir am eigenen Leibe die heilsamen Auswirkungen eines solchen Selbstversuchs erfahren, erleben wir einen großen Zugewinn. Gedanken an Verzicht oder Entsagung erscheinen dann völlig unverständlich und unpassend.

Strategien zur Überwindung von nervöser Unruhe und Sucht

In jeder künftigen Krisensituation, aber auch in jedem Moment, in dem wir uns nervös oder unruhig fühlen, müssen wir eine bewusste Entscheidung treffen: Wohin soll die Reise gehen? In unsere altbekannte Suchtecke oder in ein reichhaltigeres und freudigeres Leben?

Die Nervenautobahnen, die wir über Jahre gefördert und gestärkt haben, üben eine magische Anziehungskraft auf uns aus. Ähnlich wie hypnotisierte Motten werden wir davon unweigerlich erst ans Licht und dann in die Flamme gelockt. Für die meisten von uns dürfte es eine echte Herausforderung bedeuten, gegen die eigenen Gewohnheitsmuster anzugehen. Die Nervenautobahnen in unserem Kopf sind sehr mächtig. Erst nach und nach werden wir spüren, wie langsam Gras über die alte Fahrbahn wächst. Doch völlig auflösen wird diese sich nie, sie bleibt uns erhalten. Eine falsche Abfahrt, eine Unachtsamkeit, und wir rasen wieder mit Höchstgeschwindigkeit auf der alten Autobahn in unser Leidenskarussell hinein.

In mehreren früheren Kapiteln haben wir schon die Methode der Dämonenfütterung kennengelernt. Diese können wir auch sehr gut im Umgang mit unserem Sucht-Dämon anwenden.

Unser Sucht-Dämon:

Die Fünf-Schritte-Methode der Dämonenfütterung

Wir benötigen eine zweite Sitzgelegenheit direkt vor uns. Darauf visualisieren wir unseren Sucht-Dämon. Dieser Platz soll so gewählt werden, dass er gleich mit geschlossenen Augen einzunehmen ist.

1. Schritt: Den Dämon finden

In diesem ersten Schritt der Kontaktaufnahme rufen wir unseren Sucht-Dämon. Wir kommunizieren in einem inneren Dialog mit ihm, etwa nach dem Muster: „Ich bin so nervös, vielleicht sollte ich meiner Gewohnheit nachgeben? Na, was meinst du dazu, mein Sucht-Dämon?"

Unsere Aufmerksamkeit lenken wir jetzt auch auf unseren Körper. Wo ist der Sucht-Dämon im Körper spürbar? Im Bauch? In der Brust? Oder im Kopf?

2. Schritt: Den Dämon personifizieren

In diesem zweiten Schritt lassen wir den Dämon einmal konkreter Gestalt annehmen. Wir visualisieren, wie sich unser Sucht-Dämon auf dem Platz vor uns niederlässt. Wir nehmen uns etwas Zeit und betrachten unseren Quälgeist einmal genauer: Wie groß ist er? Was sind seine Attribute: Geschlecht, Ausdruck, Ausstrahlung?

In einem folgenden Schritt gehen wir nach einem festgelegten Muster vor und stellen dem Dämon drei konkrete Fragen:

*1. Was **verlangst** du von mir?*

*2. Was **brauchst** du wirklich von mir?*

*3. Wie **fühlst** du dich, wenn du bekommst, was du brauchst?*

Nachdem wir diese drei Fragen gestellt haben, wechseln wir sofort den Platz. Ohne die Augen zu öffnen, setzen wir uns auf den Sitz gegenüber und nehmen den Platz unseres Sucht-Dämons ein. Die Augen bleiben weiterhin geschlossen.

3. Schritt: Selbst der Dämon werden

Wir lassen uns nun ein wenig auf einen unliebsamen Anteil von uns selbst ein, indem wir in die Haut unseres Sucht-Dämons schlüpfen. Wenn wir den Platz wechseln, nehmen wir die Position des Dämons ein. Wir verankern diesen Vorgang, indem wir genauer nachspüren, wie es sich anfühlt, dieser Dämon zu sein. Wie ist das Körpergefühl des Dämons?

Jetzt haben wir einerseits die interessante Möglichkeit, in die Rolle des eigenen Dämons zu schlüpfen, und andererseits die Chance, uns selbst einmal von außen zu betrachten, denn uns als Dämon sitzt in der Vorstellung nun unser „normales Ich" gegenüber.

Als Dämon sind wir nun dazu angehalten, auf die drei zuvor gestellten Fragen laut und deutlich zu antworten. Also antworten wir als unser eigener Sucht-Dämon:

*1. Was ich von dir **verlange,** ist ….*

*2. Was ich von dir **brauche,** ist….*

*3. Wenn ich bekomme, was ich **brauche, fühle** ich…..*

Erfahrungsgemäß entstehen aus diesen Antworten immer recht hilfreiche Ideen. Hier ein paar Beispiele für Antworten von Sucht-Dämonen:

*1. Was ich von dir **verlange,** ist, dass du mir gehorchst, dass du gierig bist, dass du ewig auf der Suche bleibst und nie rastest. Ich will immer mehr und mehr.*

*2. Was ich von dir **brauche,** ist Beruhigung, Sicherheit und eine Milderung meiner Anspannungen.*

*3. Wenn ich bekomme, was ich **brauche, fühle** ich mich entspannt und sicher.*

Das gesamte Prozedere läuft natürlich auf diesen dritten Punkt hinaus, denn hier werden sehr wichtige und meist vernachlässigte Emotionen geäußert. Die Dämonen zeigen hier alle sozusagen ihre „menschliche" Seite.

4. Schritt: Den Dämon füttern und den Verbündeten kennenlernen
Nachdem unser Dämon sich äußern durfte und die drei Fragen laut und deutlich beantwortet hat, setzen wir uns auf unseren ursprünglichen Platz zurück. Bei diesem Schritt ist es sehr wichtig, den Dämon nicht mit uns zu nehmen, sondern auf seinem Platz zu belassen. Hilfreich für diese Trennung ist meist die Frage nach dem eigenen Körpergefühl.

Was ist jetzt mit dem Dämon gegenüber? Manchmal hat sich der Dämon schon ein wenig verändert oder ist dabei, sich zu verändern.

Nun erfolgt die Fütterung und Nährung unseres Sucht-Dämons nach dem Motto: Verwandle deinen ganzen Körper in das Gefühl, das dein Dämon braucht. In unserem Beispiel äußerte der Dämon, dass er sich dann *entspannt und sicher* fühle.

Übung: Unseren Sucht-Dämon füttern

Nachdem wir nun diese Methode kennengelernt haben, erscheint es ratsam, bei möglichst jeder Suchtregung sofort mit einer „Fütterung "darauf zu reagieren.

Wenn sich also unsere altbekannte Sucht wieder meldet, nehmen wir uns nun etwas Zeit und lassen in uns ein Gefühl von *Entspannung und Sicherheit* entstehen. Das Gefühl von *Entspannung und Sicherheit* sollte immer stärker werden. Oft hilft auch die Vorstellung, dass diese Kraft von oben in uns einströmt. Wenn wir eine gute Portion *Entspannung und Sicherheit* angesammelt haben, visualisieren wir, wie wir *Entspannung und Sicherheit* auf unseren Sucht-Dämon übertragen.

Der Dämon wird von uns so lange gefüttert, bis er völlig satt ist. Falls es ein unersättlicher Dämon sein sollte, was bei Sucht-Dämonen oft der Fall ist, können wir uns nach einiger Zeit vorstellen, dass der Dämon nun satt sei.

Nach der Fütterung wird auf die Veränderung des Dämons geachtet. In bislang allen Fällen erfolgten spürbare positive Veränderungen meist in der Form, dass nun ein völlig anderes Wesen übrig bleibt. Es hat also eine

Transformation des Dämons und, damit verbunden, eine Transformation innerer Kräfte hin zu heilsamen Veränderungen stattgefunden.

Wenn sich in Zukunft unser Sucht-Dämon wieder meldet, und das wird er garantiert tun, dann lassen wir wieder *Entspannung und Sicherheit* in uns entstehen und füttern ihn.

Wie alles andere im Leben, das wir bislang gelernt haben, benötigt natürlich auch dieser Vorgang einige Wiederholungen. Auf diese Weise kann sich der Dämon nach und nach in ein hilfreiches Wesen verwandeln und wird zu unserem *Verbündeten.*

5. Schritt: Im natürlichen Gewahrsein ruhen
Abschließend verweilen wir noch ein wenig in einem Zustand der Ruhe und Klarheit.

Auch Selbstsucht ist eine Sucht

Eine wichtige und oft übersehene Sucht, die uns universell alle betrifft, ist die Selbstsucht. Unter diesem Begriff können wir einige unterschiedliche Ausformungen einordnen. Dazu gehört sowohl das selbstsüchtige egoistische Verhalten als auch die Abhängigkeit von und die Identifikation mit unseren Vorstellungen über uns selbst.

Unser oftmals angespanntes Selbstgefühl kann sich grundlegend wandeln, wenn wir die Illusion eines unabhängigen Selbst erkennen. Die buddhistischen Praxisübungen der Meditation, der Versenkungs- und vor allem der Einsichtsmeditation werden für diese Selbsterfahrung seit vielen Jahrhunderten erfolgreich eingesetzt. Wenn wir diese mithilfe eines buddhistischen Lehrers oder eines buddhistischen Psychotherapeuten erlernen, finden wir einen Zugang zu uns selbst und zu Erfahrungswelten, die dann zahlreiche heilsame Auswirkungen auf unsere Wahrnehmung von uns selbst und unserer Umwelt herbeiführen.

Richie erhält ausführliche Informationen über die nächsten Schritte. Natürlich könne er auch gern so weitermachen wie bisher; die entsprechenden Konsequenzen müssen ihm nicht genauer erklärt werden. Oder er nehme eine professionelle Behandlung an und befreie

sich aus seiner Sucht. Richie trifft eine klare Entscheidung für sich selbst und erklärt, dafür habe er nun fast 30 Jahre gebraucht.
Der therapeutische Erstkontakt war für Richie wichtig. Er fand schnell Vertrauen und fühlte sich verstanden und angenommen. Daher war es ihm möglich, den nächsten Schritt tatsächlich umzusetzen: Für eine Entgiftung musste er eine Woche stationär im Krankenhaus bleiben. Bei der Aufnahme auf der Suchtstation erkannte Richie das Ausmaß seiner Probleme noch deutlicher.
Die später folgende ambulante Psychotherapie erfolgte mit Unterstützung eines entsprechenden Facharztes, bei dem Richie sich regelmäßig zur Kontrolle einfand. Im weiteren Verlauf kristallisierte sich vor allem der Umgang mit inneren Spannungen als ein Hauptthema für ihn heraus.
Auch das Meditationstraining wurde mit Richie kritisch erarbeitet, besonders im Hinblick auf die vorhandenen Suchtneigungen. Die Meditation sollte nicht zu einem Alternativrausch für ihn werden. Dennoch waren das Meditationstraining und auch eine Entspannungsmethode sehr gut geeignet, um die auftretenden inneren Anspannungen achtsam zu lösen. Richie nahm alle angebotenen Anregungen sowie das Gesamtkonzept der BPT sehr ernst. Die Identifikation mit diesen Inhalten half ihm in einer Übergangszeit, auf dem von ihm eingeschlagenen Weg zu bleiben.

Das Thema *Sexsucht,* das durch eine allgemein immer stärker um sich greifende Konsummentalität und durch den zunehmenden Einfluss des Internets immer größere Bedeutung gewinnt, wird in Kapitel 19 über unsere Probleme mit Partnerschaft und Sexualität behandelt.

Kapitel 13

Unsere Schlafstörungen

Vom Schlafen und Erwachen

Wachen und Schlafen spiegeln einander.
Wir müssen erwachen.

Auch im Falle von Schlafstörungen bedeutet die Milderung und Auflösung von Symptomen, dass wir uns generell aus dem Klammergriff unserer unheilsamen Geisteszustände befreien. Wir werden immer wieder feststellen, dass damit in erster Linie eine *innere* Befreiung gemeint ist.

Der Ansatz der Buddhistischen Psychotherapie BPT lautet:

Wir befreien uns nicht *von*, sondern *inmitten* unserer Schlafbedürfnisse.

Auf den ersten Blick wirkt dieses Kapitel vielleicht etwas widersprüchlich, da die buddhistische Geistesschulung dem Erwachen und nicht dem Schlafen gewidmet ist. Wie aber schon des Öfteren in anderem Zusammenhang beschrieben, benötigen wir zuerst ein solides Fundament, um in einem weiteren Schritt die buddhistischen Lehren umsetzen zu können.

Werner ist 44 Jahre alt. Er sagt, dass er nicht mehr schlafen könne. Für ihn habe das Schlafen nichts Genüssliches mehr, für ihn gebe es nur noch einen nächtlichen Kampf. Abends liege er lange ruhelos und grüblerisch wach im Bett. Er schlafe dann irgendwann einmal kurz ein, nur um bald danach nervös hochzuschrecken und dann stundenlang nicht mehr in den Schlaf zurückzufinden. Erst gegen Morgen verspüre er eine bleierne Müdigkeit, die ihn einschlafen lasse. Allerdings melde sich dann bald schon der Wecker. Diese Problematik erlebt Werner nun schon seit einigen Jahren.

Schlaf anbauen und dann Schlaf abbauen – und erwachen

Wenn wir einen guten geruhsamen Schlaf finden wollen, sollten wir uns erst einmal klarmachen, auf welches Ziel wir eigentlich hinsteuern.

Für das übergeordnete Ziel der buddhistischen Praxis gibt es verschiedene Begriffe, dazu gehören zum Beispiel *Befreiung,* aber auch *Erwachen.* Der Sanskrit-Begriff *Buddha* bedeutet übersetzt „der Erwachte". Wenn wir uns hier also über Möglichkeiten verständigen, wie wir besser schlafen können, dann sollte vielleicht erst einmal der scheinbare Widerspruch zwischen dem Appell zu erwachen und der Notwendigkeit, gut zu schlafen, geklärt werden.

Im Buddhismus ist die losgelöste Haltung und, damit verbunden, das Loslassen eine grundlegende Strategie für den rechten Umgang mit Problemen. Wir sollten von einem Gefühl des Selbst loslassen, wir sollten Anhaftungen loslassen, wir sollten unsere Neigungen zum unheilsamen Konsum loslassen und ebenso unser großes Bedürfnis nach Trägheit, Unbewusstheit und damit auch unser Schlafbedürfnis loslassen. Mittlerweile sollte aber schon klar geworden sein, über welche Etappen wir solche Ziele ansteuern: generell die Dinge zunächst stärken und sichern und erst dann hinterfragen, reduzieren und abbauen.

Das von uns angestrebte Zwischenziel im Hinblick auf das Thema Schlaf sieht also so aus, dass wir zuerst einmal einen geruhsamen Schlaf erreichen müssen. Da unser Schlafverhalten oft ein direkter Spiegel unseres stressigen Tagesablaufs und auch unserer Tagesverfassung ist, stoßen wir recht häufig auf Schlafstörungen oder erleben diese auch selbst.

Um diese erste Stufe, unser Schlafverhalten zu regulieren, umzusetzen, finden wir hier in diesem Kapitel die entsprechenden Informationen und Übungen. Gleichzeitig müssen wir uns dabei allerdings klarmachen, dass ein erholsamer Schlaf erst die Vorstufe unserer allgemeineren Bestrebungen darstellt. Wenn wir diese Stufe erreicht haben oder generell wenig oder gar nicht unter Schlafstörungen leiden, sollten wir die weiteren Stufen des Erwachens ergründen.

Die Abbildung 45 zeigt uns einen Ablauf im Tag- und Nachtzyklus, wie er oft berichtet wird. Wir schauen uns die einzelnen Etappen einmal etwas genauer an. Diese Abbildung ist in zwei Teile aufgeteilt: links der Tag und rechts die Nacht.

Beginnen wir ganz links: (A) bedeutet unser Aufwachen. Wie finden wir in den Tag hinein? Wie knapp stellen wir den Wecker? Wie viel Zeit nehmen wir uns am Morgen für uns, um den Tag gut zu beginnen? Was benötigen wir wirklich, um gut in den Tag zu kommen?

Wie hoch ist unser Stresslevel im Tagesverlauf? Wenn wir eine EEG-Messung über 24 Stunden bei uns vornehmen ließen, also eine Art Badekappe mit Elektroden tragen würden, dann könnten wir uns jederzeit den Mittelwert anzeigen lassen.

Die ersten Termine warten schon (B). Wenn wir diese erledigt haben, wie geht dann der Tag weiter? Wie sieht zum Beispiel unsere Mittagspause (C) aus? Nehmen wir uns die nötige Auszeit, oder nehmen wir einfach nur rasch oder gar nebenbei Nahrung zu uns und sind gedanklich schon wieder weiter im Tagesablauf unterwegs? Wie sieht der Feierabend (D) aus? Wie viele Erledigungen (E) packen wir noch in den Tag hinein? Wie gestalten wir die letzten Tagesstunden (F), bevor wir zu Bett gehen? Wenn unsere Tageskurve so aussieht wie in Abbildung 45, dann werden wir größere Probleme bekommen, um von (F) nach (G), also in die Nachtruhe zu gelangen.

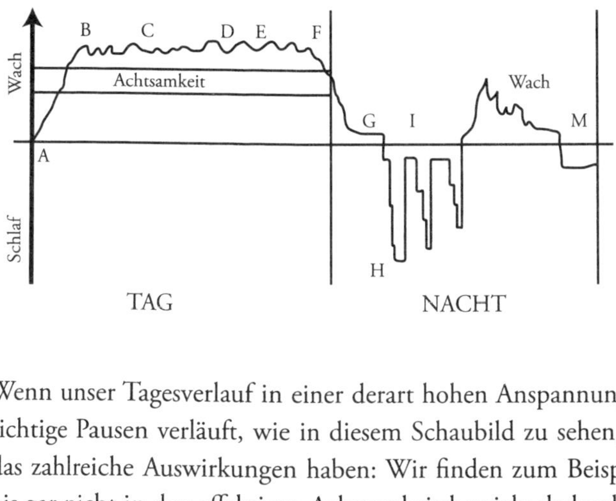

Abb. 45

Wenn unser Tagesverlauf in einer derart hohen Anspannung und ohne richtige Pausen verläuft, wie in diesem Schaubild zu sehen, dann wird das zahlreiche Auswirkungen haben: Wir finden zum Beispiel schlecht bis gar nicht in den effektiven Achtsamkeitsbereich; dadurch fühlen wir uns leicht oder ständig überfordert, gestresst, unkonzentriert und stellen bei uns auch Gedächtnisprobleme fest. Die vielen psychosomatischen Begleitsymptome sind mittlerweile weitverbreitet.

Eine weitere Auswirkung dieses Stressprofils besteht darin, dass wir schlecht in den Schlaf finden und unter Einschlafstörungen (G) leiden. Wenn wir dann doch noch einschlafen, erreichen wir relativ schnell die kurze nächtliche Tiefschlafphase (H), die etwa 10 bis 20 Minuten andauern kann. Nach dieser kurzen Tiefschlafphase beginnen die Traumphasen, die uns wieder deutlich aktivieren. Entweder können wir ein oder zwei Träume träumen, oder wir wachen durch die Traumaktivierung schon gleich wieder auf. Die obige Abbildung zeigt, wie wir dann mitten in der Nacht eine hohe nervliche Anspannung erreichen können.

Wach im Schlaf

Schauen wir uns den Verlauf der Nacht noch einmal mit ein paar anderen Varianten etwas genauer an. In der Abbildung 46 finden wir wieder unser Zubettgehen (G) und unsere Tiefschlafphase (H), in der wir ganz still und tief entspannt daliegen. Generell sind wir nachts jedoch ziemlich rege. Die verblüffende Erkenntnis lautet, dass es keine durchgehende Nachtruhe gibt! Innerhalb von 24 Stunden erleben wir ungefähr 10 bis 20 Minuten Tiefschlaf. In dieser kurzen Zeit besteht ein hohes Maß an Ruhe. Äußerlich sind wir dann sehr still und fast unbeweglich. Während der restlichen 23 Stunden und 40 Minuten sind wir, oder vielmehr unser Gehirn, hochgradig aktiv, und zwar tagsüber mit verschiedenen Formen des Wachbewusstseins und nachts mit anderen Bewusstseinsformen.

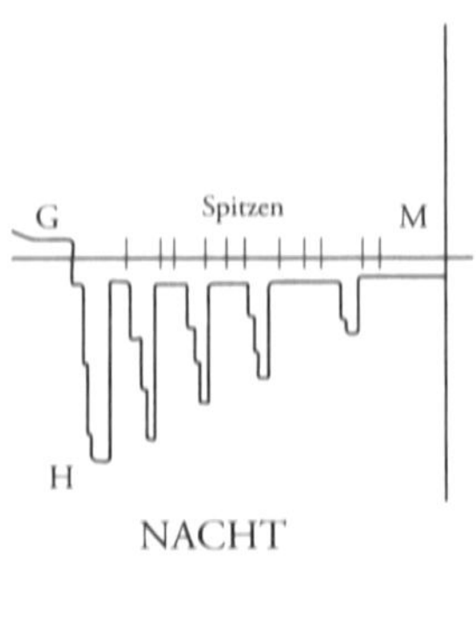

Abb. 46

Die auf die Tiefschlafphase folgenden Traumphasen reichen fast an das Wachniveau heran. Wir sehen in dieser Abbildung auch, dass die Traumphasen in Laufe der Nacht immer länger werden. Wenn wir uns nicht an Träume erinnern, dann liegt das meist daran, dass wir vor oder nach einem Traum aufwachen.

Die in dieser Abbildung eingezeichneten Striche über den Traumphasen werden als Spitzen oder auch Bewusstseinsspitzen bezeichnet. Durch die Beobachtung von schlafenden Menschen in Schlaflaboren konnte festgestellt werden, dass jeder Mensch pro Nacht etwa 25-mal wach wird. Es kann sogar ein wenig gruselig aussehen, wenn wir am nächsten Morgen mittels Videokamera im Schlaflabor nachsehen können, wie oft wir uns nachts kurz aufrichten und im Zimmer umschauen und uns am nächsten Morgen an diese Vorgänge überhaupt nicht mehr erinnern können.

Dieser Rhythmus scheint noch aus der Zeit zu stammen, als wir in Höhlen und der freien Wildbahn lebten. Damals war es wohl auch nachts recht gefährlich für uns, so dass wir uns über viele Generationen hinweg angewöhnt haben, uns nachts des Öfteren kurz zu orientieren: *Besteht Gefahr? Sind wilde Tiere in der Nähe? Nein? Okay, also weiterschlafen.*

Dieses in früheren Zeiten durchaus hilfreiche Programm wird von uns Zivilisationsmenschen weitergeführt. Wir erwachen in unseren warmen Betten und fragen uns: *Na? Wilde Tiere in der Nähe? Nein? Sonst eine Gefahr im Verzug?* Genau an diesem Punkt werden wir dann oft fündig: *Ja klar, mein Rücken schmerzt, meine Blase ist voll, mein Chef oder die Kollegen drangsalieren mich wieder, vielleicht verliere ich bald meinen Job.* Auf diese Weise beginnen unsere nächtlichen Grübelausflüge. Der Knackpunkt ist, wie hier beschrieben, nicht die Tatsache, dass wir nachts aufwachen, denn das tun alle Menschen etwa 25-mal pro Nacht. Das eigentliche Problem ist, dass wir nicht wieder in den Schlaf zurückfinden.

Was wir selbst für einen gesunden Wach/Schlaf-Rhythmus tun können

Bevor wir gleich zu den hilfreichen Maßnahmen bei Schlafproblemen kommen, müssen wir uns noch einen weiteren Sachverhalt vergegenwärtigen. Sobald das Licht gedämpft wird, wie es im Herbst jahreszyklisch und in den Abend- und Nachtstunden täglich der Fall ist, beginnt in unserem Organismus die Produktion des Hormons Melatonin. Wie diese Produktion verläuft, zeigt die Abbildung 47. Melatonin fördert die Eintrübung unserer Nerventätigkeiten und hilft uns dabei zu schlafen. Die Produktion beginnt schwach in der Abenddämmerung, verstärkt sich in der Dunkelheit und hat ihren Höhepunkt etwa um 3 Uhr in der Nacht.

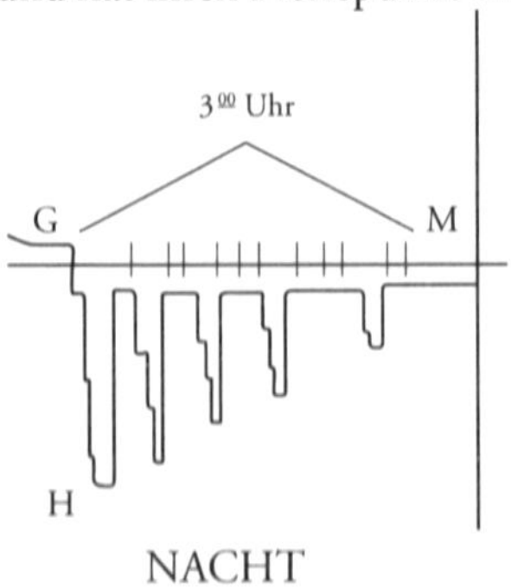

Abb. 47

Melatonin hat neben seiner Schlaf fördernden Wirkung auch die Eigenschaft, unsere depressiven Anteile zu verstärken. Wenn wir also zwischen 2 und 4 Uhr nachts erwachen und dann unter trüben Gedanken leiden, kann sich das hauptsächlich auch um eine Auswirkung des Melatonins handeln.

Ein ebenfalls bedeutsamer Aspekt ist die Tatsache, dass sich Melatonin auch tagsüber bildet, wenn wir ein Mittagsschläfchen halten. Wenn wir nur etwa 20 Minuten schlafen, dann baut sich das Hormon nicht so stark im Körper auf und wir können nach einem kurzen Schlaf erfrischt den weiteren Tag aktiv genießen. Falls der Mittagsschlaf jedoch deutlich länger als 30 Minuten dauert, werden wir den Rest des Tages unter einem hohen Melatoninspiegel leiden und dadurch trübe Gedanken und Antriebsmangel erleben.

Übung: Nur ein Viertelstündchen

Wir setzen uns auf einen Stuhl oder in einen bequemeren Sessel. In der Hand halten wir einen Schlüsselbund. Nun geben wir uns der Ruhe hin. Wir lockern die Schultern- und Gesichtsmuskeln, beruhigen unsere Atmung und entspannen. Die Achtsamkeit liegt bei unserem ruhigen Atemfluss. Wenn die Müdigkeit kommt, lassen wir los. Sobald der Körper nach etwa 15 Minuten in den Tiefschlaf übergeht, erschlafft die Muskulatur, die Finger entspannen sich, der Schlüsselbund fällt zu Boden – und wir wachen mit einem perfekten Timing wieder auf.

Wenn wir diese Informationen verinnerlicht haben, dann lassen sich daraus etliche hilfreiche Maßnahmen ableiten. Wir können zum Beispiel die einzelnen Punkte der Abbildung 45 durchgehen und uns vornehmen, einen weitgehend regelmäßigen Rhythmus zu entwickeln. Das kann damit beginnen, dass wir, egal wie die Nacht verlaufen ist, jeden Morgen zur gleichen Zeit unseren Tag beginnen (A). Wir achten darauf, dass wir uns neben einer angemessenen Frühstückszeit auch noch etwas Zeit für ein paar kleine hilfreiche Übungen nehmen. Wir beginnen den Tag so, wie wir es selbst wünschen und brauchen. Wenn es zeitlich zu eng werden sollte, können wir uns sicherlich vornehmen, 20 Minuten eher aufzustehen.

Das Lob der Pause

Im nun folgenden Tagesablauf sollten wir achtsam unseren inneren Pegel wahrnehmen und auch darauf achten, die notwendigen Pausenzeiten als echte Pause umzusetzen. Am besten stoppen wir jede andere gedankliche und physische Aktivität und genießen die Pause. Das reduziert den Stressmittelwert des Tages messbar.

Darüber hinaus legen wir nach Möglichkeit auch immer wieder Mikropausen ein.

Übung: Mikropausen

Wir nutzen jede neue Situation als Anregung für eine kleine Mikropause. Eine Mikropause bedeutet, dass wir kurz innehalten, die Schultern fallen lassen und ein paar Atemzüge nutzen, um zur Ruhe zu kommen. Das dauert keine fünf Sekunden.

Innerhalb dieser Zeit bestimmen wir unseren inneren Stresspegel. Wie hoch steht der Pegel jetzt? Können wir damit so weitermachen oder müssen wir erst für eine Senkung der inneren Anspannung sorgen?

Diese Mikropausen, die still und unauffällig überall durchgeführt werden können, senken den durchschnittlichen Tagesstresspegel nochmals deutlich. Die so verminderten Durchschnittswerte summieren sich im Laufe der Woche und noch mehr im Laufe der Monate und Jahre erheblich, was sich deutlich spürbar auf uns auswirkt.

Um diese Mikropausen tatsächlich regelmäßig umzusetzen, können wir uns Erinnerungshilfen suchen, zum Beispiel in Form von einem regelmäßigen Handy-Vibrationsalarm oder einer Erinnerungsfunktion im Computer. Außerdem bestehen zahlreiche Möglichkeiten für den berühmten Knoten im Taschentuch: Zum Beispiel können wir ein spezielles Bild an den Kühlschrank kleben, einen besonderen Stein auf den Tisch legen oder einen neuen Ring tragen, um unserer Erinnerung auf die Sprünge zu helfen.

Eine andere Variante ist die Nutzung jeder neuen Situation: Die Ampel springt auf Rot, also führen wir unsere Mikropause durch. Wir warten auf die U-Bahn, also führen wir unsere Mikropause durch. Wir setzen uns in unser Büro, also führen wir unsere Mikropause durch. Wir gehen in ein Meeting und setzen uns, also führen wir unsere Mikropause durch. Wir machen einen Spaziergang und schauen in ein Schaufenster, also führen wir unsere Mikropause durch. Es beginnt zu regnen, also führen wir unsere Mikropause durch. Wir setzen uns zu Hause aufs Sofa, also führen wir unsere Mikropause durch. Es gibt im Laufe des Tages wirklich unzählige Möglichkeiten, die wir unbemerkt von anderen gut und effektiv nutzen können.

Diese Technik können wir einmal als Selbstversuch nur drei Tage lang durchführen und selbst prüfen, ob wir eine Wirkung spüren oder nicht.

Die Überlegungen zur Milderung unserer Schlafprobleme haben uns nun zunächst durch den Tag geführt. Hier bleiben noch ein paar weitere kritische Punkte übrig: Wie gestalten wir unseren Feierabend und vor allem die Zeit vor dem Schlafengehen? Auch hierfür ist eine eigene und bewusste Zeiteinteilung wichtig. So ist es von großer Bedeutung, zum Beispiel problematische Telefonate, spannende Actionfilme, kritische Diskussionen wie auch jede andere Form der Aufregung nicht in die Zeit kurz vor dem Schlafengehen zu legen. Die letzte Stunde oder zumindest die letzte halbe Stunde des Tages benötigen wir zum Ausklingen und zur Einstimmung auf den Schlaf.

Nachdem wir nun den Tagesablauf kurz betrachtet haben, werfen wir einen kritischen Blick auf die Nacht. Was können wir tun, wenn wir nachts wach liegen?

Tricks zum Ein- und Durchschlafen

Menschen, die nachts nicht schlafen können, berichten von den unterschiedlichsten Tricks und Techniken, die sie anwenden. Diese reichen von warmer Milch über Lesen und Fernsehen bis hin zum Wäschebügeln und Spazierengehen. Besonders hilfreich sind Techniken, die der Ruhe dienen, während aktive Tätigkeiten vielleicht kurzfristig irgendwann müde machen, doch leider einen Rhythmus festigen, der nächtliche Aktivitäten einbezieht.

Eine der wirkungsvollsten Techniken, um Durchschlafstörungen zu mildern, ist die Stuhl-Technik.

Übung: Aus dem Bett auf den Stuhl

Wenn wir nachts aufwachen und uns hellwach fühlen, dann verlassen wir sofort das Bett. Keine langen Wanderungen, kein Bademantel, keine Decke, nicht auf das Sofa oder in den Sessel, sondern direkt auf den Stuhl setzen, der neben dem Bett steht.

Wenn wir nachts im Schlafanzug oder Nachthemd auf einem Stuhl sitzen, werden wir merken, dass dieser schnell hart und ungemütlich wird. Es ist anstrengend, nachts länger darauf zu sitzen. Kein Buch, keine irgendwie geartete Unterhaltung, insbesondere kein Fernsehen. Nach relativ kurzer Zeit werden wir es als erschöpfend erleben, in dieser Weise auf dem Stuhl zu sitzen, so dass wir uns nach dem Bett sehnen. Sobald wir wieder im Bett liegen, werden wir sofort feststellen: Das Bett ist warm. Das Bett ist weich. Das Bett ist kuschelig. Es ist schön, im Bett zu liegen. Es ist entspannend, im Bett zu liegen. Wir schlafen ein.

So wird unser Bett immer ein positiver Ort für uns bleiben, während nur der Stuhl negativ besetzt wird. Der Stuhl bleibt der Ort der „Tortur“, das Bett ist herrlich zum Schlafen.

Wahrscheinlich müssen wir diese Übung einige Male wiederholen, bis unser Organismus sich an diesen Rhythmus gewöhnt hat.

Wenn wir unter Nervosität leiden, dann erleben wir diese besonders spürbar in den Abend- und Nachtstunden, wo uns meistens die Ablenkungen des Tages fehlen. Um dieser Situation in der Nacht nicht ganz hilflos ausgeliefert zu sein, können wir für diese Zeiten eine gewisse Vorsorge betreiben und tagsüber ein Entspannungsverfahren erlernen, das wir dann abends oder nachts einsetzen können, um unseren Organismus zu beruhigen. Es hilft auch gegen nächtliche Grübelzwänge, da wir gleichzeitig unseren Verstand damit etwas beschäftigen und dennoch nicht zu sehr aktiv werden.

Für zwei verschiedene nächtliche Zustände nutzen wir zwei verschiedene Verfahren.

Situation 1: Wir liegen nachts hellwach im Bett und können nicht weiterschlafen.

Übung 1: Entspannung

Wir verlassen umgehend unser Bett und setzen uns auf einen Stuhl, der unweit des Bettes platziert ist. Wir setzen uns aufrecht hin, atmen entspannt in den Bauch, lassen die Schultern fallen und legen die Unterarme auf die Oberschenkel.

Nun spannen wir die Gesichtsmuskeln an, so als hätten wir in eine Zitrone gebissen. Danach lockern wir die Muskeln vollständig.

Dann ziehen wir die Schultern hoch. Danach lockern wir die Muskeln vollständig.

Dann ballen wir die Fäuste und spannen die Unterarme an. Danach lockern wir die Muskeln vollständig.

Dann spannen wir die Bauchmuskeln an. Danach lockern wir die Muskeln vollständig.

Dann spannen wir die Beinmuskeln an. Danach lockern wir die Muskeln vollständig.

Zum Schluss nehmen wir die Entspannung sämtlicher Muskeln wahr und genießen die körperliche Ruhe.

So bleiben wir eine Weile sitzen, bis das Bedürfnis nach Schlaf spürbar wird.

Situation 2: Wir liegen zwar wach im Bett, fühlen uns aber körperlich recht müde.

Übung 2: Entspannung

In dieser Situation bleiben wir weiter im Bett, richten unseren Körper, auf dem Rücken liegend, gerade aus, lassen die Schultern fallen und achten auf unsere Bauchatmung.

Mit unserer inneren Stimme sagen wir uns selbst: *Beide Arme sind angenehm schwer. Beide Arme sind angenehm schwer und warm.* Diesen Satz wiederholen wir mehrmals.

Dann achten wir auf unsere Beine und sagen mit unserer inneren Stimme: *Beide Beine sind angenehm schwer. Beide Beine sind angenehm schwer und warm.* Diesen Satz wiederholen wir mehrmals.

Nun achten wir auf unseren ganzen Körper und sagen mit unserer inneren Stimme: *Arme und Beine sind angenehm schwer. Arme und Beine sind angenehm schwer und warm.* Auch diesen Satz wiederholen wir mehrmals.

Ausgewogenheit ist wichtig

Die Abbildung 48 zeigt uns einen guten ausgewogenen Wach/Schlaf-Rhythmus. Hier wird deutlich, dass die Nacht abhängig ist von unserem Tagesverhalten und dass umgekehrt natürlich auch unsere Tagesform von unserer Nachtruhe abhängt.

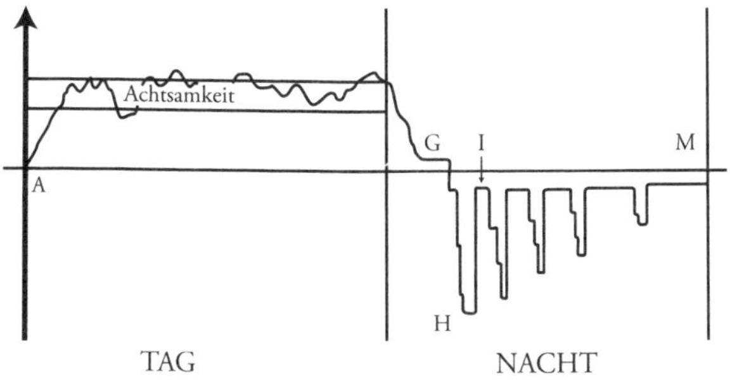

Abb. 48

Zur Unterstützung ist es hilfreich, möglichst regelmäßige Abläufe beizubehalten. Dazu gehört, auch am Wochenende und im Urlaub zu ungefähr ähnlichen Zeiten zu Bett zu gehen und morgens aufzustehen.

Wenn wir einen heilsamen Rhythmus gefunden haben, werden wir am eigenen Leibe die heilsamen Veränderungen spüren. Diese wirken sich in der Regel deutlich wahrnehmbar und stärkend auf unsere psychophysische Einheit aus. Erst wenn wir diese Stufe erreicht haben, werden wir damit beginnen, unseren weiteren Weg zum Aufwachen fortzusetzen.

Hinweise zum Nachtleben, zur Nachtschicht und Schichtarbeit
Hier finden wir deutliche und nachweisbare Risikofaktoren, die wir umgangssprachlich als Raubbau an uns definieren können. Wir wissen wohl alle selbst aus Erfahrung, dass ein jüngerer Mensch diesen Raubbau leichter verkraftet als ein älterer. Sicherlich gibt es Sachzwänge, die zu einem höheren Risikoprofil führen. Wenn diese vorliegen, ist es umso wichtiger, andere Risikofaktoren zu reduzieren, die wir selbst kontrollieren, wie zum Beispiel Ernährung, Bewegung, Meditationspraxis oder Sozialkontakte, um nur einige zu nennen.

Weniger ist mehr

Wenn wir einen für uns guten und ausgewogenen Wach/Schlaf-Rhythmus entwickeln konnten, steht uns der Weg offen für die nächsten Schritte auf unserem Weg in die Befreiung.

Das nächste Level bezieht sich auf die ausgewogene Reduzierung von nicht wirklich benötigtem Schlaf. Auf der Basis eines guten Schlafes sollten wir achtsam ergründen, wie es sich anfühlt, wenn wir zum Beispiel pro Nacht eine Stunde weniger schlafen. In Kapitel 3 haben wir schon erfahren, dass wir mehr als einen halben Monat Lebenszeit pro Jahr gewinnen, wenn wir pro Nacht nur eine Stunde weniger schlafen.

Es wirkt oft recht aufrüttelnd, wenn wir zum ersten Mal zusammenrechnen, wie unsere Wach/Schlaf-Bilanz aussieht: Ein Drittel unseres Lebens schlafen wir nachts, etwa fünf bis sieben Jahre unseres Lebens verbringen wir vor dem Fernseher. Wenn wir dann noch die Zeit abziehen, in der wir unbewusst unsere zahllosen Automatismen abspulen, wie den Autofahr-Automatismus, Arbeits-Automatismus, Kommunikations-Automatismus, Feierabend-Automatismus, Wochenend-Automatismus, Ess-Automatismus, Spaziergang-Automatismus, Hobby-Automatismus, um nur einige zu nennen, dann bleibt am Ende leider nur eine sehr kleine

Zeitspanne übrig, in der wir wirklich wach waren und bewusst gelebt haben. Womöglich hat so mancher 70-jährige Mensch nur zwei Wochen seines Lebens wirklich bewusst wahrgenommen. *Nicht ohne Grund lautet der buddhistische Appell: Erwache!*

Vielleicht erhalten wir durch solche Anregungen den Impuls, möglichst wenig Zeit unseres Lebens einfach zu verpennen. Sicherlich kann es sehr erholsam und genüsslich sein, richtig gut auszuschlafen, doch es wird wohl kaum schaden, wenn wir diese meist unbewussten automatisierten und für unser Leben so bedeutsamen Abläufe einmal selbstkritisch beleuchten.

Schon eine kleine Umstellung, wie zum Beispiel unsere Möglichkeit, etwas eher den Tag zu beginnen, kann zu ungeahnt großen Auswirkungen führen. Diese geschenkte Zeit sollte am besten dann für heilsame Übungen genutzt werden. Wenn wir beispielsweise am Morgen eine regelmäßige Meditationsübung umsetzen können, werden wir relativ schnell merken, dass wir dadurch eine deutlich höhere Konzentration und Wachheit erreichen.

Die Veränderung alter Gewohnheitsmuster löst oft erst einmal Widerstände aus, das ist ganz natürlich. Das Einzige, das stark genug ist, um dem etwas entgegenzusetzen, sind unsere eigenen positiven und heilsamen Erfahrungen. Wenn wir selbst deren Wirkung spüren, verfügen wir über eine Gewissheit, die weit über jeden Glauben hinausgeht.

Eine fortgeschrittene Stufe des Wachens und Schlafens

Da wir immer und in allen Situationen das übergeordnete Ziel unserer Befreiung im Blick behalten, sollten wir auch im Hinblick auf unsere Tag- und Nachtaktivitäten das Gewahrsein haben, dass wir uns hier ebenfalls von Mustern und Zwängen befreien wollen. Wir fördern daher einen im wahrsten Sinne des Wortes „buddhistischen", also einen erwachten Schlaf. Westliche Schlafforscher bezeichnen diesen angestrebten Zustand als luzides Schlafen oder *luzides Träumen,* das helle oder wache Träumen.

Als Vorstufe zum luziden Schlaf erlernen wir die Verbesserung unserer Traumerinnerungen am Morgen. Durch die abendliche Einstimmung auf das Träumen und unsere Selbstinstruktion, uns am Morgen an die Träume zu erinnern und sie aufzuschreiben, machen wir einen ersten Schritt hin zur Einflussnahme auf unsere Träume und zu einem bewussteren Umgang mit Schlaf und Traum. Wenn wir zudem regelmäßig ein Traumtagebuch führen, so trägt auch dies zu einer deutlich spürbaren Verbesserung unserer Fähigkeit zur Erinnerung an unsere Träume bei. Damit erhellen wir unsere Nacht. Wir erlernen die Verlagerung unseres Traumbewusstseins.

Hinweis: Die Definition unseres Bewusstseins ist schwierig und nach wie vor umstritten. Auch die Entstehungsweise unseres Bewusstseins liegt völlig im Dunkeln. Wir können jedoch feststellen, dass wir sehr unterschiedliche Bewusstseinszustände kennen. Eine Unterteilung zwischen Wach- und Schlafbewusstsein ist völlig unzureichend. Am Tage durchlaufen wir ebenso verschiedene Bewusstseinsformen wie in der Nacht.

Da uns am Tage Bewusstseinsformen natürlich besser zugänglich sind als in der Nacht, werden wir hier mit aktiven Methoden der Einflussnahme beginnen. Durch solche Übungen wie dem Führen eines Traumtagebuchs können wir jedoch auch unsere nächtlichen Bewusstseinsformen beeinflussen. Die Fortschritte, die wir durch ein achtsames Gewahrwerden von Träumen spüren, werden uns dazu motivieren, auch die weiteren Abfolgen umzusetzen.

Die nächsten Schritte beziehen sich auf ein Training, das uns dahin führt, in den Nachtstunden eine andere Bewusstseinslage zu erreichen, in der wir spüren, dass wir nachts wacher bleiben, obwohl wir schlafen. Dieses luzide Träumen bedeutet, dass wir im Traum wissen, dass wir träumen. Mit ein wenig Training können wir diese Vorgänge intensivieren, so dass wir künftig unsere eigenen Träume zu lenken vermögen.

Um diesen Weg gehen zu können, ist neben der abendlichen und nächtlichen Achtsamkeit natürlich auch Achtsamkeit während des Tages unumgänglich. Diese beinhaltet unter anderem die Vermeidung von Konsum im Sinne von Tätigkeiten und Verhaltensweisen, die unseren Geist eintrüben.

Im Wach/Schlaf-Rhythmus spiegelt sich unsere Welt

Eine der buddhistischen Grundaussagen betrifft den Appell nach Ausgewogenheit, unser Leben auf dem Mittleren Weg. Vieles im Leben, vielleicht sogar alles unterliegt einem ausgewogenen Rhythmus, einem sich stetig nachregulierenden Strom. Eine Störung dieser Harmonie erzeugt die unterschiedlichsten Symptome. Diese als solche zu erkennen ist für viele von uns jedoch keine leichte Angelegenheit, da theoretisch gesehen die möglichen Ursachen zahllos sein können.

Die Ergründung von Schlafstörungen kann die unterschiedlichsten Gründe oder mitverursachenden Faktoren dafür aufdecken: zu viel Stress, ungesunde Ernährung, zu viele Drogen und Gifte, Hormonschwankungen, Abweichungen des Blutdrucks, Einflüsse von Vollmond, Wetterwechsel und Erdstrahlung sowie psychische Probleme, um nur einige zu nennen.

An dieser Stelle wollen wir uns noch kurz einem Bereich zuwenden, der wahrscheinlich für unsere Probleme mitverantwortlich sein kann: Es geht um die Ausgewogenheit zwischen unseren materiellen und unseren spirituellen Belangen. Bei vielen von uns schläft die spirituelle Seite tagsüber in unserem Alltagsleben. Sie findet keinen Ausdruck mehr. In der Nacht aber, wenn die strenge Ratio schläft, geht diese Seite auf Wanderschaft. Das spüren wir dann am Morgen.

Wenn wir unsere Ratio am Tage stark fordern oder auch überbetonen, wird sie nachts eher ruhen und das Feld freigeben für sehr wilde Impulse. Wenn wir tagsüber bestimmte Anteile von uns verdrängen, werden sie garantiert in der Nacht den Weg zu uns finden und für Unruhe sorgen. Ein ausgewogenerer Umgang mit unseren verschiedenen Bedürfnissen und auch unseren verschiedenen Persönlichkeitsanteilen kann also dazu beitragen, den Wach/Schlaf-Rhythmus zu verbessern.

Werner hatte sich in seinen ersten Schilderungen hauptsächlich auf seine nächtlichen Probleme bezogen. Nun versteht er, dass sein gesamter Tagesrhythmus ebenso eine Rolle spielt wie sein gesamter Lebensrhythmus. Werner erkennt, dass ein einfacher Trick hier nicht zum Erfolg führt.

Deshalb beginnt er trotz noch vorhandener Schlafstörungen damit, seinen Tag besser zu strukturieren. Er nimmt sich die Zeit für Morgenübungen, um so harmonischer in den Tag zu kommen. Des Weiteren achtet Werner besser auf die Einhaltung seiner Arbeitspausen, in denen er sich etwas zurückzieht, für sein leibliches Wohl sorgt und dann etwas Ruhe eintreten lässt. Im Verlauf des Tages führt er auch etliche Mikropausen durch.

Mit einem therapeutisch unterstützten Training lernt Werner im weiteren Verlauf, sich besser abzugrenzen, den Arbeitsplatz zu verlassen, ohne die dortigen Probleme mitzunehmen. Er vermindert sein Tempo bei den Einkäufen, nimmt sich etwas Zeit für Spaziergänge und sorgt am Abend für mehr Ruhe, indem er sich zum Beispiel Zeit nimmt für Meditationsübungen. Einige Wochen lang vermeidet er den Konsum von Kaffee, Zigaretten und Alkohol. Jeden Abend geht er zur gleichen Zeit zu Bett und jeden Morgen steht er zur gleichen Zeit auf, auch am Wochenende.

Wenn er nachts wach wird, setzt er sich sofort auf einen dafür bereitgestellten Stuhl. Er vermeidet jedes Nachgrübeln über die Vergangenheit und jedes Spekulieren über die Zukunft. Er sitzt gerade und achtet auf seine Atmung. So findet Werner seinen Schlaf wieder.

Kapitel 14

Unsere psychosomatischen Beschwerden

Wir werden uns nur mit unserem Körper befreien können – niemals ohne ihn

Die Milderung und Auflösung von Problemen bedeutet auch im Falle von psychosomatischen Beschwerden, dass wir uns generell aus dem Klammergriff unserer unheilsamen Geisteszustände befreien. In erster Linie geht es um eine *innere* Befreiung.

Der Ansatz der Buddhistischen Psychotherapie BPT lautet:

Wir befreien uns nicht *von*, sondern *inmitten* unserer psychosomatischen Beschwerden.

Sind Kopfschmerzen eher psychisch oder somatisch, also körperlich? Wenn jemand über Kopfschmerzen klagt und gleichzeitig von emotionalen Belastungen berichtet, spekulieren wir schnell in Richtung psychischer Ursachen. Wenn jemand nach einem Autounfall über die gleichen Kopfschmerzen klagt, spekulieren wir schnell in Richtung somatischer Ursachen. Unsere Vorliebe für Kategorien und möglichst simple Erklärungen führt uns zu Vereinfachungen, mit denen wir der fantastischen Komplexität unseres psychosomatischen Organismus nicht gerecht werden.

Tatjana ist 42 Jahre alt. Sie leidet bereits seit einigen Jahren unter Schmerzempfindungen im Rücken- und Nackenbereich, unter erheblichen Magenproblemen sowie sichtbaren Hautveränderungen. Tatjana hat, als sie in die Therapie kommt, schon eine lange Odyssee von Arztbesuchen hinter sich. Auch nach vielen Testungen konnte bislang kein Facharzt einen Befund erheben. Ihr Hausarzt sagte irgendwann einmal ungeduldig: *Sie haben nichts, gehen Sie mal zum Psychiater.*

Darauf reagierte Tatjana sehr verletzt. Es war ihr unmöglich zu verstehen, dass sie psychisch krank sein sollte. Sie war doch nicht verrückt. Sicherlich fühlte sie sich oft angespannt durch berufliche Stressoren, aber wer empfindet das heute schon anders? Auch in der Familie gebe es keine nennenswerten Probleme. Ihre Kindheit und Jugend seien zwar nicht immer rosig gewesen, doch sei sie aus dieser Lebensphase gestärkt hervorgegangen. Dennoch quälen sie ihre Beschwerden so sehr, dass sie Hilfe annehmen muss.
Da Tatjana eine starke Abneigung gegen Psychopharmaka empfindet, vermeidet sie zwar den Psychiater, kommt aber dennoch in die Psychotherapie.

Was ist eigentlich mit psychosomatischen Beschwerden gemeint?

Gibt es überhaupt rein *psychische* Beschwerden ohne somatische Aspekte? Wäre eine psychische Form von Beschwerden, wie etwa Angst, Trauer oder Ärger, denkbar ohne eine körperliche Begleitsymptomatik? Das ist eigentlich kaum vorstellbar, denn alle unsere Regungen finden in und mit unserem Körper statt. Und gibt es umgekehrt *somatische,* also körperliche Beschwerden ohne psychische Aspekte? Sind Magenschmerzen, Fieber, Knochenbrüche, Diabetes, Rheuma, Krebs oder andere Beschwerden ohne psychische Begleitsymptomatik überhaupt denkbar?

An dieser Stelle könnten wir zu Recht einwenden, dass wir unsere unheilsamen psychischen Reaktionen auf erlebte Probleme, wie zum Beispiel Erkrankungen, durch ein gezieltes Geistestraining deutlich reduzieren können. Doch auch wenn wir diesen Weg tatsächlich umzusetzen lernen, bedeutet das trotzdem noch nicht, dass körperliche und psychische Vorgänge unabhängig voneinander ablaufen, da sich die psychische Verfassung in jedem Falle auswirkt. Wir kennen dies vielleicht meistens in Form eines ungünstigen Zusammenwirkens: Wir spüren körperliche Probleme und unser ungezügelter Verstand dramatisiert die Situation noch zusätzlich. Durch ein gezieltes Geistestraining, wie es zum Beispiel die buddhistischen Lehren und die BPT anbieten, können wir diese unheilsamen Verknüpfungen lösen und auch bei eher körperlichen Problemen mit ruhiger und gelöster Geisteshaltung versuchen, das Richtige zu tun. Dadurch belasten wir unseren Organismus weniger, so dass sich unser Immunsystem stabilisieren und effektiver wirken kann.

In Teil I, der den Grundlagen der BPT gewidmet ist, sind bereits psychosomatische Zusammenhänge beschrieben worden. Sicherlich gibt es aber immer noch viele Behandler, die sich fragen, ob es sich nun um eine „richtige", das heißt körperliche Erkrankung handelt oder doch nur um eine psychische Störung. Diese Sichtweise gilt heute zwar als völlig überholt, aber bei vielen Menschen bestehen hier immer noch große Unsicherheiten.

Psychosomatik auf den Punkt gebracht

Ein sehr zentraler Eckpfeiler der Psychosomatik ist das Verständnis des menschlichen Funktionierens. Alle Bemühungen, Erklärungen für die Zusammenhänge zwischen Psyche und Körper zu finden, lassen sich auf die folgende Aussage reduzieren:

> Psychosomatik beschreibt die Art und Weise, wie *alle* Menschen funktionieren.

Wir alle funktionieren psychosomatisch, denn es gibt keinen Menschen ohne Psyche und es gibt keinen Menschen ohne Soma/Körper. Jede nur erdenkliche Krankheit hat sowohl somatische als auch psychische Anteile. Selbst die Beschwerden nach einem Autounfall oder bei einer Krebserkrankung weisen wichtige psychosomatische Anteile auf. Jede Erkrankung muss psychisch verarbeitet werden. Wie gut das gelingt, ist abhängig von vielen persönlichen und sozialen Faktoren, doch in jedem Falle hat die psychische Verarbeitung allergrößte Auswirkungen auf den Krankheitsverlauf. Die Einflussnahme geschieht auf unterschiedliche Weise. Ein sehr bedeutsamer Weg ist zum Beispiel der Zusammenhang zwischen unserem psychischen Befinden und dessen Auswirkungen auf unser Immunsystem.

Eine exakte Definition psychosomatischer Beschwerden wird natürlich durch solche komplexen Sachverhalte erschwert. Wenn es zutrifft, dass alle Beschwerden psychosomatisch funktionieren, dann ist Psychosomatik schwer definierbar. Wenn die ganze Welt rosa ist, dann ist die Farbe Rosa aufgrund fehlender Alternativen schwer definierbar. Aus demselben Grund lassen sich auch besonders typische Beispiele für psychosomatische Beschwerden nur schwer finden. Alles kann mit psychosomatischen Konzepten beschrieben werden.

Allerdings liegt der Fokus stets auf einem sachgerechten und heilsamen Umgang mit unseren Problemen. Wir vergeuden nicht sehr viel Zeit damit, uns am Anfang erst einmal auf Ursachensuche zu begeben. Leiden erfordert zunächst vor allem Zuwendung und Linderung. Wenn eine Schusswunde versorgt werden muss, dann fragt der Arzt auch nicht als Erstes nach dem Motiv des Schützen, sondern er versorgt zuerst den leidenden Menschen. Für die Ursachensuche bleibt später noch genügend Zeit.

Ist alles psychosomatisch?

Natürlich ist zum Beispiel ein Unfallopfer nicht zwingend aufgrund seiner Psychosomatik auf ärztliche Hilfe angewiesen. Wir werden ein Unfallopfer auch nicht mit detektivischen Fragen nach dem Baujahr des Fahrzeugs belasten, sondern versuchen, die Überlebenschancen zu erhöhen. Für diese Überlebenschancen müssen wir jedoch auch die Psychosomatik verstehen, also die psychischen und somatischen Aspekte, weil wir Menschen nach diesem Prinzip der Psychosomatik funktionieren.

Natürlich trifft dieses Verständnis nicht nur auf besonders dramatische Fälle zu, sondern ebenso auf alle anderen Beschwerden. Auch die verschiedenen orthopädischen, internistischen, chirurgischen, gynäkologischen, urologischen, kardiologischen, neurologischen, pulmologischen, endokrinologischen oder anderen Beschwerden sind abhängig von psychosomatischen Zusammenhängen. Beispielsweise verweisen orthopädische Probleme auf eine Einheit von Schmerzen, Nerven und Psyche. Natürlich sind außerdem noch soziale Faktoren mitentscheidend. Die modernen westlichen Krankheitsmodelle tragen Bezeichnungen, die das ihnen zugrunde liegende bio-psycho-soziale Verständnis widerspiegeln. Mittlerweile haben zumindest die modernen Behandler verstanden, dass bei einer Erkrankung und deren Behandlung immer auch persönliche und soziale Faktoren mitberücksichtigt werden müssen, da diese den Krankheitsverlauf deutlich beeinflussen.

Leiden ist unumgänglich

Wenn wir nun erkannt haben, dass unsere Persönlichkeit, unsere Psyche und damit unsere Geistesverfassung von entscheidender Bedeutung sind, dann ist es eigentlich logisch, dass wir uns näher mit unserer Geistesverfassung beschäftigen.

Die Erste Edle Wahrheit der buddhistischen Lehre erklärt sehr anschaulich, dass wir bestimmte leidvolle Aspekte des Lebens niemals vermeiden können. Auf uns alle warten Alter, Krankheit und Tod. Das ist unumgänglich. Auch wenn wir momentan vielleicht keine nennenswerten Beschwerden spüren, so ist es doch nur eine Frage der Zeit, bis uns wieder einmal eine Krankheit heimsucht oder wir Alterserscheinungen bei uns feststellen. Wir alle sind von dieser existentiellen Grundsituation betroffen, trotzdem fahren wir auch hier damit fort, Kategorien zu bilden und damit für uns und andere Menschen Bewertungen zu schaffen, die nicht selten recht verletzend sein können.

Die „guten" und die „bösen" Krankheiten

Einen schönen Knochenbruch mit einem schönen Gipsverband empfinden viele von uns als eine „gute" Erkrankung. Der Betroffene erntet zumeist Mitgefühl und Zuwendung. Der Bruch wird bald heilen. Wenn aber jemand zum Beispiel davon berichtet, dass er unter starken Schmerzen leide, bei denen die Ärzte davon ausgehen, dass sie psychosomatisch bedingt seien, erntet dieser Mensch oftmals bestenfalls Skepsis, wenn nicht sogar Misstrauen oder andere Formen der Abwertung. Das, was allgemein unter psychosomatischen Erkrankungen verstanden wird, erscheint vielen von uns als eine „böse" oder „schlechte" Krankheit. Dafür lassen sich in vielen Fachdisziplinen der Medizin und Psychologie verschiedene Beispiele finden: Diabetes wird in der Gesellschaft anders empfunden als AIDS, Alkoholismus wird anders empfunden als ein Bandscheibenvorfall.

Viele von uns sind viel zu schnell mit ihren Bewertungen, die oft auf der Basis von Spekulationen über die jeweilige Verantwortung dafür stattfinden. Da wir auch hier wieder auf den Punkt stoßen, und das kann gar nicht oft genug wiederholt werden, dass Psychosomatik die Art und Weise ist, wie jeder Mensch funktioniert, sollten wir alle etwas weniger schnell mit unseren Bewertungen zur Stelle sein. Das sollten wir auch deshalb schon sehr achtsam ergründen, weil es nur eine Frage der Zeit ist, bis wir selbst krank werden. Auch das müssen wir uns immer wieder in Erinnerung rufen: Krankheiten sind unumgänglich. Daraus ergibt sich auch immer wieder der Appell, sich möglichst gut vorzubereiten.

Vorsorge als Lebensstil

Vorsorge bedeutet nicht, sich vorsorglich zu sorgen, sondern die eigene Naivität und einen unrealistischen Idealismus im Hinblick auf eine perfekte Welt aufzugeben, so dass wir klarer erkennen können, wie wichtig und unumgänglich ein adäquater Selbstschutz ist.

Motorradfahrer tragen Helme, Autofahrer gurten sich an, in der Küche tragen viele eine Schürze, beim Hantieren mit heißen Gegenständen verwenden wir Topflappen oder Handschuhe, gegen die Ansteckungsgefahr werden, je nach Situation, Mundschutz, Handschuhe oder Kondome verwendet. Früher haben nicht nur die Tiere, sondern auch die Menschen im Sommer und Herbst Nahrung für den Winter gesammelt.

Die scheinbar zahllosen möglichen Vorsorgemaßnahmen, die hier angesprochen werden, lassen sich unter dem Begriff *Lebensstil* subsumieren. Die Wirkungskraft unserer regelmäßigen Übungen kann sich nur dann entfalten, wenn wir ihnen eine Chance dazu geben. Und das kann nur geschehen, wenn wir einige heilsame Prinzipien beachten. Eine sehr wirkungsvolle Vorsoge beinhaltet zum Beispiel, dass wir uns an die Fünf Regeln für Laien halten, die Buddha formuliert hat und die sich im Laufe der vergangenen 2500 Jahre bewährt haben. Werden solche Regeln gegeben, so werden sie hier immer als Anregung zum Selbstversuch verstanden. Wir sind eingeladen, selbst zu erproben, wie sich die Einhaltung vorgeschlagener Regeln für uns und unser Leben auswirkt. Oftmals neigen wir bekanntlich dazu, neue und ungewohnte Dinge vorschnell abzulehnen. Doch prüfen wir selbst!

Die Übung der Fünf Lebensregeln

1. Kein Lebewesen bewusst töten oder verletzen

Da wohl nur die wenigsten von uns als Soldaten tätig sind, werden viele diesen Punkt vielleicht zu schnell übergehen. Es stecken jedoch viele interessante Aspekte im Detail. Vielleicht finden auch die Nicht-Vegetarier hier eine Herausforderung. Im Sinne des erwähnten Selbstversuchs könnte es sich empfehlen, den vegetarischen Lebensstil doch einmal für eine vorher festgesetzte Zeit zu praktizieren. Welche Auswirkungen wird es haben, die Ernährung so umzustellen? Das könnte durchaus interessant sein.

Darüber hinaus können wir unsere Achtsamkeit fördern, indem wir es auch unterlassen, Tiere in lebenswerte und lebensunwerte Kategorien einzuteilen. Wir unterlassen also das ständige Zerquetschen und Wegstaubsaugen von Insekten. Die buddhistische Weise der Vermeidung von unheilsamern Verhaltensweisen ist immer zweistufig: Wir vermeiden Unheilsames und fördern gleichzeitig das Heilsame. Das bedeutet also den aktiven Schutz von Menschen und Tieren.

2. Nicht stehlen, also Nicht-Gegebenes nicht nehmen

Wahrscheinlich stehlen wohl die wenigsten Menschen in krimineller Absicht, doch die Mitnahme von Büromaterial, die Angaben bei der Steuererklärung, die Versuchung, wenn die Verkäuferin zu viel Wechselgeld herausgibt, das Naschen am Obststand und die vielen Kleinigkeiten, die wir einfach so mitgehen lassen, fallen ebenfalls unter diese Regel. Dazu gehört auch, dass wir eine Zeit lang nichts einfordern, was uns nicht gegeben wird.

3. Achtsamkeit im Umgang mit Sexualität und Partnerschaft

Diese Thematik beinhaltet, wie auch viele andere Detailbereiche, einen ganzen eigenen Kosmos an Themen. Generell sollten wir beachten, dass Buddhisten weniger nach richtigen und falschen Verhaltensweisen fragen oder diese zu bewerten versuchen, sondern stets darauf achten, was das jeweilige Tun mit unserem Geist macht. Das ist immer das übergeordnete Ziel.

Das Bemühen darum, möglichst niemanden zu verletzen, die Gewaltfreiheit steckt ebenfalls in diesem Thema. Wir benötigen einige Übung, um unsere Kommunikation und unser Verhalten friedfertig zu entwickeln.

Weiterhin ist der Umgang mit Leidenschaft und Sexualität für viele von uns eine echte Herausforderung. Hier den Mittleren Weg zu finden, führt oft durch viele leidvolle Kreisläufe.

Für eine Vertiefung dieses spannenden Themas eignet sich das Buch *Befreit – Verbunden; der buddhistische Weg zu einer glücklichen Liebesbeziehung.*

4. Lügen und grobe Worte vermeiden

Wie schon beim Thema Partnerschaft erwähnt, werden auch hier direkt Probleme in unserer Kommunikation in den Mittelpunkt gestellt. Oftmals platzen verbale Pfeile aus uns heraus, die sich emotional lange in uns angestaut haben. Diese menschliche Eigenschaft ist sehr problematisch.

Als Übung zum Umgang damit legen wir immer wieder neue Zeiten fest, in denen wir uns bewusst um eine gewaltfreie und friedfertig-respektvolle Kommunikation bemühen. Dabei ist dringend zu beachten, dass die Lösung dieses Problems *nicht* darin liegt, alle negativen Impulse und Reaktionen einfach zu schlucken. Jeder Akt der Selbstbeherrschung sollte energetisch achtsam behandelt werden und zum Beispiel in Form von Atemübungen und Gehmeditation heilsam kanalisiert werden.

Wenn wir unsere Worte achtsamer zügeln wollen, ist es unumgänglich, den antreibenden Motor, der dahintersteckt, kritisch zu ergründen. Der Motor unserer Worte ist unser Verstand. Die Königsübung zur Abmilderung unseres ungezügelten Verstandes ist natürlich die Meditation.

5. Keine Substanzen konsumieren, die den Geist eintrüben

Auch bei dieser Thematik könnte es hilfreich sein, vorher einen festen Zeitrahmen zu wählen. Da zu den existierenden Giften auch zahlreiche sogenannte Genussgifte zählen, die viele von uns nicht dauerhaft aufgeben mögen, wird hier erst einmal zu einem Selbstversuch angeregt. Mit diesen Giften sind im weitesten Sinne alle Formen des Konsums gemeint, die unseren Geist eintrüben oder auf sonstige Weise manipulieren. Beispiele dafür sind Alkohol, Nikotin, Kaffee, Schwarz-, Weiß- oder Grüntee, Schlaftabletten und Drogen. Zu hohe Dosierungen von Fernsehen, Computer, Shopping oder Sex gehören ebenfalls dazu.

Wahrscheinlich wird die Vermeidung dieser und anderer unterschiedlicher Gifte dem Einzelnen auch unterschiedlich schwerfallen. Wie erwähnt, kann deshalb ein festgesetztes Zeitlimit dabei helfen. Wenn sich beim Lesen schon Widerstände in uns regen, kann das bereits ein Indiz dafür sein, dass wir sehr stark ausgeprägten Gewohnheitsmustern folgen.

Der Edle Achtfache Weg

Neben diesen Fünf Regeln hilft uns natürlich ein weiterer Eckpfeiler der buddhistischen Lehre: die Vierte Edle Wahrheit mit dem Edlen Achtfachen Weg, der uns die acht verschiedenen Lebensbereiche nennt, die wir mit Achtsamkeit durchdringen sollten. Damit gibt uns dieser Pfad wichtige Wegweiser an die Hand, die wir auch als Präventivmaßnahmen annehmen können. Es sind:

1. unsere Sicht
2. unsere Entschlossenheit
3. unser Reden
4. unser Handeln
5. unser Lebensunterhalt
6. unser Bemühen
7. unsere Achtsamkeit
8. unsere Konzentration

Diese acht verschiedenen Aspekte können wir zur Ergründung unseres Lebensstils einmal selbstkritisch beleuchten. Der Zusammenhang zwischen Lebensstil, Bewusstsein und Gesundheit ist mittlerweile gut bekannt und wissenschaftlich bestätigt.

Hinweis: Die Achtzehn Verpflichtungen der Geistesschulung, die Geshe Kelsang Gyatso beschreibt, beinhalten eine detaillierte Anweisung, wie wir unseren Geist klar halten und unsere Übungen sinnvoll verwirklichen.

Nur mit regelmäßigen Übungen zur Vorsorge werden wir einen heilsamen Einfluss auf unseren Lebensstil ausüben können. Unser alter Lebensstil, nur mit ein paar Tricks angereichert, wird uns in den sicher noch folgenden Krisen- und Problemphasen vermutlich keine große Hilfe sein.

Auch für Schadensbegrenzung sorgen

Wenn wir sehr leiden und immer wieder leiden, dann können sich Offenheit und Verschlossenheit manchmal gleichzeitig bemerkbar machen. Leiden führt schnell dazu, dass wir uns zurückziehen und uns verschließen, zumeist in der Hoffnung, dadurch eine Linderung zu erfahren. Der Weg in den Rückzug ist nicht ganz ungefährlich, da er zwar die gewünschte Ruhe bringt, oft aber um den Preis der Isolation.

Im Leiden kann jedoch auch die Offenheit verstärkt werden. Wir selbst wissen nicht weiter, wir benötigen Hilfe. Wenn es noch einigermaßen geht, vermeiden viele von uns die Bitte um Hilfe, doch in der Not können wir diese ineffektive Hürde oft überwinden und finden neben einer Hilfe auch nicht selten einen heilsamen Kontakt.

Wenn wir diesen hilfreichen Rahmen gefunden haben, können wir leichter einen kritischen Blick hinter unsere Kulissen werfen. Wir sollten uns stets das Motto vergegenwärtigen: Wer im Loch sitzt, sollte aufhören zu graben. Oder wie das erste ärztlich-therapeutische Grundprinzip lautet: *Mache es nicht noch schlimmer, als es schon ist!*

Probleme haben es so an sich, dass gar nicht selten weitere hinzukommen, so als würden sie sich selbst fortpflanzen. Wo Tauben sitzen, da landen noch weitere.

Sicherlich gibt es manchmal schlimme Sachzwänge und die äußeren Bedingungen können uns wirklich schwer zu schaffen machen. Das wäre eigentlich schon schlimm genug, trotzdem aber scheint es eine universelle menschliche Eigenschaft zu sein, in solchen Situationen auch selbst, von innen heraus, noch weiteren Druck entstehen zu lassen. Unser Verstand gießt, bildlich gesprochen, oftmals noch Öl ins Feuer. Anstatt uns zu beruhigen, erzeugt unser Verstand nicht selten ganze Grübelkaskaden von unheilvollen Negativgedanken. Hier ist die Übung des Gedanken-Stopps dringend angeraten. Eine stabile Meditationspraxis ist ein gutes und Sicherheit vermittelndes Fundament, das wir in solchen Krisen gut nutzen können.

Die Ergründung psychosomatischer Zusammenhänge

Wenn sich Beschwerden zeigen, dann sucht unser Verstand sofort nach Zusammenhängen in unseren Erfahrungen. Da dieser Vorgang oft schnell und meist unbewusst abläuft, resultieren daraus nicht selten ungünstige Ergebnisse.

Dieser wichtige Vorgang, verstehen zu wollen, was eigentlich mit uns geschehen ist und jetzt passiert, sollte bewusst und achtsam ergründet werden. Dazu ist es eigentlich unumgänglich, einen Fachmann zu konsultieren, zu dem wir Vertrauen haben. Zusätzlich könnten auch Bücher wie dieses dazu beitragen, dass jeder selbst sein eigener Fachmann wird.

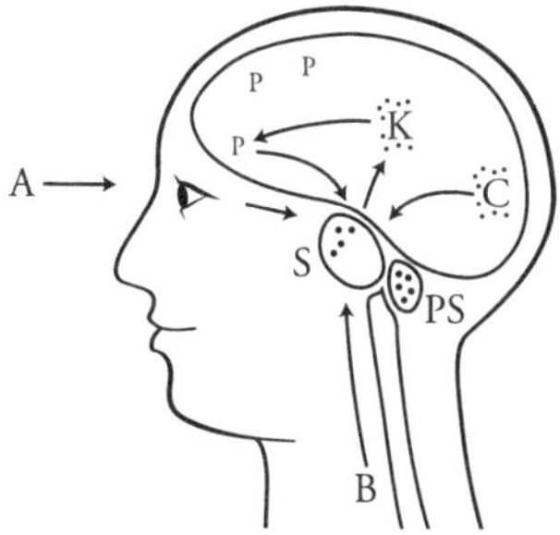

Abb. 49

Einerseits erfahren wir hier von hochkomplexen Zusammenhängen, andererseits lassen sich einige Grundprinzipien sehr klar und übersichtlich darstellen. Die Abbildung 49 verdeutlicht uns einen typischen psychosomatischen Ablauf: Ein körperliches Symptom, wie zum Beispiel Magenprobleme, kommt als Impuls aus dem Körper (B) im vegetative Nervensystem an. Hier aktiviert der eingehende Reiz den Sympathikus (S). Damit entsteht in uns erst einmal Stress, der sich zeigt als: Bluthochdruck, Steigerung des Blutzuckerspiegels und der Blutfettwerte, muskuläre Anspannungen, Freisetzung von Stresshormonen, weitere Verdauungseinschränkungen, Immunschwäche, um nur einige typische Symptome zu nennen.

Der Reiz wird weitergeleitet zu einer körperorientierten Stelle (K) im Hirn, die unseren Bauch steuert. Hier erkennen wir dann: *Aha, es ist der Bauch.*

Nun wird ein Persönlichkeitsanteil (P) im vorderen Hirnareal aktiviert, der vielleicht auch sonst schon als Koordinator für Probleme fungiert hat. Wenn wir oft unter Bachschmerzen leiden, dann wird die Verbindung zu diesem Bereich sehr gestärkt. Dieser Persönlichkeitsanteil vergleicht natürlich das akute Problem mit ähnlichen älteren Erinnerungen (C) und den äußerlichen Bedingungen (A).

Was nun folgen kann, wollen wir uns anhand von zwei Beispielen anschauen.

1. Unser Persönlichkeitsanteil (P) entscheidet, dass wir ein ernstes Problem haben, weil wir zum Beispiel keine Hilfe erhalten, dringend zur Arbeit müssen und keinen wirklich guten Arzt kennen. Daher sendet der Persönlichkeitsanteil (P) einen Stressreiz zum Sympathikus (S) und löst dort weiteren Alarm aus. Auf diese Weise entstehen sehr problematische Kreisläufe.
2. Eine Alternative sehen wir in der folgenden Abbildung 50. Aufgrund günstiger Bedingungen wird hier ein anderer Persönlichkeitsanteil (P) aktiviert, der trotz eines identischen Reizes zu anderen Schlussfolgerungen kommt: Es wird schon gut gehen, wir sind nicht allein, wir können uns Hilfe holen, und heute besteht auch die Möglichkeit, sich etwas mehr zu schonen.

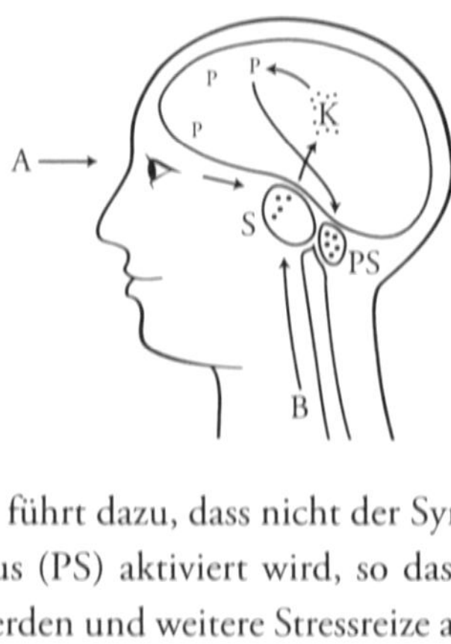

Abb. 50

Dieser Vorgang führt dazu, dass nicht der Sympathikus (S), sondern der Parasympathikus (PS) aktiviert wird, so dass nun die Stressreaktionen eingedämmt werden und weitere Stressreize aus dem Körper mit körpereigenen Beruhigungsmitteln, den sogenannten Endorphinen, abgemildert werden. Vor allem wird durch diesen Vorgang das Immunsystem gestärkt, was zu deutlich besseren Heilungschancen führt.

Dieser Vorgang, wie wir Dinge bewerten, ist für jede Wahrnehmung, jedes Problem, für alle Beschwerden und Symptome relevant. Damit ist es nun recht gut nachvollziehbar, wie wichtig es für uns ist, die Wahl des vermittelnden Persönlichkeitsanteils (P) selbst zu kontrollieren. Das geschieht leider in der Regel unbewusst, so dass eher Persönlichkeitsanteile aktiv werden, die in letzter Zeit häufig bestärkt wurden. Deshalb besteht die große Gefahr, dass es sich dabei oftmals um Anteile handeln wird wie den Kampfhund, den Trauerkloß oder den Angsthasen, die für eine heilsame Lösung nicht wirklich effektiv und geeignet sind.

Praktische Herangehensweisen an psychosomatische Beschwerden

Wenn wir diese Zusammenhänge erkennen, wozu auch die Informationen aus Kapitel 2 über die Abläufe in unserem Gehirn beitragen können, entdecken wir dadurch sicherlich eine ganze Reihe von logischen nächsten Schritten. Das führt oft aber auch zu der naheliegenden Frage, welcher Schritt denn nun als nächster sinnvoll wäre. Dafür ist es wichtig, nicht zu schnell in Aktionismus zu verfallen.

Die Gegenwart akzeptieren

Das Akzeptieren von dem, was jetzt da ist, bedeutet nicht, dass wir im Dreck stecken und denken sollen, das sei gut so. Es bedeutet vielmehr, zusätzlich nicht auch noch Energie mit Hadern, Selbstzweifeln, Selbstblockaden, Selbstdestruktion oder Selbstsabotage zu verschwenden. Die erste Frage lautet also nie: *Wie konnte das nur passieren?*, sondern: *Was ist sinnvollerweise als Nächstes zu tun?*

Neben sehr spezifischen Lösungsansätzen, die wir mit therapeutischer Hilfe entwickeln, können wir eine Übung nutzen, die einen universell heilsamen Charakter aufweist.

Übung: Unser Sympathikus

Sobald wir uns ermattet und müde fühlen, nehmen wir uns einen Augenblick Zeit und prüfen, ob tatsächlich eine Pause sinnvoll oder auch realistisch ist oder nicht.

Als eine Art Selbstexperiment erproben wir nun folgende Vorgehensweise: Wir visualisieren unseren Sympathikus und stellen uns dabei Nervenbündelungen vor, die anfangs noch etwas dunkel aussehen. Dann stellen wir uns vor, wie dort immer mehr Lichtimpulse und Energie entstehen. Wir aktivieren unseren Sympathikus-Motor.

Als Pendant zum ersten Teil dieser Übung gibt es einen zweiten Teil als leicht abgewandelte Variante.

Übung: Unser Parasympathikus

Sobald wir uns gestresst und überspannt fühlen, nehmen wir uns einen Augenblick Zeit und prüfen, ob tatsächlich eine Pause sinnvoll oder auch realistisch ist oder nicht.
Als eine Art Selbstexperiment erproben wir nun folgende Vorgehensweise: Wir visualisieren unseren Sympathikus und stellen uns dabei Nervenbündelungen vor, die anfangs hell aufleuchten und in denen viel Energie steckt. Dann stellen wir uns vor, wie wir dort immer mehr Lichtimpulse und Energie abfließen lassen. Diese Energie können wir unserem Paraympathuikus zukommen lassen.
Wir spüren die aufkommende Ruhe.

Ein weiterer wichtiger Punkt bezieht sich darauf, dass wir vermeiden, uns mit dem momentanen Zustand zu identifizieren. Wir *sind* zum Beispiel keine Schmerzpatienten, sondern Menschen, die unter Schmerzen leiden.

Die Gegenwart richtig zu akzeptieren bedeutet auch, die richtige Sichtweise davon zu erlangen, was jetzt und generell passiert. Damit ist gemeint, dass wir erkennen, dass alles in uns und um uns herum in einem stetigen Wandel begriffen ist. Wenn wir leiden, dann entsteht schnell der Eindruck, dass diese Erfahrung zu einem Teil von uns wird, den wir nicht mehr loswerden. Wenn wir uns intensiv damit identifizieren, könnte diese Gefahr auch tatsächlich bestehen. Demnach benötigen wir die korrekte Weltsicht. Dieser Anspruch wirkt vielleicht etwas größenwahnsinnig, eigentlich ist damit aber nur das eben erwähnte Wissen um den stetigen Wandel gemeint. Das führt vielleicht manchmal zu Verlustängsten, da wir an nichts festhalten können, doch in Krisenzeiten kann es durchaus erleichternd sein zu erkennen, dass auch die Probleme nicht aus einem mysteriösen Stoff gewebt sind, der ewig hält. Alles besteht aus kleineren Bausteinen, die einem dynamischen wandelbaren Prozess unterliegen.

Die täglich wiederholten Übungen in Krisenzeiten nutzen

Sicherlich spüren wir jeden Tag die heilsame Wirkung unserer regelmäßigen Übungen, die auch der Vorsorge dienen sollen, doch unsere Vorsorgemaßnahmen zahlen sich natürlich vor allem in Krisenzeiten deutlich aus. Ein besonderer Moment wird eintreten, wenn wir wieder mit einer altgewohnten Stresssituation konfrontiert werden, dann aber einen spürbar veränderten Impuls in uns erleben. Durch unsere regelmäßigen täglichen Übungen werden sich der Parasympathikus tief in unseren unteren Hirnregionen und auch andere, höher gelegene Hirnstrukturen im Frontalhirn stärker ausbilden. Diese Vorgänge laufen natürlich zuerst einmal unbemerkt von uns ab. Allerdings spüren wir diese Veränderung dann sehr deutlich in den besagten Stresssituationen: Plötzlich bemerken wir eine vorher nicht gekannte Ruhe. Diese Veränderung stellen wir manchmal sofort, manchmal erst etwas später fest und wundern uns dann vielleicht: *Was ist denn da passiert? Ich habe mich ja gar nicht aufgeregt. Komisch, früher hätte ich ganz anders, nämlich sehr stark reagiert.*

Dieses Aha-Erlebnis hat viele sehr bedeutsame Konsequenzen: Wir spüren konkrete Veränderungen. Unsere Umwelt nimmt das ebenfalls wahr. Daraus entstehen völlig neue Interaktionen und dadurch sehr heilsame neue Chancen. Zusätzlich finden wir dadurch auch eine untrügliche Bestätigung, dass wir endlich auf dem richtigen Weg sind. Danach muss uns niemand mehr lange Erklärungen geben über Sinn und Zweck von Übungen und Lehren. Dann können wir unseren guten Glauben, der uns anfangs durch die regelmäßigen Übungen getragen hat, transformieren in Gewissheit.

Unheilsame vermeintliche Hilfen meiden

Hier ist wieder einmal der Appell gemeint, alte Gewohnheitsmuster aufzulockern und zum Beispiel den Konsum von Giften zu vermeiden. Das kann allerdings nur dann funktionieren, wenn wir die entstehenden Lücken mit heilsamen neuen Aktivitäten, Gedanken oder Maßnahmen anfüllen können. Solange das nicht in guten und ruhigen Zeiten möglich ist, stehen wir in Krisen vor einem doppelten Problem: dem ursprünglichem Problem und unseren unheilsamen Reaktionen darauf. Einschränkend sollten wir daher einkalkulieren, dass es bis zur Festigung von heilsameren Alternativen immer noch besser ist, sich mit Giften zu betäuben, als aus dem Fenster zu springen.

Viele Menschen berichten davon, dass die Veränderungen bei ihnen Schritt für Schritt ablaufen. Mit jeder zusätzlichen Stärkung von heilsamen Alternativen für unser gewohnheitsmäßiges Verhalten gewinnen und erobern wir Terrain zurück und drängen damit die Flut unserer giftigen Konsumangewohnheiten zurück. Das geht dann so lange, bis eine „magische" Grenze überschritten wird und wir nun über mehr heilsame als unheilsame Angewohnheiten verfügen. Danach entwickeln sich die erwünschten Veränderungen dann schneller. Im Hinblick auf die künftige Entwicklung müssen wir jedoch stets einrechnen, dass diese eine aufwärtsführende Wellenbewegung ist und keine aufwärtsführende Gerade. Das heißt, es wird auch künftig immer wieder schlechte Tage mit kleineren und größeren Rückfallen geben. Menschen werden nun einmal rückfällig, das ist normal. Es ist zwar nicht gut, aber normal. Es passiert. Je offener wir es kommunizieren, desto spannungsfreier lassen sich Rückfälle bearbeiten. Je tabuisierter Rückfälle behandelt werden, desto langwieriger und schwerwiegender fallen sie aus.

Den Körper als unseren Freund sehen

Psychosomatische Beschwerden beginnen meist mit vergleichsweise schwachen Signalen, wie leichten Stressempfindungen, einem leichten Anstieg des Blutdrucks, leichten Magenverstimmungen und Verdauungsproblemen, ersten leichten Schlafstörungen und einer vermehrten emotionalen Labilität, um nur einige Symptome zu nennen. Diese ersten leichten Symptome werden von uns nur allzu gern übersehen. Während unser noch ungezügelter Verstand hier meist keine Hilfen bietet und sogar das Problem noch durch Leistungsgedanken verstärkt, die uns antreiben sollen, wirkt unser Körper wie unser Freund, der sich immer wieder besorgt bei uns meldet. Die körperlichen Einwände gegen unseren Lebensstil werden mit der Zeit dann immer lauter. Oft kommt es gewissermaßen zum regelrechten Streit zwischen Verstand und Körper. Dann nehmen wir sehr negative Gedanken über unseren versagenden, instabilen, dummen Körper wahr, auf den kein Verlass ist. Diese Fehlentwicklung können wir eingrenzen und heilsam umlenken.

Durch ein sich immer mehr vertiefendes Wissen über unseren Organismus können wir das funktionierende Wunder unseres Körpers entsprechend mehr würdigen. Vielleicht nehmen wir dann eine heilsamere Grundhaltung unserem Körper gegenüber ein. Je mehr wir wissen und erkennen, desto schwerer sollte uns seine fortgesetzte Schädigung fallen. Jede bewusste oder unachtsame Vergiftung, jeder Raubbau kann nun in unser Bewusstsein geholt werden. Empfindungen wie Respekt, Ehrfurcht, Staunen und besonders auch Dankbarkeit uns selbst und unserem Körper gegenüber können sich über diesen Weg entwickeln.

Übung: Danke!

Bevor wir mit einer Handlung beginnen, können wir uns angewöhnen, uns kurz zu bedanken.

- Vor jedem Essen: *Danke, lieber Bauch, dass du meine Speisen aufnimmst.*
- Vor jedem Aufstehen: *Danke, lieber Rücken, dass du mir hilfst.*
- Vor jedem Gehen: *Danke, liebe Beine, dass ihr mich tragt.*
- Vor jeder Aufgabe: *Danke, lieber Kopf, dass du mir hilfst.*

Auch in diesem Zusammenhang sei wieder die Übung des *Rumpfdrehens* in Erinnerung gerufen, die uns zeigen konnte, wie Gedanken und Körper messbar aufeinander reagieren. Mit der Danke-Übung können wir körperliche Abläufe tatsächlich verändern. Es entstehen weniger Stresssymptome und der Parasympathikus kann mit Unterstützung des Immunsystems heilsam ausgleichend wirken.

Tatjana ist anfangs sehr erleichtert, als sie erfährt, dass Psychosomatik eigentlich nur die Art und Weise beschreibt, wie alle Menschen funktionieren. Dennoch bleibt ihre Antipathie gegen diesen Begriff bestehen. Anderen Menschen gegenüber erklärt Tatjana, dass sie unter einer systemischen Erkrankung leide, manchmal benutzt sie dafür auch den Begriff Neurosomatik.

Als eine sehr wesentliche Information empfindet Tatjana die Erklärung des Zusammenhangs zwischen ihrem vegetativen Nervensystem und ihrem Immunsystem. Hierin findet Tatjana einen für sie gut nachvollziehbaren Ansatzpunkt, um aktiv werden zu können und ihre Hilflosigkeit abzuschütteln. Da sie nun eine Perspektive erkennt, entwickelt Tatjana bald die Fähigkeit, mit immer wieder auftretenden psychosomatischen Symptomen besser umzugehen. Sie kann schon bald die eigenständige Produktion von zusätzlichen Problemen und Spannungen vermeiden. In der Meditation kann Tatjana ihre Beobachterrolle stabilisieren. So kann sie im Laufe der Zeit Spielräume entwickeln, die zwischen ihr und ihren Beschwerden einen immer größeren Platz einnehmen.

Kapitel 15

Unsere Essstörungen

Der Körper ist unser Lehrmeister
und er ist unser Tempel

Die Milderung und Auflösung von solchen Problemen wie Essstörungen bedeutet, dass wir uns generell aus dem Klammergriff unserer unheilsamen Geisteszustände befreien. Wir werden immer wieder feststellen, dass eine Befreiung nicht zwingend bedeutet, etwas unwiederbringlich zu eliminieren, sondern dass es in erster Linie um eine *innere* Befreiung geht.

Der Ansatz der Buddhistischen Psychotherapie BPT lautet:

Wir befreien uns nicht *von*, sondern *inmitten* unserer Essstörungen.

Wahrscheinlich könnte dieser Appell etwas irritierend wirken, da es sich bei den einzelnen Essstörungen sicherlich um Probleme handelt, *von* denen wir uns vollständig befreien wollen. Da Essstörungen, ähnlich wie Süchte, jedoch tief in uns verankert und eingewachsen sind, scheint eine schnelle und vollständige Loslösung wenig realistisch zu sein. Daher müssen wir einen Standpunkt beziehen, von dem aus wir uns dieser Thematik konstruktiv und effektiv annähern können.

Die große Bedeutung unserer Nahrung

Nahrung gehört zu den Grundbedürfnissen des Menschen. Die freie Verfügbarkeit von Nahrung war in vielen Epochen unserer Kulturgeschichte keine Selbstverständlichkeit und in vielen Ländern der Erde ist sie es leider auch heute noch nicht. Nur noch sehr wenige von uns können sich vorstellen, wie es sich anfühlt, nicht genügend Essen zur Verfügung zu haben.

Essen beruhigt

Eine vergleichbare Hilflosigkeit erleben vielleicht nur noch kleine Kinder, in deren Schreien nach Nahrung sich oftmals die tiefgründige Verzweiflung des Hungers erahnen lässt.

Allerdings beinhaltet diese Situation auch einen gewissen Spielraum für Missverständnisse, denn unser Bedürfnis nach Kontakt und unser Bedürfnis nach Nahrung können sich nur allzu oft sehr ähnlich anfühlen. So manches Kleinkind wird auch heute noch mit Nahrung beruhigt, obwohl sein Schreien vielleicht eher das Bedürfnis nach Kontakt bedeutet. Auf diese Weise haben vermutlich viele von uns eine Konditionierung erfahren, welche die Verbindung zwischen Beruhigung und Essen gefestigt hat. Auch heute wird wahrscheinlich das Bedürfnis nach Kontakt noch oft mit Nahrungsaufnahme kompensiert. Essen beruhigt.

Essen verändert Körper und Geist

In vielen spirituellen Traditionen wird die Askese, also der völlige oder zumindest teilweise Verzicht auf Nahrung, kurz- oder auch längerfristig für die spirituelle Praxis genutzt. Die Kontrolle der Nahrungszufuhr bedeutet unsere Kontrolle über unseren Körper. Auf diese Weise können wir die Form und das Funktionieren unseres Körpers grundlegend beeinflussen. Jede Form von Nahrung übt eine eigene Wirkung auf den Körper aus. In der altindischen Tradition des Ayurveda wurden Nahrungsmittel und Gewürze schon immer als Medizin genutzt.

In unserer Kultur kennen wir den Ausspruch: *Du bist, was du isst.* Diese fünf Wörter können gar nicht genug Beachtung finden. Neben der Tatsache, dass sich unsere eigene Kultur auch in der Esskultur widerspiegelt, müssen wir zudem verstehen, dass wir uns anders ernähren als zum Beispiel unser Auto. Viele Menschen denken wahrscheinlich, dass wir unseren Magen so ähnlich füllen müssen, wie wir unser Auto betanken. Vermutlich sind viele von uns bei der Öl- und Benzinversorgung ihres Autos sogar noch wesentlich achtsamer als bei der Auswahl ihrer eigenen Nahrungsmittel. Hier müssen wir uns unbedingt klar darüber werden, dass unsere Nahrung nicht nur in Energie umgesetzt wird, sondern dass wir uns auf eine wesentlich fundamentalere Art und Weise damit wandeln: Alle uns zugeführten Nährstoffe finden Zugang zu sämtlichen unserer Körperzellen. In nur wenigen Monaten geben wir gewissermaßen alle Atome unseres Körpers auf und nehmen durch die Nahrung die neuen Bausteine in uns auf, aus denen wir dann bestehen.

Als eine Art Gegenmodell existiert sicherlich auch die Variante, den eigenen Nahrungsbedarf weniger aus spirituellen denn aus ökologischen Gründen so weit wie möglich zu reduzieren. Wenn wir uns die Schattenseiten der Nahrungsmittelindustrie vergegenwärtigen, so erkennen wir die katastrophalen Folgen der Massentierhaltung, der Futtermittelindustrie, der Vernichtung von Nahrungsmitteln aus Gründen der Preisstabilisierung, der unheilsamen Verschmelzung zwischen Chemie- und Nahrungsmittelindustrie mit der systematischen Vergiftung unseres Essens zum Beispiel mit Farbstoffen, Konservierungsstoffen und Weichmachern, um nur einige zu nennen. Auch das Thema der genmanipulierten Nahrungsmittel ist ziemlich besorgniserregend. Wenn wir diese Aspekte tiefer ergründen, dann können wir Menschen besser verstehen, welche die Lust am Essen verlieren.

Die Kostbarkeit unseres Körpers

Auch Buddha begann seine spirituellen Erfahrungen mit der Askese, bis er erkannte, dass uns die übermäßige Missachtung oder gar Misshandlung unseres Körpers nicht in die Befreiung führen kann. Schon fast dem Tode nahe, erfuhr er die Weisheit des Mittleren Weges, die in allen Lebensbereichen und nicht zuletzt auch im Hinblick auf die Behandlung unseres Körpers ihre Berechtigung hat. Demnach bezieht sich eine der zentralen buddhistischen Lehren auf den unendlich hohen Wert unserer kostbaren menschlichen Geburt. Während viele andere fühlende Wesen wie die Tiere um ihr Überleben kämpfen, haben wir das unschätzbare Geschenk eines menschlichen Körpers erhalten.

In einigen Kapiteln dieses Buches finden wir eine genauere Beschreibung des Zusammenhangs zwischen geistigen und körperlichen Prozessen. Damit haben wir eine gute Chance, zu verstehen, wie wichtig eine körperliche Zuwendung für geistige Prozesse sein kann; natürlich wirken sich geistige Prozesse auch entsprechend auf unsere körperliche Ebene aus. Wenn wir diese untrennbare Einheit aus Körper und Geist erkennen und erfahren, spüren wir intensiv die Notwendigkeit, uns um beide Aspekte unseres Lebens, den körperlichen ebenso wie den geistigen, zu kümmern.

Ohne Nahrung oder mit einer zu geringen Nahrungszufuhr werden wir zu kraftlos für unsere Lebensbewältigung. Mit einer übermäßigen

Nahrungszufuhr werden wir zu träge für unsere Lebensbewältigung. Unser Körper ist die Basis unseres Handelns. Der erste Schritt für unser Mitgefühl gilt unserem eigenen Körper. Da Buddhisten eine untrennbare Verbundenheit aller Wesen miteinander und mit der uns umgebenden Natur voraussetzen, ist es auf dieser Basis für sie keineswegs egoistisch, wenn sie sagen, der wichtigste Mensch, der unser Mitgefühl am dringendsten benötigt, seien wir selbst. Wenn wir diese elementaren Grundregeln und damit uns selbst missachten, betreten wir einen Weg, der uns direkt in den Kreislauf des Leidens zurückführt.

In Anlehnung an die buddhistische Maxime der Ersten Edlen Wahrheit, wonach wir *alle* vom Leiden betroffen sind, können wir dies auch auf die Essensthematik sowie auf die Essstörungen übertragen und uns fragen:

- Wer von uns hat noch nie unter stressbedingter Appetitlosigkeit gelitten?
- Wem ist noch nie etwas auf den Magen geschlagen?
- Wer hat sich noch nie mit Essen belohnt?
- Wer hat sich und anderen noch nie mit einem besonders feinen Essen eine Freude machen wollen?

Natürlich treffen wir hier auf ein breites Kontinuum zwischen Normalität, Grundbedürfnissen, Kulturleistungen, verfeinerter Esskultur bis hin zur Maßlosigkeit.

Essstörungen als unheilsame Entwicklungstrends

Interessanterweise finden wir eine bezeichnende Parallele zwischen einer sich verändernden Esskultur und einer sich ebenso verändernden Sexualkultur. In Kapitel 19 werden wir noch näher darauf eingehen, wie eine immer grenzenloser werdende Sexualkultur zu einer immer häufiger vorkommenden Vermeidung von Sexualität innerhalb von Partnerschaften führen kann. Ebenso finden wir Zusammenhänge zwischen dem Boom an Kochsendungen und den immer häufiger auftretenden problematischen eigenen Essgewohnheiten.

Hier werden vor allem für heranwachsende Menschen wichtige Halt gebende und strukturierende Erfahrungen zerstört. Das gemeinsame Kochen, der verbindende Kontakt zu den bodenständigen Notwendigkeiten, das gemeinsame Essen mit der Möglichkeit zum Erfahrungsaustausch, alles dies entfällt nur allzu oft. In unserer Werbekultur machen zwar Topmodels Werbung für Fast-Food-Ketten, doch in der brutalen Realität von Arztpraxen finden wir Kinder mit Altersdiabetes und zahlreichen anderen Stoffwechselerkrankungen, wie zum Beispiel *Adipositas,* also Fettleibigkeit.

Fatima ist 23 Jahre jung. Sie ist etwa 1,65 Meter groß und wiegt etwa 41 Kilo. Sie kommt an einem schönen Wintertag in die Therapie, dick eingemummelt. Als sie eintritt, wirkt sie noch wie eine junge, fröhliche Frau. Als sie dann aber ihre dicke Thermojacke auszieht, kommen darunter noch weitere dicke Jacken und Pullover zum Vorschein. Fatima erklärt, dass sie sehr schnell unter ihren Kälteempfindungen leide. Da es aber im Praxisraum recht warm ist, entledigt sie sich weiterer Jacken und Pullover. Mit jeder weiteren Hülle, die sie abstreift, wird die Stimmung im Raum trauriger.

Die Fantasie des Therapeuten malt sich in der Vorstellung aus, dass Fatima sich so lange weiterer Jacken entledigen wird, bis von ihr selbst gar nichts mehr übrig bleibt. Diese Fantasie wird anfangs allerdings noch nicht mit Fatima kommuniziert.

Erschreckenderweise antwortet Fatima auf die Frage, was sie in die Therapie führe, mit dem Wunsch, sich nicht immer so dick zu fühlen. Alle ihre Freundinnen seien superschlank. Sobald ein Mädchen ein paar Rundungen zeige, werde sie sofort als dick, hässlich und als „Loser“ beschimpft. Für Fatima ist ihr schlanker Körper das oberste Ziel.

Der Wertewandel bei jungen Mädchen und Frauen scheint sich in den Wünschen von Fatima genau widerzuspiegeln. Der weibliche Körper soll seinen „Besitzerinnen“ nicht mehr als Tempel dienen, sondern einer perfekten Schablone einer kranken Kultur angepasst sein. An dieser unheilsamen Dynamik nehmen in den letzten Jahren auch immer mehr junge Männer teil, die ebenfalls damit beginnen, ihren Körper hungern zu lassen. Der Fachbegriff dafür lautet *Anorexie.*

Susanne ist 42 Jahre alt. Sie ist 1,73 Meter und wiegt 65 Kilo. Ihr Gewicht im Verhältnis zu ihrer Größe hat Susanne absolut unter Kontrolle. Sie berichtet davon, ihren Body Mass Index von 22,413 genau zu kennen und konstant zu halten. Dafür halte sie sich sehr oft mit dem Essen zurück. Allerdings falle ihr das sehr schwer. Häufig reguliere sie ihr Gewicht mit langen Joggingläufen. Susanne schildert, dass dieser Sport in der Natur für sie überhaupt nichts mit Genuss zu tun habe, es handele sich nur um Gewichtskontrolle. Ihre übergroße Angst vor Körperfülle schildert Susanne sehr drastisch: *Bevor ich so fett werde wie meine Mutter, sterbe ich lieber.*
Der häufige Verzicht auf eine regelmäßige ausgewogene Ernährung und der damit verbundene Lustgewinn führt in Situationen, wenn sie zum Beispiel ein gutes Essen im Restaurant genießt, zu einer leicht übermäßigen Nahrungsaufnahme. Hier erlebt sie sofort große Angstgefühle. Susanne steckt sich dann auf der Toilette den Finger in den Hals. Relativ lange Zeit über hat sie das als einen idealen Kompromiss erlebt: gutes reichhaltiges Essen ohne Hüftspeck als Konsequenz. Wenn sie aber in den Nachbartoiletten ähnliche Geräusche hörte, hatte sie die Intuition, dass hier etwas sehr Verrücktes passiert. Zudem bemerkte Susanne diesen Zwang immer stärker bei sich.

Susanne leidet unter *Bulimie,* einer Erkrankung, die anders als die Anorexie oder die Fettsucht kaum sichtbar wird. Während die beiden anderen Formen offensichtlich werden und sich nicht verheimlichen lassen, können bulimische Menschen oft über einen sehr langen Zeitraum hinweg unbemerkt leiden. Da dieses Leiden wie jede Essstörung sehr schambesetzt ist, verhalten sich die leidenden Menschen häufig wie Süchtige, die in einer Parallelwelt ihren Ritualen nachgehen und mit extrem großen Schamgefühlen und Trennungsempfindungen leben. Ebendiese Problematik heizt die innere Spannung oft noch an und führt wiederum zum hilflosen Ausagieren der Störung. Ein Teufelskreislauf.

Elisabeth ist 57 Jahre alt. Sie ist 1,68 Meter und wiegt 115 Kilo. Sie schildert etliche Belastungen und Sorgen, mit denen sie täglich zu leben habe. Ihr Leben bestehe in erster Linie aus Arbeit, Haushalt und ihren zwei erwachsenen Kindern. Sie selbst gönne sich eigentlich gar nichts. Auf die Frage, was ihr denn Freude bereite und woher sie ihre Kraft nehme, fällt Elisabeth lange nichts ein. Dann gesteht sie allerdings etwas verlegen, dass ihr das Naschen eine Herzenslust sei.

Elisabeth benötigt einige Zeit, um so viel Vertrauen aufzubauen, dass sie auch andere, noch problematischere Essgewohnheiten schildern kann: Insbesondere nach einem stressigen Arbeitstag erlebe sie häufig intensive Heißhungerattacken. Wenn dann zusätzlich noch Beziehungsstress oder andere Probleme auftauchen, habe sie oft das Gefühl, neben sich zu treten und sich selbst dabei zuzuschauen, wie sie die Kühlschranktür öffne, um alle dort vorrätigen Nahrungsmittel gierig in sich hineinzuschlingen. In solchen Situationen könne sie sich nicht mehr stoppen. Erst dann, wenn das Spannungsgefühl im Magen zu groß werde, komme sie wieder zu sich, so als erwache sie wie aus einer Trance. Sie spüre dann diese ekelerregende Übelkeit. Manchmal müsse sie sich dann übergeben, aber oftmals lege sie sich auch einfach so ins Bett.

Wir finden hier sehr unterschiedliche Formen von Essstörungen mit einem jeweils sehr individuellen Hintergrund und einer sehr spezifischen Leidensgeschichte. In der Anorexie spüren wir *Nichts geht mehr,* in der Bulimie erleben wir ein *Rein und Raus* und bei den Essanfällen stopfen wir *alles rein.*

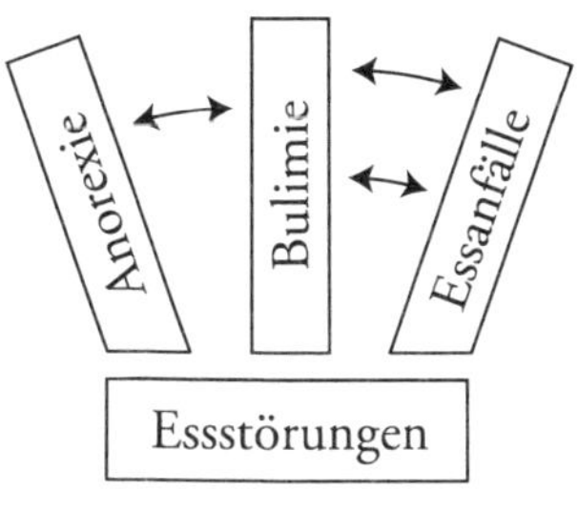

Abb. 51

Jede dieser Ausdrucksformen besitzt eine ganz eigene Dynamik und Problematik. In den nächsten Schritten versuchen wir ein paar Gemeinsamkeiten und vor allem auch einige praktische Lösungsansätze zu finden. Die Abbildung 51 zeigt uns diese drei Varianten als Ausprägungen eines Leidens, das wir mit dem Oberbegriff „Essstörungen" bezeichnen.

Wir haben schon weiter oben erfahren, wie facettenreich die vielfältigen Aspekte unserer Ernährung sind. Diese Erörterungen dienten unter anderem auch der Einsicht, dass wir von dieser Problematik alle mehr oder weniger betroffen sind.

Bei Essstörungen auf Nervenautobahnen unterwegs

Essstörungen haben in der Regel eine lange Entstehungsgeschichte; sie entwickeln sich, weiten sich aus und verfestigen sich langsam. Ebendiese Dinge spielen sich parallel zum äußeren Verhalten auch in unserem Nervensystem ab; die schon des Öfteren erwähnten Nervenautobahnen entwickeln sich, weiten sich aus und verfestigen sich langsam. Das Endresultat zeigt uns die folgende Abbildung.

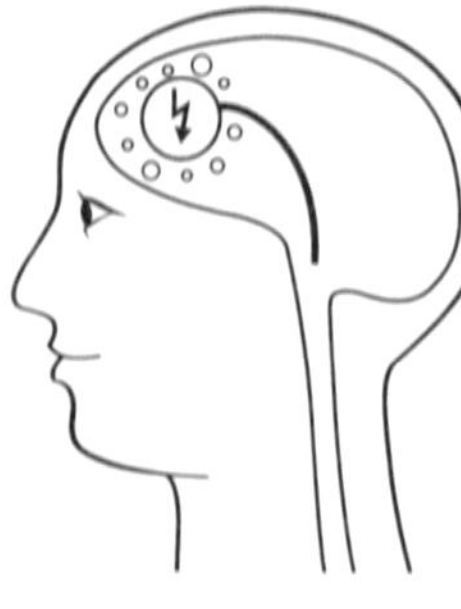

Abb. 52

Anorexie

Wenn wir unter Anorexie leiden, dann leiden wir gleichzeitig unter einer Nervenautobahn, die uns bei jeder Anspannung, bei jedem Konflikt und bei vielen anderen Gelegenheiten immer wieder zielsicher in das Verhaltensmuster der Anorexie führt. Wir haben keine Wahl, wir folgen einem Muster: *Ich muss mich verschließen, ich will nichts in mich hineinlassen, alles ekelt mich an, ich brauche Kontrolle, am liebsten würde ich verschwinden.*

Bulimie

Wenn wir unter Bulimie leiden, folgen wir ebenso nur noch einem bestimmten Verhaltensmuster: Anfangs har Nahrung in unserem Bauch Angstgefühle und Spannungsempfindungen erzeugt und das Erbrechen ein Gefühl der Spannungsmilderung und Kontrolle produziert. Da sich Erfolgserlebnisse tief in uns einbrennen, wiederholt sich dieser Vorgang natürlich. Im weiteren Verlauf wird dann jede Form von Spannung und unangenehmen Gefühlen durch Erbrechen gemildert. So bildet sich die entsprechende Nervenautobahn.

Esssucht

Wenn wir unter Esssucht leiden, dann werden wir die Erfahrung, die wir uneingeschränkt alle in unserem Leben kennengelernt haben, nämlich *Essen beruhigt,* in einer besonders ausgeprägten Weise in den Mittelpunkt stellen. Während wir vielleicht anfangs verschiedene Wege der Spannungsmilderung nutzen konnten, hat sich dieser Spielraum im Laufe der Zeit mit jeder Wiederholung der Essanfälle immer mehr eingeengt, bis sich die bekannte Nervenautobahn festigte und sich jede andere Alternative für uns verschloss.

Wie wir sehen, sind auch auf der tieferen biologischen Ebene durchaus Gemeinsamkeiten zwischen den unterschiedlichen Essstörungen festzustellen.

Erste Schritte, um von unserer Nervenautobahn abzufahren

Wie bereits in Kapitel 2 beschrieben, finden wir in dem Konzept der Nervenautobahnen die neurologische Entsprechung der Zweiten Edlen Wahrheit von den Ursachen unseres Leidens: Verblendung, Anhaftung und Widerstand. Mit den Nervenautobahnen, die unsere Essstörungen festigen, erfahren wir ein hohes Maß an Verblendung. Unsere Wahrnehmung von uns selbst, von unserem Körper, unserer Ernährung und die Ideen darüber, was wir wirklich benötigen, sind vollkommen *verblendet.* Wir *haften* an unseren Gewohnheiten und eindimensionalen Reaktionen und reagieren äußerst *widerständig* und gereizt, wenn uns jemand auf dieses Verhalten hin anspricht. Auch wenn wir selbst unser Verhalten hinterfragen, verspüren wir große Spannungen in uns.

Wenn wir die Dynamik der Nervenautobahnen ergründen, erscheinen uns die notwendigen therapeutischen Schritte sehr logisch. Auch in Bezug auf diese Thematik müssen wir uns Abfahrten von unserer Autobahn schaffen.

Der erste Schritt ist getan: Wir *erkennen* die Vorgänge. Was natürlich folgen muss, ist, die Zusammenhänge und Handlungsalternativen besser kennenzulernen. Allerdings können wir erst dann Handlungsalternativen konzipieren, wenn wir möglichst deutliche Zielvorstellungen entwickeln können. Gewissermaßen benötigen wir eine Idee eines anderen Umgangs damit, einer anderen Verhaltensweise und damit einer anderen Persönlichkeitsblase im Gehirn.

Übung: Gegenwart und Zukunft

Ist-Zustand	Zielvorstellung
1.	1.
2.	2.
3.	3.

In diese Tabelle notieren wir links, was wir momentan an unheilsamen Essgewohnheiten praktizieren, und rechts fügen wir unsere Wünsche nach Veränderung ein.

Welchen Nutzen hat eine Körperkontrolle?

Wenn auch der individuelle Hintergrund für die verschiedenen Essstörungen sehr unterschiedlich sein mag, so lassen sich doch einige Gemeinsamkeiten entdecken: Die Art des Ungangs mit dem eigenen Körper scheint missbräuchlich zu sein und die beiden Begriffe *Kontrolle* und *Kontrollverlust* scheinen eine große Bedeutung zu besitzen. Bei der Anorexie und der Bulimie versuchen wir unseren Körper extrem zu kontrollieren, während wir bei der Esssucht immer häufiger die Kontrolle verlieren. Allerdings kommt es auch bei den beiden erstgenannten Formen immer häufiger zu Kontrollverlusten und ebenso kann auch bei der Esssucht eine gewisse

Kontrolle entdeckt werden. Wenn wir uns zum Beispiel auf einer verbalen Ebene sehr schlecht abgrenzen können, dann kann eine starke Gewichtszunahme als eine Form von Kontrolle angesehen werden. Auf diese Weise fressen wir uns eine Schutzhülle an.

Welchen Nutzen haben Körpersignale?

Um in die Anorexie hineinzugehen oder den Körper durch Esssucht auszudehnen, müssen wir alle vorhandenen Körpersignale ignorieren. Auf diese Weise verlieren wir immer mehr den guten Kontakt zu unserem Körper. Nur allzu oft wird er dann fast schon wie eine fremde Person angesehen und womöglich sogar abgewertet oder gehasst.

Doch wir alle verfügen über einen äußerst geduldigen Körper. Auch wenn wir ihn über Jahre missachtet oder misshandelt haben, versucht er doch immer wieder, Kontakt zu uns aufzunehmen und uns wichtige Botschaften zu senden. Niemand anders, den wir so schlecht behandeln, würde das für uns tun.

Einschätzung und Wertschätzung unseres Körpers

Die buddhistischen Prinzipien von Mitgefühl und Gewaltlosigkeit sowie die Praxis zur Auflösung unserer Anhaftungen, Widerstände und Verblendungen beziehen sich nicht nur auf abstrakte hohe Prinzipien, sondern beginnen bei uns selbst und hier ganz besonders bei unserem Körper. Wenn wir mit den buddhistischen Übungen anfangen wollen und vielleicht unsicher sind, wo wir ansetzen sollen, können wir zum Beispiel in der Lehrrede über die Grundlagen der Achtsamkeit von Buddha selbst erfahren, welch eine große Bedeutung unser Körper für das Achtsamkeitstraining hat. Die Achtsamkeit – und damit der Schlüssel für unsere Befreiung – beginnt in unserem Körper.

Die eigene Einschätzung unseres Körpers empfinden wir selbst in der Regel als weitgehend realitätsbezogen. Zwar erkennen wir, dass unser Blick in den Spiegel, je nach Laune, immer wieder zu anderen Ergebnissen kommt, meinen aber trotzdem, dass wir uns selbst gut und richtig einschätzen können. Wenn andere uns zum Beispiel darauf ansprechen, dass wir sehr abgemagert aussehen, denken wir vielleicht sogar, sie seien verblendet.

Übung: Anorexie und Selbsteinschätzung

Für diese Übung nutzen wir einen etwa ein Meter langen Bindfaden. Zuerst stellen wir irgendeine Flasche auf den Tisch vor uns. Nun schätzen wir den Umfang dieser Flasche und halten den Bindfaden vor uns in einer geschätzten Länge, die unserer Meinung nach dem Umfang der Flasche entspricht. Das können wir testen, indem wir den von uns entsprechend gekürzten Bindfaden um die Flasche legen. So erkennen wir, wie genau unsere Einschätzung war.

In einem zweiten Schritt schätzen wir nun den Umfang unseres Bizeps ein und verfahren wieder auf die gleiche Weise wie bei der Flasche mit dem Bindfaden. Natürlich können wir diese Selbsteinschätzung auch bei unseren Oberschenkeln oder unserem Bauch durchführen und mittels Bindfaden kontrollieren.

Vor allem Menschen mit starkem Untergewicht neigen zu einer deutlichen Überschätzung ihrer eigenen Körpermaße, sie halten sich sogar oftmals für viel zu dick. Der Bindfadentest lässt uns jedoch eigenständig erkennen, wie sicher wir uns selbst noch einschätzen können.

Spätestens wenn die Körperwaage dreistellige Zahlen liefert, wäre es an der Zeit, die eigenen Vorstellungen zu objektivieren. Das könnte zum Beispiel bedeuten, dass wir in das Dunkel unseres unheilsamen Konsums etwas Licht hineinbringen.

Übung: Bestandsaufnahme bei Essanfällen

Für die Dauer einer Woche werden wir ganz objektiv und ohne Bewertung unseren gesamten Nahrungskonsum notieren und auflisten.

Vielleicht können wir selbst eine entsprechende Einschätzung dieser Listen durchführen, ansonsten nutzen wir die Hilfe einer Fachfrau.

Dieser erste Schritt dient der Ist-Analyse und kann für eine notwendige Ernährungsumstellung sehr wichtige Anhaltspunkte bieten. Teilweise helfen schon kleine Veränderungen, um mittel- und langfristig große Veränderungen zu erreichen.

Der schwierigere Teil des Trainings besteht in der Aneignung von Fähigkeiten zur Impulskontrolle und zum Bedürfnisaufschub. Diese Vorgänge werden in den verschiedenen Kapiteln immer wieder durch Zeichnungen dargestellt, die Abläufe schildern, bei denen wir zum Beispiel unsere Nervenautobahnen eingrenzen und alternative neue Wege schaffen können.

Wichtiger Hinweis: Die Einbeziehung eines Facharztes erscheint unumgänglich, wenn wir zum Beispiel starkes Übergewicht haben und unsere Gewohnheiten ändern wollen.

Wieder positiven Kontakt zu unserem Körper bekommen

Wenn wir unsere Essstörungen überwinden wollen, müssen wir uns mit unserem Körper wieder anfreunden. Da wir uns auch mit unliebsamen Menschen nicht sehr schnell anfreunden mögen, benötigen wir für die Kontaktaufnahme mit unserem Körper entsprechend viel Zeit und Geduld. Der zentrale Aspekt dabei ist die Notwendigkeit, wieder positive Erfahrungen mit unserem Körper zu machen.

Der therapeutische Weg bei Essstörungen führt erfahrungsgemäß über mindestens drei verschiedene Ebenen:

1. Achtsame und vorsichtige sportliche Aktivitäten in ärztlicher Begleitung sind notwendig.
2. Erfahrungen von Gemeinschaft, Verbundenheit und Zuwendung sind zu vermitteln. Hier eignen sich besonders auch Erfahrungsbezüge zur Natur.
3. Ein sehr zentraler therapeutischer Schritt ist das Training einer Entspannungsmethode und insbesondere der Meditation.

Wir wollen uns nun den dritten Punkt etwas genauer anschauen: Essstörungen sind, wie wir vielleicht mithilfe der Ausführungen erahnen können, multidimensionale Erscheinungen. Dementsprechend bieten sich dafür auch viele Ansatzpunkte an.

Mit dem meditativen Zugang und einer spirituellen Technik erreichen wir erfahrungsgemäß gleich viele verschiedene Ebenen. Mit dieser Herangehensweise versuchen wir die körperliche Spannung zu mildern und zu harmonisieren, Erfahrungen von Gemeinschaft und Verbundenheit zu vermitteln und gleichzeitig eine Selbsthilfemaßnahme zu trainieren. Da Essstörungen sehr häufig mit der Unfähigkeit einhergehen, Körperspannungen auf eine heilsame Weise zu kompensieren, müssen Techniken vermittelt werden, wie wir unseren Körper und Geist auf eine heilsame Art und Weise beruhigen können.

Durch die spirituelle Praxis der Meditation erhalten wir über einen sehr konkreten persönlichen Zugang die Möglichkeit, uns selbst auf eine harmonische Art zu stabilisieren, zu umsorgen und zu nähren. In der Meditation können wir auch auf eine für die Gesundheit förderliche Art und Weise mit Kontrolle experimentieren. Wir erlernen Schritt für Schritt, Grenzen zu setzen und Grenzen zu lockern, uns zu fokussieren und den Blick zu öffnen.

Diese jahrtausendealte Methode scheint uns mit einer Kraft zu verbinden, die starke Selbstheilungskräfte in uns freisetzt. Die wissenschaftlichen Belege dafür sind heute nicht mehr zu ignorieren.

Der spirituelle Aspekt von Nahrung

Wenn unser Essverhalten sich sehr weit vom Mittleren Weg entfernt hat, benötigen wir eine Aktivierung unseres Anfängergeistes im Hinblick auf unsere Ernährung. Einfach ausgedrückt, müssen wir das Essen wieder neu erlernen.

Übung: Auf dem Bauernhof

Wir erkundigen uns nach dem nächstgelegenen Hofladen und statten ihm einen Besuch ab. Vielleicht sehen wir dort die Tiere, die uns nähren. Außerdem können wir direkt Gemüse aus der Region und duftende Kräuter erwerben. Der Fokus liegt ganz auf unseren sinnlichen Eindrücken: welche Farben, welche Formen, was für ein Geruch, wie fühlt es sich an, wie schmeckt es?

Nach dieser Art von Nahrungssuche werden wir das zubereitete Essen garantiert vollkommen anders genießen können als sonst.

Eine bewährte alte Methode für den Umgang mit inneren Störungen haben wir bereits kennengelernt: die Dämonenfütterung. Diese können wir recht gut bei unserem Hunger-Dämon anwenden, der die Essstörungen hervorruft. Für die Behandlungstechnik der Dämonenfütterung wird hier die Anorexie als Beispiel verwendet, doch natürlich können wir diese Technik ebenso gut auch bei Esssucht und Bulimie einsetzen.

Unser Hunger-Dämon:

Die Fünf-Schritte-Methode der Dämonenfütterung

Wir benötigen eine zweite Sitzgelegenheit direkt vor uns. Darauf visualisieren wir unseren Hunger-Dämon. Dieser Platz soll so gewählt werden, dass er gleich mit geschlossenen Augen einzunehmen ist.

1. Schritt: Den Dämon finden

In diesem ersten Schritt der Kontaktaufnahme rufen wir unseren Hunger-Dämon. Wir kommunizieren in einem inneren Dialog mit ihm, etwa nach dem Muster: „Ich habe Hunger und möchte nach Herzenslust essen. Na? Was sagst du dazu?“

Unsere Aufmerksamkeit lenken wir jetzt auch auf unseren Körper. Wo ist der Hunger-Dämon im Körper spürbar? Im Magen? Im Hals? Oder im Kopf?

2. Schritt: Den Dämon personifizieren

In diesem zweiten Schritt lassen wir den Dämon einmal konkreter Gestalt annehmen. Wir visualisieren, wie sich unser Hunger-Dämon auf dem Platz vor uns niederlässt. Wir nehmen uns etwas Zeit und betrachten unseren Quälgeist einmal genauer: Wie groß ist er? Was sind seine Attribute: Geschlecht, Ausdruck, Ausstrahlung?

In einem folgenden Schritt gehen wir nach einem festgelegten Muster vor und stellen drei konkrete Fragen:

*1. Was **verlangst** du von mir?*
*2. Was **brauchst** du wirklich von mir?*
*3. Wie **fühlst** du dich, wenn du bekommst, was du brauchst?*

Nachdem wir diese drei Fragen gestellt haben, wechseln wir sofort den Platz. Ohne die Augen zu öffnen, setzen wir uns auf den Sitz gegenüber und nehmen den Platz unseres Hunger-Dämons ein. Die Augen bleiben weiter geschlossen.

3. Schritt: Selbst der Dämon werden

Wir lassen uns nun ein wenig auf einen unliebsamen Anteil von uns selbst ein, indem wir in die Haut unseres Hunger-Dämons schlüpfen. Wenn wir den Platz wechseln, nehmen wir die Position des Dämons ein. Wir verankern diesen Vorgang, indem wir genauer nachspüren, wie es sich anfühlt, dieser Dämon zu sein. Wie ist das Körpergefühl des Dämons?

Jetzt haben wir einerseits die interessante Möglichkeit, in die Rolle des eigenen Dämons zu schlüpfen, und andererseits die Chance, uns selbst einmal von außen zu betrachten, denn uns als Dämon sitzt in der Vorstellung unser „normales Ich" gegenüber.

Als Dämon sind wir nun dazu angehalten, auf die drei zuvor gestellten Fragen laut und deutlich zu antworten. Also antworten wir als unser eigener Hunger-Dämon:

1. *Was ich von dir* ***verlange,*** *ist …*
2. *Was ich von dir* ***brauche,*** *ist …*
3. *Wenn ich bekomme, was ich* ***brauche, fühle*** *ich …*

Erfahrungsgemäß entstehen immer recht hilfreiche Ideen aus diesen Antworten. Hier ein paar Beispiele für Antworten von Hunger-Dämonen:

1. *Was ich von dir* ***verlange,*** *ist, dass du nichts mehr isst, nichts mehr benötigst, völlig unabhängig bist.*
2. *Was ich von dir* ***brauche,*** *ist das Gefühl von Unabhängigkeit und Kontrolle.*
3. *Wenn ich bekomme, was ich* ***brauche, fühle*** *ich mich beruhigt und sicher.*

Das gesamte Prozedere läuft natürlich auf diesen dritten Punkt hinaus, denn hier werden nun sehr wichtige und meist vernachlässigte Bedürfnisse und Emotionen geäußert. Die Dämonen zeigen hier alle sozusagen ihre „menschliche" Seite.

4. Schritt: Den Dämon füttern und den Verbündeten kennenlernen

Nachdem sich unser Dämon äußern durfte und die ihm zuvor gestellten drei Fragen laut und deutlich beantwortet hat, setzen wir uns auf unseren ursprünglichen Platz zurück. Bei diesem Schritt ist es sehr wichtig, den Dämon nicht mit sich zu zunehmen, sondern auf seinem Platz zu belassen. Hilfreich für diese Trennung ist meist die Frage nach dem eigenen Körpergefühl.

Wie wirkt jetzt der Dämon gegenüber? Manchmal hat sich der Dämon schon ein wenig verändert oder ist dabei, sich zu verändern.

Nun erfolgt die Fütterung und Nährung unseres Hunger-Dämons nach dem Motto: Verwandle deinen ganzen Körper in das Gefühl, das dein Dämon braucht. In unserem Beispiel äußerte der Dämon, dass er *Beruhigung* und *Sicherheit* brauche.

Nachdem wir nun diese Methode kennengelernt haben, erscheint es ratsam, bei möglichst jeder inneren Anspannung, die normalerweise die Anorexie verstärkt, oder wenn wir kein Hungergefühl entwickeln können, sofort mit einer „Fütterung" darauf zu reagieren.

Übung: Unseren Hunger-Dämon füttern

Wenn sich das bekannte Spannungsgefühl wieder in uns meldet oder wir keinen Zugang zu unserem Hunger finden, nehmen wir uns nun etwas Zeit und lassen ein Gefühl von *Beruhigung* und *Sicherheit* in uns entstehen. Wir nehmen nach wie vor die Problematik wahr, erzeugen jedoch parallel dazu *Beruhigung* und *Sicherheit*. Das Gefühl von *Beruhigung* und *Sicherheit* kann immer stärker werden. Oft hilft auch die Vorstellung, dass diese Kraft von oben in uns einströmt. Wenn wir eine gute Portion *Beruhigung* und *Sicherheit* angesammelt haben, visualisieren wir, wie wir *Beruhigung* und *Sicherheit* auf unseren Hunger-Dämon übertragen und ihn damit füttern. Der Dämon wird von uns so lange gefüttert, bis er völlig satt ist. Falls es ein unersättlicher Dämon sein sollte, können wir uns nach einiger Zeit vorstellen, dass der Dämon nun satt sei.

Nach der Fütterung wird auf die Veränderung des Dämons geachtet. In bislang allen Fällen erfolgten spürbare positive Veränderungen, zumeist in der Form, dass nun ein völlig anderes Wesen übrig bleibt. Es hat also eine Transformation des Dämons und, damit verbunden, eine Transformation innerer Kräfte hin zu heilsamen Veränderungen stattgefunden.

Im Falle von tief verwurzelten Essstörungen benötigt dieser Vorgang wahrscheinlich zahlreiche Wiederholungen. Sollte sich unser Hunger-Dämon in Zukunft wieder melden oder spüren wir wieder keinen Appetit, dann lassen wir *Beruhigung* und *Sicherheit* in uns entstehen und füttern ihn. Auf diese Weise kann sich der Dämon nach und nach in ein hilfreiches Wesen verwandeln und wird zu unserem *Verbündeten.*

5. Schritt: Im natürlichen Gewahrsein ruhen

Abschließend verweilen wir noch ein wenig in einem Zustand der Ruhe und Klarheit.

Fatima benötigt viel Zeit, um ein ausreichendes Vertrauen zu entwickeln. In ihrem Blick ist immer wieder die Frage zu lesen, wie sie wohl wahrgenommen wird. Wie sie sich selbst wahrnimmt, erkennt sie zum Beispiel durch den Bindfadentest. Fatima kennt bereits den spirituellen Werdegang von Buddha, da sie den Spielfilm *Little Buddha* mit Keanu Reeves schon öfter gesehen hat. Hier wird sie nochmals auf die Szene aufmerksam gemacht, in der Buddha sich fast zu Tode hungerte, doch noch rechtzeitig die tiefe Weisheit des Mittleren Weges erkannte.

Fatima kommt aus einer muslimischen Familie. Da sie die Buddhistische Psychotherapie BPT aber eher als eine hilfreiche Behandlungsform denn als eine Religion ansieht, findet sie einen guten Zugang zur Meditation. Diese kann sie unter Anleitung immer besser nutzen, um druckerzeugende Gedanken weiterziehen zu lassen. Des Weiteren profitiert sie deutlich von Meditationsformen, in denen sowohl der Kontakt zum Boden verstärkt als auch der Kontakt zu den spirituellen Ebenen hergestellt wird.

Fatima lernt sehr unterschiedliche Menschen in der Gruppe kennen, ebenso neue Übungen und vor allem völlig neue Körpererfahrungen. Diese unterschiedlichen Aspekte reifen langsam heran, so dass Fatima nach und nach neue Handlungswege für sich erkennt und so den Eindruck gewinnt, dass sich ihre alten Automatismen mit der Zeit verändern.

Susanne und Elisabeth lernen sich in der Gruppe kennen. Dazu stoßen noch ein paar weitere Frauen, die sich ihnen sehr verbunden fühlen. So entsteht eine Kleingruppe, in der sich sehr schnell ein hohes Maß an Vertrautheit und gegenseitiger Unterstützung

bilden kann. Hier können die Frauen einen offenen Austausch über sehr persönliche und intime Themen erfahren, den sie bislang im Freundeskreis und mit ihren Partnern nicht in dieser Form umsetzen konnten oder wollten. Susanne und auch Elisabeth berichteten oft über die große, von Druck entlastende Wirkung dieser Kleingruppe, die sie schon bald Ihre persönliche Selbsthilfegruppe nannten.
Ein sehr verbindendes und konstruktives Element dieser Kleingruppe waren die anfangs noch angeleiteten Meditationen und im weiteren Verlauf dann die selbst organisierten Meditationsabende der Kleingruppe.
Die buddhistischen Lehren des Mitgefühls für sich selbst und alle anderen, das Erkennen unserer Verbundenheit, die Prinzipien der Friedfertigkeit konnten so durch meditative Übungen verinnerlicht werden. Eine Variante des Mitgefühls, nämlich das *Scharfe Schwert des Mitgefühls,* also der Appell, in adäquater Form auch ein klares und deutliches Nein zu formulieren, wurde besonders intensiv ergründet, trainiert und immer wieder hinterfragt.

Aus der Praxis gesprochen

Erfahrungsgemäß liefert das umfassende und ganzheitliche Konzept der Buddhistischen Psychotherapie BPT eine Möglichkeit, sich mit den buddhistischen Lehren und Inhalten des Geistestrainings zu identifizieren. Zwar wird dieser Vorgang kritisch transparent gehalten, doch während einer Übergangsphase unterstützt. Diese Identifikation scheint einen Halt gebenden äußeren Rahmen zu liefern, der innerlich manchmal noch fehlt und auch von vielen anderen Therapieformen nicht in derselben tiefgründigen Weise angeboten werden kann. Die Kombination aus spirituellen, psychotherapeutischen und wissenschaftlichen Angeboten, aus Theorie und Praxis, aus alltagstauglichen Übungen und übergeordneten spirituellen Herangehensweisen wirkt sich bei vielen Menschen äußerst Halt gebend und konstruktiv aus. Diese Dynamik führt zu einer spürbaren und sichtbaren Stabilisierung sowie auch zu einer recht klaren Motivation für die Therapie und die Zuversicht, die den therapeutischen Prozess außerordentlich mobilisiert.

Kapitel 16

Unsere spirituellen Krisen, unser spiritueller Burnout

Der Weg in die Befreiung
ist immer der Mittlere Weg

Auch die Milderung und Auflösung von spirituellen Krisen und Problemen wie dem spirituellen Burnout bedeutet, dass wir uns generell aus dem Klammergriff unserer unheilsamen Geisteszustände befreien. In erster Linie geht es dabei immer um eine *innere* Befreiung.

Der Ansatz der Buddhistischen Psychotherapie BPT lautet:

Wir befreien uns nicht *von*, sondern *inmitten* unseres materiellen und spirituellen Lebens.

Wahrscheinlich wird der Begriff Spiritualität für viele von uns mit einer ganzen Reihe von diffusen Assoziationen behaftet sein. Wir leben in einer Gesellschaft, in der die Kirche vom Staat getrennt existiert. Diese in unserer Kultur umgesetzte Trennung war hart erkämpft und könnte auch tiefgehender interpretiert werden als Trennung zwischen unseren internen spirituellen und unseren äußeren materiellen Bedürfnissen. Bei vielen von uns hat diese Entwicklung bedauerlicherweise zu einer zunehmend einseitigen Position geführt. Während die materiellen Bedürfnisse sehr gut zu konkretisieren sind, bleiben spirituelle Bedürfnisse oftmals nebulös oder ganz auf der Strecke. Diese Polarisierung zwischen unseren materiellen und unseren spirituellen Bedürfnissen wird zunehmend problematischer für uns als fühlende Wesen, da wir durch die absolute Priorität des Materiellen spirituell immer mehr darben.

Wir sehen uns hier inmitten eines großen Spannungsfeldes, in dem es immer schwieriger wird, nicht nur dem materiellen, sondern auch dem spirituellen Bereich gerecht zu werden und diese beiden Kräfte auch in uns zu integrieren.

Beide, die materielle und die spirituelle Welt, benötigen unsere Zuwendung. Die spirituelle Welt, für die hier der Buddhismus steht, und die materielle Welt mit ihren notwendigen Belangen sind mindestens ebenbürtig in ihrer Bedeutung für uns Menschen. Bei der angestrebten Synthese dieser beiden Bereiche soll allerdings keinerlei Vermischung von Gesellschaft mit einer bestimmten Religion stattfinden, also auch nicht mit dem Buddhismus. Die spirituellen Aspekte, die wir hier durch die buddhistischen Lehren ergründen, basieren auf den ursprünglich unreligiösen Wurzeln des Buddhismus. Zur Erinnerung: Buddha wollte das menschliche Leiden lindern und auflösen, eine Suche nach Gott oder nach den Göttern seiner Kultur wurde von ihm gar nicht angestrebt. Ursprünglich bedeutet Buddhismus eigentlich das Erwachen aus und damit die Befreiung von den eigenen Verblendungen, Begierden und Widerständen.

Man könnte also sagen, dass Buddhisten ganz unreligiös primär ihr eigenes Leiden und das aller anderen fühlenden Wesen lindern und möglichst auflösen wollen. Der menschliche Impuls und der für das Überleben notwendige Zwang, zuerst mit Tauschhandel und dann im weiteren Verlauf in Form von Geschäften für materielle Absicherung zu sorgen, folgten ursprünglich einmal ähnlichen Zielen: Wir wollten unser Leiden vermindern und unser Überleben sichern.

Johanna ist 52 Jahre alt. Sie lebt seit etwa 30 Jahren in Deutschland. Dennoch bleiben die ersten 20 Jahre ihres Lebens, die sie in Südafrika in sehr armen Verhältnissen in einem Township aufwuchs, prägend in ihrer Erinnerung. Johanna erinnert sich noch gut daran, welchen Eindruck die vielen überfüllten Regale im Supermarkt und im Kaufhaus auf sie machten. Mittlerweile weiß sie sehr gut, wie naiv sie damals war, als sie glaubte, dass materieller Überfluss und Glück zusammengehören. Als sie aber als junge Frau die ersten Eindrücke sammelte, war es ihr ausgemachtes Ziel, an diesem Reichtum teilzuhaben. Nichts erschien ihr wichtiger als ihre Arbeit, das Geld, das sie damit verdiente, und der Erwerb von Statussymbolen. Johanna war so überaus ehrgeizig, dass es ihr durch die beruflichen Erfolge auch möglich wurde, sich mit allen erdenklichen

Gütern einzudecken. Heute besitzt sie eine eigene Wohnung, ein Auto, sie verfügt über zahlreiche Haushaltsgeräte, eine sehr große Garderobe, wunderbaren Schmuck, ungezählte Paar Schuhe und etliche teure Gegenstände, deren Zweck manchmal nicht leicht ersichtlich ist. Johanna hat es geschafft. Johanna ist unglücklich.

Wir brauchen materielle und spirituelle Nahrung

Unsere materiellen Defizite sind meist offensichtlicher als unsere spirituellen. Einen alten, löchrigen Mantel, durch den der Wind pfeift, und einen abgezehrten Körper kann jeder, der hinschauen mag, sofort erkennen. Allerdings können wir ebenso unter spirituellen Mangelerscheinungen leiden. Das ist für andere weniger schnell offensichtlich und oftmals merken wir es auch selbst nicht direkt. Unser Defizit an Spiritualität kann sehr unterschiedliche Auswirkungen und Ausprägungen aufweisen. Einige sind vielleicht recht subtil und nicht so leicht als solche erkennbar, denn schließlich können unsere innere Unruhe, die Rastlosigkeit, die Empfindungen von Entfremdung und Isolation, die verschiedenen Ängste, unsere Melancholie und Trauer viele unterschiedliche Ursachen haben.

Andere Probleme, die sich aus einem Mangel an Spiritualität entwickeln, sind wesentlich auffälliger und vielleicht sogar bedrohlich für die gesamte Menschheit. Wer hier nach Beispielen sucht, der schalte einfach die Nachrichten ein oder betrachte einmal unsere Verhaltensweisen in beruflichen Situationen, im Straßenverkehr, den Umgang mit alten Menschen oder auch sogenannten Randgruppen.

Dahinter eine fehlende oder mangelhafte spirituelle Haltung zu erkennen, liegt eigentlich auf der Hand, ist aber für viele Menschen dennoch nicht ersichtlich. Sicherlich sind komplexe Vorgänge oftmals nicht eindeutig und zudem recht schwer einzuordnen. Hinzu kommt, dass Menschen mit großen spirituellen Defiziten diesen Mangel in den sie umgebenden Bereichen gar nicht erkennen können. Vielleicht werden zwar irgendwelche Missstände gewittert, doch nicht richtig gedeutet, sondern spirituell fernen Bereichen zugeordnet. Die Suche nach Ursachen findet hier im Außen statt, während die spirituelle Suche immer eine innere ist.

Das eigene spirituelle Vakuum ermöglicht allerdings gerade solche Verhaltensweisen, die fatalerweise in unserer Kultur zu vielen materiellen Erfolgen führen können und damit einen desolaten Zustand weiter untermauern. Viele Grausamkeiten, die sich materiell gut ausschöpfen lassen, beruhen darauf, dass die Verursacher spirituell blind und taub sind.

Was ist mit spiritueller Nahrung gemeint?

Die materielle Nahrung ist unumgänglich für unsere physische Existenz. Durch eine fehlerhafte Dosierung oder falsche Wahl kann sie aber durchaus auch unheilsame Wirkungen haben. Ebenso kann die nichtstoffliche Nahrung, die wir in Form von zwischenmenschlicher Zuwendung, von Ideen, Inspirationen, Gefühlen oder Gedanken erhalten, sowohl heilsame als auch unheilsame Wirkungen hervorbringen.

Wenn wir noch am Anfang unserer spirituellen Entwicklung stehen, dann mag so manche spirituelle Nahrung für uns noch nicht „verdaulich" sein. So können zum Beispiel schwere Kritikpunkte, die wir zu hören bekommen, nicht als spirituelle Nahrung verarbeitet werden und sich als Überforderung eher destruktiv auswirken. Mit ein wenig Übung und zunehmender Sicherheit im Umgang mit äußeren Einflüssen können wir jedoch nach und nach immer mehr innere Impulse und äußere Herausforderungen als spirituelle Nahrung ansehen. Wir verfangen uns immer weniger in den Netzen der Anhaftungen und Widerstände und finden neue Wege im Umgang mit Herausforderungen.

Wenn wir hier also den Mangel an spiritueller Nahrung beklagen, dann können wir einerseits vermerken, dass wir äußerlich vielleicht an zu vielen materiellen Belangen haften oder ihnen Widerstände entgegensetzen. Andererseits kann der Mangel an spiritueller Nahrung auch daran liegen, dass wir die entsprechenden Angebote an einer solchen Nahrung gar nicht erkennen oder sie dann, wenn sie in klar definierter Form von den religiösen und spirituellen Traditionen angeboten werden, nicht annehmen wollen. Vielleicht könnte sich durch diese Hinweise wieder ein spiritueller Kanal in uns öffnen, so dass wir entweder in unseren alltäglichen Belangen das Spirituelle entdecken oder durch klassische spirituelle Übungen, wie sie uns die buddhistischen Lehren anbieten, einen Zugang finden.

Unsere spirituelle Suche

Für unser Wohlbefinden und vielleicht sogar für unser Überleben ist eine harmonische Integration des materiellen und des spirituellen Bereichs dringend erforderlich. Leider begehen wir oft den Fehler und suchen die Lösung an der falschen Stelle. So versuchen wir häufig, unsere spirituellen Defizite im materiellen Bereich auszugleichen. Viele von uns werden, wenn sie sich gestresst, gelangweilt, einsam oder unter Spannung fühlen, eher den Weg im Äußeren suchen und zum Beispiel den Konsum von Genussmitteln wählen oder andere Shopping-Alternativen ausprobieren.

Sich auf sich selbst zu besinnen und die Lösung oder Milderung der aktuellen Probleme in sich selbst zu ergründen scheint erst einmal nicht so naheliegend zu sein. Dabei befinden sich auch die vielen Menschen, die tagtäglich die Boutiquen und Kaufhäuser durchstöbern, auf einer wichtigen Suche, nur irren sie sich fatal bei der Wahl ihrer Suchstrategie. Was sie suchen, werden sie in keinem Kaufhaus, in keiner Boutique finden. Der Einkauf hat meistens zwar einen recht unterhaltsamen Effekt, doch der Besitz selbst ist dann oft nur noch wenig interessant. Ziemlich schnell kehrt auch der Spannungszustand wieder zurück. Die Lücke konnte nicht oder eben nur recht kurz gefüllt werden – und die Suche beginnt erneut.

Diese Situation erinnert ein wenig an den Betrunkenen, der nachts unter der hellen Laterne nach seinem verlorenen Hausschlüssel sucht. Ein vorbeikommender Passant fragt ihn, was er denn suche, worauf der Betrunkene erklärt, dass er seinen Schlüssel verloren habe. Auf die Frage, ob er ihn denn auch tatsächlich direkt unter der Laterne verloren habe, antwortet der Betrunkene: „Nein, ich habe ihn dort hinten im Dunkeln verloren, aber dort sehe ich ja nichts."

Ähnlich wie dieser verwirrte Geist, so suchen auch wir selbst oftmals in den hell erleuchteten Glitzerpalästen der Konsumwelt nach unserem „Schlüssel". Dort begegnen sich viele Suchende, doch in der Regel wissen sie nicht, was sie wirklich suchen. Vielleicht sind die besonders Kaufwütigen unter uns ebenjene, die ein besonders tiefgehendes spirituelles Bedürfnis haben und eine spürbare Lücke in sich zu füllen suchen.

Genau dieser Spannungsbogen zwischen unseren materiellen und unseren spirituellen Bedürfnissen soll nun etwas genauer beleuchtet werden.

Auf der Suche nach dem Schlüssel zu unseren materiellen *und* unseren spirituellen Bedürfnissen tragen wir unsere Laterne jedoch auch in die dunklen Ecken.

Wie beginnen wir unsere spirituelle Reise?

Eine Möglichkeit, warum wir uns eine solche Frage überhaupt stellen, besteht darin, dass wir bereits spüren, dass wir Probleme haben oder immer wieder aufs Neue welche bekommen. Eventuell laufen die Dinge momentan aber auch ganz gut und die Thematik der Spiritualität wirkt einfach verlockend. Sie wirft jedoch auch ein paar Fragen auf: Womit können wir unsere spirituelle Reise beginnen? Was ist unser Gepäck? Sollten wir schon gleich zu Beginn etwas aussortieren? Müssen wir uns von bestimmten Dingen bereits vor Beginn unserer Reise trennen?

Hier spüren wir vielleicht schon unseren Tatendrang. In unserem bisherigen Leben haben wir wahrscheinlich oft die Erfahrung gemacht, dass wir durch Fleiß und Anstrengung etwas erreichen konnten oder durch einen Mangel an diesen Eigenschaften unsere Ziele nicht erreicht haben. Für unseren spirituellen Weg bedarf es jedoch eines deutlichen Wertewandels.

Für den ersten Schritt benötigen wir eine *Entschleunigung.* Wir nehmen uns etwas Zeit für uns, stellen den Fernseher, das Radio, den Computer, das Telefon, das Smartphone oder Handy aus, legen Bücher und Zeitschriften zur Seite. Wenn wir so nur auf uns gestellt einige Augenblicke verweilen, was passiert dann? Wird es schnell langweilig? Denken wir, das sei Zeitverschwendung? Werden wir nervös? Regen sich plötzlich vielleicht bestimmte Themen in uns? Oder spüren wir körperliche Beschwerden? Was entsteht, wenn die Ablenkungen wegfallen?

Vielleicht sind schmerzliche Probleme anfangs gar nicht so verkehrt. Wir kennen wohl alle unsere Neigung, auftretende Probleme am liebsten erst einmal zur Seite zu schieben. Wir wollen Schmerzen und Unannehmlichkeiten vermeiden. Dieser Impuls ist in uns und allen fühlenden Wesen tief angelegt. Wenn die Probleme nun aber größer werden, dann lassen sie sich nicht mehr so leicht übergehen. Sie ziehen unsere Aufmerksamkeit auf sich, und das ist ein recht wichtiger und bedeutsamer Vorgang.

Hier können wir mit dem ersten Schritt beginnen, indem wir unsere Probleme ernst nehmen, sie betrachten und annehmen. Wir entschleunigen unsere Gewohnheiten, um einmal einen tiefer gehenden Blick auf uns selbst zu richten. Vielleicht holen wir uns dafür auch Unterstützung. Es mag sich dabei um einen Vorgang handeln, dem wir schon oft nachgegangen sind. Wahrscheinlich haben wir bereits recht lange Phasen der Grübelei hinter uns und schon viel Zeit damit verbracht zu ergründen, warum einige Dinge in unserem Leben immer wieder schieflaufen.

Auf diesem unwegsamen Gelände finden wir fast unerschöpfliche Pfade der Irrungen und Wirrungen, vergleichbar mit einem internen Dschungel, durch den wir unseren Weg finden wollen. Dafür benötigen wir anfangs ein wenig die Geduld eines weisen Gärtners. Wir beginnen damit, uns einen Überblick zu verschaffen, wie es in uns aussieht.

Der Leitgedanke dabei ist, dass wir unser Glück, unsere Zufriedenheit und andere heilsame Geisteszustände nur erreichen und erhalten können, wenn wir auf dem *Mittleren Weg* die Balance zwischen unseren materiellen und unseren spirituellen Bedürfnissen erkennen, verinnerlichen und heilsam umzusetzen vermögen.

Mögliche Krisen bei der spirituellen Praxis

Auf diesem Weg durch den inneren Dschungel bleiben spirituelle Krisen nicht aus. Solche Krisen bedeuten eine Art *Implosion:* das Zurückgeworfenwerden auf sich selbst in einer Weise, die wir als Rückschritt, als Versagen, als Scheitern erleben können. Im Gegensatz dazu empfinden wir eine spirituelle Entwicklung als eine Öffnung, ein Wachsen und Erblühen, eine harmonische *Explosion.*

Wir wollen hier zwei problematische Extrempositionen einmal näher betrachten: Entweder kommen wir auf unserem Weg nicht weiter, bleiben stecken und geraten in einen spirituellen Burnout. Oder wir schießen über das Ziel hinaus, gehen zu weit und damit oft völlig in die Irre. Zum Glück gibt es für beides Abhilfe und auch vorbeugende Strategien.

Mit der spirituellen Praxis nicht weiterkommen

Bei den meisten Menschen, die den Weg in die BPT finden, ist das buddhistische Verständnis vom Rad des Lebens und dem Kreislauf des Leidens in ihrem Alltagsleben sehr präsent. Viele von ihnen gehen bereits seit Jahren einer spirituellen Praxis nach, wie zum Beispiel der Meditation oder dem Yoga, um nur die beiden bekanntesten Disziplinen zu nennen. Es interessieren sich aber auch Menschen mit religiösem Hintergrund für die BPT, die als Christen oder Muslime versuchen, ihren Weg in der modernen Gesellschaft zu finden, und dabei immer wieder das Empfinden haben, ihre Spiritualität nicht so recht entfalten oder nicht tiefer in sie eindringen zu können.

In den heiligen Schriften der jeweiligen Religionen und Kulturen werden hohe Ziele und oft auch die Lebensgeschichten von Propheten und Meistern beschrieben, an deren Beispiel wir uns messen sollen. Auch wenn sich sicherlich nicht viele von uns mit diesen Meistern vergleichen, so haben wir doch wohl alle nicht selten das intensive Gefühl, irgendwie hinter den eigenen Erwartungen zurückzubleiben. Wir bemühen uns redlich, meditieren vielleicht regelmäßig oder gehen fleißig zum Yoga, hören uns entsprechende Vorträge an, besuchen vielleicht sogar Seminare und lesen Bücher zum Thema. Doch trotz dieser heilsamen Aktivitäten bemerken wir, dass bei jeder Kleinigkeit, die passiert, wieder unser altes Muster durchkommt. Wir fühlen uns in der Yogastunde tief bewegt und gelöst, erfahren auf dem Meditationskissen ein intensives Gefühl von Befreiung, doch wenn wir uns danach mit Freunden treffen oder mit der Familie zusammen sind, erleben wir Konflikte, Ärgernisse und Frust, so dass unsere Welt manchmal fast zweigeteilt erscheint.

Diese Thematik, dass wir die Schriften lesen und auch verstehen, was gemeint ist, dass es aber leider kläglich an der Umsetzung mangelt, ist im Grunde genommen das Hauptthema dieses Praxisbuches. Es geht darum, von der Theorie in die Praxis zu kommen. Wieso schaffen manche das anscheinend, wir selbst aber nicht? Müssen wir in ein Kloster gehen, zumindest für eine bestimmte Zeit? Finden Mönche und Nonnen wirklich leichter die Befreiung? Oder ist womöglich alles nur eine große Show? Vielleicht sind diese ganzen spirituellen, religiösen und esoterischen Dinge nur fauler Zauber, den sich die Menschheit gegen ihre tief sitzenden Ängste gut zurechtgelegt und über Jahrhunderte gefestigt hat. Sie stammen ja auch alle aus einer Zeit, als die überwiegende Mehrheit der Menschen noch völlig ungebildet, autoritätsgläubig und vor allem auch gutgläubig war.

Solche Gedanken liefert unser Verstand uns, wenn wir in der entsprechenden Stimmung sind. Diese Eigenart unseres Verstandes muss von uns entlarvt werden, damit wir diese immer wieder auftretenden Gedanken besser einzuordnen lernen.

Was wir bei der Gefahr von einem spirituellen Burnout tun können

Das Streben nach Weiterentwicklung ist ein tief in uns verwurzelter Antrieb und Mechanismus, dessen Notwendigkeit viele von uns bereits bewusst anerkennen. Vielen geht die Aufforderung zur Umsetzung der jeweiligen heilsamen Lehren jedoch zu weit und vor allem auch zu schnell. Der Buddhismus, wie auch viele andere spirituelle Traditionen, vertritt heilsame Wertvorstellungen, wie zum Beispiel Mitgefühl, Weisheit, Rücksichtnahme, Demut, Selbstlosigkeit, um nur einige zu nennen. Dazu werden in Texten und Erzählungen hohe Erwartungen transportiert. Wir erfahren darin von Menschen, die Erleuchtung fanden oder in ihrer eigenen Weise Göttlichkeit erreichten.

In etlichen Texten werden die Ziele nicht mehr nur als rechte Erkenntnis, rechtes Bemühen, rechte Achtsamkeit beschrieben, sondern als vollkommene Erkenntnis, vollkommenes Bemühen, vollkommene Achtsamkeit. Diese hohen Maßstäbe mögen von vielen Menschen als hilfreicher Ansporn angesehen werden, doch parallel dazu erzeugen sie Druck und immer auch einen Vergleichsmaßstab, an dem viele sich messen und an dem traurigerweise viele auch scheitern.

Auch der spirituelle Weg, der so heilsam sein sollte, weist also einige gravierende Tücken und Stolpersteine auf, an denen wir uns schwer verletzen können. Da viele Suchende keine gute Anleitung, Orientierung und keinen Halt erfahren, verlassen sie den Weg enttäuscht wieder und begeben sich zurück in den Leidenskreislauf. Dieser Vorgang ist sehr bedauerlich und oft auch unnötig.

Ein sehr wesentlicher Zugang zur Spiritualität muss immer über den Weg der Selbsterfahrung gebahnt und angeleitet werden. Ein reines Literaturstudium oder der Besuch von Vorträgen und Seminaren ermöglicht keinen sicheren Weg für uns.

Wegweisende Übungen

Eine Möglichkeit, die sowohl relativ einfach als auch ebenso nachhaltig und wirkungsvoll ist, besteht in der *Übung des inneren Tempels,* die wir bereits in Kapitel 3 kennengelernt haben.

Mit der Übung, unseren inneren Tempel zu betreten, finden wir einen erfahrungsbezogenen Zugang zu einer tiefen spirituellen Quelle in uns. Auf diese Weise können wir am eigenen Leibe erfahren, wie dieser Zugang sich anfühlt, und ebenso spüren wir selbst die vielfältigen heilsamen Auswirkungen.

Ein anspruchsvoller Zugang zur Spiritualität besteht auch in Einsichtsmeditationen über die Leerheit und die untrennbare Verbundenheit, das Intersein.

Diese Formen der Praxis sollten von erfahrenen Lehrern oder Lehrerinnen vermittelt werden. Hier werden Ich-Grenzen in einer heilsamen und bedachten Weise überschritten, so dass wir unsere engen Ich-Grenzen eine Zeit lang abstreifen und neue Erfahrungen zulassen können.

Eine deutliche Erhöhung unserer Chancen, den spirituellen Weg weitergehen zu können, kann durch die Umsetzung von ein paar wichtigen Prinzipien erreicht werden.

- **Nicht nur Bücher**

Wir sollten unseren Weg nicht nur auf einem Literaturstudium aufbauen. Vielmehr benötigen wir hilfreiche Menschen, die uns begleiten, die uns inspirieren und die uns nötigenfalls auch warnen. Ein spiritueller Lehrer ist eine außerordentlich wichtige Quelle für diese hilfreichen Aspekte.

• Die notwendige Analyse

Bevor wir uns den praktischen Seiten der Lehre zuwenden, müssen wir eine klare und offene Analyse unseres bio-psycho-sozialen Fundamentes vornehmen oder eine solche vornehmen lassen.

Wir werden auf unserem Weg versuchen, einige wesentliche Anteile unserer Persönlichkeit loszulassen und im weiteren Verlauf noch grundlegendere Vorstellungen aufzulösen. Dafür benötigen wir bestimmte Voraussetzungen. Geschwächte Ressourcen sollten nicht abgebaut werden; dieser Punkt ist ein Plädoyer dafür, dass wir zuerst einige geschwächte innere Ressourcen stärken. Erst danach können wir unsere spirituelle Praxis vertiefen.

Diese kritische Bestandsaufnahme sollten wir mithilfe eines gut ausgebildeten Lehrers oder eigentlich eher noch mit einem dafür ausgebildeten Therapeuten vornehmen. Die relevanten Ressourcen, die hier untersucht werden müssen, sind in Kapitel 2 dieses Buches beschrieben worden. Es handelt sich dabei um unsere inneren, uns Halt gebenden Ich-Strukturen.

In diesem Zusammenhang müssen wir ebenfalls kritisch betrachten, wie tief unser bisheriger Weg uns schon in die Irre geführt hat, wie sehr wir uns selbst und andere verletzt haben und verletzt wurden. Die bei allen Menschen vorhandenen Trauergefühle, die Reaktionen auf Verletzungen, die individuelle Neigung zur Angst, aber auch zur Wut und Reizbarkeit müssen sehr klar verdeutlicht und aus dem unbewussten Dämmerkreis ans Licht unseres Bewusstseins geholt werden. Die Erste Edle Wahrheit beschreibt sehr unmissverständlich, dass Leiden unumgänglich ist. Dieses Leiden hat bereits in uns gewirkt und deutliche Spuren hinterlassen. Das müssen wir sehr ernst nehmen.

Die Durchführung einer ambulanten Psychotherapie, vielleicht sogar bei einem buddhistischen Therapeuten oder einem anderen spirituellen und gleichzeitig fundiert ausgebildeten Psychotherapeuten, erhöht unsere Chancen auf ein wahres spirituelles Wachstum um ein Vielfaches. Vielleicht benötigen wir Menschen im Westen diese Herangehensweise besonders, da wir hier andere Vorstellungen vom Individuum vermittelt bekommen und verinnerlicht haben. Der hohe Wert des Einzelnen, den wir uns im Westen erkämpft haben, hat neben den vielen positiven Auswirkungen leider auch zu ebenso vielen Irrgängen geführt.

• **Nach der Analyse kommt das Training**

Das Training setzt sich grundlegend aus zwei Bereichen zusammen, die allerdings eng miteinander verknüpft sind: dem Aufbau von inneren Strukturen und dem Abbau und der Linderung von unheilsamen Emotionen wie Angst, Depression und Wut. Beide Bereiche gehören zum Arbeitsfeld der Psychotherapie. Wenn die entsprechenden Ziele erreicht werden konnten, gilt eine Therapie als erfolgreich. In der Buddhistischen Psychotherapie BPT bildet die Klärung der beiden genannten Bereiche das Fundament, auf dem wir dann die weiteren Entwicklungsschritte zur Befreiung hin verwirklichen wollen.

Der gut durchstrukturierte innere Aufbau der Buddhistischen Psychotherapie BPT, wozu Einzel- und Gruppengespräche, regelmäßige Gruppenunterweisungen und gemeinsame Meditationen und regelmäßig mehrmals täglich auszuführende Einzelübungen gehören, führt im Laufe von Wochen und Monaten zu einer Verinnerlichung dieser Struktur. Das bedeutet, dass wir unsere innere Struktur mit der äußeren Struktur abgleichen und dazulernen.

In Kapitel 2 haben wir die relevanten Strukturen, die wir für uns stärken wollen, schon kurz kennengelernt. Die wichtigsten von ihnen sind die Fähigkeit sich zurückzunehmen, also Impulskontrolle, Frustrationstoleranz und Bedürfnisaufschub. Diese werden, ebenso wie die Selbstreflexion oder Introspektion, mithilfe der meditativen Übungen zur Entwicklung des *inneren Beobachters* gefestigt. Andere Fähigkeiten wie die Realitätsprüfung werden intensiv durch die regelmäßige Infragestellung unserer Wahrnehmungen und der damit verbundenen Irrtümer bearbeitet. Die Buddhistische Psychotherapie BPT zeichnet sich durch eine intensive Kombination aus Selbsterfahrung und Anleitung zur umfassenden Aneignung der Lehren aus. Es handelt sich also um ein kombiniertes Training aus Therapie, Schulung und Bildung.

Die Beziehungsfähigkeit, die sich in gewisser Weise an sogenannten Objektrepräsentanzen ablesen lässt, ist von besonderer Bedeutung. Sichere Objektrepräsentanzen bedeuten, dass wir unsere Mitmenschen nicht als nur positiv oder nur negativ wahrnehmen und in unseren Bewertungen nicht zu schnell schwanken.

Die neurologischen Studien zum Nachweis von hirnorganischen Veränderungen wurden vom Dalai Lama intensiv unterstützt. Sie konnten wissenschaftlich belegen, dass eine regelmäßige Meditationspraxis dazu führt, dass sich unsere höheren Hirnfunktionen stärken. Dass damit ein Aufbau innerer Strukturen einhergeht, merken wir selbst in Form von einer gesteigerten Gelassenheit, einer höheren Aufmerksamkeit und Achtsamkeit sowie einer geringeren Schreckhaftigkeit und Ablenkbarkeit, um nur einige Auswirkungen zu nennen.

Der Abbau und die Linderung von Angst, Depression und Wut stellt eine elementare Etappe auf unserem spirituellen Weg dar. Die praktische Umsetzung wird in diesem Buch jeweils in eigenen Kapiteln bei spezifischen Problemen beschrieben.

Sicherlich müssen wir nicht erst vollkommen frei von Beschwerden sein, um unseren spirituellen Weg weiterzugehen, sondern können auch parallele Wege beschreiten. Eine gute Ausgewogenheit ist wohl die praktikabelste Alternative, auf jede Eingleisigkeit sollte dagegen verzichtet werden.

Fazit: Eine ausschließlich psychotherapeutische Bearbeitung, ohne die Einbeziehung von oder die Vorbereitung auf spirituelle Dimensionen, erscheint zu reduktionistisch und kann sich unheilsam auswirken. Eine reine Fokussierung auf spirituelle Entwicklungsmöglichkeiten, ohne Einbeziehung von lebenspraktischen Notwendigkeiten, beinhaltet die Gefahr, abzuheben und nicht mehr im Boden verwurzelt zu sein.

Mit der spirituellen Praxis zu weit gegangen sein

Wenn das Pendel in die andere Richtung ausschlägt, weil wir zu weit gegangen sind, können wir Empfindungen spüren, die mit Entgrenzung, Überforderung und einer zu schnellen Auflösung von Halt gebenden Strukturen verbunden sind.

Die Weisheit des Mittleren Weges soll uns eine Ausgewogenheit zwischen den Extremen vermitteln. Es heißt, dass Kinder von ihren Eltern sowohl Wurzeln als auch Flügel erhalten sollten. Dieses schöne Bild sollte eigentlich nicht nur den Kindern vorbehalten bleiben, sondern auf alle Menschen übertragen werden. Wir alle benötigen sowohl Flügel, die uns spirituelle Nahrung vermitteln, als auch Wurzeln, die uns mit dem Materiellen versorgen, das wir alle benötigen. Flügel und Wurzeln können zwei Pole auf einem Kontinuum bilden. Wenn wir zu sehr auf der Flügel-Seite leben, dann verlieren wir den Bodenkontakt und vernachlässigen es, unsere Grundlagen zu würdigen und unseren Verantwortungen gerecht zu werden. Wenn wir zu sehr auf der Wurzel-Seite leben, dann haften wir am Materiellen und bleiben am Wurzel-Boden kleben. Im ersten Fall wird unser Leben zu hochfliegend, im anderen Fall bleibt es zu flach und einseitig geerdet.

Von uns und den Bäumen

Wenn wir unser Leben beginnen, tun wir das am Boden. Die ersten Jahre versuchen wir uns einzuwurzeln und dann einen Stand im Leben zu finden. Bald schon streben wir immer weiter nach oben. Die Welt wird größer für uns. Die geistigen Dimensionen eröffnen sich langsam.

Ein solider alter Baum bleibt mit der Erde gut verwurzelt. Wir können nur erahnen, wie tief sein Wurzelwerk ins Erdreich eintaucht. Damit übersteht er Tausende von schweren Stürmen. Trotz seines mächtigen Stamms bleibt er noch flexibel genug, um sich bei heftigen Winden etwas bewegen und auf diese Weise Windbruch vermeiden zu können.

Während der Baum unten die Verbindung zur Erde behält, erlebt er oben die Sonne und den grenzenlosen Himmel. Ohne Wurzelwerk gibt es keine zum Himmel strebenden neuen Triebe, ohne neue Blätter oben werden auch die Wurzeln unten nicht überleben. Der Wind streicht durch seinen Blätterwald. Dort bildet er immer wieder neue Triebe, neue Blätter. Ständig ist er im Wandel begriffen und steht doch unerschütterlich da. Im Herbst scheint er zu sterben, so kahl und elend sieht er nun aus. Er ruht ein wenig, verabschiedet sich von den Blättern, die ihn am Boden aber wieder nähren. Im Frühling beginnt gewissermaßen die Wiedergeburt.

An dieser Stelle sollen nicht alle Baum-Metaphern strapaziert werden; stattdessen setzen wir uns bei nächster Gelegenheit einmal in die Nähe von Bäumen und beobachten sie. Hier sollte eine spezielle Eigenschaft von Bäumen hervorgehoben werden: *unten die Wurzelverbindungen zur*

Erde und oben ein Streben in den Himmel. Damit wir uns voll auf die spirituelle Dimension einlassen können, benötigen wir starke Wurzeln.

Was ist unter spirituellem Fundamentalismus zu verstehen?

Die Erfahrung zeigt, dass wir schnell zu Pendelbewegungen neigen: Wenn wir zum Beispiel das Wurzel-Leben überwinden wollen und in spirituelle Praktiken einsteigen, dann entwickeln viele von uns einen Enthusiasmus, der oft dazu führt, mehr oder weniger den Bodenkontakt zu verlieren. Wir geraten dann von einem Extrem in das andere. Innerhalb eines begrenzten Zeitraums mag das vielleicht sogar hilfreich sein. Grundsätzlich muss dieser Vorgang jedoch immer wieder selbstkritisch und achtsam reflektiert werden, denn hier lauern Gefahren, die uns auf einen völlig falschen Weg bringen können.

Übung: Bilanz ziehen

Bei mindestens einer Meditation pro Woche sollten wir nach der Klärungs- und Ruhephase die Einsichtsphase nutzen, um für uns selbst den Mittleren Weg zu visualisieren.

- Womit fördern wir unsere Wurzeln? Sind wir unseren Verantwortungen gerecht geworden? Sorgen wir ausreichend für unser leibliches Wohl und die materiellen Belange unseres Lebens?
- Womit fördern wir unsere Flügel? Praktizieren wir regelmäßig unsere spirituellen Übungen? Beschäftigen wir uns ausreichend mit spiritueller Literatur? Worin spüren wir unsere spirituelle Seite?

Der spirituelle Fundamentalismus stellt eine sehr bedenkliche Form des Extrems dar, zu weit gegangen zu sein. Hier besteht eine Anhaftung und Identifikation mit einer Idee, die den Bodenkontakt völlig verloren hat. Nur noch das Ideal besitzt einen Wert. Andere Menschen und unseren heilsamen Umgang miteinander verlieren wir völlig aus den Augen, wenn wir in dieses Extrem eintauchen. Unsere menschlichen Neigungen zum Fundamentalismus sind universell, sie stecken in uns allen. So gibt es fundamentalistische Christen, Juden, Muslime, Buddhisten, Hindus, doch ebenso auch fundamentalistische Fußballfans, Vereinsmannschaften,

Berufsgruppen, Vorgesetzte, Partner, Nachbarn, Gemeinden und sogar fundamentalistische Kulturen und Nationen.

Die festen Meinungen, die im schlimmsten Falle fast zu fixen Ideen werden können, basieren auf der Identifikation mit einem bestimmten Bild davon, wie wir und andere zu sein haben. Es kann dann schnell zu einem Zustand kommen, bei dem wir den Kontakt zum Menschlichen, zu unseren bisherigen Werten und der Realität im Allgemeinen verlieren. Ein solcher Zustand ist eine psychotische, also eine wahnhafte Verblendung. Die betroffenen Individuen oder Gruppen steigern sich psychotisch in eine eigene Welt hinein. Gruppen, Kulturen und Nationen steigern sich in Kriege hinein.

Die Problematik der Verblendungen, der Anhaftungen und Identifikationen, die in der buddhistischen Lehre als eine wesentliche Ursache für Leiden gesehen wird, ist in ihrer Bedeutung gar nicht zu unterschätzen. Immer wenn wir den Mittleren Weg verlassen und uns zu sehr mit einer Idee identifizieren und unreflektiert daran anhaften, entsteht großes Leiden.

Was wir bei der Gefahr von spirituellem Fundamentalismus tun können

Der grundlegende Appell kann auf die folgende einfache Regel reduziert werden: *Bleib auf dem Teppich!* Hier den heilsamen Mittleren Weg einzuhalten ist oft eine große Herausforderung. Im Hinblick auf diese Thematik müssen wir auch unsere Gemeinschaften kritisch betrachten. Nicht selten steigern sich nämlich Gruppen in eine spirituelle Dynamik hinein und driften in eine Art Sog ab, der ab einem gewissen Zeitpunkt seine Heilsamkeit verliert.

Solche Übungen wie *Das Heilige Innehalten,* bei denen wir für Sekunden oder Minuten durch eine bewusste Bauchatmung zur völligen Ruhe und Klarheit kommen, sind sehr hilfreich zur Bestimmung der eigenen Position.

Vielleicht gibt es auch Menschen, denen wir bislang vertrauen konnten. Wenn wir von ihnen kritische Bemerkungen zu unseren Veränderungen hören, sollten wir diese achtsam erwägen und nicht zu vorschnell zur Seite schieben. Wir sollten eher noch genauer nachfragen, auf welche Aspekte sich die Beobachtungen beziehen, seit welcher Zeit sie bestehen, wie sie sich auswirken und wie ihre Einschätzung ist. Da wir die Gefahren des Abdriftens kennen, müssen wir solche Fremdeinschätzungen als wertvolle Rückmeldungen zur Kenntnis nehmen und uns in einer ruhigen Situation, am besten im Rahmen einer Meditation, selbstkritisch hinterfragen.

Nicht selten beziehen sich spirituelle Entgleisungen auch auf eine Missachtung der körperlichen Bedürfnisse. Deutliche Gewichtsveränderungen sind oft ein Zeichen dafür, dass wir den heilsamen Mittleren Weg verlassen haben. Schon Buddha hat uns jedoch gezeigt, dass die übermäßige körperliche Askese in eine Sackgasse führt. Wir werden unseren spirituellen Weg nur gemeinsam mit unserem Körper beschreiten können. Beim spirituellen Fundamentalismus werden körperliche Belange oft unterdrückt oder nicht ernst genommen. Die geistige Dimension wird als unsere reine edle Seite interpretiert, während die körperliche Ebene als unsere bedürftige, abhängige, schwerfällige Seite missverstanden wird. Nur wenn wir eine gelungene Synthese aus körperlichen und geistigen Aspekten in uns verwirklichen, können wir uns weiterentwickeln.

Die Übungen zur Achtsamkeit beginnen und enden in unserem Körper. Der Körper ist immer im Jetzt. Er signalisiert uns schnell, wenn wir vom Mittleren Weg abkommen.

Die praktische Umsetzung dieser Informationen besteht aus verschiedenen Erfordernissen für einen gesunden Lebensstil:

- Wir halten regelmäßige Schlafens- und Aufwachzeiten ein.
- Wir achten auf regelmäßige Essenspausen mit ausreichender und ausgewogener Nahrung.
- Wir legen zeitlich gut bemessene Pausen ein, in denen wir achtsam Körper und Geist füttern. Der Geist erhält durch Ruhe seine Nahrung, der Körper durch Bewegung und eine unvergiftete Nahrung.
- Demnach gehört auch eine ausgewogene leichte sportliche Aktivität zur spirituellen Praxis.
- Sehr wichtig ist auch die Vermeidung von Genussgiften.
- Die regelmäßige tägliche Geistesschulung, zum Beispiel durch Meditation, ist ein sehr zentraler Aspekt unseres Lebensstils.
- Wir versuchen, keinem fühlenden Wesen bewusst zu schaden.
- Wir nehmen nichts, was uns nicht gegeben wurde.

- Wir handhaben unsere Sexualität achtsam, um weder uns selbst noch einen anderen Menschen zu verletzen.
- Wir achten auf unsere gewaltfreie Kommunikation.
- Wir achten darauf, dass in unserem Leben immer genügend Platz für Genuss, Freude und Humor bleibt.

Übung: Der innere Krösus

In der Meditation visualisieren wir all unsere Besitztümer, die wir gedanklich auf ein freies Feld auf einen Haufen legen. Wir stehen im Geiste davor und betrachten all unsere Sachen, wie sie dort auf dem Haufen liegen: unsere Kleidungsstücke, unsere Schuhe, unsere Elektrogeräte, unsere Bücher, alle Zertifikate und Zeugnisse, unsere Geldscheine und Sparbücher, unser Geschirr, unsere Möbelstücke, einfach alles.
Wir umrunden diesen materiellen Haufen eine Weile. Dann gehen wir gedanklich ein paar Schritte zurück und spüren, welche Empfindungen sich regen, wenn wir etwas Abstand schaffen. Diesen Abstand erweitern wir nun langsam.

Aufbauend auf dieser Übung können wir nun mit der folgenden Übung fortfahren.

Übung: Der innere Heilige

In der Meditation visualisieren wir uns nun als besitzlos. Dabei sehen wir uns bitte nicht sofort als einen frierenden Obdachlosen, sondern als einen Menschen ohne Anhaftung. Wir sitzen in Frieden an einem schönen Ort. Wir spüren dem Gefühl nach, wie es ist, für nichts mehr verantwortlich zu sein, keinen Besitz mehr zu haben, der uns besitzt.
Diesen Empfindungen gehen wir eine Weile nach.

Sobald wir derartige Übungen praktizieren, die mit Extrempositionen spielen, müssen wir uns stets den Mittleren Weg als Orientierungshilfe dazu denken. Der Appell darf nicht falsch verstanden werden als Weltabkehr.

Johanna wird in den ersten Wochen ihrer Behandlung immer bedrückter. Sie schaut oft auf ihre teure Uhr und murmelt traurig: *Es ist zu spät.* Tatsächlich benötigt Johanna viel Zeit für einen Rückblick. Sie trauert um ihre Jugend in Afrika, die von Armut, aber auch von familiärem Zusammenhalt geprägt war. In der Folgezeit standen nur noch Leistung und Erfolg im Mittelpunkt ihres Lebens. Johanna glaubt nun, dass sie die Trennung von der Heimat auch nur so habe überstehen können. Diese Strategie habe sie aber nun an einen Punkt gebracht, an dem sie auch nicht glücklich werde. In der nächsten Zeit wirkt Johanna untröstlich. Es dauert eine ganze Weile, bis sie die Menschen in ihrer Gruppe wahrnehmen kann. Zum ersten Mal erlebt sie Zuwendung, die an keinerlei Bedingungen geknüpft ist. So erfährt Johanna wieder eine Gemeinschaft. Allerdings entwickelt sich eine Eigendynamik, in der es für sie zu einem drastischen Wandel ihrer Prioritäten kommt. Eine sehr wichtige Erfahrung macht Johanna in der Meditation, in die sie sehr schnell und tief hineinkommt: Ohne Anleitung oder Unterweisung spürt sie etwas, das sie selbst als Gottesnähe beschreibt. Als Christin hatte sie über Jahrzehnte keinen Bezug mehr zu einer eigenen spirituellen Praxis. Über die buddhistische Meditation findet Johanna wieder einen Zugang zu den Gebeten ihrer Jugend. Sie hat wieder starke Wurzeln bekommen, um mit ihren Zweigen auch wieder in den Himmel streben zu können.

Kapitel 17

Unsere Persönlichkeitsstörungen

Unser innerster Kern ist gut

Auch die Milderung und Auflösung von Persönlichkeitsstörungen bedeutet, dass wir uns generell aus dem Klammergriff unserer unheilsamen Geisteszustände befreien. Wir werden immer wieder feststellen, dass es in erster Linie um eine *innere* Befreiung geht.

Der Ansatz der Buddhistischen Psychotherapie BPT lautet:

Wir befreien uns nicht *von*, sondern *inmitten* unserer Störungen.

Wir wollen uns befreien. Das bedeutet, dass wir Bilanz ziehen und uns in einem ersten Schritt unsere Unfreiheit bewusst machen, indem wir uns zum Beispiel mit den Begrenzungen unserer Persönlichkeit befassen.

Ein recht häufig formuliertes Missverständnis bei buddhistischen Herangehensweisen besteht darin, dass wir versuchen sollen, unsere persönlichen Eigenarten und die damit verbundene Persönlichkeitsstruktur am besten noch heute immer weiter zu reduzieren, ja möglichst ganz aufzulösen. Aus dieser Sicht könnte eine Schwächung unserer Persönlichkeitsstruktur als ein hilfreicher Schritt in die richtige Richtung interpretiert werden. Dieses Kapitel soll dazu beitragen, diesen fundamentalen Irrtum zu klären.

In Kapitel 2 wurde bereits auf einen ganz entscheidenden Punkt im Umgang mit diesen Thema hingewiesen: Was wir brauchen, ist eine Gratwanderung zwischen den scheinbaren Widersprüchen, die uns einerseits nahelegen, unsere Persönlichkeitsstrukturen, unser Ego abzubauen, und andererseits verdeutlichen, dass wir unsere Persönlichkeit durchaus stärken und kräftigen müssen. Bevor wir unser Ego nämlich abbauen und uns schließlich davon befreien, benötigen wir eine ausreichende Stärkung unserer Persönlichkeitsstruktur.

Um diese nicht ganz leichte Gratwanderung zu bewerkstelligen, hat es sich als sehr hilfreich erwiesen, etwas mehr über unsere inneren Strukturen zu erfahren. Wenn wir uns auf einen therapeutischen und/oder einen spirituellen Weg begeben wollen, dann ist es ratsam, unsere Voraussetzungen dafür kennenzulernen.

Viele Menschen praktizieren lange Zeit über Meditation, Yoga oder andere spirituelle Techniken. Wieder andere begeben sich in psychotherapeutische Behandlung. Dennoch berichten viele Menschen, die sich um ihre Weiterentwicklung bemühen, dass sie ab einem bestimmten Punkt nicht mehr weiterkommen. Erfahrungsgemäß gründet diese Problematik häufig auf genau dieser Gratwanderung zwischen Stärkung und Abbau unseres Ego. Wenn wir zudem noch beratend oder gar heilend tätig sein wollen, ist die Auseinandersetzung mit dieser Thematik noch unumgänglicher. Wir werden hier nun erfahren,

wie es mit unserer Persönlichkeit bestellt ist und wie wir die Persönlichkeit eines anderen Menschen möglichst zuverlässig einschätzen können.

Diagnosen sind wie Etiketten

Wenn eine bestimmte Berufsgruppe von Menschen anderen Menschen ein Etikett verpasst, und sei es auch „nur" in Form einer Diagnose, dann geschehen damit vielschichtige und zumeist sehr beachtenswerte Vorgänge.

Psychische Diagnosen werden in vielen Gesellschaften immer noch anders eingeschätzt als zum Beispiel organische Diagnosen. Die verschiedenen Formen von Erkrankungen werden von uns nach wie vor sehr unterschiedlich bewertet. So erleben wohl viele von uns, dass auch wir selbst sehr unterschiedlich auf Menschen reagieren, die uns mitteilen, zum Beispiel an Krebs, AIDS, Rheuma, Depressionen, Alkoholismus, Diabetes oder Wahnvorstellungen zu leiden. Einige Diagnosen lösen vielleicht eher Mitleid, andere eher Unverständnis oder sogar Abwehr aus. Es erscheint lohnenswert, unsere unterschiedlichen Reaktionen im Umgang damit einmal genauer zu hinterfragen.

Hinweis: Die Differenzierung zwischen psychischen und organischen Diagnosen wird hier genutzt, um die häufig vorkommenden Vorurteile besser beschreiben zu können. An mehreren Stellen dieses Buches wurde bereits deutlich gemacht, dass beide Bereiche, Körper und Psyche, eine untrennbare Einheit darstellen.

Ein weiterer Aspekt der Etikettierung bei der Diagnostik liegt in der großen Gefahr, dass sich die Betreffenden damit identifizieren. Sie nehmen die Informationen vom Behandler sehr oft als einen neuen Persönlichkeitsanteil in sich auf. So wird aus dem Gedanken: *Ich habe ein Problem* das innere Programm: *Ich bin ein Problemmensch.* Viele Behandler fördern zumindest indirekt diese Tendenz und nennen es dann „Krankheitseinsicht". Dann *habe* ich beispielsweise nicht mehr nur ein Alkoholproblem, sondern ich *bin* Alkoholiker. So unumgänglich auch eine selbstkritische Auseinandersetzung mit der eigenen Erkrankung sein mag, so sehr müssen wir auch dabei auf eine gelungene Gratwanderung achten.

Unser Verstand lässt sich nur allzu gern auf eine intensive Identifikation ein. Er hadert zwar ebenso gern damit, doch er liefert auch bereitwillig die entsprechenden Gedanken, Impulse und Verhaltensweisen für eine solche Identifikation.

Peter ist 48 Jahre alt. Als er in die Therapie kommt, wirkt er sehr angespannt und unter Druck. Er wisse aus den buddhistischen Lehren, dass das Leben ein Kreislauf des Leidens sei, in dem wir unser eigenes Leiden immer wiederholen. Besonders diesen Sachverhalt unterstreicht Peter sehr, wenn er schildert, wie oft sich in seinem Leben schmerzhafte Ereignisse wiederholen. Vor allem in seinen Liebesbeziehungen erlebe er sehr große Schwankungen, Dramen und etwas, das er selbst Achterbahnfahrten nennt.
Das Drama im Leben könne er sehr weit in seiner Biografie zurückverfolgen. Schon seine Eltern hätten sich ständig gestritten, es sei oft zu Gewaltszenen gekommen, die er nie habe verhindern können. Das Gefühl von Angst und Ungenügen sei auch heute noch allgegenwärtig für ihn. Immer wenn er sich neu auf einen Menschen einlasse, spüre er diese Magie des ersten Augenblicks; er sei sich dann ganz sicher, endlich den Menschen gefunden zu haben, mit dem er nun sein Drama beenden könne. Allerdings müsse er nicht sehr lange auf die nächste Enttäuschung warten. In solchen Situationen falle es ihm ungemein schwer, die Kontrolle über sich selbst zu behalten. Oft müsse er dann etwas kaputtmachen. Danach entstehen dann häufig bittere Empfindungen des Scheiterns, Schuldgefühle und

Wut. Peter schildert, dass er in solchen Situationen schon oft daran gedacht habe, sich selbst zu verletzen oder gleich alles zu beenden.

Wenn wir die Beschreibung von Peter lesen, dann können wir uns fragen, ob und in welchem Maße eine Persönlichkeitsstörung vorliegt und, wenn ja, um welche es sich wohl handelt.

Das Kontinuum von Gesundheit und Krankheit

In der Praxis müssen die Behandler oft die Entscheidung treffen, ob eine Persönlichkeitsstörung vorliegt oder nicht.

Wenn wir uns die Hintergründe anschauen, werden wir feststellen, wie schwierig eine einfache Antwort mit Ja oder Nein sein kann.

Wie viele Krankheiten wird es wohl geben? Wahrscheinlich Tausende.

Wie viele Gesundheiten wird es wohl geben? Anscheinend nur eine.

Diese Beschreibung kann so nicht zutreffen. Vielmehr müssen wir Gesundheit und Krankheit als ein Kontinuum betrachten, also eine Art Linie, an deren einem Ende Krankheit und an deren anderem Ende Gesundheit angesiedelt ist. Jeder Mensch ist permanent auf diesem Kontinuum unterwegs. Wir fühlen uns mal mehr, mal weniger gesund oder krank. Allerdings wird von der Weltgesundheitsorganisation (WHO) Gesundheit als etwas definiert, das über das Fehlen von Krankheit weit hinausgeht.

Das eben erwähnte Kontinuum können wir uns einmal für die psychische Gesundheit oder Krankheit etwas genauer anschauen.

Psychose Wahn →	← Persönlichkeitsstörung →	← Persönlichkeitsakzentuierung →	← Neurose →	← Psychische Stabilität

Dieses Kontinuum von der Psychose, also dem Auflösen der Realitätswahrnehmung, bis hin zur psychischen Stabilität ist ein recht dynamisches System. Das bedeutet, dass wir dabei oft fließende Übergänge und wechselnde Zustände beobachten können. Natürlich erleben nur die wenigsten von uns Schwankungen über die gesamte Bandbreite von Psychosen bis zur psychischen Stabilität. Wahrscheinlich entwickeln wir uns bis zu einer bestimmten Stufe, wo wir uns dann mit den entsprechenden schwächeren Schwankungen einpendeln.

Wir alle durchlaufen dieses Kontinuum in unserer Entwicklung

In dem eben dargestellten Kontinuum können wir unsere eigene Entwicklung vom Kleinkind bis zum Erwachsenen ablesen.

Zwar können wir Kleinkinder nicht als psychotisch einschätzen, doch unsere ersten Lebenserfahrungen, an die wir uns wohl kaum erinnern können, lassen sich durchaus mit ähnlichen Begriffen umschreiben: Als Kleinkind bestehen kaum Grenzen zwischen uns und der Welt. Alles trifft uns ungefiltert und vermag tiefe Wirkungen auszulösen. Wir kennen noch keine Realitätsprüfung oder andere Techniken zur Selbststabilisierung, sondern sind der Welt vollkommen ausgeliefert. Während des Heranwachsens und durch hoffentlich weitgehend positive Erfahrungen können wir immer mehr Fähigkeiten, sogenannte Ich-Funktionen, erwerben und bewegen uns damit auf dem Kontinuum der psychischen Gesundheit nach rechts.

Das auf diese Weise eroberte Terrain kann allerdings ebenso schnell wieder verloren gehen. In Krisenzeiten regredieren wir oftmals auf frühere Stufen. Das bedeutet, dass wir uns auf dem Kontinuum nach links bewegen. Das könnte zum Beispiel so aussehen, dass wir dann die eigenen Grenzen und die der anderen nur noch schlecht erkennen. Wir fühlen uns zutiefst verletzt und haben den Eindruck, dass wir nun plötzlich alles ganz anders als vorher sehen. Unsere Abhängigkeit von äußeren Einflüssen hat sich wieder deutlich verstärkt.

Solche Prozesse durchlaufen wir als Individuen ebenso wie als Gruppen, Gesellschaften, Nationen und auch als gesamte Menschheit. In Krisenzeiten und anderen besonderen Situationen verhalten sich leider auch große Gruppen und Gesellschaften wie ein kleines verletztes und verängstigtes Kind. Diese Eigenart ist ebenso bedrohlich wie auch universell menschlich. Es erscheint daher sehr ratsam, hier weniger wertend und tabuisierend vorzugehen, als vielmehr mit offenem Blick und Verständnis Hilfe anzubieten.

Wenn sich eine Persönlichkeitsstörung zeigt, dann können wir das in der Regel wie eine rote Alarmlampe betrachten: Hier herrscht gerade ein großer Notstand, der Respekt, Zuwendung und Mitgefühl verlangt. Um einen hilfreichen und heilsamen Standpunkt einnehmen zu können, benötigen wir allerdings ein möglichst klares Verständnis der Situation.

Persönlichkeitsstörungen in westlicher und in buddhistischer Sicht

Die buddhistische Psychologie kennt nicht im gleichen Sinne Persönlichkeitsstörungen, wie es westliche Kliniker tun. Die buddhistischen Lehren haben allerdings schon vor Jahrhunderten unterschiedliche Persönlichkeitsstrukturen beschrieben und kategorisiert. Auch hier finden wir Differenzierungen nach dem Ausmaß von Verblendung, Anhaftungen und Widerständen. Diese Störungen können nach buddhistischer Auffassung sehr tiefgehend und fundamental sein, doch sie erreichen niemals unseren Inneren Edlen Kern. Sie können ihn zwar vollkommen verhüllen, aber nie zerstören.

Diese Sicht steht im Widerspruch zur Auffassung westlicher Behandler, von denen die meisten davon ausgehen, dass unsere innere Struktur entweder weitgehend stabil oder eben aufgrund einer Persönlichkeitsstörung grundlegend, bis in den innersten Bereich hinein, gestört ist.

Georg, 25 Jahre alt, liebt die Ordnung. Er ist Polizist geworden und vertritt so auch beruflich Recht und Ordnung. Seine Berichte schreibt er oft mehrfach, bis sie seinen Ansprüchen genügen. Sein Schreibtisch ist immer blitzsauber, die Stifte sind alle gerade, parallel zur Tischkante, ausgerichtet. Oftmals verbringt er viele Stunden damit, zu Hause seine Küche zu putzen, bis alles nur so blinkt.

Er weiß zwar, dass er mit seiner Ordnungsliebe oft etwas zu weit geht, doch es fällt ihm schwer, sich zu bremsen. Er würde selbst gern etwas lockerer sein und sich so mehr Zeit für andere Aktivitäten freihalten, doch er fühlt sich in seinem Verhalten nicht frei.

Harald ist 38 Jahre alt, er liebt ebenfalls die Ordnung. Er ist sich sicher, dass er damit wichtige Prinzipien vertritt. Er kann es nicht verstehen, dass seine Freunde andere Vorstellungen von Ordnung haben. Auch sein Schreibtisch ist sehr korrekt. Wenn jemand dort ungefragt etwas wegnimmt oder dazustellt, empfindet Harald das als deutliches Zeichen der Missachtung ihm gegenüber. Sein Ordnungsverhalten beruhigt ihn etwas. Er spürt oft unterschwellig eine Bedrohung seiner Werte und, damit verbunden, auch seiner Persönlichkeit. Häufig ist er wütend, weil er sich selbst, aber auch andere nicht besser kontrollieren kann. Er meint, dass in der Gesellschaft alles aus dem Ruder läuft und dass sich dieser Trend zunehmend verstärkt.

Georg und Harald zeigen zwar klare Ähnlichkeiten, doch wäre es durchaus möglich, dass beide sich an sehr unterschiedlichen Positionen auf dem oben dargestellten Kontinuum von psychischer Gesundheit befinden. Nach der Lehrmeinung vieler westlicher Psychologen und Psychiater würde Georg als zwangsneurotisch und Harald als Mensch mit zwanghafter Persönlichkeitsstörung eingeschätzt. Georg zeigt sich selbstkritisch seinen Empfindungen gegenüber, fachsprachlich wird das als *ich-dyston* bezeichnet. Die Symptome werden als nicht zur eigenen Persönlichkeit gehörig eingeschätzt. Anders bei Harald, der sich mit seinen Empfindungen identifiziert. Das wird als *ich-synton* bezeichnet.

Die buddhistische Sicht unterscheidet sich von dieser westlich-psychiatrischen Sicht: Georg und Harald sind beide verblendete Menschen, so wie wir alle, die aber durch das Ausmaß ihrer Verblendung recht weit in ihre Unfreiheit verstrickt sind. Beide zeigen sich sehr widerständig gegenüber den Lebensprozessen, deren wesenhafte Struktur die stetige Veränderung ist. Außerdem zeigen beide deutliche bis extreme Neigungen zur Anhaftung. Allerdings geht Harald im Hinblick auf die Anhaftung und Identifikation noch wesentlich weiter als Georg. Dadurch verursacht Harald mehr Leiden für andere, während Georg wahrscheinlich mehr sein eigenes Leiden wahrnehmen kann.

Defizitstruktur versus Innerer Edler Kern

Die westliche Herangehensweise wird sehr durch ihre Fokussierung auf die Defizite geprägt. Es gibt zwar mittlerweile auch hier eine starke Strömung hin zur Würdigung der Ressourcen eines Menschen, dennoch dominiert sehr häufig die tiefenpsychologische Sichtweise, die uns vermittelt, dass wir entweder eine heile oder eine kranke Persönlichkeitsstruktur in uns tragen. Das Schlagwort *Diagnose als Schicksal* wird dementsprechend kritisch diskutiert.

Die buddhistische Sichtweise unterscheidet sich deutlich davon: Jeder Mensch, wir alle tragen die Veranlagung zur vollkommenen Befreiung in uns. Wir alle sind im Besitz der Buddha-Natur. Das bedeutet, dass unser innerster Kern von keiner Störung deformiert werden kann. Das Symbol für den Inneren Edlen Kern verdeutlicht diese Erkenntnis (vgl. Abb. 12a). Mit den Problemen, die erlebt und erlitten werden, legen sich immer mehr Schutzschichten um diesen Inneren Edlen Kern, bis wir ihn gar nicht mehr spüren können. So kann sich die Illusion entwickeln, dass wir tief in uns nur noch aus Problemen und Störungen bestehen.

Diese buddhistische Sicht stützt sich allerdings nicht nur auf eine theoretische Annahme. Über viele Generationen hinweg existieren sehr gut erprobte praktische Übungsanleitungen, die es uns ermöglichen, die hier dargestellten Überlegungen am eigenen Leibe als Selbsterfahrung zu prüfen. Diese Anleitungen beziehen sich auf eine Meditationsausbildung, in der wir Schritt für Schritt durch unsere inneren Schichten geführt werden, unseren problematischen Verstand mäßigen lernen und dann einen immer besseren Zugang zu einer ruhenden Kraft in uns erhalten, die wir unseren Geist nennen.

Wenn wir unsere geistigen Qualitäten selbst einmal erfahren haben, werden wir feststellen, dass alle unsere Probleme – und seien sie auch noch so schwerwiegend – nicht bis dorthin vorzudringen vermögen.

Der Weg dorthin scheint sehr paradox zu sein, da es sich eigentlich um keinen Weg handelt. Ein Weg suggeriert zumeist, dass wir noch *hier* stehen und uns bemühen müssen, irgendwann *dort* anzukommen. Unser Edler

Kern ist jedoch bereits in uns. Wir verfügen bereits über alles, was wir benötigen. Deshalb ist die buddhistische Herangehensweise auch sehr stark an die Notwendigkeit des Erkennens gebunden.

Um die notwendigen Informationen zu erhalten, hat es sich als ratsam erwiesen, die eigenen inneren Vorgänge, die in der Regel unbewusst, unachtsam und nur nach einem Gewohnheitsschema ablaufen, deutlicher und klarer zu ergründen. Das Ziel dabei ist die Verminderung unserer Verblendungen und die gleichzeitige Verbesserung unserer selbstkritischen Eigenanalyse.

Die buddhistische Charaktertypologie

Bereits 2500 Jahre vor den Analytikern Freud und Reich kennt der Buddhismus feste Persönlichkeitseigenschaften in Form von Charaktertypologien. Nach buddhistischer Auffassung würde das Ausmaß von Verblendungen, Widerständen und Anhaftungen darüber bestimmen, ob es sich bei Auffälligkeiten um eine Charaktereigenschaft oder eine schwere Charakterstörung handelt. Je höher die Ausprägungen von Verblendung, Widerstand und Anhaftung sind, desto größer ist das durch sie verursachte Leiden.

Allerdings gehen Buddhisten davon aus, dass jeder Mensch immer wieder leidet, unabhängig von seinem Charakter oder dessen jeweiligem Zustand. Nicht der Charakter entscheidet in erster Linie über unser Leiden, sondern unser Menschsein und hier besonders unser Menschsein im ungeschulten und unbefreiten Zustand. Das bedeutet, dass die nun geschilderten drei Charaktertypen auf jeden von uns zutreffen. Die Gewichtung des jeweiligen Typus ist allerdings individuell verschieden.

Der verblendet-verwirrte Charakter

Auf heutige Bezüge übertragen, würden Menschen, bei denen diese Charaktereigenschaft überwiegt, recht kreativ wirken; sie wären eher sprunghaft und könnten sich nur schwer konzentrieren. Wahrscheinlich vergessen sie oft die Hälfte, kommen zu spät und wirken etwas vergeistigt. Sie haben mehr Flügel als Wurzeln. Vielleicht erscheinen sie oft auch etwas verwirrt. Sie neigen zu eigenwilligen Ideen über sich und das Leben im Allgemeinen. Der Realitätsbezug ist ihnen dabei nicht besonders wichtig.

Der anhaftende Charakter

Auf heutige Bezüge übertragen, würden Menschen, bei denen diese Charaktereigenschaft überwiegt, sich gern mit schönen Dingen umgeben. Sie lieben Luxus und Ästhetik, sie lieben gutes Essen und Trinken, womit sie es nicht selten auch einmal übertreiben. Materielle Sicherheit ist sehr wichtig für sie. Der allgemeine Konsumterror wird von ihnen nicht sonderlich kritisch hinterfragt. Meistens lieben sie den Kontakt zu Menschen und können nur schwer allein sein. Sie trennen sich auch sehr schwer von Menschen, obwohl es ihnen nicht ganz leichtfällt, treu zu bleiben. Sex ist ihnen ebenso wichtig wie jeder andere Sinnenrausch. Das Älterwerden ist für diesen Typus ein besonderer Horror.

Der widerständige Charakter

Auf heutige Bezüge übertragen, würden Menschen, bei denen diese Charaktereigenschaft überwiegt, als sehr kritisch eingeschätzt werden. Sie lassen sich nicht gern überraschen, wirken sehr eigenwillig und sind in der Lage, auch in komplexen Zusammenhängen stets die Probleme zu erkennen. Es fällt ihnen schwer, sich ganz auf etwas einzulassen und noch mehr, sich zu entspannen. Sie wirken oft gereizt und wie unter Spannung.

Wenn wir diese Beschreibungen lesen, werden wohl die meisten von uns bei jedem Typus etwas von sich selbst entdecken. Trotzdem kennen wir vielleicht Menschen, die uns zu diesen Typen einfallen und die wir ziemlich klar einem der drei Typen zuordnen können. Natürlich finden sich aber auch in jedem einzelnen Menschen alle drei Typen wieder. Wir sollten selbstkritisch prüfen, in welche Richtung wir am meisten tendieren, wie stark die Ausprägungen sind und auf diese Weise unsere jeweiligen Schwächen wie auch die darin liegenden Stärken erkennen lernen und würdigen.

Jeder der drei Typen wirkt auf den ersten Blick vielleicht eher unsympathisch, doch alle drei Typen besitzen besondere Stärken und hilfreiche Eigenschaften. Heilsames und Unheilsames zu differenzieren und dann einen insgesamt heilsamen Umgang damit zu finden ist ein sehr wichtiger und bedeutsamer Schritt in Richtung auf unsere Befreiung hin. Wenn wir uns mit unseren Eigenheiten beschäftigen, ist es unumgänglich, die damit verbundene Gratwanderung zwischen einem notwendigen Erkennen und einer zu ausgeprägten Identifikation zu bewältigen. Aus buddhistischer Sicht ist die Identifikation, die unser Verstand sehr schnell zu erzeugen vermag, eine wesentliche Ursache für unser Leiden und unsere Gefangenschaft im Rad der Wiederholungen.

Die Sicht der westlichen Wissenschaft auf die Persönlichkeit

Die Sicht der westlichen Wissenschaft in den Bereichen der Psychiatrie und Tiefenpsychologie weist einige Ähnlichkeiten, aber auch deutliche Unterschiede zur buddhistischen Sicht auf. Zur Einschätzung einer Persönlichkeitsstörung werden heute Klassifikationen herangezogen, die sich hautsächlich auf Symptome beziehen und nicht auf theoretische Erwägungen. In der Praxis werden vor allem drei Aspekte zur Einschätzung einer Persönlichkeit beziehungsweise einer vorliegenden Persönlichkeitsstörung herangezogen.

1. Ich-dyston oder ich-synton

Ähnlich wie bei der buddhistischen Herangehensweise ist die Identifikation mit dem Problem ein wichtiger Indikator: Scheint die empfundene Störung sehr mit der Person verbunden, also ich-synton zu sein, dann können wir von einem intensiveren Problem ausgehen. Besteht eine selbstkritischere Distanz zum Problem, ist die Störung also ich-dyston, dann kann es sich um ein weniger ausgeprägtes Leiden handeln.

In einem zweiten Schritt werden die möglichen mit den vorhandenen Persönlichkeitsstrukturen abgeglichen. Mit den Persönlichkeitsstrukturen sind die sogenannten Ich-Funktionen oder Ich-Strukturen gemeint. Diese müssen im Laufe unserer Entwicklung vom Kleinkind zum Jugendlichen erworben werden. Damit sind also unsere psychischen und psychosozialen Fertigkeiten, Ressourcen und Fähigkeiten gemeint.

2. Unsere Ich-Strukturen

Unsere Ich-Funktionen, die wir als Erwachsene haben, beinhalten zum Beispiel die Fähigkeiten zu:

- Bedürfnisaufschub
- Frustrationstoleranz

- Art und Qualität der Abwehrmechanismen
- Selbstentlastungsressourcen
- Realitätsprüfung
- Ort/Zeit-Orientierung
- Affekt- und Impulskontrolle
- Flexibilität
- Intelligenz
- Objektrepräsentanzen (unser Bild vom Gegenüber)
- Bindungsfähigkeit
- Sozialverhalten
- Handlungsaufschub
- Antizipationsfähigkeit
- Selbstreflexion und Introspektion
- Empathie

Diese verschiedenen Ressourcen befinden sich jeweils auf einem Kontinuum und können von „kaum noch vorhanden" bis hin zu einer gut ausgebildeten Struktur reichen.

Diese Ich-Strukturen sind in unserem Neokortex über verschiedene Bereiche als Ansammlungen von Nervenzellen verteilt. Die Veranlagung für die verschiedenen Ich-Strukturen bringen alle Menschen mit auf die Welt, doch ob und wie sie sich ausbilden können, liegt daran, wie wir sie fördern konnten und wie sie vor allem in frühen Jahren von unseren Mitmenschen gefördert wurden.

Die professionelle Erhebung eines Befundes ermöglicht eine gute Einschätzung unseres Fundamentes und, damit verbunden, die konkrete Möglichkeit, im Falle der jeweiligen Defizite relativ klare Handlungsanweisungen geben zu können. Dieses Fundament sollten wir für uns selbst, aber auch in der Verbindung mit anderen Menschen sehr ernst nehmen. Wenn wir hier deutlich spürbare Einschränkungen wahrnehmen, sind diese unbedingt zu beachten und zu behandeln. Nur unter Einbeziehung dieser Dynamik besteht eine adäquate Chance der Weiterentwicklung in Richtung unserer Befreiung.

Für den Befund existieren zwar gesicherte testpsychologische Möglichkeiten, zum Beispiel in Form von Fragebögen, Computertests oder strukturierten Interviews als Diagnosehilfen, doch in der Praxis müssen wir Einschätzungen auch ohne diese Möglichkeiten vornehmen können. Als Hilfe für eine qualitative Einschätzung der Art und Tiefe unserer Defizite kann die Beurteilung des Lebensthemas eine große Hilfe sein.

Wenn wir das typische Thema eines Menschen herausarbeiten können, dann liefert das nicht selten bedeutsame Einblicke in die Gesamtproblematik.

Damit kommen wir auch zum dritten Punkt, der für die Einschätzung einer Persönlichkeit oder einer Persönlichkeitsstörung hilfreich sein kann.

3. Unser Lebensthema

Mögliche Lebensthemen	Westliche Diagnostik
Reizüberflutung, Wut, Impulsdurchbrüche, Selbstverletzung	Verdacht auf Borderline
Andere Menschen, Regeln, Gesetze sind egal, aus Fehlern wird nicht gelernt	Verdacht auf Soziopathie
Misstrauen, Angst und Verfolgungsideen	Verdacht auf paranoide Störung
Nähe ist bedrohlich, Distanz ist angenehm	Verdacht auf schizoide Störung
Wer ist wie viel wert?	Verdacht auf Narzissmus
Selbstständigkeit und Abhängigkeit	Verdacht auf asthenische Abhängigkeit
Wer hat die Kontrolle und Macht?	Verdacht auf Zwang
Bin ich sexuell attraktiv? Neigung zum Drama	Verdacht auf Hysterie oder histrionische Störung
Ich schlucke alles, ich bin ganz klein	Verdacht auf Depression

Je weiter oben in der Tabelle wir mit einem typischen Lebensthema fündig werden, desto stärker kann die Problematik des Betreffenden ausgeprägt sein. Dabei ist jedoch zu beachten, dass eine schwere Depression auch gefährlichere Ausmaße annehmen kann als zum Beispiel eine narzisstische Störung. Wenn der Betreffende seine Problematik gut zu kompensieren weiß, ist es durchaus möglich, das eigene Leiden zu delegieren. Das bedeutet, dass nicht wenige Menschen ihr eigenes Leiden so weit von sich abspalten können, dass bei solchen Fällen in der Regel eher das jeweilige Umfeld leidet und nicht mehr der direkt Betroffene.

Behandeln wir etwa die Falschen?

Mittlerweile gibt es auch im Westen zahlreiche wissenschaftliche Autoren, die – wahrscheinlich ohne es selbst zu realisieren – einen buddhistischen Standpunkt zu den eben geschilderten Ausführungen einnehmen. Sie können sehr schlüssig beschreiben, dass nicht nur die Menschen krank sind, die leiden und eine Behandlung suchen, sondern dass psychische Krankheit und Irrsinn etwas allgemein Menschliches ist, das uns alle betrifft.

Hier wird ebenso kritisch formuliert, dass zahlreiche schwer kranke Menschen sich vielleicht sogar gerade aufgrund ihrer Störung in eine Führungsposition hineindrängen konnten, um auf diese Weise ihre eigene Problematik zu kompensieren. Wenn wir eine spezielle Form der Intelligenz mitbekommen haben, darüber hinaus aber kaum über soziale Fähigkeiten verfügen, können wir sehr erfolgreich werden. Leider existiert diese Dynamik unübersehbar auf vielen Ebenen unserer Gesellschaft und prägt damit auch unser Miteinander. Diese Darstellung der Herangehensweise sollte uns helfen, unseren Blick für die eigenen Belange sowie auch für unsere Mitmenschen zu schärfen.

Durchtherapierte und nachgereifte Ich-Strukturen

Das Ziel der psychotherapeutischen Maßnahmen besteht in der sogenannten Nachheilung oder Nachreifung. In der Entwicklung behinderte Ich-Strukturen sollen erkannt und bearbeitet werden. Viele westliche Therapeuten gehen hier oft von nicht ganz klar benannten Mechanismen aus, die sich nicht immer nachvollziehen lassen und deshalb auch die Einschätzung erschweren, wie eine solche Nachreifung nun genau aussehen könnte. Wenn diese angestrebte Nachreifung trotzdem vollzogen werden konnte, sollte sich die Persönlichkeitsstörung auflösen. Als Resultat haben wir dann einen durchtherapierten gesunden Menschen. Da es sich hier um eine Theorie handelt, werden wohl viele Praktiker bei der Behandlung von Persönlichkeitsstörungen eher von einer Milderung der Dynamik ausgehen.

Hinweis: Menschen, die unter solchen Störungen leiden, empfinden zumeist große innere Spannungen, die sich je nach Persönlichkeitstypus sehr unterschiedlich manifestieren können. Diese Symptome werden leider nur allzu oft lediglich medikamentös behandelt. Diese einseitige Behandlung mit Pharmakotherapie ohne Psychotherapie gilt zwar heute als Kunstfehler, in der Praxis findet sie aber oft noch so statt.

Das ganzheitliche Persönlichkeitsbild in der BPT

Die buddhistische Herangehensweise an diese Problematik ist wahrscheinlich aufgrund der jahrtausendelang angesammelten Erfahrungswerte etwas anders gelagert. Sie bezieht vor allem auch die menschliche Erkenntnisfähigkeit und Wandelbarkeit durch stetiges Training ein, allerdings ohne nennenswerte Ambitionen, eine simple Veränderung von „verrückt“ hin zu „normal verrückt“ erreichen zu wollen. Die angestrebte Befreiung verläuft nicht von der Persönlichkeitsstörung weg und hin zur Befreiung davon, sondern sie verläuft gewissermaßen mitten in die Persönlichkeitseigenschaften hinein. Wir befreien uns nicht *von* der Störung, wir befreien uns *inmitten* der Störung. Auf diese Weise kann der verwirrte Charakter seine kreativen Ressourcen nutzen. Der widerständige Charakter kann seine kritischen Ressourcen nutzen. Der anhaftende Charakter kann seine konstanten Ressourcen nutzen.

Übung 1: Den ganzen Menschen sehen

Für diese Übung konzentrieren wir uns auf einen sehr lieben Menschen: In einem ersten Schritt sammeln wir links die positiven Eigenschaften dieses Menschen, was uns wahrscheinlich ziemlich leichtfallen wird. Danach tragen wir auf der rechten Seite die negativen Eigenschaften ein.

Positive Eigenschaften	Negative Eigenschaften
1.	1.
2.	2.
3.	3.

Wenn wir auffällig euphorisch auf einen Menschen zugehen, achten wir auch auf die Negativseite. Wenn wir dann unheilvolle Empfindungen gegenüber diesem Menschen in uns spüren, nehmen wir diese Tabelle zur Hand und ergründen seine positiven Seiten.

Übung 2: Den ganzen Menschen sehen

Für diese Übung konzentrieren wir uns auf einen für uns unangenehmen Menschen:

In einem ersten Schritt sammeln wir links die negativen Eigenschaften dieses Menschen, was uns wahrscheinlich ziemlich leichtfallen wird. Danach tragen wir auf der rechten Seite die positiven Eigenschaften ein.

Negative Eigenschaften	Positive Eigenschaften
1.	1.
2.	2.
3.	3.

Diese Aufgaben beziehen sich auf unsere Objektrepräsentanzen. Wie ganzheitlich oder eben wie einseitig sehen wir andere Menschen und wie sehr neigen wir vielleicht dazu, bestimmte Eigenschaften bei ihnen auszublenden?

Eine andere Übung haben wir bereits in Kapitel 5 kennengelernt: die *Baummeditation.* Sie kann Menschen helfen, die in ihrem Leben wiederholt die Erfahrung von Achterbahnfahrten machen. Auch wenn oben in den geistigen Ästen unseres Baumes ein Orkan tost, können wir uns auf unseren Stamm und vor allem auf unsere Wurzeln besinnen. Während uns oben der Regen nervt, können unsere Wurzeln sich davon vielleicht heilsam tränken lassen.

Für Menschen mit einer sehr labilen inneren Verfassung ist der Bodenkontakt stets sehr wichtig. Das sollten wir bedenken, wenn wir dazu neigen, oft die Beine hochzulegen oder sie auch noch mit auf den Stuhl zu zwängen.

Übung: Stabiler Bodenkontakt

Wir stellen beide Füße auf den Boden. Dafür gibt es mehrere Varianten:

- aufrecht hinstellen und den Boden spüren
- sitzen bleiben, die Füße am Boden und das Gesäß auf dem Stuhl spüren
- den Meditationssitz einnehmen und in einer stabilen Sitzposition den Bodenkontakt erfahren
- Schuhe und Socken ausziehen und den Boden spüren, seine Temperatur und Beschaffenheit
- umhergehen und den Boden spüren
- achtsam und leicht hüpfen, um die Festigkeit des Bodens zu spüren

Im Hier und Jetzt bleiben

Der Appell, im Hier und Jetzt zu bleiben, gehört zu den zentralen buddhistischen Anleitungen. Er ist ein Bestandteil der ersten Lehrrede von Buddha selbst. Diese Lehrerrede vom *Ingangsetzen des Rades der Lehre* beinhaltet neben den Vier Edlen Wahrheiten und der Weisheit des Mittleren Weges ebendiesen Appell, all unser Handeln auf das Hier und Jetzt zu fokussieren.

Genau diese Strategie gehört auch zu den fundamentalen praktischen therapeutischen Herangehensweisen im Umgang mit Persönlichkeitsstörungen. Sicherlich bearbeiten wir auch vergangene Erfahrungen und zukünftige Zielvorstellungen, doch der therapeutische Schwerpunkt kommt immer wieder auf das Hier und Jetzt zurück: Was passiert jetzt in diesem Augenblick? Wie wirken sich die alten Prägungen auf das Hier und Jetzt aus?

Dazu gehört auch eine regelmäßige Klärung der Beziehung zwischen Hilfesuchendem und Therapeuten: Wie fühlen wir uns im Kontakt? Wie gestalten wir diesen Kontakt? Wie sehen wir den anderen? Welche Impulse verspüren wir im Kontakt? Welche Fantasien haben wir über den anderen im Kontakt? Diese Technik fördert das therapeutische Bündnis ebenso, wie sie die Therapie voranzubringen vermag.

Lob der Entschleunigung

Wir *alle* sind wahrscheinlich in vielerlei Hinsicht zu schnell, zu unachtsam, zu unkonzentriert und zu abgelenkt. Uns bewegen die verschiedensten Impulse und wir folgen ihnen meist, ohne groß zu überlegen. Wir sagen *Ja,* obwohl wir es vielleicht schon bald bereuen, wir sagen *Nein,* obwohl wir es manchmal gar nicht so meinen, und merken in der Regel immer erst zehn Minuten später, was wir eigentlich hätten sagen oder tun sollen. Diese menschlichen Eigenschaften kennen wir wohl alle, allerdings leiden Menschen mit Persönlichkeitsstörungen in noch ausgeprägterer Form darunter. Die Impulskontrolle, die für uns alle ein Problem darstellt, bereitet manchen noch größere Schwierigkeiten.

Die Impulse werden in den tieferen Schichten unseres Gehirns vermittelt und müssen mit den höheren Hirnfunktionen abgeglichen und gesteuert werden. Da diese höheren Hirnfunktionen, also die Ich-Strukturen, entweder in persönlichen Krisen oder generell geschwächt sind, können die auftretenden Impulse nicht entsprechend gelenkt werden. Eine wirksame Methode, mit deren Hilfe wir höhere Hirnfunktionen, zum Beispiel im linken Frontallappen, trainieren können, ist die Meditation. Darüber hinaus stärkt sie auch Hirnstrukturen wie den ACC, der die Verbindung zwischen Emotionen und Verstand aufrechterhält.

Für eine verbesserte Impulskontrolle benötigen wir Zeit, also gewissermaßen eine Entschleunigung. Dafür können wir die Übung aus Kapitel 4, *Das Heilige Innehalten,* sehr gut nutzen.

Peter findet zwar recht schnell in die Therapie hinein, doch immer wieder auch schnell heraus. Es fällt ihm nicht leicht dabeizubleiben. Teilweise wird es ihm schnell langweilig oder aber auch zu brisant. Seine Möglichkeiten für eine feinere Dosierung zwischen Nähe und Distanz sind noch recht eingeschränkt. Als halbe Lösung nutzt Peter die Meditation zur Kontaktregulierung. Da eine solide Selbststeuerung als das zentrale Etappenziel definiert wird, kann Peter die Meditationstechniken als Hilfen zur Selbststeuerung einsetzen, um auch weiterhin im Kontakt zu bleiben, zumindest im Kontakt zu sich selbst.

Die Begeisterung, die Peter immer wieder in Bezug auf den Therapeuten formuliert, wird regelmäßig kritisch mit ihm reflektiert. Grundlegende Probleme, wie zum Beispiel Idealisierung und Enttäuschung, Nähe und Distanz, Bedürfnisaufschub oder Frustrationstoleranz, werden offen ausgetauscht und ständig transparent bearbeitet.

Die mehrmals in der Woche stattfindenden Termine, die Hausaufgaben und die regelmäßig durchzuführenden täglichen Übungen, insbesondere die Meditation sowie individuelle Techniken zur Selbststeuerung, geben Peter einen Halt, auf den er sich tatsächlich einlässt. Im Laufe vieler Monate verlagert sich langsam die äußere Struktur zu einer Art innerer Struktur. Peter spürte das selbst durch ein Nachlassen der Achterbahnfahrten.

Teil III

Die Behandlungsmethoden der BPT bei äußeren unheilsamen Zuständen

Nicht wenige, wenn nicht sogar die meisten von uns haben wohl sehr oft den Eindruck, dass viele Probleme von außen auf uns einströmen: Wäre doch nur unser Job etwas leichter, unser Partner etwas anders, das Wetter etwas besser, unser Körper etwas schöner, unsere Geldbörse etwas voller … und so weiter. Ebenso erhoffen wir uns wohl auch, dass Abhilfe dafür von außen auf uns zukommt: ein Mensch, der uns endlich gibt, was wir benötigen, ein Buch, ein Seminar, ein Arzt oder Therapeut, eine spezielle Art von Therapie, eine Gehaltserhöhung, ein schöner Urlaub, eine neue Anschaffung oder irgendetwas anderes von außen.

Auch wenn wir jetzt gerade, mit relativ ruhigem Verstand und selbstkritisch, einschätzen können, wie problematisch diese Ideen sind, so scheinen sie doch sehr tief in uns verwurzelt zu sein. Unsere ersten Erfahrungen auf dieser Welt sind offenbar sehr prägend für uns. Sie zeigen uns auf eindrückliche Weise, dass die Linderung unserer schmerzlichen Emotionen und die Befriedigung immer von außen kommen. Als kleine hilflose Wesen waren wir vollkommen abhängig von unseren erwachsenen Bezugspersonen. Allein waren wir schutzlos, ängstlich und standen folglich unter hoher Anspannung. Dann kam zum Beispiel die rettende Mutter und alles war wieder gut.

Der Wunsch und die Suche nach Gestilltwerden wurde unser aller Muster.

Wenn wir uns heute an eine höhere Instanz wenden in der Hoffnung auf Zuwendung, dann scheint es recht bedeutsam zu sein, ob wir an eine höhere Instanz außerhalb von uns glauben oder an eine höhere Instanz in uns selbst. In jedem Falle erleben wir immer wieder Probleme sowohl in uns als auch von außen und suchen dementsprechend oft nach Hilfe.

Bedürfnisse zu haben ist völlig in Ordnung und auch unumgänglich. Viele Bedürfnisse basieren in der Regel auf diffusen psychosomatischen Spannungszuständen, die wir interpretieren und entsprechend einzuordnen versuchen.

Die Frage ist also nicht, ob Bedürfnisse gut oder schlecht sind, sondern wie wir mit Bedürfnissen umgehen, wenn sie sich bei uns melden.

Hinweis: Es sei nochmals daran erinnert, dass die hier eingeführte Trennung zwischen *inneren* und *äußeren* Problemen nur aus Gründen einer besseren Strukturierung vorgenommen wird. Jedes innere Problem ist auch immer ein äußeres, und jedes äußere Problem findet sich natürlich auch im Inneren wieder.

Kapitel 18

Unsere Konflikte

Negative Zustände lassen sich niemals
mit einer negativen Einstellung bewältigen

Auch die Verminderung und Auflösung von Konflikten bedeutet, dass wir uns generell aus dem Klammergriff unserer unheilsamen Geisteszustände befreien. Wir werden immer wieder feststellen, dass es in erster Linie um eine *innere* Befreiung geht.

Der Ansatz der Buddhistischen Psychotherapie BPT lautet:

Wir befreien uns nicht *von*, sondern *inmitten* unserer Konflikte.

Der Umgang mit Konflikten ist ein sehr generelles Thema.

In Teil II haben wir eine ganze Reihe von *inneren* Konflikten bearbeitet. Nun folgen die *äußeren* Konflikte. Wie bereits erwähnt, sind beide Bereiche wechselseitig voneinander abhängig und eigentlich untrennbar. Nur aus Gründen der besseren Darstellung werden sie hier nacheinander als getrennte Bereiche aufgeführt.

Da dieses Thema ein so zentrales und auch recht großes und vielschichtiges ist, werden wir, wie oft im Buddhismus üblich, die großen in mehrere kleine Teile aufschlüsseln. Die folgenden Kapitel werden also die große Thematik der Konflikte auf mehrere spezielle Teilthemen fokussieren, wie zum Beispiel die Konflikte in der Partnerschaft, Konflikte bei abhängigen Partnerschaften, Konflikte in Form von Mobbing sowie die Konflikte bei Arbeitslosigkeit und materieller Not. Dabei gehen wir deduktiv vor und beginnen beim Generellen, um dann mit dem nötigen Know-how immer mehr in die speziellen Nischen schauen zu können.

Andrea ist 51 Jahre alt. Sie berichtet davon, dass sie mit sich selbst eigentlich zufrieden sein könne. Dieser Zustand ändere sich aber schlagartig im Kontakt mit anderen Menschen. Hier fühle sie sich oft unsicher und angespannt. Eigentlich empfinde sie sich nicht als harmoniesüchtig, andererseits sei es ihr schon immer sehr schwergefallen, mit Spannungen, Streitigkeiten und Konflikten richtig umzugehen. Sie nehme sich alles sehr zu Herzen und neige dazu, die notwendigen Aussprachen eher zu vermeiden. Oft schlucke sie die ihr entgegengebrachten Kritikpunkte ebenso wie ihre eigenen Empfindungen einfach kommentarlos herunter. Das Leben sei schon schwer genug und zusätzlich machen wir es uns gegenseitig noch schwerer, bemerkt Andrea immer wieder. Mit ihrem Wunsch nach Frieden, mit dem aufgestauten Ärger und ihrer Neigung, Konflikte durch das Herunterschlucken zu internalisieren, erzeugt Andrea sehr große psychosomatische Anspannungen bei sich.

Mögliche Ursachen für Konflikte

Die möglichen Ursachen für die von uns empfundenen Probleme und Konflikte können natürlich sehr unterschiedliche Quellen haben. Diese sind allerdings nicht unerschöpflich, sondern lassen sich in nur vier Kategorien einteilen: Sie entstehen aus unseren Erinnerungen, aufgrund von körperlichen Empfindungen, wie schmerzhaften Körpersignalen, aufgrund geistiger Vorgänge, wie Bewertungen und Interpretationen, oder eben aufgrund von äußeren Umständen, die wir über unsere Sinne wahrnehmen. Vermutlich erleben wir diese vier Bereiche oft als ein Gemisch, das wir dann nur schwer differenzieren können.

Wenn wir diese vier Bereiche näher ergründen, erkennen wir neben den ständig auftretenden Wechselwirkungen, dass eine wesentliche Einheit hier nicht berücksichtigt ist: Sowohl unsere Erinnerungen, unsere körperlichen Empfindungen und unsere geistigen Vorgänge als auch die äußeren Umstände werden von unserem Geist „eingefärbt“. Ist unser Geist getrübt, dann können wir die zu verarbeitenden Impulse, woher sie auch immer kommen mögen, nicht mehr gelassen ergründen. Oft erleben wir diese schnell und unreflektiert als unangenehmen Spannungszustand. Auch daher lautet ein wichtiger buddhistischer Appell, unseren Verstand zu zügeln und zu lenken.

Äußere Konflikte

Wir wollen uns hier nun den äußeren Konflikten zuwenden, da wir alle immer recht schnell das Gefühl entwickeln, dass die unheilsamen Impulse stets von außen zu kommen scheinen. Wir selbst könnten so friedlich leben, *wenn* doch nur die problematischen Beziehungen, die ewigen Diskussionen, der nervige Job, das schlechte Wetter, die unfähigen Politiker, die kranke Gesellschaft oder was sonst auch immer nicht wären.

Wenn wir dem zustimmen, dann erliegen wir hier unserem naiven Idealismus. Dieser gründet auf unserer menschlichen Neigung, die Umwelt und uns als getrennt und nur verschleiert wahrzunehmen. Die Erklärungen dafür kennen wir aus der Zweiten Edlen Wahrheit der buddhistischen Lehren. Das Gegenteil unseres naiven Idealismus ist allerdings nicht düsterer Pessimismus, sondern ein klarer Blick auf die uns umgebende Realität.

Unsere eigenen Erfahrungen scheinen eine andere Sprache zu sprechen: Wir lassen versehentlich einen Teller fallen, er landet auf unserem Zeh und der stechende Schmerz ist da. Wir bekommen eine Ohrfeige, werden an den Haaren gezogen und der Schmerz ist da. Jemand beleidigt uns und die unheilvolle Emotion ist da. Probleme scheinen also wohl doch von außen zu kommen!? Hier bieten sich interessante Möglichkeiten an, einmal über die Art und Weise unserer Empfindungen nachzudenken.

Neben unseren Reaktionen auf äußere Probleme und Konflikte existieren natürlich auch noch unsere Wünsche, Sehnsüchte, Begehrlichkeiten und Bedürfnisse nach äußeren Annehmlichkeiten. Auch diese können uns in schwere Konflikte stürzen. Die leckere Torte ist vielleicht ebenso verführerisch wie eine außereheliche Affäre oder ein gut bezahlter, aber unheilsamer Job.

Mehrmals am Tag verspüren wir Hunger und suchen dann natürlich in unserem äußeren Umfeld nach Möglichkeiten, um ihn zu stillen. Wir können also ohne eine Außenwelt gar nicht existieren. Am Beispiel unseres regelmäßigen Hungers erleben wohl die meisten von uns einen unbeschreiblichen, wenn auch oft nicht wirklich wahrgenommenen Luxus. Der Kühlschrank und die Vorratskammer sind voll. Sollte es hier zu irgendwelchen drohenden Engpässen kommen, finden wir in den Supermärkten ein Angebot, das wohl weniger mit Auswahl als vielmehr mit Überflutung zu tun haben dürfte.

Wir drehen den Wasserhahn auf und genießen Trinkwasser, wir essen, wann und was uns gefällt. Die wenigsten Menschen in westlichen Ländern leiden Hunger. Wenn wir Nahrung zu uns nehmen, können wir uns vergegenwärtigen, dass gleichzeitig andere Menschen verhungern. Jetzt, in diesem Augenblick, geschieht es, immer wieder und wieder. Das sind klare äußere Probleme, die wir nicht einfach ignorieren können und die viele von uns in echte Gewissenskonflikte stürzen. Unsere geistige Verfassung ist zwar sehr entscheidend in Bezug auf unseren Umgang mit Konflikten, doch andererseits existieren objektive und schwerwiegende äußere Konflikte, die wir durchaus ernst nehmen müssen. Wenn wir diese Missstände einfach hinnehmen oder sogar noch spirituell zu erklären versuchen, etwa nach dem Motto: Da haben wohl bestimmte Menschen oder gar bestimmte Weltregionen und Kulturen ein sehr schlechtes Karma, so ist dies ein Missbrauch von Spiritualität. Das buddhistische Verständnis unserer untrennbaren Verbundenheit miteinander hilft bei der tieferen Erkenntnis dessen, was heute als Globalisierungsproblem erkannt wird: Weil wir so leben, wie wir leben, müssen andere Menschen so leben, wie sie leben.

Wie können wir uns nur derart um unsere spirituelle Weiterentwicklung sorgen, während andere Menschen täglich um ihr Überleben kämpfen müssen? Darauf werden wir in Kapitel 26 noch näher eingehen. Es sollte aber bereits deutlich geworden sein, dass wir hier wieder einmal eine ziemlich schwierige Gratwanderung zu bewältigen haben. Es gibt auf unserem Weg so viele innere Konflikte, die in Teil II behandelt wurden, und es existieren mindestens ebenso viele äußere Konflikte, die es ebenso zu bewältigen gilt. Wie können wir einen Anfang dafür finden? Welche der äußeren Konflikte sind von besonderer Bedeutung? Wie erhalten wir zumindest ein größeres Maß an Unabhängigkeit davon? An dieses Ziel müssen wir uns immer wieder zurückerinnern, wie an einen Kurs, auf den wir bei stürmischer See immer wieder zurückkehren müssen. Diese Erinnerung lautet: Wir können uns nicht *von* Konflikten befreien, wir streben vielmehr danach, uns *innerhalb* unserer Konflikte zu befreien. Das bedeutet, dass wir nach einer größeren bis vollständigen Unabhängigkeit von äußeren Belangen streben.

Unser Umgang mit Konflikten und Problemen

Die Auseinandersetzungen und Reflexionen darüber, ob zum Beispiel äußere Konflikte nur eine Widerspiegelung unserer inneren Konflikte sind, können für uns recht bedeutsam sein. Eine achtsame Selbstkritik bedeutet, immer auch die eigenen Anteile eines äußeren Konfliktes zu ergründen. Auf einer eher pragmatischen Ebene versuchen wir allerdings, alle inneren Konflikte etwas mehr nach außen zu verlagern. Das bedeutet nicht, dass wir uns von der Verantwortung lösen, sondern dass wir eine hilfreiche Distanz dazu schaffen, um auf diese Weise einen heilsameren Lösungsweg erkennen zu können.

Oft erleben wir bei unserer Meditationspraxis, wenn äußere Reize reduziert werden und wir mit uns selbst allein sind, zahlreiche Impulse, die irgendwie in uns auf der Lauer zu liegen scheinen. Diese Impulse sind oftmals alles andere als angenehm. Eine andere Variante besteht darin, dass wir aufgrund eines Konfliktes bewusst eine Meditation einlegen, um mit mehr Ruhe und Klarheit den Konflikt zu ergründen. In beiden Fällen sitzen wir auf uns selbst zurückgeworfen in der Meditation und suchen einen möglichst heilsamen Umgang mit dem Problem.

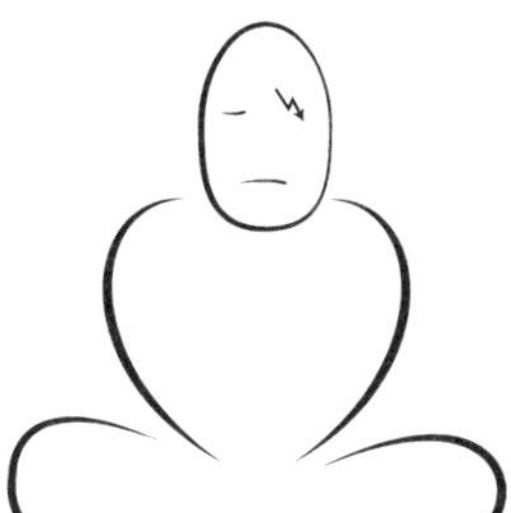

Abb. 53a

Abbildung 53a zeigt, wie wir in der Meditation mit einem Problem kämpfen, das uns durch den Kopf geht oder nicht aus dem Kopf gehen will. Der Konflikt steckt scheinbar in uns. Wenn wir dem ohne Geistesschulung einfach nachgehen, dann spüren wir den Konflikt entweder im ganzen Körper oder in bestimmten Körperregionen, zum Beispiel im Magen, in der Brust, im Nacken oder im Kopf. In jedem Falle ist uns der Konflikt zu nah, wir benötigen etwas mehr Distanz dazu.

In Erinnerung an die Übung des *Rumpfdrehens,* die uns zeigte, wie intensiv unser Körper auf unsere Denkprozesse reagiert, lenken wir nun unsere Meditation in eine bestimmte Richtung. Das Ziel ist, eine größere Distanz zu dem Problem zu schaffen. Die folgende Abbildung zeigt uns, dass wir uns jedes Problem zum Beispiel als eine dunkle Wolke vorstellen können, die uns umkreist.

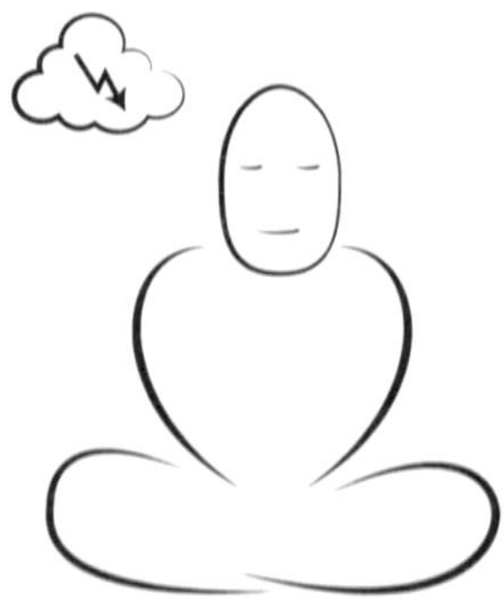

Abb. 53b

In der Abbildung 53b scheint der Meditierende nur ein kleines Problemwölkchen visualisieren zu müssen. Vielleicht entstehen bei solchen Übungen in uns ja auch riesengroße Gewitterwolken, die wesentlich bedrohlicher aussehen. Wie auch immer die Wolken beschaffen sind, die wir entstehen lassen, sie befinden sich nicht mehr in uns, sondern über uns oder um uns herum, auf jeden Fall außerhalb von uns.

Übung: Die Wolke

Wir nehmen unsere Meditationshaltung ein, entspannen unseren Körper harmonisch und sorgen für eine weitgehende innere Klarheit. Auf diesem Weg spüren wir natürlich die in uns wütenden Elemente.
Diese visualisieren wir nun als eine dunkle Wolke, die wir zuerst meistens in uns wahrnehmen. Der entscheidende Schritt besteht darin, diese Wolke nach außen zu verlagern.
Wir können dann mit den Bildern experimentieren. Wie fühlt es sich an, wenn wir uns vorstellen, dass alle dunklen Wolken uns zum Beispiel in Bauchhöhe umkreisen und wir wie ein Riesenberg von oben darauf schauen können? Oder wie fühlt es sich an, wenn die Wolken sehr weit nach oben ziehen?

Vielleicht können wir auch etliche Wolken sich abregnen lassen und „sehen", wie unsere Ärgerwolken dadurch langsam kleiner werden und unser Umland sogar mit Wasser versorgen.

Es sollte deutlich werden, dass es nicht nur einen richtigen Weg im Umgang mit Konflikten gibt, sondern so viele Wege, wie Probleme existieren.

Die verschiedenen Stufen der Konfliktbewältigung

Wenn wir erfahren, dass es zahllose Möglichkeiten des Umgangs mit Konflikten gibt, dann können wir allerdings sehr wohl darin auch eine Struktur festlegen. Vielleicht erinnern wir uns noch an Lama Lobsang und seine Beschreibung vom Umgang mit Problemen:

1. vor dem Problem weglaufen
2. das Problem bearbeiten
3. das Problem als Lehrmeister nutzen
4. das Problem als eine Illusion sehen und nichts tun

Unsere Möglichkeiten, einen äußeren Konflikt oder ein Problem zu interpretieren, sind also deutlich vielfältiger, als wir manchmal meinen. Welche Form wir tatsächlich finden, ist abhängig von unserer geistigen Verfassung.

Schauen wir uns doch einmal die vier Möglichkeiten im Umgang mit Problemen an.

1. Schritt: Manchmal ist es wichtig, Distanz zu schaffen

Solange wir unser verletztes Ego noch spüren und uns daran orientieren, müssen wir die uns umkreisenden Probleme im Blick behalten.

Übung: Unsere Kreise

Wir nehmen einen Bleistift und lassen einen oft auftretenden äußeren Konflikt vor unserem geistigen Auge entstehen. Das können konflikthafte Menschen ebenso sein wie Stress im Job, Geldmangel oder andere Probleme, die wir verstärkt als von außen kommend erleben.
Dem ersten Konflikt, der in unser Bewusstsein tritt, geben wir die Nummer 1 und prüfen, wie nah oder weit er von unserem innersten Wesen entfernt ist. Diese Position markieren wir in Abbildung 54, indem wir die Zahl 1

in den entsprechend entfernten Ring eintragen. Inhaltlich gehen wir gar nicht weiter darauf ein, sondern wenden uns den weiteren uns vertrauten äußeren Konflikten zu, geben ihnen weitere Nummern und tragen diese in die für uns passende Entfernung in die Abbildung 54 ein.
Nachdem wir die für uns relevantesten äußeren Konflikte eingetragen haben, lassen wir die auf diese Weise entstandene Abbildung auf uns wirken.

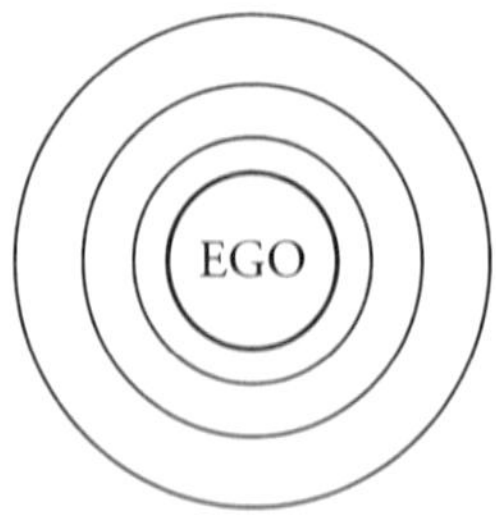

Abb. 54

In diesem ersten Schritt können wir nun prüfen, ob jedes unserer Probleme die für uns passende Entfernung zu uns hat.

Womöglich erkennen wir jetzt, dass es bestimmte Punkte gibt, vielleicht Nummer 1 oder 2, zu denen wir einfach zu wenig Abstand haben. Nun können wir mit ein wenig mehr Klarheit überlegen, wie wir hier für mehr Distanz sorgen. Vielleicht können wir uns äußerlich mehr davon abwenden und für größere Freiheiten und Spielräume sorgen.

Manche Probleme und Konflikte lassen sich vielleicht gar nicht lösen. Auch mit etwas mehr innerer Distanz bestehen womöglich Konflikte, die uns trotzdem immer weiter verletzen würden.

Dieser erste Schritt eröffnet uns die Möglichkeit, an einem bestimmten Punkt den Koffer zu packen. Wir müssen nicht alles immer erfolgreich bewältigen. Manchmal ist es besser zu gehen und für einen heilsameren Rahmen zu sorgen. Vielleicht kann dann später nochmals, mit etwas mehr Kraft und Abstand, der Versuch einer Klärung erfolgen.

2. Schritt: Manchmal müssen wir die Ärmel hochkrempeln

Während der erste Schritt noch stärker auf den Selbstschutz und die Vermeidung neuer Probleme konzentriert ist, bezieht sich dieser zweite Schritt stärker auf eine mögliche Konfrontation. Heißt das, wir sollen uns wehren? Können und wollen wir das? Ist es für eine spirituelle Weiterentwicklung wirklich dienlich, aufzubegehren und zu kämpfen?

In einem sehr berühmten Monolog ließ Shakespeare seinen Helden Hamlet hadern und sich selbst fragen, ob es besser sei, die Pfeile und Schleudern des wütenden Geschicks zu erdulden oder sich gegen eine See von Plagen zu wappnen. Erdulden oder sich wappnen, im Sinne von sich bewaffnen, das ist also die Frage.

Diese Fragestellung ist von großer Bedeutung, weshalb wir sie sehr achtsam ergründen und im Abgleich mit unseren persönlichen Neigungen selbstkritisch reflektieren müssen. Die sehr streitbaren Persönlichkeitstypen unter uns werden sofort bestätigen, wie wichtig eine Gegenwehr sei, und die eher vermeidenden Persönlichkeitstypen werden sicherlich feststellen, dass wir Kämpfe besser vermeiden sollten.

Hier müssen wir erkennen, ob unsere Persönlichkeit uns etwas einflüstert: Die Vermeider unter uns, die lieber jeden Konflikt umgehen, nehmen wohl oft ihre Verantwortung für sich selbst wie auch für andere nicht ernst genug. Dagegen wollen die „Kampfhunde“ unter uns gern jede Gelegenheit nutzen, um für eine, wie sie meinen, gute Sache in den Krieg zu ziehen.

An diesem Punkt benötigen wir meistens eine hilfreiche und vertraute Person, die uns dabei hilft, nicht unter allen Umständen und um jeden Preis an alten Gewohnheiten festzuhalten. Der Kampfhund muss sich beherrschen lernen und der Vermeider muss lernen, aktiver zu werden. Hierbei kann uns oft die Weisheit des Mittleren Weges weiterhelfen. Wir können visualisieren, wie dieser aussieht, so dass sich unsere Position darauf leichter bestimmen lässt.

Wenn wir aktiv gegen äußere Probleme und Konflikte vorgehen, dann ist vorher dringend zu prüfen, wie unsere tatsächlich zugrunde liegende Absicht aussieht, also mit welcher Grundhaltung wir eine Lösung herbeiführen wollen.

Das uns schon bekannte Schema der Möglichkeiten zur Veränderung zeigt uns immer wieder, wie unumgänglich die erste Phase dieses Prozesses ist.

Absichten → Taten → Gewohnheiten → Charakter → Schicksal → Tod

Die Ergründung unserer Absichten kann sich oft als sehr tückisch erweisen. Nicht selten meinen wir, doch nur gute Absichten zu haben. Wir wollen doch nur etwas klären, etwas berichtigen, für Klarheit sorgen – und merken dabei gar nicht, dass unsere eigentliche Absicht so aussieht, dass wir einfach nur recht behalten wollen. Wenn wir jedoch auch mithilfe unserer Meditationspraxis erkennen können, dass wir heilsame Absichten verfolgen, weil wir zum Beispiel schwächere oder unsichere Menschen unterstützen wollen, dann verfolgen wir dieses Ziel mit allem Eifer. Dieser Eifer ist getragen von dem Bewusstsein einer untrennbaren Verbundenheit mit allen, auch mit unseren „Gegnern", ebenso wie von einer gefestigten heilsamen Geisteshaltung, die sich durch Gelassenheit, Güte und das Streben nach Weisheit auszeichnet. Diese geistige Verfassung ist vielleicht nicht immer aufrechtzuerhalten, doch sie sollte uns stets als Leitfaden dienen.

Es ist allerdings ein großer Irrglaube, dass wir durch die buddhistischen Prinzipien der Gewaltlosigkeit und des Strebens nach Gelassenheit und Geistesruhe zur Passivität angehalten werden. Der buddhistische Tugendbegriff wird dadurch definiert, dass wir zwar tatsächlich unheilsame Taten vermeiden, aber dafür in einem weiteren Schritt unbedingt aktiv für heilsame Zustände eintreten müssen. Passivität und Aktivität finden hier einen heilsamen Rahmen. Wenn wir zum Beispiel eine respektvollere Form des Umgangs mit einem anderen Menschen herstellen wollen, dann können wir diese beiden Prinzipien umsetzen: Zuerst vermeiden wir respektlose Äußerungen und bemühen uns dann auch aktiv um die gewünschten Veränderungen. Wir wählen bewusst eine gewaltfreiere Kommunikation. Es reicht also nicht, nur etwas Unheilsames zu unterlassen, wir müssen tatsächlich auch aktiv für die heilsamen Veränderungen eintreten.

3. Schritt: Manchmal werden wir gezwungen, etwas zu lernen

Mit diesem dritten Schritt erreichen wir bereits die höheren Künste im Umgang mit Konflikten. Um hier einen Zugang zu erhalten, müssen wir wahrscheinlich unsere Interpretationsmuster selbstkritisch hinterfragen und womöglich sogar verändern. Das bedeutet, dass wir eine Situation erleben, die ziemlich schwierig für uns ist. Normalerweise würden wir daraus wenig Positives lernen, da wir zuerst versuchen werden, die Situation aufzulösen oder zu vermeiden. Wenn es aber keinen Ausweg gibt und die Problematik nicht zu ignorieren ist, dann können wir entweder daran zugrunde gehen oder eben eine wichtige Lektion daraus lernen.

Manche Lerneffekte stellen sich erst später, ja sogar lange nach der Bewältigung des Konfliktes heraus. Manchmal ist es aber vielleicht auch möglich, sich in der betreffenden Situation klarzumachen, dass ein Kurswechsel unumgänglich ist. Dieser Vorgang ist sehr bedeutsam, denn er zeigt uns, dass wir die Gegenwehr und das blinde Kämpfen aufgeben müssen. Wir lösen uns, vielleicht auch nur, weil wir mit dem Rücken bereits an der Wand stehen und es keinen anderen Weg mehr gibt als den nach vorn auf das Problem zu. Wenn wir das tatsächlich umsetzen können und diesen Vorgang dann auch noch mit Bewusstheit vollbringen, eröffnen sich große Möglichkeiten für eine Transformation alter Gewohnheitsmuster. Wir machen wirklich neue Erfahrungen.

Mit Kritik umgehen lernen

Oft sieht unser Umgang mit anderen wohl so aus, dass wir zwar gern austeilen, doch nur sehr ungern einstecken. In der Kritik liegt das Zwangsverhalten unseres ungezügelten Verstandes offen: Unsere Obsession, Bewertungen vorzunehmen, verfolgt uns durch jede Minute des Tages; es gibt kaum einen Moment, eine Situation oder ein Objekt unserer Wahrnehmung, das wir verschonen. Bewertung und Kritik sind sehr eng miteinander verwandt.

Wenn es Kritik von außen gibt, können wir diese Lektion dankbar annehmen. Unter Einbeziehung des Mittleren Weges können wir hier Gutes erreichen. Der Mittlere Weg bedeutet, dass wir, wie schon beschrieben, erst eine gewisse Grundstabilität benötigen, um zum Beispiel eine Kritik als hilfreiche Übung wahrnehmen zu können. Falls das noch nicht der Fall sein sollte, ist es wichtig, vorher Maßnahmen zum Selbstschutz zu stabilisieren. Ist diese Stärke aber vorhanden, dann ist Kritik eine wunderbare Probe.

Durch Konflikte die Ichlosigkeit erkennen

Eine Konfliktlage ist eine gute Chance, die in uns ablaufenden Prozesse zu ergründen. Da wir in solchen Situationen eine hohe Spannung erleben, werden wir weniger abgelenkt von anderen Anliegen sein. Einer der entscheidenden Schritte, die wir vollziehen müssen, ist die Lenkung unserer Konzentration weg von äußeren Reizen und hin zu unseren inneren Abläufen.

Übung: Die inneren Stimmen erkennen

Wir setzen uns in die Meditationshaltung, entspannen unsere Schultern und atmen ruhig uns gleichmäßig. Dann lauschen wir dem inneren Stimmengewirr. Das Ziel dabei ist die Identifikation der verschiedenen Stimmen.

Die Abbildung 55 zeigt uns eine mögliche innere Konfliktlage. Beispielsweise spüren wir das Bedürfnis nach einem großen Schokoladeneis. Wir erinnern uns an den herrlichen Geschmack und können kaum widerstehen. Das könnte bedeuten, dass ein kindlicher Persönlichkeitsanteil in uns aktiv wurde, der seine Begehrlichkeit kaum zügeln kann.

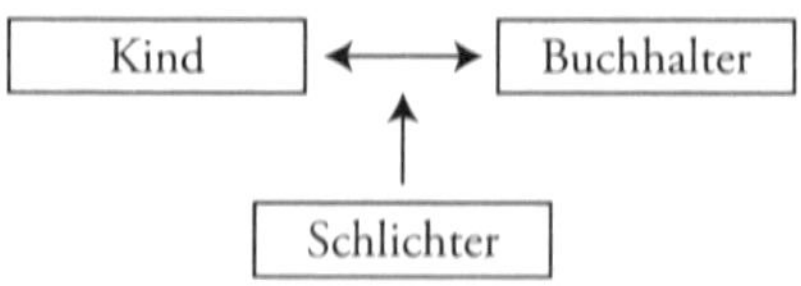

Abb. 55

Gleichzeitig nehmen wir vielleicht auch einen anderen strengen Persönlichkeitsanteil wahr, der uns warnt: *Das sind doch zu viele Kalorien, du hast sowieso schon einige Kilo zu viel, du wolltest doch abnehmen.* Wir stehen hier also vor einem Konflikt. Oft kommen noch weitere innere Stimmen hinzu. So kann zum Beispiel ein innerer Schlichter nach einem Kompromiss suchen: *Okay, vielleicht nur ein kleines Eis und heute Abend dafür joggen gehen?* Viele von uns erleben, wenn sie achtsam in sich hineinspüren, eine ganze Diskussionsrunde in ihrem Inneren. Da gesellen sich oft noch selbstverletzende Anteile hinzu, die ihre schlechte Meinung über uns kundtun. Auch der innere Schweinehund kann sich melden und erklären, dass sowieso doch alles egal sei.

Dieses Orchester führt nicht selten zu Kurzschlusshandlungen oder zu Erfahrungen von Überforderung. Wenn wir diese Dynamik, die wir alle kennen und jeden Tag erleben, genauer ergründen, dann können wir am eigenen Leibe feststellen, dass offenbar sehr viele Persönlichkeiten in uns leben. Aber wo sind *wir?* Anscheinend sind wir die vielen! Alle inneren Persönlichkeiten zusammengenommen bezeichnen wir als *Ich,* doch einen festen Kern gibt es dabei nicht. Das Ich ist nur eine Hilfskonstruktion mit der Funktion, einen Überblick zu behalten. Das ist so ähnlich, als würden Millionen Menschen sagen, wir alle sind Deutsche, Franzosen, Engländer oder Europäer. Wenn wir jedoch unseren Planeten betrachten, dann können wir zwar Wasser und Landmassen erkennen, aber kein Deutschland, denn das ist nur eine von uns konstruierte Kategorie. Auf genau diese Weise nehmen wir unsere inneren Persönlichkeiten wahr und konstruieren daraus eine scheinbare Einheit, die wir dann Ich nennen.

Fazit: Im Konflikt steckt die Erkenntnismöglichkeit der Ichlosigkeit.

4. Schritt: Manchmal müssen wir unseren Wahn erkennen

Diese vierte Stufe ist wohl die anspruchsvollste und auch die gefährlichste. Sie beinhaltet die Erkenntnis, dass es eigentlich gar keine Konflikte gibt, sondern nur unsere Geistesverfassung, die auf äußere oder innere Reize reagiert.

Eine der möglichen Gefahren ist schon genannt worden. Gemeint ist der Missbrauch von Spiritualität: Wenn wir die spirituellen Prinzipien bewusst, unbedacht oder auch unbewusst fehlinterpretieren, so dass wir zum Beispiel pseudologisch argumentieren, alles um uns herum sei doch nur eine Einbildung unseres Geistes oder das Leiden anderer fühlender Wesen lasse sich aufgrund von deren schlechten karmischen Vorbedingungen erklären. Wenn wir den Einflüsterungen unserer Ängste und unserer Bequemlichkeit unkritisch nachgeben, dann werden wir sehr in die Irre gehen und Leiden erzeugen.

Hier sind die beiden Erleuchtungsqualitäten des *Mitgefühls* und der *Weisheit* dringend gefragt. Durch die Aufrechterhaltung dieser überaus heilsamen Qualitäten können wir eine Gelassenheit in uns fördern, die alle auf uns einströmenden Impulse zu durchdringen vermag. So können wir in allem die Verbundenheit und die Leerheit aller Objekte unserer Wahrnehmung erkennen. Höchste Vollendung werden wir erfahren, wenn wir einen eigenen Zugang zur Ichlosigkeit herstellen, also erkennen, verinnerlichen und verwirklichen, dass unser Gefühl eines Ego nur eine Hilfskonstruktion ist. Nicht mehr, aber auch nicht weniger.

Auf dem Meditationskissen werden wir dazu einen schnelleren Zugang erhalten als in unserem Alltagsleben. Letzteres dient uns allerdings als wichtiger Prüfstein für das bereits Erreichte. Es hilft uns auch dabei, nicht zu sehr abzuheben und keine narzisstische Persönlichkeitsblase zu entwickeln, in der wir uns als besser, spiritueller oder erleuchteter als andere wähnen.

Andrea reagiert vor allem in einigen Gruppensituationen, in denen kontrovers diskutiert wird, angespannt und gereizt. In einer tiefer gehenden Bearbeitung erkennt sie ihren Idealismus. Dieser erstreckt sich auch auf die therapeutische Situation, da sie sich gerade hier einen Rahmen erhofft, in dem sie sich vor jeglichen Konflikten geschützt fühlen darf. Die Offenlegung dieser zugrunde liegenden Gedanken erleichtert Andrea den Umgang mit ihren diesbezüglichen Emotionen. Durch das Achtsamkeitstraining lernt sie zwischen körperlichen, emotionalen und gedanklichen Reaktionen differenzieren. Dieses Schema hilft ihr, trotz unterhaltsamer Gedanken und angespannter Emotionen, mit einer körperlichen Entspannung zu beginnen. Diesen Vorgang intensiviert sie durch die Meditationsübungen und das Entspannungstraining. Da sie nun körperlich schneller entspannen kann, richtet sie ihre Aufmerksamkeit auf ihren Gedankenstrom. Andrea unterstützt den natürlichen Fluss, so dass ihre Neigungen zum Grübeln und zur Anhaftung eine spürbare Reduktion erfahren.
Diese Erfahrung erzeugt in Andrea eine angenehme Distanz, die sie besonders in Konfliktsituationen gut für sich nutzen kann.

Nach dieser Einführung in die allgemeine Thematik des Umgangs mit Konflikten und ihrer möglichen Bewältigung folgen nun einige Kapitel, in denen wir uns mit spezifischen Konflikten näher auseinandersetzen. Diese spezifischen Konflikte beziehen sich auf partnerschaftliche Probleme, Co-Abhängigkeiten, Mobbing, Verlust, Tod und Sterben, Konflikte im Umgang mit Arbeitslosigkeit, mit materieller Not sowie Konflikte im Umgang mit dem Leben in einem reichen Land.

Kapitel 19

Unsere Probleme mit Partnerschaft und Sexualität

Solange wir uns fesseln lassen,
sind wir gefangen.

Wenn wir unsere untrennbare Verbundenheit erfahren
und unser Ego mäßigen,
können wir wirklich lieben.

Wie bereits beschrieben, bedeutet auch die Milderung und Auflösung von partnerschaftlichen Problemen, dass wir uns generell aus dem Klammergriff unserer unheilsamen Geisteszustände befreien. Wir werden immer wieder feststellen, dass es bei Befreiung nicht darum geht, etwas radikal zu beenden, sondern in erster Linie um eine *innere* Befreiung.

Der Ansatz der Buddhistischen Psychotherapie BPT lautet:

Wir befreien uns nicht *von*, sondern *inmitten* unserer partnerschaftlichen und auch unserer sexuellen Probleme.

Eines der grundlegenden menschlichen Bedürfnisse ist der Wunsch nach Liebe und Geborgenheit und, damit verbunden, auch der nach Partnerschaft, in welcher Form auch immer. Hier tun sich allerdings nahezu unerschöpfliche Quellen des Leidens auf, aber ebenso auch unerschöpfliche Möglichkeiten der Geistesschulung im Umgang damit.

Josef ist 43 Jahre alt. Er schildert eine ganze Reihe von beruflichen und privaten Belastungen. Wie so viele von uns benötigt auch Josef einige Zeit, um genügend Vertrauen aufzubauen, damit er über seine Sexualität sprechen kann. Als er in seinem Therapeuten einen einfachen Zuhörer findet, der keinerlei Impulse zeigt, das Gehörte in irgendeiner Form zu bewerten, spricht er zum ersten Mal offen über seine partnerschaftlichen und sexuellen Probleme. In seiner langjährigen Beziehung fühle er sich sexuell kaum noch angesprochen. Er wünsche sich von seiner Partnerin oft mehr Experimentierfreude. Als dieser Punkt hinterfragt wird, schildert Josef seine Faszination für Pornografie. Der Variantenreichtum, der ihm via Internet zur Verfügung stehe, lasse ihn gedanklich nicht los. Es wird sehr deutlich, dass er seine eigene sexuelle Praxis mit der virtuellen Pornografie im Internet vergleicht.

Claudia ist 42 Jahre alt. Sie hat sich bewusst für einen männlichen Therapeuten entschieden, da sie mit ihm ihre partnerschaftliche Sexualität bearbeiten möchte. Claudia schildert, dass sie in ihrer Partnerschaft sehr häufig die Initiative für die Sexualität ergreife. Seit geraumer Zeit habe sich aber eine Dynamik entwickelt, bei der sie trotz ihrer anfänglichen Initiative immer weniger Freude am Sex erlebe. Entweder verspüre sie einen mechanischen Ablauf oder, was häufiger der Fall sei, übernehme ihr Partner auf eine eher unachtsame Weise die Führung. Wenn das geschehe, so berichtet Claudia, verliere sie den Kontakt zu sich selbst und zum Partner. Auch komme es dann regelmäßig vor, dass ihr Partner Dinge mit ihr anstelle, die sie eigentlich nicht mag. Claudia schildert, dass sie sich emotional dabei oft verirre. Einerseits erlebe sie eine gewisse Aufregung, doch andererseits hinterlasse der Sex bei ihr ein unangenehmes Gefühl. Früher habe die Sexualität die Partnerschaft auf eine gute Art untermauert, nun wirkt sie eher Distanz schaffend.

Passen Buddhismus und Leidenschaft überhaupt zusammen?

Um die Antwort auf diese Frage vorwegzunehmen: Ja, durchaus, aber auch hier kommt es wieder auf die richtige Geistesverfassung dabei an.

Für viele ist der Buddhismus eine Lehre, die uns nahelegt, alle unsere Leidenschaften abzulegen. Das wirkt, wenn es denn zuträfe, für die meisten von uns eher irritierend. Es trifft zwar zu, dass einige spirituelle

Traditionen an die Keuschheit appellieren, doch andere plädieren dafür, die unterschiedlichen menschlichen Belange, also auch die sexuellen Energien, in die spirituelle Praxis zu integrieren. Nur die wenigsten von uns entscheiden sich wohl für ein klösterliches Leben.

Die Liebe zählt in wahrscheinlich allen spirituellen und religiösen Traditionen zu den heilsamsten Geisteshaltungen, die angestrebt werden können. Auch der Buddhismus erkennt in unserer Fähigkeit zur Liebe einen sehr zentralen Punkt unseres Lebens – dies allerdings im achtsamen Bewusstsein um die Gefahren von unheilvollen Anhaftungen. In den buddhistischen Texten wird Liebe oft auch als *Liebende Güte* umschrieben, was wohl noch mehr als der Begriff *Liebe* eine heilsame Geisteshaltung kennzeichnet.

In der Liebe erhalten wir durch die Gratwanderung zwischen Leidenschaft und spirituellen Bedürfnissen sehr kraftvolle Möglichkeiten zur Übung und Praxis, die wir recht gut dazu nutzen können, um uns weiterzuentwickeln und auf unserem Weg zu verwirklichen. Dafür ist es hilfreich, unseren Weg zwischen den scheinbaren Widersprüchen und Gegensätzen zu finden.

Theoretisch sind wir im Allgemeinen wohl ausreichend gut ausgerüstet. Zudem genießen wir heute ein Ausmaß an persönlicher Freiheit, von der frühere Generationen nur träumen konnten. Dennoch misslingt uns gerade in Liebesangelegenheiten oft die richtige und wichtige Umsetzung und Verwirklichung in der Praxis. Daher stellt sich die durchaus legitime Frage, was hier zu tun ist.

Wahrscheinlich haben wir wohl schon so manche ruhelose Stunde damit verbracht, um zu ergrübeln, wie wir unsere Beziehung ändern und verbessern können. Was können und was sollen wir tun? Mit solchen Fragen können wir uns lange aufhalten, doch meistens drehen wir uns dabei im Kreis. Wir sind, wenn wir uns auf uns selbst verlassen müssen, oft irritiert, vielleicht unsicher oder sogar hilflos. Wenn wir uns nicht auf die Hilfe von geistiger Ruhe und Klarheit verlassen können, sind hier nicht selten Verwicklungen und schmerzhafte Kreisläufe vorprogrammiert. Vielleicht nehmen wir uns Veränderungen fest vor, wollen das nächste Mal unbedingt anders reagieren … und tappen dann doch wieder in die gleichen Fallen hinein und erleben unheilsame Wiederholungen.

Durch die Erste Edle Wahrheit haben wir erfahren, dass Leiden neben einem *individuellen* auch einen *universellen* Charakter besitzt, weshalb nicht nur wir, sondern alle Menschen immer wieder davon betroffen sind. Es ist sozusagen normal. Es ist nicht persönlich. Es ist universell. Also dramatisieren wir es nicht auch noch und erinnern uns an den ersten therapeutischen Grundsatz: *Wir machen es nicht noch schlimmer, als es schon ist.*

Durch die Zweite Edle Wahrheit haben wir etwas über die Ursachen für unser Leiden erfahren, nämlich unsere starke Neigung zur Anhaftung, zum Widerstand und zur Unwissenheit oder Verblendung. Daher müssen wir uns sehr individuell über unsere eigenen Neigungen zur Anhaftung, zum Widerstand und zur Unwissenheit oder Verblendung bewusst werden.

- Wo und wie erzeugen wir in unserer Beziehung zu viel Anhaftung?
- Wo und wie erzeugen wir in unserer Beziehung zu viele Widerstände?
- Wo sind unsere blinden Flecke, was wollen wir ausblenden?

Eine detaillierte Betrachtung dieser Fragen findet sich in dem Buch *Befreit – Verbunden.*

Die Dritte Edle Wahrheit vom Ende des Leidens

Die Dritte Edle Wahrheit ist die Wahrheit der Befreiung vom Leiden: Wir können unser Leiden beenden. Die Dritte Edle Wahrheit zeigt uns, dass wir unheilsame Verstrickungen lösen können. Sie vermittelt uns in besonderem Maße Hoffnung, da sie nicht nur erklärt, *dass* wir unser Leiden beenden können, sondern uns auch aufzeigt, *wie* wir das tun können.

Wir sollten uns aber auch hier bitte wieder daran erinnern, dass wir nicht nur eine leidvolle Symptomatik auslöschen wollen. Es dürfte wohl wenig hilfreich sein, wenn wir uns immer nur auf das jeweils akute Problem stürzen. Das würde bedeuten, dass wir uns keine Schuhe besorgen wollen, sondern jeden Stein auf unserem Weg einzeln wegräumen müssten.

Das von Buddhisten angestrebte Ziel geht über die Linderung und Auflösung von einzelnen Aspekten des Leidens weit hinaus. Wir praktizieren, um die von Frust bis Lust reichende Dimension ganz zu verlassen. Die buddhistischen Lehren stellen uns vor eine grundsätzliche Wahl: Wir können immer weiter zwischen den Polen von Lust einerseits und von

Schmerz, Frust, Trauer andererseits hin- und hereilen, stets nach Positivem streben und Negatives zu vermeiden suchen, stets auf der Suche nach der nächsten Lust, aber immer mit der Erfahrung von Verlust, denn keine Lust währt ewig. Oder wir können das Rad des Leidens sozusagen an der Nabe anhalten.

Natürlich erscheint es naheliegend, dass wir uns im Rahmen der Überlegungen zur Auflösung unseres Leidens auch noch einmal vergegenwärtigen, welche Ursachen dabei relevant waren. Dafür ist es hilfreich, wenn wir die individuellen Zusammenhänge unseres Leidens durch das Erkennen unserer persönlichen Geschichte verstehen und diese dann möglichst abgleichen mit den universellen Ursachen des Leidens, nämlich Unwissenheit, Anhaftung und Widerstand.

Praktische Lösungsansätze bei Problemen in der Partnerschaft

Auch in diesem konkreten Zusammenhang sind die pragmatischen Überlegungen wieder geprägt von der buddhistischen Vorgehensweise, mit Problemen umzugehen und Problemlösungen zu finden. Dabei ist es wichtig, die drei Stufen der Umsetzung zu beachten.

- 1. Schritt: Erkennen und Verstehen
- 2. Schritt: Verinnerlichen
- 3. Schritt: Verwirklichen

1. Schritt: Das Erkennen

Der erste Punkt, die ehrliche Einschätzung einer Bilanz, die zum Erkennen führt, hört sich vielleicht etwas banal an. Wir benötigen eine möglichst selbstkritische und stimmige Einschätzung unserer Situation und hier vor allem der zahlreichen Tücken und Möglichkeiten für unseren, wenn auch oft unbewussten, so doch meist ausgeprägten Selbstbetrug. Es braucht wohl etliche Wiederholungen und Kreisläufe, bis wir nicht nur von äußerlichen Problemen, sondern endlich auch von unserem eigenen Umgang damit die Nase voll haben. Für diese klare Selbsteinschätzung bedarf es viel innerer Stärke. Auch ist unbedingt darauf zu achten, sich auch hier wieder an den Mittleren Weg zu halten, denn die notwendige Selbstkritik darf nicht in einem Kreislauf der Selbstanklagen enden. Die Kunst liegt also in einem gut ausgewogenen Umgang mit unserer hoffentlich dabei immer hilfreicheren Ego-Illusion. Das bedeutet, dass wir unser Selbstwertgefühl so weit stärken und nähren, dass wir mit einem sicheren Gefühl diese Illusion dann gelegentlich dafür nutzen, um uns zum Beispiel adäquat abzugrenzen, doch in Bezug auf unsere Liebe immer weniger Ego nutzen müssen. Je weniger Ego, desto mehr können wir in die Liebe eintauchen. Viele Partnerprobleme beginnen mit dem *Ich fühle … Ich denke … Ich meine … Ich will …*. Ich, Ich, Ich und nochmals Ich. Hier täte uns allen weniger Ich, ein gewisser Rückbau des Ego gut.

Trotz dieses grundlegenden Appells soll immer wieder darauf hingewiesen werden, dass diese Haltung nur auf der Basis eines stabilen Selbstwertgefühls funktioniert.

Das Eintauchen in die Tiefen unserer eigenen Persönlichkeit kann sehr lohnenswert sein, um zum Beispiel unsere Identifikationen zu ergründen. Es kann aber auch unsere blinden Flecke, die uns im Leidensrad gefangen halten, deutlicher hervortreten lassen. Viele von uns machen immer wieder recht ähnliche Erfahrungen. Wie sich unsere Partnerschaft entwickelt und wie wir hier oft unbewusste und auch unheilsame Steuerungen inszenieren, ist nicht selten auf ein Erfahrungspotential zurückzuführen, das sich weit in unserer persönlichen Geschichte zurückverfolgen lässt. Aus psychologischer Sicht sagt das aktuelle Bindungsverhalten oft recht viel darüber aus, wie das frühe Bindungsverhalten funktioniert hat. Gemeint sind hier frühe prägende Erfahrungen im Hinblick auf so wichtige Faktoren wie Gehaltenwerden, Unterstütztwerden, Verstandenwerden und das Erleben von Sicherheit, um nur einige der für unsere Bindungsfähigkeit relevanten Erfahrungen zu nennen, die wir als Kleinkinder machen.

Solche frühen Prägungen sind nicht so zu verstehen, dass sich diese Erfahrungen unauslöschlich in uns eingebrannt hätten, sondern dass sich vielmehr relativ feste Muster bilden konnten, die wir im weiteren Verlauf unserer Entwicklung selbst immer wieder reinszeniert und dadurch gestärkt haben. Diese Muster gilt es zu erkennen und zu verstehen. Ein nicht unbeträchtlicher Anteil der buddhistischen Geistesschulung besteht darin, sich selbst gut kennenzulernen, so dass wir unsere Muster oder

Anhaftungen erkennen und transformieren lernen. Dann können wir erkennen, dass wir nicht so *sind,* sondern so *wurden.* So entwickelt sich die Vision einer sukzessiven Veränderung in uns. Neue Handlungen erzeugen neue Gewohnheitsmuster. Diese wiederum bilden das Fundament für tiefgehende Persönlichkeitsveränderungen.

2. Schritt: Heilsame Veränderungen wirklich verinnerlichen

Wahrscheinlich haben wir uns schon oft vorgenommen, bei der nächsten Krise anders zu reagieren, nur um dann in der entsprechenden Situation zu realisieren, dass wir uns doch nur wieder so wie immer verhalten. Leider führen schlechte Erfahrungen bei vielen von uns zu nicht mehr, als für das nächste Mal ein paar gute Vorsätze zu fassen.

Der zweite Schritt regt uns dazu an, die Zwischenzeit konstruktiv zu nutzen, um durch Verinnerlichung wirkliche Veränderungen vollziehen zu können. Wir müssen unbedingt wahrnehmen und realisieren, dass wir ohne die schon oft erwähnte Vorsorge jedes Mal aufs Neue scheitern werden. Das ist keine persönliche Schwäche von uns, sondern ein normaler menschlicher Vorgang, der aufzeigt, wie sehr wir alle in unseren Gewohnheiten gefangen sind.

Wenn wir Beziehungsprobleme erleben, dann können die Gründe dafür natürlich sehr unterschiedlich und vielfältig sein: Spüren wir Eifersucht, Misstrauen, sind wir verlassen worden, werden wir nicht zurückgeliebt, erleben wir eine frustrierende Sexualität? Was auch immer wir erfahren, wir sind wohl dazu gezwungen, mit den Gegebenheiten umzugehen. In der Regel handelt es sich um Bereiche, über die wir selbst nicht die volle Kontrolle behalten können. Hier sind äußere Bedingungen relevant, die wir nie vollständig nach unseren Wünschen verändern können.

In Teil II dieses Buches haben wir innere Probleme bearbeitet, die sicherlich ebenso belastend und schwer zu tragen sein können, doch die wertvolle Möglichkeit der eigenen Einflussnahme war deutlich anders gewichtet. Bei der Thematik der Partnerschaften geht es aber nicht mehr nur um uns. Auch wenn wir lernen sollten, alles „richtig" zu machen, haben wir damit noch lange keine Erfolgsgarantie. Das Ausmaß der gefühlten Hilflosigkeit kann dementsprechend stärker sein. Der Partnerkonflikt mag zwar von uns nicht zu lösen sein und der Partner verhält oder verändert sich wohl auch kaum so, wie wir es uns wünschen würden. Wir haben nun also die Möglichkeit, entweder weiterzukämpfen oder etwas Neues zu lernen. Sofern wir es zulassen können, wäre es durchaus möglich, dass wir hier eine sehr mächtige Chance zur Transformation bekommen.

Alte Muster transformieren

Wir finden diese alten Muster in unseren alltäglichen Handlungen und gewohnten Kommunikationsformen wieder, doch lassen sie sich auch in größeren zeitlichen Abständen und übergeordneten Zusammenhängen im Leben dingfest machen, zum Beispiel wenn viele von uns durch ein mysteriöses unbewusstes Partnersuchmuster immer wieder an ähnliche „Typen" zu geraten scheinen. Der Versuch einer Erklärung dafür könnte in der aufschlussreichen Frage zu finden sein: *Warum erinnert unser Partner/unsere Partnerin uns so oft an unseren Vater/unsere Mutter?*

Wenn wir in jungen Jahren durch unsere Eltern verletzt werden, erzeugt das erheblichen Stress in uns. In tieferen Arealen unseres Gehirns, im Hippocampus, werden Befehle an die Nebennieren gesendet: *Hier ist Stress, bitte Noradrenalin ausschütten!* Diese Biochemie erzeugt in unserem Körper eine gewisse Kampfbereitschaft sowie auch eine Minderung unserer höheren Hirnfunktionen. Unser Gehirn reagiert dann eher auf Reptilienniveau.

Allerdings kann es bei einer Überbeanspruchung tatsächlich zu einer dauerhaften Schwächung unserer erwachsenen höheren Hirnfunktionen kommen. Wir sind dann nicht mehr in der Lage dazu, uns selbst zu beruhigen, uns selbst etwas ein- oder abzugrenzen, unsere Bedürfnisse ein wenig zu verschieben und aufkommende Impulse zu kontrollieren. Es entsteht also (A) eine Schwächung unserer höheren Funktionen. Gleichzeitig erfolgt durch die Wiederholung von stresshaften Kindheitserlebnissen (B) eine Einprägung dieser Erfahrungen. Der „negative" Elternteil wird tief in uns verinnerlicht.

(A) und (B) agieren fortan in einem sehr unheilsamen Wechselspiel miteinander, denn die schmerzlichen Erfahrungen (B) können aufgrund unserer neurologischen Schädigungen (A) kaum mehr adäquat kompensiert werden. Es kommt also auf einer instinkthaften Ebene zu einem Selbstheilungsversuch, der in dem Bemühen besteht, den schmerzlichen verinnerlichten Anteil (B) irgendwie loszuwerden. Im Falle einer ungünstigen Umsetzung sieht das dann so aus, dass wir einen Menschen treffen, bei dem wir spüren, dass wir diesen Anteil einbringen können. Psychologen sprechen hier vom Vorgang einer *Übertragung*. Mit einigen unbewussten, aber dennoch geschickten Manövern können wir es schaffen, dass sich unser Partner genauso verhält, wie wir es von früher her kennen und in uns tragen.

Ein derartiger Prozess wirkt sich stets zerstörerisch auf ein Paar aus. Beide Menschen leiden. Dieser Vorgang wird dann noch schmerzlicher, wenn von beiden Seiten unliebsame eigene Anteile auf den anderen projiziert werden. Das Ganze mag sich etwas kompliziert anhören, ist jedoch im Alltag von Paaren eher die Regel als die Ausnahme.

Diese unbewusste Inszenierung sollte unbedingt unterbrochen und aufgelöst werden. Dafür müssen wir unser Augenmerk auf uns selbst richten und Kontakt aufnehmen zu unserem inneren schmerzlichen Erfahrungspotential. Auf diese Weise besteht die Chance zu erkennen, dass wir etwas in unseren Partner hineinlegen und nicht etwas beobachten, das aus ihm oder ihr selbst nach außen kommt.

Wir sehen nicht mit unseren Augen, wir sehen mit unserem Gehirn. Wenn wir unseren Partner anschauen, dann überlagern sich in unserem Gehirn alte, zum Teil sogar sehr alte Erfahrungen mit aktuellen Eindrücken. Auf diese Weise leben wir in einer Art von unbemerktem Wahn. Unsere Beziehungspsychose gaukelt uns eine Partnerrealität vor, die wir kennen, doch tatsächlich kennen wir sie aus einer früheren Zeit, obwohl wir der festen Meinung sind, die aktuelle Realität glasklar wahrzunehmen. Dieser Prozess der Verblendung wird in der Zweiten Edlen Wahrheit der buddhistischen Lehren als eine fundamentale Quelle für unser Leiden beschrieben.

Um dieses unheilsame Leidenskarussell anzuhalten, benötigen wir eine ganze Batterie an Maßnahmen, die uns klar erkennen und dann auch richtig handeln lassen. Auf diese notwendigen Schritte werden wir später noch zurückkommen, doch zuerst fahren wir noch ein wenig auf unserem Wiederholungskarussell weiter.

Aus dem Wiederholungskarussell aussteigen

Wie wir erfahren haben, gibt es auffallende Wiederholungen von großen Lebensthemen. Unsere partnerschaftlichen Konflikte haben oft jedoch auch die Eigenschaft eines alltäglichen Karussells. Häufig denken wir dann: *Das kenne ich doch schon, oh nein, nicht schon wieder.* Dieses Karussell dreht sich immer weiter, bis wir schwindelig werden oder uns schlecht wird.

Wahrscheinlich gibt es in den meisten Partnerschaften bestimmte Themen, die immer wieder zu Konflikten führen. Ebenso wahrscheinlich versuchen die Betreffenden dann mit Versprechungen und guten Vorsätzen, den nächsten Konflikt unbedingt anders zu gestalten. Im Hinblick auf diese Problematik gibt es zahllose Herangehensweisen. Eine, die sich als recht interessant herausgestellt hat, beginnt zwar bei der gleichen Thematik, doch an einem anderen Ende. Auch hier fokussieren wir die stetigen Wiederholungen, beginnen aber in einem neutralen Sektor.

Übung: Paar-Rituale

In einem ersten Schritt nimmt sich das Paar etwas Zeit und trägt systematisch die sich regelmäßig wiederholenden Abläufe zusammen:

- Was wiederholen wir regelmäßig?
- Welche Rituale haben sich eingeschlichen und dann eingeschliffen?
- Wer übernimmt regelmäßig welche Aufgaben?
- Wer sorgt in der Beziehung für welche Aspekte?

Tätigkeit 1...	Partner ....
Tätigkeit 2...	Partner ....
Tätigkeit 3...	Partner ....
Tätigkeit 4...	Partner ....
Tätigkeit 5...	Partner ....

Zu einem vorher ausgehandelten Zeitpunkt werden nun die Rollen getauscht. Ab sofort übernimmt nicht mehr Partner A die Tätigkeit 1, sondern Partner B.

Das gleiche Prinzip übertragen wir in einem zweiten Schritt auf gemeinsame Aktivitäten:

- Welche gemeinsamen Aktivitäten werden automatisch von uns als Paar abgespult?
- Welche Paar-Rituale haben sich eingeschlichen und dann eingeschliffen?

Diese thematische Stoffsammlung sollte von beiden Partnern zusammengetragen werden.

Dabei ist es nicht notwendig, unbedingt nur die störenden Rituale verändern zu wollen. Alle Rituale sind gemeint und sollten bei diesem Versuch transformiert werden.

Dann legen wir erneut vorab einen Zeitrahmen fest und beginnen damit, auch die neuen Muster wieder zu durchbrechen. Wenn wir etwas weglassen, entsteht zwangsläufig eine Lücke. Vor allem in der Anfangsphase erleben wir diese oft als einen Spannungsbogen. Wahrscheinlich suchen wir sofort nach einem Ersatz, der die Lücke wieder schließt oder füllt. Es ist sehr lohnenswert, diesen Prozess etwas zu verlangsamen. Sich Zeit zu nehmen, die entstehende Lücke als wohltuende Pause oder auch als Stille zu erleben, kann eine Erfahrung sein, über die wir nicht zu schnell hinweggehen sollten. Oftmals braucht es etwas Zeit, um eine heilsame Alternative zu entwickeln.

Sich von Rollenmustern befreien lernen

Die Übernahme von oft sehr festgelegten Rollen kann in Partnerschaften leicht zu Konflikten führen, da diese oft mit Abgrenzungsproblemen dem anderen gegenüber und einer bestimmten Erwartungshaltung verbunden sind. Über diese Mechanismen können wir uns bewusst werden und konkret etwas zu ihrer Durchdringung und Auflösung tun.

Übung: Rolle vorwärts

Eine meist recht befreiende Übung kann darin bestehen, sich zum Beispiel einen Tag lang den eigenen Mustern entsprechend übertrieben stark zu verhalten.

Wenn wir immer pünktlich sind, versuchen wir nun eine Punktlandung, um es auf die Sekunde genau zu schaffen.

Eine andere Übung besteht darin, sich an einem anderen Tag, in Relation zu den eigenen Mustern völlig entgegengesetzt zu verhalten.

Die Thematik von Abgrenzungsproblemen im Umgang mit den Bedürfnissen von anderen ist besonders bedeutsam für uns als Paare, aber auch als spirituell Suchende. Der Begriff *Karma-Yoga,* der den Dienst am anderen meint, muss in seiner Tragweite achtsam ergründet werden.

Helga ist 56 Jahre alt. Sie arbeitet in Vollzeit in einem Büro. Hier macht sie oft Überstunden und bleibt, wenn der Chef sie darum bittet, auch länger als ihre Kollegen. Sie achtet auf die Sauberkeit in der Gemeinschaftsküche und schenkt den Reinigungsfrauen oft etwas, das Kunden ihr schenken.
Zu Hause regelt sie den gesamten Haushalt. Die zwei erwachsenen Söhne leben noch bei ihr. Für sie wäscht Helga und kocht abends. Um das zu schaffen, muss sie sich nach Feierabend immer sehr beeilen. Nach dem Essen räumt sie alles weg und putzt die Küche. Wenn ihre Freundin sie abends anruft, dann hört sie sich oft stundenlang deren Probleme an. Helga selbst erzählt nur wenig von sich. Beim Telefonieren oder beim Fernsehen isst Helga sehr gern Schokolade. Das beruhigt ihre Nerven. Sie hat zwar in den letzten Jahren erheblich zugenommen, was sie auch sehr stört, doch hier schafft sie für sich selbst keine Veränderung. Das Essen ist ihr sehr wichtig geworden. Sie vertritt bereitwillig ihre Nachbarin bei der Hauswoche, wenn diese einmal am Wochenende zum Wandern fahren will.

Wenn eine Frau wie Helga in die Therapie kommt, dann besteht in der Regel eine übergroße Not. Hilfe wird erst angenommen, wenn wirklich keine andere Möglichkeit mehr besteht. Oft berichten Menschen wie Helga, dass sie gern abnehmen wollen, damit sie wieder leistungsfähiger werden. In einem solchen Fall scheint es sehr wichtig zu sein, die Gratwanderung zwischen Selbststärkung und Selbstabbau kritisch zu würdigen und umzusetzen.

Die ersten Schritte für Helga bestehen in der Schulung ihrer Selbstwahrnehmung, ihrer eigenen Wünsche und nicht zuletzt auch ihrer *eigenen*

Regeln. Als Helga beginnt, sich Gedanken über *eigene* Regeln zu machen, wird sie sich über viele eingefahrene Rollenmuster klar. Die Konsequenzen sind für Helga recht interessant und erholsam, für ihr Umfeld erst einmal weniger. Helgas Befreiung sieht so aus, dass sie sich immer mehr von ihren vielen Rollen löst, die sie in einer inadäquaten Verantwortungsfalle gefangen halten. Sie kann nach und nach ihre Rolle als Mädchen für alles im Büro aufgeben, auch aus der Rolle der Dienstmagd für ihre Söhne verabschiedet sie sich bald. In dieser Dynamik rücken auch viele andere Muster in ihren kritischen Blick. Einiges behält sie bei, anderes lässt sie los. Inmitten ihrer Lebensbezüge erfährt Helga so eine außerordentliche Zunahme ihrer Freiheit.

Eine ausführlichere Behandlung dieser Thematik wird im folgenden Kapitel 20 über Co-Abhängigkeit dargestellt.

Jeder Mensch kann auch ohne Anhaftung lieben.

– Dalai Lama XIV. –

Loslassen und vertrauen lernen

Um die verschiedenen und zum Teil unbewussten Emotionen, die mit dem Loslassen verbunden sind, zu ergründen, können wir die folgende Übung durchführen.

Übung: Loslassen oder gelöst sein

Wir nehmen eine aufrechte und lockere Sitzposition ein, lassen die Schultern fallen, schließen die Augen, atmen gleichmäßig entspannt und fragen uns selbst: Was möchte ich gern loslassen?

Dabei sollte ohne innere Zensur einfach das zur Kenntnis genommen werden, was als Erstes in unserer Vorstellung auftaucht.

Jetzt werden die Augen wieder geöffnet und wir notieren sofort auf einem dafür bereitliegenden Zettel, was wir loslassen möchten. Dabei sollte es sich nur um *einen* Aspekt handeln, nicht um eine Liste.

Im nächsten Schritt schließen wir wieder die Augen. Der Zettel befindet sich jetzt in unserer zur Faust geschlossenen Hand. Die Konzentration ist ganz auf das ausgerichtet, was auf dem Zettel steht. Wenn das Thema klar vor Augen steht, strecken wir unseren Arm aus, in dem Bewusstsein, gleich das loszulassen, was wir aufgeschrieben haben. Wir machen uns achtsam bewusst, welche Gefühle in uns aufsteigen, wenn es jetzt gleich darum geht, dass wir loslassen.

Wenn wir uns dazu bereit fühlen, öffnen wir die Faust und lassen los.

Jetzt folgt meistens ein interessanter Schritt. Jeder von uns *spürt am eigenen Leib,* was es bedeutet, loszulassen. Einige von uns werfen den Zettel vielleicht weit von sich, andere lassen ihn einfach zu Boden fallen. Manche warten sehr lange, bis sie den Arm kaum noch hochhalten können. Wieder andere werden vielleicht traurig oder ärgerlich, weil sie den Zettel und das, was auf dem Zettel steht, nicht loslassen können oder weil sie loslassen müssen.

Wir verweilen einen Augenblick und nehmen alle inneren Vorgänge achtsam zur Kenntnis.

Übung: Nochmals anders loslassen

Wir nehmen unseren Zettel wieder in die Faust und konzentrieren uns nochmals auf unser Loslassen. Jetzt stützen wir dabei aber den Ellenbogen auf unseren Oberschenkel. So können wir bequem einen Augenblick verweilen. Wir drehen nun unsere Faust mit der offenen Handfläche *nach oben* und öffnen erst dann unsere Faust. So lassen wir los. Der Zettel mit seiner Bedeutung liegt nun in unserer geöffneten Hand, er fällt nicht einfach zu Boden, sondern nur dann, wenn wir es ausdrücklich wünschen. So behalten wir die Kontrolle und dabei eine gelöste Grundhaltung.

Durch diese einfache Übung können wir unterschiedliche Aspekte verdeutlichen:

- Wir philosophieren nicht nur über die Aspekte des Loslassens, sondern *spüren* selbst sehr intensiv, welche Emotionen wir wirklich mit dem Loslassen verbinden.
- Wir spüren sehr intensiv, ob wir wirklich den gewählten Aspekt loslassen können oder wollen.
- Wir spüren sehr intensiv, was wir mit dem Loslassen verbinden. Hier zeigen fast alle Menschen durch das Öffnen der Faust zum

Boden hin die Vorstellung, dass sie Loslassen allgemein mit Verlust und im Besonderen mit Kontrollverlust assoziieren. Aus diesem falschen Verständnis heraus, Loslassen mit Verlust gleichzusetzen, ist es manchmal vielleicht auch durchaus nachvollziehbar, nicht loszulassen. Wahrscheinlich ist es ratsam, die inneren Verknüpfungen zwischen Loslassen und Verlust differenzierter zu bearbeiten.

- Durch das Drehen der Faust nach oben hin, weg vom Boden, erkennen wir sehr eindrücklich, dass durch eine einfache innere Wandlung, hier symbolisch durch das Drehen der Faust ausgedrückt, ein völlig anderes Verständnis von Loslassen entstehen kann. Wir können nun viel entspannter in eine loslassende Grundhaltung eintauchen.

Sicherlich gibt es bestimmte, sehr unangenehme Dinge, die wir nicht länger mit uns herumtragen wollen, so dass wir sie gern vollständig loswerden möchten. In solchen Momenten kann es durchaus sehr sinnvoll sein, die Faust nach unten zu öffnen und sich wirklich endgültig von etwas zu befreien. Erfahrungsgemäß sind solche Vorgänge jedoch eher in einem *Entwicklungsprozess* umzusetzen als in einem einzigen dramatischen Akt. Daher ist es fast immer angeraten, die Faust (im übertragenen Sinne) erst einmal nach oben zu öffnen, sich die Dinge, die wir loslassen wollen, nochmals zu betrachten, vielleicht nochmals sehr bewusst Abschied zu nehmen und dann womöglich die Faust zu drehen und den Zettel fallen zu lassen.

Diese Übung hat unter anderem den Vorteil, dass wir eine konkrete Erfahrung mit dem Loslassen machen können. Wenn wir für uns und unsere Partnerschaft etwas Heilsames bewirken möchten, dann sind solche Erfahrungen jedenfalls wichtiger als unangenehme Diskussionen. Damit ist gemeint, dass wir, anstatt zu viel zu reden, lieber zusammen auf die Suche gehen, um gemeinsame positive Erfahrungen zu sammeln, und uns Fragen stellen wie: Welche Aktivitäten könnten wir als Paar gemeinsam machen? Welche gemeinsamen Interessen bestehen neben den individuellen? Hier können Erfahrungen mit einer für die Beziehung ungeahnt konstituierenden Wirkung auf uns warten.

Dabei müssen wir jedoch beachten, dass es nicht um einen aufregenden Aktionismus geht, sondern um positive Erfahrungen, die das Vertrauen in die Beziehung stärken und uns als einzelne Wesen und als Paar wieder mit dem Hier und Jetzt verbinden. Oft nehmen wir uns *jetzt* auch für wichtige Dinge keine Zeit und vertagen sie auf das Wochenende oder sogar auf den nächsten Urlaub oder eine andere günstige Gelegenheit, wo dann aber wahrscheinlich doch wieder andere Verpflichtungen warten. Wir können die Beziehung wunderbar nutzen, um uns gegenseitig immer wieder aufs Neue auf die Magie des Augenblicks hinzuweisen. Allein verlieren wir uns vielleicht schneller in den äußeren Gegebenheiten, doch durch die Partnerschaft können wir ein Team bilden, das sich gegenseitig zu erinnern vermag.

Angst und Kontrolle

In vielen Partnerschaften existiert entweder eine durchgängige oder eine immer wieder auftauchende Verunsicherung. Wie stabil ist die Beziehung? Wie sehr können wir unserem Partner wirklich vertrauen? Leider entwickelt sich aus dieser Fragestellung heraus oft eine kontrollierende Haltung, die beim Gegenüber häufig einen Fluchtreflex auslöst oder verstärkt.

Wenn wir unseren Partner mit einer Katze vergleichen, wie können wir es dann erreichen, dass er oder sie bei uns bleibt? Entweder durch einen festen Griff ins Fell am Genick oder eher durch eine Schale Milch oder leckeres Katzenfutter? Worin besteht unser Lockfutter für den Partner?

1.
2.
3.

Es gibt vielfältige Ebenen für die praktische Verwirklichung im Alltag. Die Vierte Edle Wahrheit beschreibt zum Beispiel acht Lebensbereiche für die Achtsamkeitspraxis, die für Praktizierende seit über 2500 Jahren relevant sind. Exemplarisch nehmen wir an dieser Stelle einen der Bereiche heraus: die achtsame Rede, also unsere Kommunikation.

Achtsame Kommunikation

Normalerweise achten wir, wenn wir uns unterhalten, auf das, was uns gesagt wird, und reagieren darauf. Wenn wir uns diesen Vorgang jedoch einmal etwas genauer anschauen, erkennen wir etliche Tücken und zahlreiche Möglichkeiten für Missverständnisse.

Wenn eine Frau sagt: *Mir ist kalt,* was könnte das genau bedeuten? Wir können es nicht wissen. Dafür benötigen wir einige Zusatzinformationen. Leider bemühen sich viele Paare nicht mehr um diese notwendigen Zusatzinformationen. Stattdessen folgen wir unseren eigenen Interpretationsmustern, ohne zu realisieren, dass wir damit nicht selten völlig falsch liegen.

Jeder von uns entwickelt in der Kommunikation seine Lieblingsebene, auf der er oder sie sendet und empfängt. Der Kommunikationswissenschaftler Friedemann Schulz von Thun hat vier Ebenen der Kommunikation erarbeitet und gut transparent gemacht:

1. die Sachebene
2. die Ebene der Selbstdarstellung
3. die Beziehungsebene
4. die Appellebene

Fast jede Botschaft, die wir von einem anderen Menschen empfangen, beinhaltet mindestens eine, oft aber auch mehrere dieser Ebenen. Wenn die Frau also sagt: *Mir ist kalt,* könnte es sich zum Beispiel lediglich um eine Feststellung auf der Sachebene handeln, doch in der Regel vermuten wir darin vielleicht eine Appellebene. Das bedeutet, dass die Frau zwar laut *Mir ist kalt* sagt, doch eigentlich richtet sie an uns den nonverbalen Appell: *Mach gefälligst das Fenster zu.* Es könnte aber genauso gut eine Botschaft auf der Beziehungsebene sein: *Kümmere dich gefälligst um mich,* oder auch die Ebene der Selbstdarstellung betreffen: *Ich bin eine Frau, die immer schnell friert.*

Wenn wir uns diese Systematik ein paar Tage lang in unserem Alltag vergegenwärtigen und unsere Kommunikation daraufhin prüfen, werden sicherlich viele von uns recht interessante Erfahrungen machen können.

Ein zusätzlicher Aspekt bei dieser Thematik ist das Konzept der Gewaltfreien Kommunikation, das der klinische Psychologe Marshall B. Rosenberg gemeinsam mit seinen Kollegen erarbeitete. Die folgende Tabelle veranschaulicht die Botschaft der Gewaltfreien Kommunikation mit einigen kleinen Ergänzungen.

☺	☹
achtsame Körpersprache: Haltung, Mimik, Gestik, Tonfall	Kampfhaltung, Opferhaltung
der richtige Zeitpunkt	immer sofort
nötige Distanz: innen + außen	Anhaftung + Identifikation, Widerstand
Ich-Formulierungen	Du hast ... Man macht ...
eigenes Empfinden formulieren	Vorwürfe, Bewertungen
Fragen stellen	feste Meinungen, Vorurteile
zuhören, wiederholen, Empathie zeigen	„einfache" Lösungen (Ratschläge sind Schläge)
Konkretes: jetzt, gestern Abend	Generalisierungen: alles .., immer ...
konkreter Wunsch als Abschluss	unausgesprochene Erwartungen

Die Tabelle listet eine ganze Reihe von wichtigen Aspekten bei der Kommunikation auf. Der bedeutsamste Faktor steht ganz oben links: die Körpersprache.

Eigene Sprache – Fremdsprache – Körpersprache

Die Körpersprache ist paradoxerweise sowohl eine eigene als auch eine Fremdsprache. Unser Körper kommuniziert mit uns und anderen Menschen immerfort, nur nehmen wir das leider in den seltensten Fällen bewusst wahr. Selbst wenn sich unser Körper mit Krankheitssymptomen zu Wort meldet, versuchen wir diese Botschaft in der Regel mit allen möglichen Tricks zu umgehen oder zu übergehen.

Wenn wir Paare beobachten, dann fällt uns oft zuerst deren Körpersprache auf. Auch ohne zu hören, was sie sagen, können wir dann häufig bereits erkennen, wie die Stimmungslage des Paares ist.

Wenn wir jemanden zufällig treffen, werden wir unbewusst eine Art Körper-Scan am anderen vornehmen: Wie schaut er, wie ist sein Tonfall, wie ist seine Körperspannung, seine Haltung, wir wirkt er? Das wird uns meistens mehr über ihn verraten als seine verbalen Äußerungen. Wenn wir Achtsamkeit in unsere Kommunikation bringen möchten und diese Ausführungen mit den vier Ebenen und der umfangreichen Tabelle vielleicht schon zu kompliziert wirken, dann kann es ein wunderbares Projekt sein, in der nächsten Zeit ausschließlich auf unsere eigene Körpersprache zu achten.

Übung: Wie fühlt sich mein Körper *jetzt* an?

Wenn wir in Kontakt zu unserem Körper treten, dann achten wir auf unsere Körperhaltung:

- Wie gebeugt oder gerade halten wir uns? Wo sind die Schultern? Wie ist die Ausrichtung des Kopfes und des Kinns? Gibt es im Rücken oder anderswo Spannungen?
- Wie hört sich unsere Stimme an, welchen Tonfall nehmen wir bei uns selbst wahr?
- Wie fühlt sich unsere Mimik an? Gibt es auf der Stirn Spannungen? Sind die Augenbrauen zusammengezogen oder locker?
- Was machen wir mit unseren Armen und Händen, wenn wir reden? Wie ist die Position unserer Beine?

Natürlich sollen und werden wir uns nicht über Monate in Selbstbespiegelungen ergehen, doch zur Schärfung unserer Achtsamkeit hat sich diese Kommunikationsübung als sehr wirkungsvoll erwiesen.

Unsere Sexualität wandelt sich

In Übereinstimmung mit den buddhistischen Erkenntnissen vom unaufhaltsamen Wandel aller Erscheinungen um uns herum wandelt sich natürlich auch die Sexualität. Unsere sexuellen Bedürfnisse, Wünsche und vielleicht auch Praktiken wandeln sich vom Kind zum Pubertierenden, zum Erwachsenen und dann im Älterwerden und im hohen Alter. Sicherlich spielen hier auch biologische Faktoren eine Rolle, doch die hohe Relevanz der Biologie, der vermeintlichen Triebe und Instinkte wird heute als weniger dominant angesehen. Dafür ist die Unterschiedlichkeit der Sexualität zu groß.

Dieses Thema hat eine große Bedeutung, weil es hier etwa in den letzten zehn Jahren einen Wandel gegeben hat, der für uns als Individuen, aber auch für uns als Paare zu einschneidenden Veränderungen führte. Sehr viele Menschen, die in eine psychotherapeutische Behandlung kommen, darunter auch sehr viele Paare, erleben massive Konflikte und problematische Erfahrungen mit ihrer Sexualität.

Dieser Wandel hat sehr starke kulturelle Wurzeln: Die immer zahlreicher werdenden Veröffentlichungen und der extreme Konsum von Sexualität vor allem in Form von Pornografie haben zu einer Überfütterung geführt, die deutliche Auswirkungen hat. Wir erleben heute nur noch wenig von der Freiheit, die einmal angestrebt wurde, und auch nur noch wenig Würde, sondern in erster Linie eine Überflutung.

Das leidige Thema unserer Identifikationen und festen Muster

Der Buddhismus formuliert sehr klar die Probleme mit unseren Identifikationen. Nach buddhistischer Auffassung sind diese als eine große Quelle für unser Leiden zu sehen. Neben den recht individuellen Neigungen, die wir für bestimmte Identifikationen entwickeln, bestehen allerdings auch gesellschaftliche Trends, die uns bestimmte Identifikationen anbieten.

Eine Befragung jünger Mädchen in den Fünfzigerjahren ergab, dass die Befragten in erster Linie bessere und hilfreichere Menschen werden wollten. Aktuelle Befragungen ergeben, dass junge Mädchen heute vor allem danach streben, hübsch, superschlank und sexy zu sein.

Die Ergründung der eigenen Werte und Ideale kann uns dabei helfen, die inneren, oft schon sehr fest gewordenen Muster aufzudecken.

Viele Neurowissenschaftler warnen, leider erfolglos, vor dem zügellosen Konsum von Pornografie. Diese hat ihre Inhalte inzwischen erheblich verändert. Das Gezeigte scheint stetig entgrenzter und brutaler zu werden und dringt seit geraumer Zeit auch noch stärker in andere Bereiche ein, wie zum Beispiel Internet, Spielfilme und Musik-Videos, um nur einige Möglichkeiten zu nennen.

Der hier formulierte Appell möchte sich nicht auf eine bestimmte Moralvorstellung beziehen, sondern beschreiben, wie sehr wir die von uns erlebte Umwelt in uns aufnehmen. Wir laden die Bilder nicht nur auf unsere Festplatte, sondern wir laden sie direkt in unser Gehirn. Dieses nimmt ungefiltert alle Reize auf. Es lernt. Es ist stets offen und lässt sich mit allem füttern. Die Nahrung, die wir unserem Gehirn zuführen, verändert es. Der besorgniserregende Punkt sollte daher zwar auch in der zunehmenden Pornografisierung unserer Kultur gesehen werden, doch der vielleicht noch kritischere Aspekt ist die Veränderung unserer Gehirne und, damit verbunden, unserer Wünsche, Bedürfnisse, Empfindungen, Einstellungen und Werte.

Unser neurologisches Erregungszentrum funktioniert mit einem recht diffizilen Dopanin-Haushalt, und ebenso verhält es sich auch mit unserem Befriedigungszentrum, das unseren Endorphin-Haushalt steuert. Beide Bereiche verändern sich durch den regelmäßigen und unaufhaltsamen, aktiven wie auch passiven Konsum von Pornografie.

Die Abbildung 56 zeigt uns in etwas übertriebener Weise, was dadurch neurobiologisch passieren kann: Die stetige Wiederholung fördert in uns feste Muster in Form von Erwartungen an uns und den Partner; auch unsere Vorstellungen und Bewertungen, unsere Vorlieben und Wünsche werden hierdurch vermittelt.

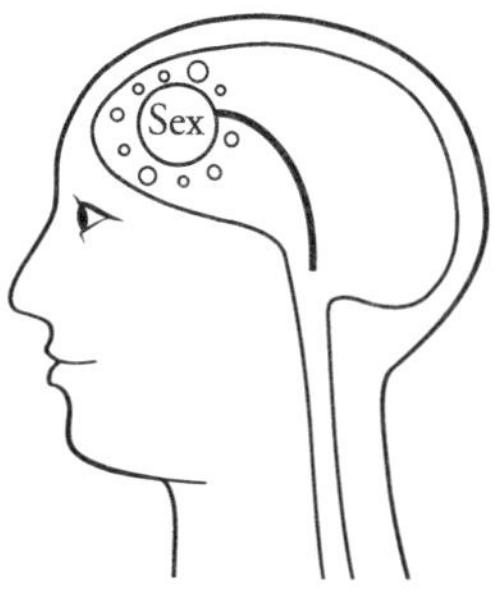

Abb. 56

Wenn durch die ungefilterten Fütterungen immer mehr von einer bestimmten Botschaft in uns einsickert, verlieren andere Aspekte für uns ihren Reiz, sie verkümmern. Auf diese Weise können viele von uns sich durch „normale“ Reize kaum noch stimulieren. Die Dosis für einen Kick muss sich stetig erhöhen. Auch fällt der erhoffte Kick dann bald ganz weg und wir suchen nur noch nach der Beruhigung unseres unruhigen Geistes.

Als Folge der eben geschilderten Zusammenhänge wächst die Anzahl der Sexsüchtigen in einem nie geahnten Ausmaß. Diese Menschen erleben jedoch schon lange keine erfüllende Sexualität mehr – ebenso wenig, wie ein Heroinabhängiger nicht dauernd auf einer rosa Wolke leben kann.

Die Unlust an der Lust

Sexsucht ist als eine sehr mächtige Ursache für Störungen in der eigenen wie auch der Paar-Sexualität verantwortlich.

Der Psychoanalytiker Norman Doidge hat auch zu diesem Thema sehr Eindrückliches beigesteuert (siehe Literaturverzeichnis). Er und viele andere Forscher berichten von einem signifikanten Rückgang von Sexualität in Partnerschaften. Ein nur noch schwach ausgeprägtes sexuelles Bedürfnis, die Zunahme von Lustlosigkeit bis Unlust wird als *Hyposexualität* bezeichnet. Viele Frauen berichten von mangelndem sexuellem Verlangen und viele Männer machen in ihrer Partnerschaft immer häufiger die Erfahrung von Impotenz. Da solche Probleme mithilfe von Placebos oft eine deutliche Veränderung erfahren können, erkennen wir den großen psychischen Anteil an dieser Dynamik. Der Kopf „spielt nicht mehr mit". Der Reiz ist verloren gegangen, obwohl solche Paare oft davon berichten, dass sie ihre Liebe füreinander deutlich spüren.

Die hier formulierten Sachverhalte sollten nicht als simpler Appell zurück zu puritanischer Sittlichkeit verstanden werden, sondern als dringender Aufruf zur Selbstkritik: Alle vorhandenen Fragen, zum Beispiel nach Drogen, Alkohol, Liebe, Ernährung, Sex, Sport, Meditation, Buddhismus, Tagesablauf, Schlafbedürfnis und Kommunikation, um nur einige zu nennen, sollten nicht auf der Basis einer bestimmten Moralvorstellung bewertet werden, sondern dazu anregen, dass wir uns unseres eigenen Tuns bewusst werden und dass wir erkennen, welche Konsequenzen, oft auch welche verborgenen Konsequenzen darin lauern. Um es auf einen kurzen Nenner zu bringen: Wie verändern unsere Gewohnheiten unseren Geist? Welche geistigen Prägungen lassen wir tagtäglich zu?

Diese Haltung entspricht der buddhistischen Herangehensweise. Buddhisten werden vermutlich nicht darüber entscheiden, ob eine bestimmte Konsum- oder Ausdrucksform von Sex gut oder schlecht ist, sondern sie werden die Frage formulieren: Was macht es mit unserem Geist?

Achtsame Sexualität

Die Heilung einer gestörten Sexualität erfolgt oft in einer ähnlichen Weise, wie wir auch andere Süchte mildern und bekämpfen. Wir lassen die Wahrheit über unseren eigenen Standpunkt und derzeitigen Zustand ehrlich an uns heran. Wir akzeptieren, dass es da ein klares Problem gibt. Wir vermeiden jede intensivere Identifikation damit. Wir haben eine Sucht, wir sind keine süchtigen Menschen. Wir vertrauen uns jemandem an. Wir treten aus dem Geheimnis heraus, das uns fesselt.

Dann vermeiden wir den fortgesetzten Konsum. Diesen Weg können wir als Paar gut gemeinsam gehen. Auch wenn es in unserer Partnerschaft andere Probleme gibt, die dringlicher zu sein scheinen, können wir die folgenden, für uns alle hilfreichen Schritte in jedem Falle nutzen. Wir sollten uns nämlich auch klarmachen, dass selbst dann, wenn Sexsucht kein manifestes Problem für uns darstellt, wir doch permanent mit den entsprechenden Reizen gefüttert werden.

Trennung zwischen Sex und Zärtlichkeit

Viele Menschen berichten davon, dass es in ihrer Partnerschaft keine klare Linie zwischen Zärtlichkeit und Sex gebe; das eine führe fast immer sofort zum anderen. Diese Problematik finden wir am häufigsten bei den Männern, da Jungen in ihrer Sozialisation immer noch weniger Zärtlichkeit erfahren als Mädchen.

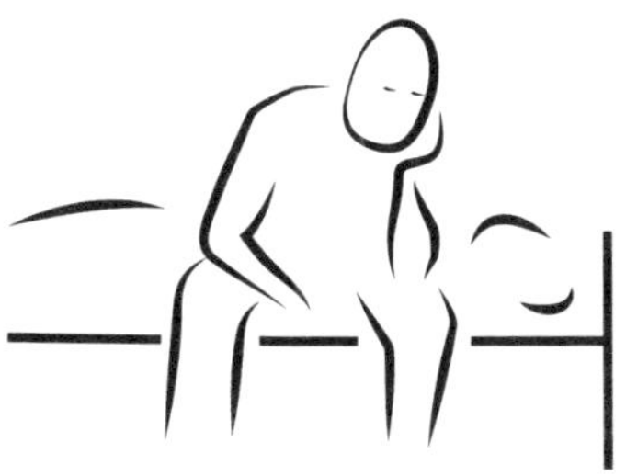

Abb. 57

Die erste sexualtherapeutische Maßnahme für Paare lautet: Für die nächsten zwei Wochen kein Sex mehr! Das klingt für viele vielleicht etwas frustrierend, führt uns aber über diesen kleinen Umweg zu einem für beide Partner spürbar schöneren Zustand. Wenn es in der Partnerschaft keine Trennung mehr zwischen Zärtlichkeit und Sex gibt, dann finden oft unnötige Einschränkungen statt. Viele Paare müssen gewissermaßen auf Zärtlichkeiten verzichten, wenn einer der beiden zum Beispiel gerade keinen Sex mag. Da Zärtlichkeit zwangsläufig zum ungewollten Sex führt, vermeidet der Partner dann natürlich auch die für beide eigentlich schöne Zärtlichkeit. Dabei handelt es sich natürlich auch um ein Kommunikationsproblem, doch wir befinden uns hier immerhin im Bereich unserer nicht hinterfragten und eingeschliffenen Gewohnheiten und festen Interaktionsmuster.

Übung: Gemeinsame Zeit ohne Sex

Während der Zeit der sexuellen Enthaltsamkeit verabreden wir uns als Paar für gemeinsame Aktivitäten, aber auch für zärtliche Stunden in der Zweisamkeit. Hier werden gegenseitige Massagen von beiden Partnern meistens als sehr angenehm empfunden.

Die Absprache, für eine gewisse Zeit auf Sex zu verzichten, führt oft zu einer Verminderung des Leistungsdrucks beim Mann und zur Linderung von Ängsten bei der Frau. Beides kommt der Notwendigkeit entgegen, als Paar wieder positive und spannungsfreie Erfahrungen zu machen.

Eine grundsätzliche Maßnahme, die wir je nach Einschätzung für uns realisieren sollten, besteht darin, zumindest für einen festgelegten Zeitraum auf jegliche Pornografie zu verzichten. Da wir damit jeden Tag und fast überall konfrontiert werden, wird dieses Unterfangen alles andere als leicht sein, doch alle Anregungen sollten wie ein Experiment wirken und als Selbstversuch verstanden werden. Wir erhalten hier die Chance, uns in heilsamer Weise zu verändern. Bekanntlich kommt es meistens im Rahmen von Krisen und Katastrophen zu Veränderungen. Das muss aber nicht so sein. Wenn wir durch solche Anregungen festgefahrene Muster verändern können, entwickeln sich daraus völlig neue Wege und Möglichkeiten für uns und unsere Partnerschaft.

Befreiung durch Liebe

Wenn sich Freunde von uns verlieben, dann verändern sie sich oft. Wir nehmen das zur Kenntnis und sind häufig eigenartig berührt davon, wie sich ein Mensch in so kurzer Zeit zu wandeln vermag. Leider geschieht dieser Wandlungsprozess in der Regel ohne achtsame Führung: *Es* entwickelt sich. Die Betroffenen scheinen dieser Eigendynamik in einer Weise zu folgen, als seien sie nur Marionetten. Da es sich dabei jedoch unbestritten um einen Wandlungsprozess handelt, ist es lohnenswert, hier einmal etwas genauer hinzuschauen.

Dass Liebe eine Macht zu sein scheint, sogar eine Himmelsmacht, der viel Magie innewohnt, ist nun wirklich keine Neuigkeit. Die Transformationskraft der Liebe wurde seit Menschengedenken beschrieben und besungen. Dennoch hat dieses Thema immer wieder Interessantes und auch Neues zu bieten. Der Zugang, den wir hier nutzen wollen, beginnt mit einem Blick in unseren Kopf. Dabei umgehen wir erst einmal die lange Diskussion darüber, ob die Stoffwechselprozesse in unseren Nervenzellen unsere Gefühle erzeugen oder ob unsere Gefühle diese Prozesse in Gang setzen. Es ist womöglich eine Hilfe, wenn wir einfach zur Kenntnis nehmen, dass bestimmte Chemikalien in unserem Kopf mit bestimmten Empfindungen zusammenhängen.

Wenn wir uns verlieben, können Mediziner in unserem Körper ganze Kaskaden von Stoffwechselprozessen und deren schnellen Wechsel beobachten. Ein besonders interessanter Vorgang ist die Ausschüttung eines chemischen Stoffes, der *Oxytocin* genannt wird. Dieser Stoff entsteht in uns, wenn wir uns entweder heftig verlieben, sexuelle Erregung erleben oder bei der Geburt eines Kindes. Eine Zeit lang wurde angenommen, dass dieses Oxytocin das Gefühl von Liebe in uns erzeugt oder verstärkt. Mittlerweise gehen die Neurowissenschaftler aber davon aus, dass Oxytocin bestehende Nervenverbindungen schwächt, so dass sich die aktuelle Erfahrung tiefer einbrennen kann. Das würde dann auch, zumindest teilweise, verständlicher machen, warum sich frisch verliebte Menschen verändern. Alte Beziehungen, sowohl im sozialen Außenfeld als auch im neurologischen Innenfeld, lösen und verändern sich, so dass nun neue Prioritäten, neue Ideen, neue Wünsche und Bedürfnisse entstehen können, wodurch sich wiederum neue Spielräume für uns eröffnen.

> Wir verändern uns demnach nicht nur durch das Erlernen neuer Verhaltensweisen, sondern auch sehr deutlich durch das Verlernen oder Löschen alter Muster.

Ohne eine achtsame Einflussnahme können wir hier unkontrollierte und zum Teil auch unheilsame Veränderungen erleben. Wenn sich zum

Beispiel eine eigentlich selbstbewusste Frau verliebt, bei der das Oxytocin nun Löschungsvorgänge initiiert, dann befindet sie sich in einer sensiblen Phase für neue und vor allem auch stark prägende Erfahrungen. Falls sie in dieser Zeit Erfahrungen machen muss, die ihren Selbstwert schwächen, kann das zu einer deutlich spürbaren Veränderung von persönlichen Eigenschaften, wie zum Beispiel ihrer Selbstsicherheit, führen. Norman Doidge schildert das sehr anschaulich in seinem Buch *Neustart im Kopf.*

Das buddhistische Geistestraining konzentriert sich seit 2500 Jahren sehr stark auf die eigenständige Entwicklung von heilsamen inneren Zuständen, wie zum Beispiel Liebe und Freude. Geübte Meditierende können diese Emotionen sehr intensiv in sich selbst erzeugen. Wenn wir diese Tatsache nun abgleichen mit den eben geschilderten Erkenntnissen aus der Neurowissenschaft, dann können wir die tiefere Wirkungsweise dieser alten Traditionen noch besser verstehen. Durch das regelmäßige Geistestraining erlernen wir die von anderen unabhängige Erzeugung von Emotionen, die sehr deutliche Auswirkungen in uns zu erzeugen vermögen.

Wenn wir durch Meditation starke heilsame Emotionen wie Liebe, Freude und Mitgefühl entstehen lassen können und dieser Prozess dann Oxytocin in unserem Organismus freisetzt, erleben wir ein Loslassen auf sehr tiefen Ebenen in uns. Alte Muster können sich sogar messbar auflösen.

Durch die fortgesetzte Übungspraxis können wir dann die entstehende sensible Phase nutzen, um heilsame Geisteszustände in uns zu festigen und damit prägend auf unser Nervensystem einzuwirken.

Den Inneren Edlen Kern im anderen sehen lernen

Die eben beschriebene Problematik stellt auch die Frage, was wir im anderen sehen und sehen wollen. Ist er oder sie hauptsächlich als Quelle für unsere Lust und Freude verantwortlich? Wie exakt muss der Partner unseren Wünschen entsprechen? Wie sieht es mit unserer Abhängigkeit oder Unabhängigkeit vom Partner aus?

Die Weisheit des Inneren Edlen Kerns kann uns sowohl für uns selbst als auch für unser Bild vom Partner wichtige Impulse geben.

Übung: Der Innere Edle Kern in uns und im anderen

In der Meditation visualisieren wir zuerst in uns selbst unseren Inneren Edlen Kern. Dafür lassen wir uns etwas Zeit. Wenn wir diese Übung wiederholen, werden wir feststellen, dass sich unsere Bilder vom eigenen Edlen Kern etwas verändern.

In einem nächsten Schritt visualisieren wir unsere Vorstellungen vom Edlen Kern in unserem Partner. Dieses Bild nehmen wir intensiv in uns auf.

In der Regel entstehen in einem Moment der Klarheit und Ruhe des Geistes deutliche Empfindungen von unserem Inneren Edlen Kern. Viele Menschen sehen ihren Edlen Kern in ihrer Herz- oder Bauchgegend. Wenn wir mit den Visualisierungen beginnen, könnten sich die ersten Bilder so entwickeln, dass wir uns als hier und unseren Edlen Kern als dort erfahren. Für den ersten Kontakt ist das akzeptabel, doch mit ein wenig Geduld und ruhiger Empfindung können wir dann den Edlen Kern in uns spüren. Dieser Schritt ist unumgänglich.

In einem weiteren Schritt wenden wir uns dem Edlen Kern unseres Partners zu. Wir visualisieren unseren Partner in einer ruhigen Situation. Für viele ist es hilfreich, sich den Partner schlafend vorzustellen, so entstehen weniger Ablenkungen. Dann visualisieren wir den Edlen Kern unseres Partners.

Dabei wird es sich immer um *unsere* Sicht handeln, niemals um das einzig wahre Erkennen.

Wenn wir diesen Schritt vollziehen konnten, ist es lohnenswert, das entstandene Bild zur Festigung noch öfter zu wiederholen. Eine der wichtigen Anwendungsmöglichkeiten besteht darin, dieses Bild vom Inneren Edlen Kern unseres Partners auch in schwierigen Partnersituationen abzurufen.

Wir haben uns nun etwas länger mit den Möglichkeiten beschäftigt, wie wir wichtige Veränderungen für uns in einem ersten Schritt erkennen und in einem weiteren Schritt dann verinnerlichen können. Jetzt wenden wir uns den Möglichkeiten zu, wie wir uns und unsere Partnerschaft verwirklichen können.

3. Schritt: Das Verwirklichen

Wir erkennen nun als Partner, dass wir alle einen Edlen Kern in uns tragen. Wir wissen, wie sehr unser Verstand uns in die Irre zu führen vermag. Wir haben gelernt, unseren Gedankenstrom zu mäßigen und einzubremsen. Auch unser Verhalten, unsere Impulse und besonders unsere Emotionen erkennen wir selbstverantwortlich als zu uns gehörig, von uns selbst erzeugt und von uns selbst oft verstärkt.

Dieses Erkennen halten wir aufrecht durch eine regelmäßige Beschäftigung, zum Beispiel durch die Lektüre entsprechender Bücher, durch den Besuch von Seminaren und regelmäßig stattfindenden Meditationsgruppen, vor allem aber durch unsere eigene tägliche Übungspraxis der Achtsamkeit und Meditation. Nicht nur durch unsere Einbremsung von unheilsamen Gewohnheiten schaffen wir eine heilsame Zukunft für uns, sondern insbesondere durch das aktive Training von achtsamen Verhaltensweisen und durch die regelmäßige Förderung und Wahrnehmung unserer heilsamen inneren Ressourcen. Wir trainieren täglich die eigenständige Erzeugung von Güte, Freude und Mitgefühl.

Um diesen Prozess zu unterstützen, hat es sich als sehr hilfreich erwiesen, einmal oder auch mehrmals pro Monat einen Übungstag einzulegen.

Ein oder zwei gemeinsame Übungstage pro Monat als Paar

Der Übungstag wird in der Partnerschaft gemeinsam terminlich festgelegt und geplant. Natürlich können wir den Tag sowohl allein als auch gemeinsam mit noch weiteren Menschen durchführen. Er eignet sich jedoch auch besonders gut dafür, um eine heilsame Gemeinsamkeit für die Partnerschaft zu schaffen, und bietet dadurch eine konstituierende Erfahrung für die Beziehung. Diesen Tag zu planen und gemeinsam zu erleben kann für das Paar schon viele heilsame Veränderungen bringen. Jedes Paar kann individuelle Regeln und Inhalte dieses Tages für sich bestimmen, doch es sind natürlich bereits viele hilfreiche Erfahrungen verfügbar. In Kapitel 27 wird ein solcher Übungstag genauer beschrieben.

Josef wird von dem Grundgedanken der BPT angezogen, der besagt, dass wir uns nicht *von* unseren Bedürfnissen befreien müssen, sondern uns *inmitten* aller Lebensbezüge befreien können. Im Rahmen der weiteren Bearbeitung seiner Thematik wird deutlich, dass Josef eigentlich hofft, alles so weiter wie bisher konsumieren zu können, ohne notwendige und überfällige Entscheidungen umsetzen zu müssen. Josef wird mit einer Realität konfrontiert, die ihm unmissverständlich aufzeigt, wie gefährlich dieser Weg und das Ziel ist, wohin er führt. Es dauert eine Weile, bis er das Problem seiner Sexsucht wirklich annehmen kann. Dieser Vorgang wird durch Erklärungen zur Neurophysiologie erleichtert. Josef erkennt, mit wie viel Unrat er seinen Geist füttert. So entschließt er sich zu einem Entzug. Er vermeidet in den nächsten Monaten jeglichen Konsum von Pornografie. Die entstehenden Spannungen bearbeitet Josef in der Therapie, nutzt sie für seine Meditationspraxis sowie als Impulse für seine Partnerschaft. Hier profitiert er durch konkrete Kommunikationshilfen. Sich seiner Partnerin mit dieser Thematik zu offenbaren ist für viele Menschen, so auch für Josef, eine riesengroße Hürde. Ist sie aber einmal genommen, entstehen vorher ungeahnte Möglichkeiten.

Claudia erarbeitet sich ihre eigenen Lebensregeln. Sie setzt sich mit den buddhistischen Regeln für Laien auseinander und entwickelt noch zusätzlich persönliche eigene Regeln. Dieser Prozess nimmt einige Zeit in Anspruch, da Claudia merkt, wie gut sie funktioniert. Da sich dieses Funktionieren allerdings eher in Bezug auf andere Menschen zeigt, merkt sie nun erst ihre Defizite im Hinblick auf ihre Selbstwahrnehmung. Für Claudia werden die Fragen: *Was will ich eigentlich selbst? Was sind meine Regeln?* immer wichtiger. Die Auswirkungen spürt sie selbst, doch auch ihr Partner in den unterschiedlichsten Situationen. Bei den Überlegungen zum Einkauf und bei der Essensauswahl artikuliert Claudia nun ebenso deutlich ihre Wünsche, wie sie es künftig auch beim Sex umsetzt. Beim Essen gefällt es dem Partner nicht so sehr, doch beim Sex findet er schnell Gefallen daran.

Aus Gründen der Ausgewogenheit mit den anderen Themen dieses Buches kann das Thema dieses Kapitels nicht weiter vertieft werden. Hoffentlich ist dennoch ein erster Eindruck von einigen Herangehensweisen der Buddhistischen Psychotherapie BPT entstanden. Zur Vertiefung dieses spannenden und für uns so bedeutsamen Themas sei folgendes Buch empfohlen: *Befreit – Verbunden; der buddhistische Weg zu einer glücklichen Liebesbeziehung.*

Kapitel 20

Unsere Co-Abhängigkeiten

Ich befreie mich
von deiner Sucht.

– H. Kolitzus –

Auch die Milderung und Auflösung von einer Co-Abhängigkeit bedeutet, dass wir uns generell aus dem Klammergriff unserer unheilsamen Geisteszustände befreien. Wir werden immer wieder feststellen, dass es nicht darum geht, etwas vollständig zu eliminieren, sondern in erster Linie um eine *innere* Befreiung.

Der Ansatz der Buddhistischen Psychotherapie BPT lautet:

Wir befreien uns nicht *von*, sondern *inmitten* unserer Co-Abhängigkeiten.

Der Begriff *Co-Abhängigkeit* wird am häufigsten im Zusammenhang mit Suchterkrankungen benutzt. Die Suchterkrankten selbst werden als Abhängige und deren Angehörige als Co-Abhängige bezeichnet. Es besteht also eine wie auch immer geartete Abhängigkeit von einem anderen Abhängigen.

Wir fassen diese Definition hier etwas weiter, indem wir die Grenzen zwischen den Abhängigen und den Co-Abhängigen noch mehr auflösen, als sie es ohnehin schon sind. Wir alle machen uns selbst immer wieder abhängig von anderen Menschen, auch wenn wir diese nicht unbedingt als Abhängige bezeichnen würden. Ungeachtet ihrer Probleme machen wir uns abhängig von deren Wünschen, deren Stimmungen, deren Zuwendung oder Ablehnung, deren Verhalten, deren Achtsamkeit oder Unachtsamkeit. Wenn unser Gegenüber sich positiv verhält, dann fühlen wir uns wohl; verhält der Betreffende sich aber anders, dann erleben wir ungefilterte Negativität.

Etwas extrem ausgedrückt, könnten wir fast der Meinung sein, unser ganzes Leben sei doch eine einzige Co-Abhängigkeit, denn streng genommen sind wohl die meisten von uns nicht wirklich unabhängig. Zwischen Unabhängigkeit, Co-Abhängigkeit und Abhängigkeit gibt es fließende Übergänge. Es ist für uns sehr bedeutsam, hier unsere eigene Position zu ergründen. Vielleicht verändert sich diese oftmals oder ist je nach äußerer Situation und innerer Verfassung verschieden.

Wir können in den unterschiedlichsten Lebenssituationen in eine co-abhängige Rolle geraten. Die berufliche Co-Abhängigkeit verführt uns zu einer Rolle, in der wir uns als Helfer oder Retter wiederfinden. Wir übernehmen zusätzliche Aufgaben, um anderen zu helfen. Im Extremfall fühlen wir uns unentbehrlich.

Diese Dynamik können wir nun auch für unsere anderen Lebensbereiche ergründen. Welche Rolle übernehmen wir in Freundschaften, gegenüber Nachbarn, im Verein, in der Gemeinschaft, in der Familie, in der Liebe, bei den Eltern?

Wir verhandeln hier also die für uns alle bedeutsame Problematik von Nähe und Distanz. Es ist so schön, jemandem, den wir mögen oder sogar lieben, möglichst nahe zu sein. Aber wie fühlt es sich an, wenn wir in allzu großer Nähe dann Verletzungen erfahren? Wie fühlt es sich an, wenn wir die große Nähe immer oder möglichst lange aufrechterhalten wollen? Unsere Grenzen werden dann genauso immer unklarer wie die Grenzen unseres Partners. Wenn zwei Turteltauben in einem sehr engen Käfig eingesperrt werden, dann beginnen sie schon bald, aufeinander einzuhacken. Ist der Käfig ausreichend groß, geschieht das nicht.

Sicherlich besteht die Lösung unserer Co-Abhängigkeit nicht in dem Umzug in eine größere Wohnung. Hier sind in erster Linie innere Distanzen oder innere Distanzierungsmöglichkeiten gefragt.

Waltraud ist 52 Jahre alt. Sie ist schon lange verheiratet und hat drei Kinder. Als sie zum ersten Mal in die Therapie kommt, sieht sie sehr gefasst aus, wenn auch auf eine irgendwie verletzliche Weise gefasst. Sie ist kräftig, vielleicht sogar etwas rundlich. Es ist ihr anzusehen, dass sie es gelernt hat, zuzupacken und zu arbeiten. Stärke und Schwäche scheinen eine sichtbare Koexistenz in ihrem

Wesen eingegangen zu sein. Es braucht einige Anläufe, bis Waltraud darüber berichten kann, wie schwer ihr das Leben geworden sei. In der Ehe bleibe sie eigentlich nur wegen der Kinder. Die Familie lebe in einem Dorf und dort sei es sehr schwer, sich von der Familie zu trennen. Über die vielen Verletzungen durch ihren alkoholkranken Mann und ihre eigene Unachtsamkeit lernt Waltraud schließlich dann auch zu sprechen.

Darüber hinaus wird besonders im Gruppengeschehen schnell deutlich, wie gut ausgebildet ihre Antennen für andere Menschen sind. Waltraud scheint ein inneres Radar für ihre Umwelt entwickelt zu haben. Wenn sie spürt, dass zum Beispiel eine Teilnehmerin traurig wird, eilt sie sofort zu ihr hin, um sie zu trösten. An ihrem Verhalten wird aber auch spürbar, dass sie selbst den Eindruck hat, jede zwischenmenschliche Auffälligkeit, die sie selbst schnell als Störung definiert, glätten zu müssen. Waltraud strengt sich an, um eine heile Welt zu erschaffen. In der Gruppe wird sie auch bald gefragt, ob es ihr nicht möglich sei, fortan die Last aller zu tragen. Nein, das wolle sie nicht.

Hier zeigt Waltraud einen guten Instinkt, auf dem sie in der nächsten Zeit aufbauen kann.

Wenn wir von Menschen wie Waltraud hören oder lesen, dann spüren wir wahrscheinlich die unterschiedlichsten Emotionen in uns, wie zum Beispiel Unverständnis, warum Waltraud in einer Situation bleibt, die sie immer wieder verletzt, ebenso aber auch Ärger und Wut darüber, wie sich die anderen Familienmitglieder und vor allem der Mann ihr gegenüber verhalten. Vielleicht regen sich auch Trauer und Sorge. Genau diesen Gefühlscocktail tragen auch Betroffene wie Waltraud selbst täglich mit sich herum. Allerdings zeigen die Erfahrungen, dass es sehr oft zu einem bestimmten Ablauf bei dieser Dynamik kommt.

Die drei Phasen der Co-Abhängigkeit

Wir können hier eine Beschützer-Rolle, eine Kontroll-Rolle und eine Ankläger-Rolle unterscheiden.

1. *Die Beschützer-Rolle:* Hier zeigen wir Mitleid, das sich deutlich von Mitgefühl unterscheidet. Vielleicht sehen wir in unserem Gegenüber vor allem die Schwäche und die Schutzbedürftigkeit. Unbewusst beschützen wir womöglich unsere eigenen Probleme, indem wir uns um die Probleme des anderen kümmern, der Arme benötigt doch unbedingt unsere Hilfe. Diese Form des Schutzes bedeutet, dass wir uns nicht unseren eigenen Dämonen stellen müssen.

2. *Die Kontroll-Rolle:* In dieser Phase versuchen wir den anderen zu ändern. Wir wollen ihn kontrollieren und reglementieren. Auch auf diese Weise versuchen wir unbewusst, unsere eigenen tief verborgenen Probleme zu kontrollieren. Weiterhin delegieren wir unsere Probleme an den anderen, der sich dafür natürlich nahezu perfekt anbietet.

3. *Die Ankläger-Rolle:* Zu den schmerzlichsten und am schwersten auszuhaltenden Emotionen gehört die Hilflosigkeit. Anstatt also diesen Schmerz wahrnehmen zu müssen, beginnen wir anzuklagen. Wir fühlen uns so sehr im Recht. Der andere ist ja so offensichtlich schuld an der gesamten Misere, dass wir in diesem Muster eine sehr stabile Rolle für uns gefunden haben.

Aber was folgt auf diese dritte Phase der Anklage? Leider erkennen wir hier wieder die tiefe Weisheit von Samsara, dem Kreislauf der Existenz und damit des Leidens. Nach heftigen Anklagen kommt nicht selten die Reue und das schlechte Gewissen. Dann kehren wir erneut zur Phase 1 zurück, in der wir wieder beschützen und umsorgen. So dreht sich das Rad unaufhörlich weiter.

Die zentrale Frage bei dieser Thematik, die sich hier aufdrängt, ist eigentlich auch das zentrale Anliegen von uns allen: Wie kommen wir aus den Leidenskreisläufen heraus? Auch hierfür können wir uns auf den tiefen Erfahrungsschatz des Buddhismus verlassen. Schon vor über 2000 Jahren wussten buddhistische Praktizierende, dass unsere Neigung zur Identifikation, beispielsweise mit bestimmten Rollen, ebenso in unser Leid führt wie unsere Neigung zum Widerstand. Die Anhaftung lässt uns verharren, wir können nicht loslassen; der Widerstand lässt uns hadern und grübeln, er raubt uns notwendige Energien, die wir eigentlich dringend zum Handeln benötigen.

Neben diesen Erklärungen wollen wir natürlich erfahren, wie wir die Kreisläufe durchbrechen können. Auch dafür zeigen uns die buddhistischen Weisheiten einen Weg auf.

Die vier Stufen der Wandlung

Wir sind diesem stufenweisen Wandlungsprozess inzwischen schon mehrmals begegnet: Er geht vom Erkennen und Akzeptieren über das Erforschen zum Nicht-Identifizieren.

1. Erkennen

Eigentlich sollte es doch einfach sein zu erkennen, dass wir leiden und woher der Schmerz rührt. Co-Abhängigkeit bedeutet jedoch, dass wir zusätzlich zu unseren eigenen Anhaftungen noch mit den Anhaftungen anderer Menschen konfrontiert sind. Mit Haut und Haaren stecken wir tief im zwischenmenschlichen Miteinander fest. In solchen Situationen verlieren wir nur allzu oft völlig den Überblick. Viele von uns können über eine sehr lange Zeit in ihrem eigenen Leidenskarussell verharren, ohne eine Möglichkeit zum Ausstieg zu erkennen. Leider müssen oft erst Katastrophen passieren, bis eine Änderung möglich wird.

Der Frosch schwimmt im lauwarmen Wasser des Kochtopfes, das Wasser wird immer heißer und heißer, doch obwohl er es könnte, springt der Frosch nicht heraus. Dieser dumme Frosch existiert im Kopf von uns allen: Okay, es ist schwer, aber ein bisschen geht noch. Uns wird immer heißer, die Temperatur ist schon bei 75 Grad, aber 76 Grad schaffen wir auch noch und dann können wir auch noch 77 Grad überleben.

Hier drängt sich massiv die Frage nach unserer Schmerzgrenze auf. Unser unklarer Verstand führt uns gern geschickt in die Irre: *Der Kinder zuliebe bleibe ich noch. Wenn ich gehe, dann wird alles noch schlimmer. Wenn dann etwas passiert, bin ich schuld.* So wichtig es auch ist, die Verantwortung für sich zu übernehmen, so unsinnig ist es, die Schuld auf sich zu nehmen.

Der erste wichtige Schritt besteht darin zu *erkennen,* dass wir durch unser Verhalten die unheilsame Situation auch noch fördern. Erst unsere Anstrengung, unser Verharren an unserem Platz ermöglicht es dem System, sich genau in der Weise zu stabilisieren, wie es ist.

Die Abbildung 58 zeigt ein Familien-Mobile. Jeder hat darin seinen Platz und jede Position ist von den Positionen der anderen abhängig.

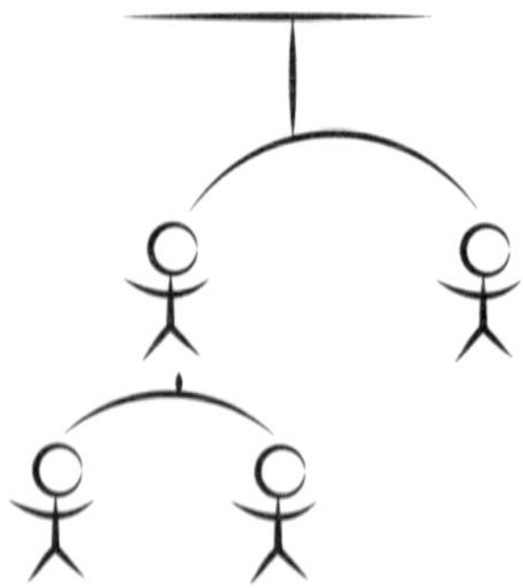

Abb. 58

Tatsächlich tragen wir alle etwas dazu bei, damit ein desolates System aufrechterhalten bleibt. Das Problem kann nur deshalb fortbestehen, weil alle ihre Rollen einnehmen und nach einem inneren Drehbuch funktionieren. Jeder Figur kann an ihrem Platz etwas verändern und bewirken – und sei es auch dadurch, ihren Platz zu verlassen. Verlässt nur eine Person ihr altes Rollenmuster, müssen sich auch alle anderen darauf einstellen und ebenfalls etwas ändern, um das Gleichgewicht wiederherzustellen. Wir können vielleicht keine Menschen ändern, aber wenn wir achtsam und verantwortungsbewusst auf unsere Position schauen und ebenso auf die Position unserer Kinder, dann ergeben sich daraus automatisch weitere Veränderungen.

Der Platz im Mobile kann auch unsere jeweilige Rolle beschreiben. So erkennen wir zum Beispiel unsere Helfer- und Beschützer-Rolle, unsere Kontroll- oder Anklager-Rolle.

2. Akzeptieren

Der Begriff Akzeptanz erzeugt oft Missverständnisse. Nicht damit gemeint ist die Akzeptanz im Sinne einer passiven Hinnahme von Missständen.

Eine Situation in adäquater Weise zu akzeptieren könnte zum Beispiel bedeuten, dass wir damit aufhören zu jammern, zu lamentieren, zu grübeln, Selbstzweifel zu kultivieren und anderen unheilsamen und destruktiven Verhaltensweisen nachzugehen. Das erste therapeutische Grundprinzip dient uns auch dabei immer wieder als Richtschnur: *Stoppe Unheilsames, mache es nicht noch schlimmer!* Die Wirkung einer solchen richtig verstandenen Akzeptanz ist unter anderem ein sehr großer Zugewinn an Energie, die vorher von uns verschwendet wurde. Die Situation auf diese Weise zu akzeptieren bedeutet also, dass uns damit wesentlich mehr Ressourcen zur Verfügung stehen, um das ursprüngliche Problem anzugehen.

3. Erforschen

Trotzdem werden wir auch bei diesem dritten Schritt nicht in blinden Aktionismus verfallen. Nachdem wir unsere Situation klar erkannt haben und weitere unheilsame Aktivitäten einbremsen und stoppen konnten, nehmen wir uns nun noch etwas Zeit und erforschen alle notwendigen Aspekte. In dieser Phase sollten wir jede Hilfe annehmen, die sich zu unserer Unterstützung anbietet. Wir müssen also selbst nicht das Rad neu erfinden, sondern können auf vielfältige Erfahrungswerte zurückgreifen, die andere Menschen vor uns sammeln konnten. Besonders geeignet sind Formen der Unterstützung, in deren Fokus nicht nur unsere Schwächen, sondern auch unsere Stärken stehen. Idealerweise bieten sich hierfür Therapieformen an, die an unseren Ressourcen orientiert arbeiten und auch spirituelle Quellen nutzen.

Der Weg, der sich hier vor uns abzeichnet, wird kein leichter sein, wir benötigen viel Kraft und Klarheit dafür.

4. Nicht-Identifizieren

Der vierte Schritt des Nicht-Identifizierens bezieht sich nun auf einen Schritt in die Aktivität hinein. Generell werden wir nicht nur Unheilsames beenden, sondern aktiv auch Heilsames trainieren, fördern und stabilisieren.

Zuerst werden wir die Klischees aufgeben, die mit unseren Rollen verbunden sind. Wenn wir in uns und in den Situationen zum Beispiel unsere Helfer- und Beschützerrolle, die Kontroll- oder Anklager-Rolle erkannt haben, verdeutlichen wir uns:

- Ich *bin* kein Helfer, vielleicht verhalte ich mich nur oft so.
- Ich *bin* kein Beschützer, vielleicht verhalte ich mich nur oft so.
- Ich *bin* kein Kontrolleur, vielleicht verhalte ich mich nur oft so.
- Ich *bin* kein Ankläger, vielleicht verhalte ich mich nur oft so.

Nein – das Scharfe Schwert des Mitgefühls

Anderen zu helfen gilt in vielen oder sogar allen Kulturen als hoher ethischer Wert. Das Scharfe Schwert des Mitgefühls meint nun die Gratwanderung zwischen einer mitfühlenden, empathischen Grundhaltung, in der wir andere Menschen so respektieren, unterstützen und fördern, wie es uns möglich ist. Das hier genutzte Bild des Schwertes zeigt uns jedoch die Grenzen dafür auf. Wenn die Hilfe keine heilsamen Wirkungen mehr hat, sei es für den anderen oder auch für uns selbst, dann müssen wir den Helferimpuls durchschneiden.

Das Nein-Sagen ist eine Fähigkeit, die viele von uns sich schwer erarbeiten müssen. Der gesunde Impuls des Abgrenzens regt leider nicht selten Persönlichkeitsanteile in uns an, die sich streng und unseren Selbstwert schädigend auf uns auswirken. Es äußert sich oft in einem schlechten Gewissen. Die Therapie ist ein sehr guter Ort, wo wir lernen können, kurzfristige Spannungen, zum Beispiel aufgrund eines schlechten Gewissens, zu kompensieren, während wir dadurch mittel- und langfristig spürbare Erleichterung erfahren.

Übung: Nein sagen lernen

Die Übung des Nein-Sagens erfolgt in mehreren Schritten:

1. *Heiliges Innehalten:* Einen Tag lang üben wir das Heilige Innehalten. Bei jeder an uns gerichteten Frage und vor jeder Umsetzung eines Impulses warten wir ein oder zwei Atemzüge lang. Erst danach werden wir aktiv.
2. *Unser Körper hilft:* Wenn wir beim Heiligen Innehalten bewusst atmen, richten wir unseren Körper auf. Wir nehmen vorhandene Spannungen wahr. So ist es möglich, die Verspannungen zu lockern und die fehlenden Spannungen aufzubauen, indem wir zum Beispiel die Arme vor der Brust verschränken.

Bitte jetzt einmal das Buch kurz weglegen und prüfen, wie sich der Unterschied anfühlt, wenn wir die Arme vor der Brust verschränken.

3. *Der Nein-Satz:* Wir erarbeiten uns unseren eigenen persönlichen Nein-Satz. Es ist wichtig, beim Nein-Sagen keine langen Erklärungen abzugeben und zum Diskutieren einzuladen.

Der Satz sollte aus zwei Teilen bestehen: *Abholen* und *Weiterleiten*.

Abholen bedeutet, dass wir den Bittenden oder Fordernden verbal abholen: *Ich sehe, du hast momentan Stress. Ich merke, dir ist es sehr wichtig. Ich vermute, es ist sehr dringend.* So kann sich der Bittende oder Fordernde ernst genommen fühlen.
Weiterleiten bedeutet, dass wir das Anliegen an uns vorbeiziehen lassen. Nach dem Teilsatz, um den anderen abzuholen: *Ich merke, dir ist es sehr wichtig ...*, folgt nun der Teilsatz des Weiterleitens: *... aber leider kann ich dir jetzt nicht helfen,* oder: *... aber ich werde es mir erst noch einmal überlegen.* Wenn Nachfragen kommen, ist es wichtig, immer nur ein und denselben Satz zu wiederholen oder ihn nur sehr geringfügig zu variieren: *Ich merke ja, dir ist es sehr wichtig, aber leider kann ich dir jetzt nicht helfen.* Wenn das Anliegen oder die Forderung wiederholt wird, etwas Bestimmtes jetzt zu brauchen: *Ich weiß ja, dir ist es sehr wichtig, aber leider kann ich dir jetzt nicht helfen.*

Das Nein-Sagen kann wie eine Technik erlernt werden. Anfangs ist es wichtig, sich mit den eigenen Erwartungen auseinanderzusetzen und sich selbst folgende Fragen zu stellen:

- Wie wichtig ist mir Harmonie, verhalte ich mich womöglich harmoniesüchtig?
- Werde ich diesen Menschen oder den Job garantiert verlieren, wenn ich mich jetzt abgrenze?
- Wie sehr sind mein Selbstverständnis, mein Selbstwert und mein Selbstvertrauen daran gekoppelt, dass ich immer für andere da bin und ihnen zur Verfügung stehe?

Der heilsame Umgang mit unserem Selbstwertgefühl wurde bereits in Kapitel 10 dargestellt.

Verbindungen durchtrennen

Viele von uns kennen wohl den gespaltenen Zustand, in dem wir rational wissen, wie unheilsam unser Verharren ist, doch emotional haften wir trotzdem daran fest und können uns kaum oder gar nicht lösen.

Die britisch-amerikanische Therapeutin Phyllis Krystal hat bereits vor Jahrzehnten hilfreiche Visualisierungstechniken entwickelt, die uns vor allem auch bei diesem Thema recht hilfreich zur Seite stehen können. In Erinnerung an die in Kapitel 4 vorgestellte Übung des *Rumpfdrehens*, der wir schon mehrfach begegnet sind und die für uns erfahrbar macht, wie intensiv unsere Vorstellungen mit körperlichen Abläufen verknüpft sind, können wir die folgende Übung jederzeit für uns selbst oder für andere nutzen.

Übung: Innere Fesseln sprengen (nach Phyllis Krystal)

Für die Selbstanwendung setzen wir uns auf ein Sitzkissen oder einen Stuhl, nehmen eine meditative Haltung ein und schließen die Augen.

Nun lassen wir ein Bild entstehen, in dem wir in einem Raum sitzen, worin sich weiter gar nichts befindet. Er ist leer. Allerdings visualisieren wir uns gegenüber den Menschen, von dem wir uns unabhängig oder unabhängiger machen möchten. Wir nehmen uns dafür die Zeit, die wir brauchen, bis wir vor unserem inneren Auge diese Person uns gegenübersitzen sehen. Zur Intensivierung kann es hilfreich sein, sich etwas genauer mit den Details zu beschäftigen: Was für Kleidung trägt der andere, welches T-Shirt, welche Frisur? Jedes Detail hilft dabei, die Erfahrung zu intensivieren.

In einem nächsten Schritt visualisieren wir die Art der Verbindung. Wie genau sieht der Kontakt zwischen uns beiden aus? Hier lehnen wir uns innerlich etwas zurück und lassen unser Unbewusstes die Arbeit für uns machen. Wie in einem Kino beobachten wir einfach, welche Bilder entstehen.

Hier noch eine Anregung: Viele Menschen visualisieren den Kontakt zu der anderen Person zum Beispiel als Drahtseile, die von Brust zu Brust gespannt sind, als Hanfseile an den Füßen, als Lichtseile von Herz zu Herz oder als Stacheldraht, der sich wirr um die beiden Personen wickelt.

Hier sind der Kreativität und insbesondere der Intuition keine Grenzen gesetzt.

Nachdem die Verbindung visualisiert ist, nehmen wir uns etwas Zeit, um zu ergründen, wie sich die Klarheit des Bildes wirklich anfühlt.

Jetzt folgt ein sehr wesentlicher Schritt. In der Imagination lassen wir nach den Werkzeugen suchen, mit deren Hilfe wir die Verbindungen sicher durchtrennen können. Dieser Vorgang wird gewiss nicht leicht sein; er kann heftige Emotionen oder Widerstände freisetzen und verlangt ein wenig Geduld.

Nach der Durchtrennung werden wir gedanklich ein Feuer entzünden und die gekappten Verbindungen samt den Werkzeugen verbrennen.
Abschließend visualisieren wir uns ohne Verbindung zum Gegenüber. Diese neue Trennung lassen wir eine Weile auf uns wirken. Womöglich spüren wir den Impuls, erneut Verbindungen herzustellen. Diese stoppen wir jedoch bereits im Entstehen.

Sicherlich mag die Darstellung einer derartigen Übung etwas ungewohnt erscheinen, doch sie wird – wie alle anderen hier beschriebenen Maßnahmen auch – als eine Art Experiment angeboten, von dem wir zwar wissen, dass es sehr gut erprobt ist, wir aber dennoch eigene Erfahrungen damit machen müssen.

Der Mittlere Weg, Ja und Nein zu sagen

Die Weisheit des Mittleren Weges ist uns immer eine hilfreiche Navigationshilfe. Während einige von uns das Nein-Sagen dringend lernen müssen, scheint es anderen leicht von den Lippen zu gehen, manchmal vielleicht sogar etwas zu leicht. Der adäquate Umgang mit der Übernahme von Verantwortung muss von uns, oft mit Hilfe von außen, sehr kritisch ergründet werden.

Wenn uns das Nein-Sagen zu leichtfällt, können wir uns etwas mit dem Ja-Sagen beschäftigen. Oft können wir zwar nicht richtig Nein sagen, doch das daraus entstehende Ja ist auch kein richtiges Ja.

Übung: Ja sagen können

Wir gehen in die Meditationshaltung, schließen die Augen und lassen unser Unbewusstes nach einer Situation suchen, in der wir voll und ganz Ja sagen konnten.
Bitte nicht aktiv und rational danach suchen, sondern einfach auf die innere Leinwand schauen und neugierig bleiben, welche Erinnerung auftaucht. Falls unpassende Bilder entstehen, lassen wir sie weiterziehen und warten geduldig auf eine Erinnerung, bei der wir die gesuchte Erfahrung machen konnten. Es muss eine Situation sein, in der wir ganz Ja sagen konnten.

Wenn die Erinnerung da ist, spüren wir nach, wie sich das anfühlt. Wie verändert sich die Empfindung im Körper? Was für Gedanken sind da? Was für Gefühle?

In der Regel zeigen uns diese Erfahrungen eine eigene, sehr persönliche und unerschöpfliche Kraftquelle auf.

Petra ist 55 Jahre alt. Sie erinnert sich daran, wie es war, als sie ihre Tochter nach der Geburt zum ersten Mal im Arm hielt. Da dachte sie einfach nur: *Ja!*

Die große Kunst, inmitten unserer Anhaftungen ein heilsames Miteinander zu finden, wird uns ewig begleiten. Durch die Ergründung unserer Verblendungen können wir die Problematik unserer Widerstände nutzen, indem wir diese negative Kraftquelle in eine für uns heilsame Energie umwandeln. Der hilfreiche innere Widerstand kann in einer Weise erlernt werden, dass wir daraus keine Grundhaltung entwickeln, sondern lediglich eine hilfreiche Eigenschaft, die wir bei Bedarf abrufen können.

Anhaftungen sind ebenso in uns angelegt wie Verblendungen und auch Widerstände. Wir müssen also nicht etwas völlig Neues erlernen, sondern Altbekanntes lediglich kultivieren, trainieren und auf diese Weise lenkbar machen.

Die Löwin und das Lamm

Es ist fast ein Kuriosum, wenn wir uns unsere innere Menagerie anschauen. Da leben Angsthasen neben wütenden Stieren, stolze Gockel neben Mäuschen, Kampfhunde neben Fluchttieren.

Waltraud berichtet, dass sie für ihre Kinder immer kämpfen konnte wie eine Löwin. Wenn es Ärger in der Schule gab, dann hat sie sich tapfer vor ihre Jungen gestellt und zu deren Verteidigung geknurrt. Wenn sie aber selbst, zum Beispiel von ihrem Chef, herbeizitiert wurde, dann wurde sie zum Opferlamm. Für sich selbst fiel es Waltraud immer sehr schwer zu kämpfen. Die innere Löwin war dann stets unauffindbar.

Waltraud benötigte noch lange einen Zettel, den sie bei sich zu Hause an einem gut sichtbaren Ort deponierte. Darauf hatte sie sich ein einfaches Drei-Schritte-Programm notiert:

1. Durchatmen, immer wieder durchatmen.
2. Auf die Körperspannung achten und notfalls die Arme verschränken.
3. Mein hilfreicher Nein-Satz: *Ich merke ja, dir ist es sehr wichtig, aber leider kann ich dir jetzt nicht helfen.*

Außerdem stand da noch auf ihrem Zettel: *Du bist genauso viel wert wie alle anderen auch.*

Waltraud benötigte viel Zuspruch. Es dauerte eine ganze Weile, bis sie sich selbst erlauben konnte, sich ihren eigenen Wünschen entsprechend zu verhalten.

Hier war insbesondere die Meditation hilfreich für sie. Damit erfuhr sie, wie es sich anfühlt, wenn sie losließ, sich entspannte und ihren Körper als eine Hilfe erlebte.

Das Training der aufrechten Meditationshaltung übertrug Waltraud recht schnell in ihren Alltag und bemerkte schon nach kurzer Zeit, dass sich einige Menschen ihr gegenüber anders verhielten. In ein paar für sie nicht so bedeutsamen Situationen konnte sie auch bald schon Nein sagen.

Doch es gab auch wichtige Ereignisse, zu denen sie ganz und gar Ja sagen wollte. Waltraud machte immer mehr die Erfahrung von heilsamer Energie in sich und entwickelte Vertrauen zu sich selbst und das Bewusstsein, auf dem richtigen Weg zu sein.

Kapitel 21

Unser Mobbing

Ich bin so, weil sie so sind.
Sie sind so, weil ich so bin.

Auch die Milderung und Auflösung einer Mobbing-Erfahrung bedeutet, dass wir uns generell aus dem Klammergriff unserer unheilsamen Geisteszustände befreien. Wir werden immer wieder feststellen, dass es nicht darum geht, etwas endgültig aus der Welt zu schaffen, sondern in erster Linie um eine *innere* Befreiung.

Der Ansatz der Buddhistischen Psychotherapie BPT lautet:

Wir befreien uns nicht *von,* sondern *inmitten* unserer sozialen Probleme.

Seit etlichen Jahren ist ein besorgniserregender Trend festzustellen: Während viele Politiker und Journalisten krisenhafte Situationen in die Schlagzeilen der Medien bringen, zeigen viele wirtschaftliche Daten, dass Deutschland immer noch eine erfolgreiche Industrienation ist. Im Kleingedruckten können wir dann unter anderem entdecken, dass Deutschland wieder Exportweltmeister oder drittgrößer Waffenexporteur ist und eine der stabilsten europäischen Wirtschaftsgrößen darstellt. Gleichzeitig können jedoch viele Vollzeitbeschäftigte mit ihrem Gehalt ihre Familie nicht mehr ernähren. Zudem erleben die Arbeiter und Angestellten einen stetig steigenden Druck, eine immer stärker abnehmende Menschlichkeit am Arbeitsplatz.

Petra ist 42 Jahre alt. Seit zwei Jahren ist sie in einer sozialen Einrichtung angestellt und übernimmt dort hauptsächlich Bürotätigkeiten. Sie arbeitet zwar nicht direkt mit den Besuchern der Einrichtung, fühlt sich aber dennoch mit deren sozialen Grundgedanken sehr verbunden. Als sie vor zwei Jahren neu in das Team kam, das aus drei Frauen bestand, wurde sie nicht besonders freundlich aufgenommen. Petra meinte damals, dass sich die Beziehungen sicherlich noch verbessern würden. Leider entwickelte sich die Dynamik aber in eine für sie immer schwierigere Richtung. Die drei anderen Frauen zeigten anfangs eine Art von Freundlichkeit, die Petra irritierte. Als vermeintlich nette Geste gaben sie ihr Frisur-, Kleidungs- und Schminktipps, die Petra zwar als nett, gleichzeitig aber auch unterschwellig als arrogant empfand. Diese Art steigerte sich immer mehr, bis Petra in den Gesichtern immer häufiger Abscheu und Abwertung zu erkennen glaubte. Die Gespräche mit ihr wurden immer kürzer. Die drei anderen verabredeten sich oft auch nach der Arbeit, die Vereinbarungen wurden während der Arbeitszeit offen ausdiskutiert. Petra wurde zunehmend entweder wie Luft behandelt oder in einem gereizten Tonfall angesprochen. Auch erhielt sie nun Anweisungen von den drei anderen, obwohl es keine offizielle Hierarchie gab. Der Vorgesetzte, den Petra um Hilfe bat, meinte, dass die vier Frauen das doch gefälligst unter sich ausmachen sollten.

Nach einem halben Jahr begannen Petras Magenschmerzen, sie wurde immer trauriger, nervöser und schlief schlecht. In der Nacht von Sonntag auf Montag waren die Schlafstörungen regelmäßig besonders ausgeprägt. Am Morgen sah sie dann entsprechend müde und traurig aus, was die drei Damen gern zum Anlass für ziemlich unverschämte Spekulationen nahmen. Trauer, Wut und Angst führten bei Petra zu zahlreichen körperlichen Störungen, aber auch zu immer öfter auftretenden Streitigkeiten. Ihre Verfassung wirkte sich natürlich auch auf ihre Beziehung aus. Petra erlebte nicht nur eine furchtbare berufliche Situation, sondern auch ihre Gesundheit war angeschlagen und ebenso ihre Beziehung.

Petra arbeitet in einem beruflichen Kontext, in dem wir eigentlich nicht unbedingt an Mobbing und psychische Gewalt denken würden. Die Erfahrung bestätigt aber, dass auch äußerlich scheinbar angenehme Arbeitsplätze uns nicht davor schützen können, uns das Leben gegenseitig schwer zu machen.

Bedürfnisfeindliche Strukturen

In unserem Bemühen, eine soziale Gesellschaft zu etablieren und den erarbeiteten Reichtum gerecht zu verteilen, haben wir unter anderem bedürfnisfeindliche Strukturen am Arbeitsplatz geschaffen, in denen Menschen immer häufiger und intensiver durch ihre Arbeit erkranken. Sicherlich sind die geschaffenen äußeren Strukturen ein Spiegel unserer inneren Verfassung, ebenso wie umgekehrt äußere gesellschaftliche Zwänge in den Menschen verinnerlicht werden. Der Schwerpunkt wurde lange Zeit einseitig auf die Ziele des Kapitalismus, auf Konsum und materiellen Wohlstand gelegt, womit natürlich auch Leistungsdruck und Konkurrenzdenken einhergehen. Damit entstanden Strukturen, in denen sich Menschen nicht mehr wohlfühlen. Auf diese Weise erleben wir nun eine Rückkoppelung selbst geschaffener Probleme.

Leider spüren wir auch hier unsere menschlichen Schwächen, die Buddha bereits vor 2500 Jahren beschrieb. Wenn wir Probleme haben, dann neigen wir dazu, diese auch noch zu verschlimmern. Der erste Pfeil, der uns trifft, wird durch einen zweiten, den wir selbst abschießen, in seiner schmerzlichen Wirkung noch verstärkt. Die ersten Pfeile sind gesteigerter Stress im Job, Leistungsdruck und andere Sachzwänge. Die zweiten, die eigenen Pfeile sind gegenseitiges Rangeln, Mobben, Abwerten und aggressives Ausagieren von Frust an uns selbst und unseren Mitmenschen.

Wie schon öfter erwähnt, führt Leiden dazu, dass wir auf noch tiefere Ebenen unserer geistigen Qualitäten herabsinken. Das kann so weit gehen, dass sich Menschengruppen wie ein Tierrudel zusammenrotten und entsprechend verhalten.

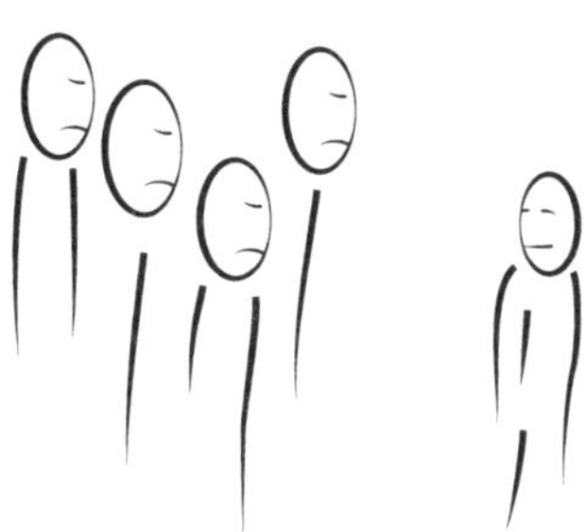

Abb. 59a

Wenn eine Gruppe sich nicht von heilsamen Vorbildern und lenkenden Kräften führen lässt, dann erleben wir hier die dunkelsten Seiten an uns.

Der Umgang mit Mobbing ist zwar ein sehr persönliches Problem und hätte deshalb auch in den Kapiteln über innere unheilsame Zustände abgehandelt werden können. Die eben geschilderten Zusammenhänge und die vielen ähnlichen Erfahrungsberichte von unzähligen Betroffenen verdeutlichen jedoch, dass wir hier nicht nur das Individuum sehen dürfen. Hier prallen oft *innere* Probleme, beispielsweise Schwierigkeiten mit der Abgrenzung und Selbstbehauptung, mit *äußeren* Problemen aufeinander, wie der Zunahme von beruflichem Leistungsdruck durch frei gewordene Stellen, die nicht neu besetzt werden, bei einer gleichzeitig geforderten Steigerung der Effektivität.

Obwohl wir den Einfluss und die Wirkung von solchen äußeren Bedingungen durchaus anerkennen und würdigen, wollen wir nun den Blick auf unseren eigenen Anteil daran und vor allem auf unsere eigenen praktischen Handlungsmöglichkeiten im Umgang damit richten.

Sei deine eigene Führungskraft

In einem ersten Schritt müssen die wahrgenommenen Schwierigkeiten ernst genommen werden. Wahrscheinlich können wir solche Schwierigkeiten sehr lange Zeit aushalten und leidend darin ausharren. Die beiden folgenden Schritte beziehen sich auf die Notwendigkeit für ein geistiges und körperliches Training und schließlich die praktische Umsetzung konkreter Handlungsmöglichkeiten.

1. Das Problem erkennen und ernst nehmen

Die erste Maßnahme besteht darin, dass wir das, was geschieht, und damit uns selbst ernst nehmen. Wenn wir gemobbt werden, leiden wir an Körper und Geist. Also gehen wir zum Arzt und erklären ihm die Ursachen für unsere Beschwerden. Vielleicht reichen manchmal schon zwei Wochen Krankschreibung aus, die wir unter anderem für ein Training der weiter unten beschriebenen Maßnahmen nutzen können.

Wenn das Leiden schon sehr tief in uns sitzt, dann sollte mithilfe eines Facharztes eine Eil-Reha für eine psychosomatische Rehabilitationsmaßnahme beantragt werden. Die Auszeit, die wir damit erhalten, muss nun konstruktiv genutzt werden.

Als weitere Möglichkeiten stehen uns ambulante Therapien, wie zum Beispiel die klassische oder die Buddhistische Psychotherapie BPT, zur Verfügung.

2. Geistiges und körperliches Training praktisch umsetzen

Als Erstes stoppen wir sofort unsere unheilsamen Versuche zur Spannungsmilderung, wie zum Beispiel erhöhten Alkoholkonsum oder jede andere Form von Missbrauch. Im Rahmen der BPT erfolgt die gemeinsame Erarbeitung eines Trainingsprogramms.

Eine nur scheinbar simple Methode, die sich allerdings als äußerst effektiv erwiesen hat, ist die folgende Übung.

Übung: Die Königinnen- oder Königshaltung

Wir haben diese Haltungsübung schon in Kapitel 8 im Zusammenhang mit Trauer und Depression kennengelernt. Sie zählt zu den universellen Trainingseinheiten, die bei einer Vielzahl von Problemen anwendbar sind. Sie vermittelt uns spürbar den Zusammenhang zwischen unserem Körper und unserer Geistsverfassung. Wir richten uns auf und werden aufrecht. Der Übungstitel suggeriert vielleicht etwas zu Großspuriges, da wir bei den Kollegen als Königin oder König nicht wirklich gut ankommen würden. Der eigentliche Sinn und Zweck dieser Übung besteht jedoch darin, wieder aus der Negativecke herauszukommen und zum Mittleren Weg zurückzufinden.

Eine zusätzliche Stärkung könnte im Verschränken der Arme bestehen.

Dieses Körpertraining soll wie ein Selbstexperiment durchgeführt werden. Wir sind eingeladen, selbst zu testen, welche Auswirkungen diese alten und bewährten Übungen auf uns selbst und vor allem auf unsere geistige Verfassung haben.

Das geistige Training hat damit bereits begonnen. In der BPT erreichen wir nun die nächste Phase, in der wir uns damit auseinandersetzen, wie unsere körperorientierten Gefühle zu Emotionen werden. Über diesen Weg lernen wir unsere Bewertungsmuster, unsere gedanklichen Gewohnheiten und eingefahrenen Schemata selbstkritisch kennen. Diese Inhalte sind in Kapitel 2 zu finden.

Der buddhistische Grundgedanke der Gewaltfreiheit stellt in gewalttätigen Situationen natürlich eine besondere Herausforderung dar. Diese Gewaltfreiheit bezieht sich allerdings nicht nur auf unsere Mitmenschen, sondern auch auf uns selbst. Die Identifikation mit der Opferrolle ist eine der destruktivsten Rollenidentifikationen überhaupt und zeigt uns in besonderem Maße die Problematik unserer menschlichen Neigung zu Identifikationen auf. Darüber hinaus kann sie selbstverletzende Züge annehmen. Der buddhistische Appell, Anhaftungen zum Beispiel in Form von Identifikationen zu lösen und sich davon zu befreien, ist hier wirklich sehr angebracht.

Wenn wir in einer „giftigen" Umgebung leben oder arbeiten, ist es eine überlebensnotwendige Aufgabe, dieses Gift nicht in uns einsickern zu lassen. In solchen Situationen können wir wieder von der Weisheit des *Scharfen Schwertes des Mitgefühls* profitieren. Das könnte in diesem Kontext bedeuten, dass wir die geistige Vergiftung unserer Peiniger spüren und Mitgefühl (wohlgemerkt: kein Mitleid!) für den betreffenden Menschen entwickeln, der sich in seiner Aggression so weit von einem heilsamen Weg entfernt hat. Die Schärfe des Schwertes bedeutet, dass wir nicht passiv Unrecht erdulden, sondern Handlungsmöglichkeiten erkennen und auch Entscheidungen treffen.

Danken Sie Ihren Feinden,
da sie Ihre besten Lehrmeister sind.
– Dalai Lama XIV. –

Vielleicht beinhaltet die Mobbing-Erfahrung auch eine für uns und unser Leben wichtige Botschaft, die uns etwas über uns selbst verrät. Womöglich sollten wir prüfen, wie wir mit uns selbst umgehen, wie wir mit uns umgehen lassen, wie wir unsere Grenzen achten lernen und wie wir uns schützen.

3. Die konkreten Handlungsmöglichkeiten ergreifen

Die aktiven Mobber kennen das von ihnen gemobbte Opfer in der Regel nur sehr oberflächlich, sie sind oft selbst eher Teil einer Dynamik, die mittlerweile leider sehr weit verbreitet ist und deren Gefahren nun bekannt sind. Wenn wir damit erfahren, dass wir im Mobbing-Prozess eigentlich gar nicht persönlich gemeint sind, sondern eher Opfer einer Dynamik sind, können wir leichter einen Schritt Abstand nehmen und unsere Energien besser für entsprechende Selbstschutzmaßnahmen einsetzen.

Um bei dieser Selbstverteidigung einen sicheren Stand zu erhalten, nutzen wir die ganze Palette an möglichen Hilfsmaßnahmen: Hausarzt und Betriebsarzt, Mobbing-Beauftragte, Betriebsrat, Psychotherapeut, Anwalt, Arbeitsrechtler, Sozialpsychiatrischer Dienst und, falls vorhanden, das Eskalationsverfahren im Qualitätsmanagement.

Jede Form von Objektivierbarkeit kann ebenfalls eine Hilfe darstellen: Falls Dienst- oder Urlaubspläne das Mobbing belegen, können diese ebenso genutzt werden wie die Anfertigung von Gedächtnisprotokollen über Mobbing-Situationen. Falls es Zeugen gibt, empfiehlt es sich, deren Unterschriften einzuholen.

Eine wichtige Übung, die wir vielleicht für unser ganzes Leben nutzen können, lautet: Hilfe suchen und Hilfe annehmen!

Übung: Hilfe!

Wir wählen in den nächsten Tagen einen passenden Zeitpunkt und gehen auf einen Menschen zu, dem wir wirklich vertrauen können. Wir wenden uns an ihn oder sie und sagen: Bitte hilf mir, ich benötige Hilfe!

Mit der Hilfe eines Haus- oder Facharztes kann eine Reha-Maßnahme beantragt werden. Hierfür ist nicht die gefährdete Gesundheit entscheidend, sondern die gefährdete Arbeitskraft. Während der Reha-Maßnahme kann mithilfe der Sozialdienste und der Rentenversicherung der Kontakt zum Arbeitgeber hergestellt werden, um einen Arbeitsplatzwechsel durchzusetzen. Die Rentenversicherung bietet Leistungen zur Teilhabe am Arbeitsleben (LTA), die für diese Zwecke gut nutzbar sind.

Die generelle Übung, die wir umsetzen lernen müssen, ist die Eingrenzung unserer Neigung, alles zu schlucken. *Reden statt Schlucken!* heißt jetzt die Devise.

Übung: Reden statt Schlucken!

Wir besorgen uns ein kleines Heft, setzen uns ein festes Zeitfenster von 15 Minuten und verfassen in dieser Zeit Gedächtnisprotokolle über die für uns problematischen Erfahrungen. Nach genau 15 Minuten klappen wir das Heft zu und deponieren es an einem passenden Ort.

Wenn wir außerhalb unserer festen Zeiten für solche Protokolle an unsere Mobbing-Erfahrungen denken, stoppen wir das Grübeln und verweisen uns gewissermaßen selbst auf die festgelegte Zeit dafür.

Wir sorgen auch für andere

Die bisherigen Hinweise über den Umgang mit Mobbing haben sich auf die notwendige Fürsorge für uns selbst konzentriert. Eine damit verbundene Variante bezieht sich auf die dringend notwendige Solidarität, die wir allen fühlenden Wesen zukommen lasen sollten. Das bedeutet konkret, dass wir unsere Aggressionen und Abwertungen anderen gegenüber genauso vermindern müssen wie unsere Passivität und Angst. Der menschliche Zwang, alles um uns herum zu bewerten, und dazu noch unsere Neigung, uns mit anderen zusammenzuschließen, erzeugt fast automatisch gefährliche Situationen, in denen wir anderen Menschen oder Gruppen Gewalt antun. Der Instinkt zur Abgrenzung: *Ich bin nicht du, ich bin ein eigenes Wesen,* oder auch: *Wir sind nicht wie ihr,* hat in unserer Kulturgeschichte zu Blutbädern von kaum vorstellbaren Ausmaßen geführt.

Wenn wir uns mit anderen auf unheilsame Weise solidarisieren und einen Menschen oder eine Minderheit aktiv-aggressiv mobben, zum Beispiel durch Gewaltandrohung oder das Lächerlichmachen, oder passiv-aggressiv mobben, wie etwa durch Wegschauen oder Ignorieren, verletzen wir dadurch nicht nur fühlende Wesen sowie deren Familien, sondern wir vergiften uns auch selbst. Wir alle tragen unheilsame Neigungen in uns, wie zum Beispiel Schadenfreude. Wenn wir diese Keime fördern, dann wachsen in uns Persönlichkeitsanteile heran, die uns schon bald selbst das Leben vermiesen.

Unterlassene Hilfeleistung

Für andere zu sorgen bedeutet aus buddhistischem Verständnis heraus, auch für sich selbst zu sorgen. Wenn wir tief in das Wesen unserer Umwelt eintauchen, erkennen wir die untrennbare Verbundenheit von allem miteinander. Daher tun wir uns selbst Gewalt an, wenn wir anderen Gewalt antun. Die Wut, der Hass, die Schadenfreude und alle anderen Gifte sind *in uns.*

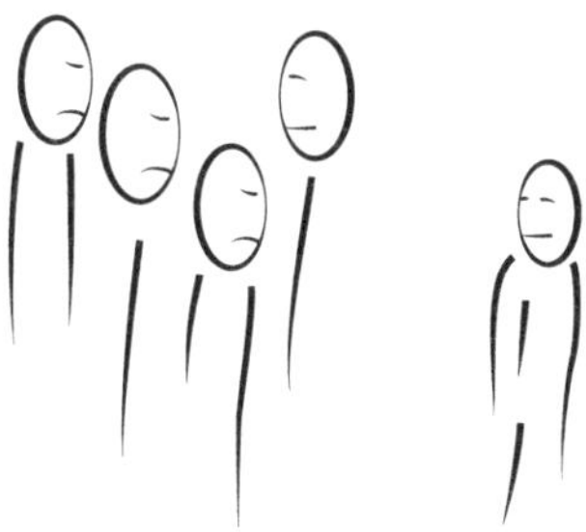

Abb. 59b

Mobbing kann schnell entstehen. Es geschieht immer und überall, kann aber oft auch schnell wieder vergehen. Jede kleine Stichelei gegen Einzelne könnte schon als Miniatur-Mobbing angesehen werden. Die Übergänge vom Witzeln auf Kosten anderer und Necken über Sticheln, Provozieren und Demütigen bis hin zum Mobben sind fließend. Daher ist es auch nicht immer ganz leicht, den passenden Zeitpunkt zu finden, um einzuschreiten.

Es ist aber nie zu spät, um mutig das Richtige zu tun. Mobbing kann nur funktionieren, wenn eine Gleichschaltung zugelassen wird. Wenn immer mehr Mitmenschen *Nein* sagen, endet das Mobbing.

Nur Trommeln auf unserem Trommelfell

Die erlittenen Demütigungen wieder loszulassen ist oftmals ein längerer Prozess. Die Gründe dafür, warum das so ist, lassen sich oft in der Biografie des Mobbing-Opfers finden. Nicht selten wird mit der Mobbing-Erfahrung in eine alte Kerbe gehauen. Für die Therapie kann es sehr heilsam sein, wenn wir zwischen alten Verletzungen und aktuellen Problemen differenzieren lernen. Dieser Prozess kann hier nur angedeutet werden.

Es gibt eine buddhistische Herangehensweise, die versucht, alle akustischen Sinneseindrücke, wie zum Beispiel Lärm, Geschrei, Musik oder Hundegebell, lediglich als das anzunehmen, was sie sind: Schallwellen auf unserem Trommelfell. Diese Tatsache können wir einen Tag lang zur Probe als eine Übung verfolgen: Wir lauschen auf das, was wir hören, konzentrieren uns dabei aber eher auf unser Trommelfell. Diese Übung zur inneren Distanzierung kann uns dabei helfen, etwas Abstand zu gewinnen.

Petra spürt allein schon durch ihr Haltungstraining eine Steigerung ihrer inneren Kraft und Selbstsicherheit. Des Weiteren lernt sie, sich einzubremsen: Sie erkennt den Schmerz, den andere ihr zufügen, doch sie unterlässt es, noch zusätzlich eigenen Schmerz hinzuzufügen. Ihre übermäßige Selbstkritik, der Selbstzweifel, das Grübeln und die heruntergeschluckte Wut und Trauer finden ein Ende.

Durch das Training meditativer Techniken lernt Petra, wie sie ihre destruktiven Gedanken weiterziehen lassen kann. Sofort entspannt sich ihr Körper. Im Hinblick auf ihre Wut und Trauer erarbeitet sich Petra mit Unterstützung einer Mobbing-Beauftragten und einer Betriebsärztin eine aggressivere Umgangsform. Das bedeutet, dass sie die Emotionen nicht mehr depressiv schluckt, sondern aggressiv, im Sinne des Heraus- und Hervorbringens, ausdrückt.

Die Kombination aus aufrechter Körper- und Geisteshaltung, gepaart mit innerer Distanzierung und konkreten Handlungsmöglichkeiten, ermöglicht Petra die Durchdringung eines sehr problematischen Teufelskreislaufs von Mobbing-Erfahrungen.

Kapitel 22

Unsere Traumatisierungen

Wir können uns grundlegend ändern.

– Dalai Lama XIV. –

Auch die Linderung und Auflösung von Leid, wie Traumatisierungen es erzeugen, bedeutet, dass wir uns generell aus dem Klammergriff unserer unheilsamen Geisteszustände befreien. Wir werden immer wieder feststellen, dass eine Befreiung nicht zwingend bedeutet, etwas unwiederbringlich auszulöschen, sondern dass es in erster Linie um eine *innere* Befreiung geht.

Der Ansatz der Buddhistischen Psychotherapie BPT lautet:

Wir befreien uns in einem ersten Schritt *inmitten* unserer Traumata.

Extrem belastende Erlebnisse erzeugen in vielen, wenn auch nicht in allen von uns Traumatisierungen. Autounfälle, Überfälle, Gewalterfahrungen, sexueller, physischer und psychischer Missbrauch, Zeugenschaft zum Beispiel bei einem Suizid oder Naturkatastrophen, um nur einige Beispiele dafür zu nennen, gehören zu Extremerfahrungen, die Traumatisierungen in uns hervorrufen können.

Ob wir aus solchen Erlebnissen mit Traumatisierungen hervorgehen oder nicht, hängt von der inneren Stabilität, dem Zeitpunkt und dem Ausmaß der äußeren Einwirkung sowie dem nachfolgenden Umgang damit ab. So kann es etwa einen Unterschied bedeuten, ob wir ein schreckliches Ereignis beobachten und Zeuge davon werden oder ob wir selbst direkt davon betroffen sind. Wenn wir Gewalttaten hilflos beobachten müssen, kann das allerdings ebensolche Traumatisierungen hervorrufen, als wenn wir selbst aktiv involviert sind. Die Stabilität unserer Persönlichkeit ist hier eine wichtige Einflussgröße. Diese hängt natürlich auch von unserem jeweiligen Alter ab. Wenn wir als Kinder traumatischen Ereignissen ausgesetzt sind, verfügen wir über zu wenige Schutzressourcen, so dass die Wahrscheinlichkeit einer behandlungsbedürftigen Traumatisierung deutlich höher ist. Fachsprachlich wird eine solche Problematik als *Posttraumatische Belastungsstörung* bezeichnet.

Als weitere Einflussgröße für die Auswirkung von Traumata ist der nachfolgende Umgang damit zu nennen. Wenn das Ereignis, wie bei vielen Missbrauchsfällen, verschwiegen wird oder in anderer Weise keine Beachtung erfährt, kann sich keine Heilung, sondern eher eine Verdrängung einstellen.

Die aufgrund von Traumata entstandenen psychischen Verwundungen können noch nach Jahrzehnten das Befinden beeinträchtigen und jederzeit wieder sehr virulent zu neuem Leben erwachen. Bei etlichen Altersdepressionen finden wir heute Kriegserlebnisse und Nachkriegserfahrungen als Ursachen, die bereits über 60 Jahre schlummern.

Josip ist 54 Jahre alt. Aufgrund von therapeutischen Vorerfahrungen ist er in der Lage dazu, über seine Erfahrungen zu sprechen. Er wurde im jugoslawischen Bürgerkrieg von einer größeren Gruppe von Soldaten misshandelt und missbraucht. Dieses Ereignis fand vor fast 20 Jahren statt, doch Josip erlebt es auch heute noch jeden Tag nach.

Er berichtet davon, dass jedes unerwartete Geräusch, insbesondere Geräusche außerhalb seines Sichtfeldes sofort schreckliche Erinnerungen in ihm wachrufen. Auch bestimmte Gerüche können dasselbe bewirken. Eine plötzliche Berührung von seiner Partnerin lässt ihn immer wieder erstarren. Wenn er bei den Nachrichten im Fernsehen von Gewalttaten erfährt, implodiert seine aktuelle Gegenwart und er befindet sich auf einer Zeitreise in sein lange zurückliegendes Trauma. Vergangenheit und Gegenwart werden dann eins. In solchen Situationen verliert Josip den Bezug zur aktuellen Situation, er hat dann den intensiven Eindruck, wieder gänzlich in der alten Situation gefangen zu sein.

Josip fühlt sich mit diesen Beschwerden genauso hilflos, wie er sich damals während der Traumatisierung fühlte. In seiner großen Not sucht er sich nun therapeutische Hilfe.

Das zweite Leiden

Die buddhistischen Lehren beschreiben seit Jahrhunderten die menschliche Neigung, die wir etwas überspitzt als generellen menschlichen Impuls zur Selbstverletzung bezeichnen können. Das menschliche Leben bietet eine unüberschaubare Anzahl an unvermeidbaren Problemen. Wir alle müssen mit so vielen Herausforderungen umgehen, mit alltäglichen Konflikten und mit schmerzlichen Abläufen wie dem Alter, Krankheit und Tod. Neben diesem Leidensaspekt fügen wir uns selbst und auch anderen zusätzliches Leiden zu. Wir erschaffen uns selbst das zweite Leiden und vervielfachen damit unsere Probleme.

Sicherlich kommen auch immer wieder Menschen in die Therapie, deren Traumatisierungen durch Naturkatastrophen oder Unfälle entstanden sind. Sehr viele andere leiden allerdings unter Traumatisierungen, die ihnen von anderen Menschen zugefügt wurden. Dazu gehören Opfer von häuslicher Gewalt, von Misshandlungen, Missbrauch, von krimineller, psychischer und physischer Gewalt und von kriegerischen Gräueltaten. Sie alle sind Armutszeugnisse für unsere Gesellschaft und wohl auch generell für uns Menschen. Sie verdeutlichen uns augenscheinlich, was wir uns und anderen anzutun fähig sind. Für sensible menschliche Naturen könnte bereits das Anschauen einer typischen Nachrichtensendung traumatische Folgen haben.

Wenn wir unser Mitgefühl immer mehr verstärken und auch ausweiten, benötigen wir gleichzeitig ausreichende Maßnahmen zu unserem Selbstschutz. In diesem Kontext müssen wir einige zentrale buddhistische Aspekte achtsam ergründen: die Weisheit des Mittleren Weges, die Kultivierung unseres Mitgefühls sowie die Befreiung von unserer Verblendung und Unwissenheit. Letzteres könnte bedeuten, dass wir uns selbstkritisch unseren idealistischen Vorstellungen von einer perfekten Welt stellen müssen.

Die oben beschriebene generelle menschliche Neigung, sich stets eine zweite Form des Leidens zu schaffen, finden wir natürlich auch in traumatisierten Menschen wieder. Auch sie leiden in der Regel immer mindestens doppelt: In der Vergangenheit haben sie schweres Leid erfahren und müssen nun in der Gegenwart dieses Leiden wie in einem Albtraum, der nicht enden mag, immer und immer wiederholen. Dieser Wiederholungszwang scheint zwar auch einem unbewussten Selbstheilungsimpuls zu entspringen, er führt aber ohne professionelle Unterstützung oft nur zu einer sogenannten Re-Traumatisierung. Die Betroffenen erleben sich selbst immer wieder zurückversetzt in die ursprüngliche traumatische Szene. Wie in einer Rückblende erleben sie bildhafte Erinnerungen in Form von Flashbacks.

Erfahrungen in der Traumatherapie

Sicherlich lösen sich heute immer mehr Rollenklischees auf, so dass sich Männer und Frauen in ihren Entfaltungsmöglichkeiten nicht mehr so eingrenzen müssen wie noch vor einigen Jahrzehnten. Dennoch lassen sich im therapeutischen Kontext immer wieder geschlechtsspezifische Verhaltensweisen beobachten. Allerdings scheint hier auch das Alter eine interessante Einflussgröße zu sein: Während zum Beispiel jüngere Männer mittlerweile recht gut Hilfe suchen und annehmen können, scheinen die etwas älteren Männer noch deutlich stärker gefangen zu sein. Es fällt diesen Männern nach wie vor sehr schwer, über ihre Gefühle zu sprechen. Hier besteht eine erhebliche Schweigedynamik. Die leidvollen Emotionen werden verdrängt, somatisiert, in Aggressionen und in Arbeit ausagiert oder im Alkohol ertränkt. Diese Männer brechen ihr Schweigen erst, wenn sie mit dem Rücken an der Wand stehen.

Im Gegensatz dazu haben es Frauen jeden Alters mittlerweile deutlich besser gelernt, sich Hilfe zu holen und frühzeitiger ihre Probleme zu artikulieren. Da Frauen und jüngere Männer aufgrund dieser Dynamik wesentlich schneller behandelt werden können, existiert in diesen Gruppen eine deutlich günstigere Prognose.

Was ist eine Schwäche?

Viele von uns erkennen in der aufrichtigen Schilderung einer Schwäche auch die zugrunde liegende Stärke. Jede eingestandene Schwäche lässt sich also auf diesem Wege in eine Stärke verwandeln. Diese Argumentation mag vielleicht etwas absurd klingen, da sie auf andere Lebensbereiche kaum übertragbar scheint: Wenn wir unsere Insolvenz offenbaren, macht uns das noch nicht zu solventen Menschen.

Diese Thematik offenbart wieder einmal unsere großen Probleme aufgrund unserer Vorliebe für Kategorisierungen, Etikettierungen und endlose Bewertungen. Ein einfaches Beispiel dafür: Ein Mensch weint. Wieso ist das eine Stärke oder eine Schwäche?

Neben der persönlichen Ebene finden wir in dieser Thematik natürlich auch gesellschaftliche Normen widergespiegelt. Wir müssen alle stark sein, erfolgreich, jung, solvent, ohne Makel, ohne Probleme. So problematisch dieser Anspruch auch ist, so tief haben wir ihn bereits internalisiert. Irgendwie verstehen wir zwar den zugrunde liegenden Unsinn, können uns aber in der Regel von unseren Anhaftungen an diese Normen nur schwer befreien.

Wenn wir Opfer werden, erleben wir eine vorher nicht geahnte Dynamik. Während wir noch als Unbeteiligte fest davon ausgehen, in solchen Situationen adäquat zu reagieren und uns Hilfe zu holen, erleben wir als Beteiligte, als unmittelbar Betroffene völlig andere Impulse. Wir wollen vergessen, wir wollen es nicht wahrhaben, wir lenken uns ab, wir vernebeln unseren Geist und nutzen dafür jedes verfügbare Mittel. Das Gefühl ist so schmerzhaft, also wollen wir alles Erdenkliche tun, um es nicht mehr zu spüren. Sich Hilfe zu holen würde bedeuten, sich damit zu konfrontieren, und das wiederum würde bedeuten, wieder zu leiden. Diese Dynamik unterliegt anscheinend sehr mächtigen und tief in uns angelegten Instinkten, die uns gewissermaßen zur Flucht animieren.

Die Bedeutung von Erinnerungen und Spekulationen

Diese intensiven Erinnerungen gehören zu einer stärker ausgeprägten Form des Realitätsverlustes, unter dem wir alle in abgeschwächter Form permanent leiden: Einen großen Teil unserer Zeit verbringen wir nämlich damit, dass wir uns entweder mit der Vergangenheit oder mit der Zukunft beschäftigen. Die Gegenwart, das Hier und Jetzt, entgeht uns leider sehr oft. Diese menschliche Neigung wird nun in Form von traumatischen Erinnerungen, mit allen dazugehörigen Bildern, Rückblenden oder Flashbacks, auf die Spitze getrieben.

Der erste Schritt, wie wir hier einschreiten können, besteht darin zu erkennen, was soeben passiert, also wieder einmal die Aktivierung des inneren Beobachters. Vorher haben wir zwar auch eine Erinnerung auf eine gewisse Weise beobachtet, aber in der ersten Person, wir waren völlig mit dem Geschehen identifiziert. Mit dem inneren Beobachter kommt eine weitere Instanz dazu, die beobachtet, wie wir uns mit Vergangenem beschäftigen.

Dieser Vorgang entzieht dem Ablauf seine Unbewusstheit und einen Gutteil seiner Energie. Jetzt haben wir Ressourcen zur Verfügung, um einzuschreiten.

Wenn wir häufig unter einer solchen Zeitverschiebung leiden, also recht oft in die Vergangenheit oder auch in die Zukunft abdriften, müssen wir lernen, diesen Vorgang zu stoppen. Das Ziel ist die Rückkehr ins Hier und Jetzt.

Die Therapie der Posttraumatischen Belastungsstörung

Sowohl die Theorie als auch die Praxis der Psychotherapie verändern sich mit den wissenschaftlichen Erkenntnissen und den Erfahrungen. Während noch vor wenigen Jahren viele therapeutische Maßnahmen jede Problematik sofort aufzudecken versuchten und damit die Absicht verfolgten, unmittelbar in das Geschehen einzudringen, hat sich nun auch diese Vorgehensweise deutlich verändert.

Am Anfang steht die therapeutische Beziehung

Der erste Schritt einer jeden Therapie besteht darin, *das Fundament zu sichern.* Das bedeutet zum Beispiel, in der Anfangsphase die Achtsamkeit vor allem auf die Entwicklung und Stärkung der therapeutischen Beziehung zu richten. Nur wenn es möglich ist, ein tragfähiges Arbeitsbündnis zwischen dem Hilfesuchenden und dem Behandler herzustellen, sind tiefer gehende Bearbeitungen denkbar und überhaupt erst möglich.

Wenn wir mit traumatisierten Menschen therapeutisch arbeiten, benötigen wir dafür ebenso viel Geduld wie im Umgang mit unseren eigenen Traumatisierungen. Die buddhistischen Psychotherapeuten verstehen sich als Lehrer und Behandler, die ebenso an ihrer Befreiung arbeiten wie die Menschen, die zu ihnen kommen.

In einem weiteren Schritt wird dafür gesorgt, dass der Hilfe suchende Mensch Unterstützung darin erfährt, eine Beziehung zu sich selbst aufzunehmen. In dieser Phase wird besonders das erste therapeutische Grundprinzip beachtet: Wir beenden jede weitere Verschlimmerung. Wir erinnern uns auch daran, dass bereits Buddha erkannt und beschrieben hat, dass wir alle die Neigung haben, unser Leiden zusätzlich durch selbst erschaffenes Leiden zu verstärken.

Verletze dich nicht selbst

Konkret bedeutet das, jede Form von Selbstverletzung zu unterbinden. Die selbstverletzenden Ausdrucksformen können sehr vielfältig sein: Das Spektrum reicht von einem selbst inszenierten, deutlich übertriebenen Arbeitspensum über den erhöhten Konsum von Rausch- und Betäubungsmitteln bis hin zu aktiven Selbstverletzungen, zum Beispiel in Form von Verbrennungen, Schnittwunden, Quetschungen oder Prellungen.

Das mag Unbeteiligten womöglich etwas unverständlich erscheinen, doch wir müssen verstehen, dass wir alle in großer Not alles Erdenkliche tun würden, um uns von unseren Schmerzen abzulenken – und sei es auch dadurch, dass wir einen anderen kleineren und kontrollierbaren Schmerz selbst erzeugen. Sicherlich finden wir hier noch vielfältige und subtilere Formen der Selbstverletzung und Selbstschädigung, wie zum Beispiel durch ein selbst inszeniertes Beziehungsdrama oder berufliche Konflikte.

Während die ersten Analytiker in solchen Fällen noch von masochistischen Tendenzen ausgingen, verstehen wir selbstverletzende Impulse heute als Ausdruck der Hilflosigkeit auf der Suche nach Selbstentlastung. Nur eine sehr geringe Minderheit verspürt durch Selbstverletzungen Erregung, die absolute Mehrheit der Betroffenen sucht nach Wegen zur Entlastung. Die auftretenden inneren Spannungen können von traumatisierten Menschen oft nicht adäquat abgeführt werden.

Wenn wir Selbstverletzungen stoppen wollen, benötigen wir Handlungsalternativen. Hierfür bestehen in der Regel zwei Probleme: Einerseits haben sich die selbstverletzenden Handlungsmuster bereits als feste Rituale gewissermaßen einprogrammiert, und andererseits erscheinen den Betroffenen aufgrund dieser Tatsache die Handlungsalternativen als nur wenig interessant.

Daher ist ein paralleles Vorgehen äußerst wichtig: Wir benötigen Techniken, um die selbstverletzenden Rituale zu stoppen, und zusätzlich heilsame Techniken, die wir dann in diese Situationen einbringen.

Selbstverletzende Impulse unterbrechen

Es handelt sich hier um Maßnahmen für den Notfall. In der Krise ist der Fokus unserer Aufmerksamkeit sehr stark eingeengt. Deshalb sollten die Maßnahmen möglichst einfach, schnell durchführbar und ebenso schnell verfügbar sein. Die Grundlage dieser Techniken besteht in der Notwendigkeit, den eingeengten Fokus wieder zu öffnen und uns damit gewissermaßen wieder zur Besinnung zu bringen. Daher benötigen wir relativ stark wirkende Reize. Wahrscheinlich müssen wir hier ein wenig experimentieren, um den für uns passenden Reiz zu finden, der in der Lage ist, unseren inneren Film zu unterbrechen.

Als recht wirkungsvoll haben sich hier folgende Techniken erwiesen: Wir können zum Beispiel Eiswürfel nutzen, die wir uns in einer Plastiktüte so lange auf den Unterarm legen, bis es schmerzt. In einigen Situationen wahrscheinlich ebenso hilfreich ist kaltes Wasser, das wir uns entweder ins Gesicht spritzen, über die Hände und Unterarme laufen oder als Dusche auf den ganzen Körper einwirken lassen. Eine Technik hat sich allerdings als ganz besonders hilfreich herausgestellt: das *Trauma-Gummi.*

Wie in Abbildung 60 dargestellt, benutzen wir einen breiten, kräftigen Gummiring, den wir am Handgelenk tragen.

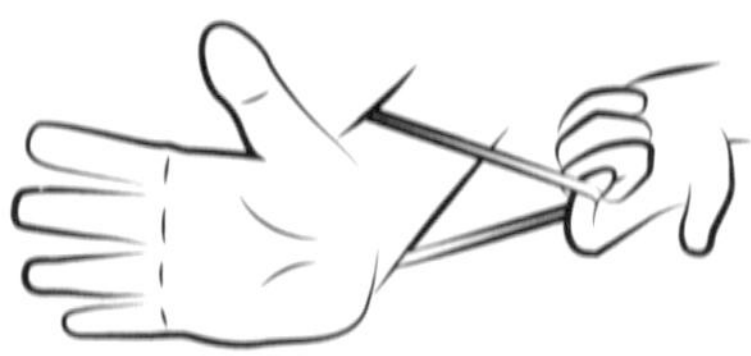

Abb. 60

Sobald wir Spannungen in uns wahrnehmen, die sich zu selbstverletzenden Impulsen steigern könnten, ziehen wir kräftig am Gummiring. Beim Loslassen achten wir darauf, dass wir die Innenseite unseres Handgelenks treffen, da diese Stelle besonders schmerzempfindlich ist.

Übung: Das Flash-Gummi

Um aus einem Flashback zu entkommen, können wir ein Flash-Gummi benutzen. Das ist ein etwas breiterer und kräftiger Gummiring, den wir am Handgelenk tragen. Wenn wir merken, dass wir wieder abdriften, sich zwanghaftes Grübeln oder Flashbacks ankündigen oder bereits da sind, dann ziehen wir kräftig an dem Gummi und lassen es auf die sehr empfindliche Innenseite unseres Handgelenks flitschen. Der einsetzende Schmerz bringt uns schnell wieder zurück in das Hier und Jetzt.

Auch wenn wir vielleicht nicht unter ausgeprägten Flashbacks leiden, können wir diese Übung mit dem Flash-Gummi zur Rückführung in das Hier und Jetzt gut nutzen, da die menschliche Neigung zum Grübeln und die Tendenz, zu viel über Zukünftiges und Vergangenes nachzudenken, generell von uns gemildert werden muss.

Die *Übung der Stopp-Taste,* die wir in Kapitel 5 kennengelernt haben, ist für die Thematik dieses Kapitels ebenfalls von besonderer Bedeutung.

Durch eine regelmäßige Wiederholung dieser und ähnlicher Techniken konditionieren wir uns für wichtige Fähigkeiten zur Selbststeuerung. Nachdem es uns gelungen ist, zumindest kurze Unterbrechungen zu erreichen, müssen wir in einem weiteren Schritt sofort aktiv werden. Wenn die Neigung und der Impuls zu Selbstverletzungen sehr stark oder die anstürmenden Erinnerungen sehr mächtig sind, ist es dringend angeraten, sofort den Ort zu verlassen, wo wir uns aktuell befinden. Anschließend suchen wir entweder einen heilsamen Kontakt zu vertrauten Menschen oder den heilsamen Kontakt zu uns selbst.

Wenn wir vorher unsere Meditationspraxis gefestigt haben, können wir diese nun in Krisenzeiten sehr gut für uns einsetzen, um mit den auftretenden psychosomatischen Spannungen sowie den Erinnerungen, Gedanken und Emotionen auf konstruktive und heilsame Weise umzugehen. Dies hat allerdings nur dann eine echte Chance, wenn wir vorher regelmäßig geübt haben. Deswegen müssen wir die entsprechenden Techniken unbedingt regelmäßig außerhalb unserer Krisenzeiten trainieren.

Die nächsten therapeutischen Schritte

Wenn wir die bisher dargestellten Vorgehensweisen gut beherrschen, spüren wir eine deutliche Linderung unserer Hilflosigkeit. Im Verlauf unserer regelmäßigen Übungen verfügen wir zunehmend über mehr Ressourcen zur Selbstentlastung und Selbststeuerung.

Auf diesem Fundament können wir nun mit mehr Sicherheit im therapeutischen Prozess fortfahren. In der Regel erfolgt nun der Zugang zum ursprünglichen Trauma. Je nach Persönlichkeitsstruktur der Betroffenen sind Distanzierungstechniken hierfür eine Hilfe. Wir können für uns selbst oder für die Hilfesuchenden verschiedene Möglichkeiten der Visualisierung umsetzen: Mit geschlossenen oder auch mit geöffneten Augen können wir uns vorstellen, wie das Geschehene nicht in uns, sondern vor uns, gewissermaßen wie ein Theaterstück oder ein Kinofilm abläuft. Dabei können wir den Handlungsablauf sehr gut kontrollieren. Wir achten permanent darauf, dass die erinnerten Geschehnisse immer direkt vor uns bleiben und nicht in unser Inneres aufgenommen werden. So können wir uns vom Geschehen gegebenenfalls räumlich und damit auch psychisch und emotional distanzieren. Zusätzlich können wir den Film oder das Theaterstück jederzeit unterbrechen. Diese Unterbrechungen dienen sowohl der Aufrechterhaltung der psychischen Stabilität als auch der kritischen Würdigung unserer Reaktionen. Dabei ist besonders auf die Opferdynamik zu achten. Jede Form der Übernahme von Schuld sollte achtsam und kritisch ergründet werden.

Darüber hinaus sollte die Stopp- und Pausentaste oft genutzt werden. Durch die häufigen Wiederholungen kann sich diese sehr wichtige Einflussgröße in uns festigen, so dass wir sie auch in schwierigen Phasen schneller und effektiver aktivieren können.

Weitere Techniken in der Traumatherapie

Das buddhistische Achtsamkeitstraining, bei dem wir die inneren Instanzen unserer körperlichen Empfindungen, unserer Emotionen und unserer Gedanken kennen und differenzieren lernen, hilft uns auch in der Traumatherapie sehr gut. Es wurde bereits in früheren Kapiteln beschrieben.

Des Weiteren ist die Intensivierung unserer Meditationspraxis unumgänglich. Hier erlernen und festigen wir unsere Einflussmöglichkeiten auf alle in uns aufkommenden körperlichen, emotionalen und gedanklichen Impulse. Da dieser Zugang hauptsächlich auf der Basis von Selbsterfahrung geschieht, können wir die damit verbundenen sinnlichen Erfahrungen tiefer in uns verankern. Wir müssen dann nicht einfach nur an die heilsame Kraft der Meditation glauben, sondern wissen nun durch eigene Erfahrung, wie wirkungsvoll diese Methode für uns ist.

Ein sehr wesentlicher Erfahrungsaspekt ist auch das Erkennen unseres inneren Heilseins. Wir spüren und erfahren die dunkle Wolke unserer Traumatisierung, können gleichzeitig jedoch wahrnehmen, dass es sich nur um eine Wolke handelt. Wir können sie einerseits weiterziehen lassen und andererseits wahrnehmen, was sich hinter der Wolke befindet, nämlich unsere unberührte und heile geistige Qualität. Die Meditationsübung *Die Wolke* aus Kapitel 18 im Umgang mit Konflikten können wir hier recht gut nutzen.

Das Vordringen zu unserer inneren wahren Natur ist für die Therapie von entscheidender Bedeutung. Hier erfahren wir selbst, dass unsere Grundsubstanz nicht aus Traumatisierungen oder anderen negativen Bausteinen besteht, sondern eine unerschöpfliche Kraftquelle und ein Sicherer Ort für uns ist. Dafür können wir wieder die *Übung unseres inneren Tempels* aus Kapitel 3 gut nutzen. Sie verbindet den Sicheren Ort mit einer spirituellen Kraftquelle.

Wenn wir den Zugang zu unserer wahren Natur erst einmal gefunden haben, finden wir ihn künftig wesentlich schneller und sicherer. Weitere Wiederholungen festigen diese Verbindung, so dass wir hier auch in Krisenzeiten eine sichere und heilsame Zuflucht finden.

Eine recht bekannte Übung ist die der *Gefühlsumwandlung,* die eine Lieblingsübung des jetzigen Dalai Lama sein soll. Da unheilsame und heilsame Geisteszustände und Emotionen nie gleichzeitig auftreten können, ist es durch geduldiges Training möglich, uns belastende Emotionen umzuwandeln und durch heilsame Emotionen zu ersetzen.

Übung: Die Umwandlung von Emotionen

Zu Anfang suchen wir uns in der Meditation nach der Beruhigungs- und Klärungsphase eine Erinnerung, in der wir auf eine Kleinigkeit sehr gereizt reagiert haben, zum Beispiel während des Autofahrens. Nun konzentrieren wir uns dabei sehr intensiv auf unser Gesicht in der betreffenden Situation: Wir sehen uns grollen und schmollen. In unserer Vorstellung können wir unsere Mimik noch etwas steigern, so dass sie wie die Mimik eines Komikers auszusehen beginnt. Nun verstärken wir das aufsteigende Lächeln in uns, indem wir den Unsinn unserer Erregtheit erkennen.

Mit diesen kleinen Übungen beginnen wir und wiederholen sie dann immer zeitnäher, so dass wir schon bald unmittelbar in einer solchen Situation die Emotion wechseln können. Die Erfahrung, dass wir selbst entscheiden können, wie wir reagieren, ist eine äußerst wichtige Erfahrung mit großer Transformationskraft. Tatsächlich sind wir keine Marionetten, sondern können einen freien Willen kultivieren. Wir alle haben dazu die Veranlagung, aber leider nicht mehr als das. Das bedeutet, dass wir diese Anlage ohne ein entsprechendes Training verkümmern lassen und lediglich immer nur reagieren werden, anstatt frei zu agieren.

Josip ist zu Beginn der Therapie sehr froh und dankbar, als er von der angebotenen Vorgehensweise erfährt. Er selbst sagt dazu, dass er seine Verletzungen schon so oft erklären und zeigen musste, dass er mittlerweile fast den Eindruck habe, sie mit jeder weiteren Schilderung zu festigen. Dabei wolle er sie doch loswerden und nicht noch mehr verhärten.

Josip erhält das Trauma-Gummi und probiert es sogleich aus. Es flitscht und knallt und Josip schreit kurz auf. Es tut weh. Josip reibt sich das Handgelenk, scheint aber auch recht zufrieden zu sein. Wenn es so wehtut, dann wird es wohl auch wirken.

In den nächsten Wochen lernt Josip die Meditation kennen und übt nun täglich vor allem die Meditationstechnik des Gedankenzählens. Des Weiteren achtet er sehr auf äußere, aber auch auf innerlich entstehende Spannungen. Josip erkennt langsam, dass er das Auftreten seiner traumatischen Erinnerungen auch damit beeinflussen kann, inwieweit er selbst lernt, sein vegetatives Nervenzentrum zu steuern. Entweder aktiviert er es zur Leistungssteigerung oder er harmonisiert es mit Entspannungstechniken.

Nachdem Josip sich sehr vertrauensvoll in die Therapie einbringen konnte und von seinen eigenen Einflussmöglichkeiten erfährt, lernt er die Distanzierungstechniken und entsprechende weitere Methoden kennen. Besonders die Pausenfunktion oder auch die Stopptaste werden von ihm intensiv trainiert.
Da endlich spürt er seine eigenen Einflussmöglichkeiten, so dass sich sein Gefühl der Hilflosigkeit verringert. Josip wirkt nach langen Jahren nun endlich wieder zuversichtlicher. Er wird seinen Weg weitergehen, auch wenn auf diesem Weg immer wieder Gefahren lauern.

Kapitel 23

Unsere Isolation und Einsamkeit

Das Prinzip der wechselseitigen Abhängigkeit
lehrt uns, dass wir ständig mit den anderen,
der Natur und dem Kosmos verbunden sind.

– Dalai Lama XIV. –

Auch die Milderung und Auflösung des Gefühls von Isolation und Einsamkeit bedeutet, dass wir uns generell aus dem Klammergriff unserer unheilsamen Geisteszustände befreien. Wir werden immer wieder feststellen, dass es dabei in erster Linie um eine *innere* Befreiung geht.

Der Ansatz der Buddhistischen Psychotherapie BPT lautet:

Wir befreien uns in einem ersten Schritt nicht *von*, sondern *inmitten* unserer Isolation und Einsamkeit.

Viele Menschen unterscheiden in ihren Empfindungen recht deutlich zwischen Alleinsein und Einsamsein. Für andere sind diese beiden Begriffe identisch. Dann gibt es auch Menschen, die sich selbst als Einsiedler beschreiben: Sie suchen regelrecht das Alleinsein und die darin für sie liegende Ruhe.

Das Gegenteil ist ebenso verständlich: Hier suchen die Menschen stetigen Kontakt, weil ihnen das Alleinsein gar nicht behagt.

Hans-Jürgen ist 48 Jahre alt. Er kommt in die Therapie, weil er an einen Arbeitsplatz versetzt wurde, wo er sich nun mit mehreren Kollegen ein Büro teilen soll. Vorher hatte er ein Büro für sich allein. Hans-Jürgen bereitet es nicht so sehr Probleme, dass einfach über ihn verfügt wurde, sondern hauptsächlich, dass Menschen, die er kaum kennt, ihm nun für viele Stunden des Tages recht nahe kommen. Dass es sich dabei eigentlich um ganz nette Kollegen zu handeln scheint, ist für Hans-Jürgen ebenfalls nicht sonderlich wichtig. Er beschreibt sich selbst als einen Robinson, also jemanden, der allein zu leben gewohnt sei. Auch privat ist Hans-Jürgen bislang immer nur recht kurze Beziehungen eingegangen. Er erklärt, dass er größere innere Spannungen erlebe, wenn Menschen ihm näherkommen. Er versucht seine Empfindungen auffällig oft zu rechtfertigen, indem er wiederholt Redewendungen nutzt wie: *Jeder Mensch ist eine Insel,* und die Individualität für ein sehr hohes Gut hält. Nun sucht er nach Möglichkeiten, wie er mit der neuen Situation umgehen kann.

Bernd ist ebenfalls 48 Jahre alt. Auch er ist schon lange Single. Wenn er sich auf eine Beziehung einlasse, dann erlebe er das wie einen Absprung in ein neues Leben. Er stürze sich geradezu in die neue Beziehung, wolle dann die Partnerin möglichst jeden Tag sehen und so viel Zeit wie nur irgendwie möglich mit ihr verbringen. Seine Freunde wissen in solchen Phasen dann bereits, dass sie Bernd für eine Zeit nicht mehr sehen werden. Leider wissen sie ebenfalls, dass Bernd in schöner Regelmäßigkeit dann wieder mit hängendem Kopf bei ihnen auftaucht. Meistens klagt er dann über die Beziehungsunfähigkeit der Frauen, die immer Abstand bräuchten und Probleme mit Nähe hätten. Jede Relativierung und jeder Versuch, Bernd selbstkritische Gedanken näherzubringen, endeten bislang in Streitsituationen. Da sich diese Dynamik aber schon so oft wiederholt hat und Bernd mit 48 Jahren selbst erkennen lernte, dass er sein altes Muster nicht länger ertragen kann, suchte er sich therapeutische Hilfe. Auch hier dauerte es eine Weile, bis Bernd die Anklagen gegen seine Ex-Freundinnen aufgeben konnte und begann, seine Idealvorstellungen von Beziehung selbstkritisch zu hinterfragen.

Das Grundproblem von Nähe und Distanz

Hans-Jürgen und Bernd sind zwei Männer mit sehr unterschiedlichen Empfindungen. Beide eint jedoch die große Problematik im Umgang mit anderen Menschen und, damit verbunden, die Schwierigkeit, das

Verhältnis zwischen Nähe und Distanz adäquat zu regulieren. Hans-Jürgen und Bernd stehen für zwei extreme Positionen in jedem von uns: unsere sehn-süchtige Seite nach Kontakt und unser Wunsch nach Individualität und Unabhängigkeit. Diese beiden Elemente auf heilsame Weise in uns zu integrieren, um innerhalb von Sehnsüchten und Impulsen der Unabhängigkeit unsere Befreiung zu finden, scheint eine Thematik von großer Bedeutung zu sein.

Hans-Jürgen zeigt uns Empfindungsweisen, die Psychologen gern als schizoide Neigung oder sogar als Merkmale einer schizoiden Persönlichkeit bezeichnen. Dieser Begriff klingt zwar ganz ähnlich wie der Terminus Schizophrenie, unterscheidet sich aber fundamental davon. Während ein schizophrener Mensch unter Wahnvorstellungen leidet, befindet sich der schizoide Mensch mitten im Leben, er ist nicht psychotisch. Als schizoid werden Menschen bezeichnet, denen menschliche Nähe unangenehm ist. Sie erleben allerdings keine Ängste in solchen Situationen, wie zum Beispiel Sozialphobiker. Es sind Menschen, die kühl und distanziert wirken und wie Sozialphobiker Menschenansammlungen entweder meiden oder sich innerhalb einer Gruppe sehr abgrenzen und unnahbar wirken. Eigentlich suchen schizoide Menschen kaum eine Therapie auf, weil der nahe Kontakt in der Therapie sehr problematisch für sie ist. Psychologen gehen auch hier von einer zugrunde liegenden Angst aus.

Aus buddhistischer Sicht und etwas überspitzt ausgedrückt, sind alle Menschen ohne gezieltes Geistestraining in gewisser Weise als schizophren, also wahnhaft zu bezeichnen. Wir alle wollen an Dingen anhaften und festhalten, die von ihrer Natur aus einem steten Wandel unterliegen. Wir alle reagieren widerständig gegen viele natürliche und unaufhaltsame Prozesse. Und wir alle halten auch eine Vielzahl unserer Verblendungen für die einzig wahre Realität.

Bezogen auf das Thema der Isolation und Einsamkeit, entstehen daraus Empfindungen und Verhaltensweisen, die eine sehr unheilsame Wirkung entfalten können und achtsam von uns ergründet werden müssen.

Jeder Mensch ist eine Insel

Jeder Mensch ist ein lebendes Wunder. Die Wissenschaft hat nicht, wie befürchtet wurde, die Natur entzaubert, sie hat uns stattdessen einen sehr tiefen Blick hinter die Kulissen werfen lassen. Wer die Chance hatte, sich mit egal welcher Natutwissenschaft – ob Biologie, Astronomie, Physik, Chemie oder Medizin – intensiver zu befassen und sie zu studieren, wird sicherlich viele Momente des Staunens und der Ehrfurcht erlebt haben. Besonders tiefsinnige Menschen werden diesen Respekt dann nie mehr verlieren.

Die zentralen buddhistischen Grundwerte basieren auf dem Wissen um die unendliche Kostbarkeit eines jeden Lebens. Der Dalai Lama betont in seinen Unterweisungen die Einzigartigkeit eines jeden Menschen. Diese Erfahrung unseres kostbaren Lebens, des unendlichen Wertes unseres Lebens, müssen wir zutiefst verinnerlichen, bevor wir uns mit der Weisheit unserer untrennbaren Verbundenheit beschäftigen.

Abb. 61a

Damit wir nicht zu schnell in Ideen von universeller und untrennbarer Verbundenheit oder in das andere Extrem der Selbstwertprobleme und die damit oft einhergehende Einsamkeit und Isolation abdriften, benötigen wir ein gutes Gefühl für uns selbst. Diese Thematik haben wir in Kapitel 10 bearbeitet.

Wenn wir solchen Ideen wie derjenigen nachhängen, eine Insel zu sein, und meinen, vollständig unabhängig zu sein und auch sein zu müssen, dann sollten wir selbstkritisch hinterfragen, aus welcher Quelle sich diese Einstellung nährt. Das Erkennen und Erfahren darf uns dann aber nicht zu schnell in Aktionismus verfallen lassen. Nicht selten sind tiefe Kränkungen und Verletzungen eine Ursache für unseren überstarken Wunsch nach Unabhängigkeit. Deshalb ist es oft ratsam, an der Idee mit der einsamen Insel noch ein wenig festzuhalten, bis wir größere Sicherheit gewinnen.

Viele Meditationssitzungen werden notwendig sein, in denen wir uns durch eigene Erfahrung unserer selbst versichern. Wir sitzen mit der Zeit immer sicherer. Wir erfahren den festen Boden, auf dem wir sitzen. Wir spüren den ruhigen Fluss unseres Atems. Wir lernen, dass wir mit zunehmender Meditationspraxis unsere geistige Ruhe immer schneller eigenständig herstellen können. Damit werden wir erst einmal immer unabhängiger von äußeren Umständen. In der Meditation können wir tatsächlich auch unsere Erfahrung als einsame Insel bestätigt finden. Auf dieser Ebene ist es ein gutes Mittel, um dieses Gefühl in seiner positiven Qualität wahrzunehmen.

Diese Erfahrung sollte therapeutisch ausgebaut werden, wie wir es in Kapitel 10 bei der Behandlung unserer Selbstwertprobleme bereits kennengelernt haben. Allerdings darf diese wertvolle Erfahrung an dieser Stelle nicht unterbrochen werden. Sie sollte unbedingt mit erfahrener Anleitung weiterentwickelt werden, so dass sich mit etwas Geduld und Vertrauen die festgefügten Grenzen der eigenen Persönlichkeit heilsam und mit der richtigen Geschwindigkeit transformieren können.

Jeder Mensch ist eine Insel,
und alle Inseln sind an ihrem Grund miteinander
und mit dem gesamten Planeten verbunden.

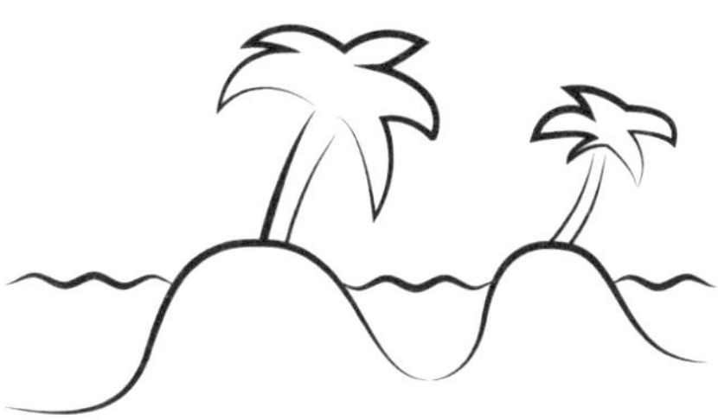

Abb. 61b

Gefühle von Isolation als Verblendung erkennen

Dieser nächste Schritt des Erfahrens und Erkennens kann intellektuell nicht wirklich sicher vermittelt werden. Erst durch eigene Erfahrungen kann sich das Wissen um unsere untrennbare Verbundenheit manifestieren. Natürlich lässt sich ein erster Zugang zu diesem Gedanken durch Unterweisungen herstellen. Hierfür finden sich zahlreiche Beschreibungen, die uns die Komplexität unserer Verbundenheit mit allen uns umgebenden Dingen deutlich machen können. Thich Nhat Hanh beschreibt in seinen Unterweisungen sehr nachvollziehbar, wie sich zum Beispiel die Bestandteile dieses Buches und unsere eigenen Bestandteile verbinden: Wir finden hier Holz, Kohlenstoff, Bäume, Wasser, Sonne, Natur und Menschen.

Es ist immer wieder eine faszinierende Meditation, wenn wir uns irgendeinen Gegenstand nehmen, wie zum Beispiel unser T-Shirt, unsere Schuhe, einen Tisch, ein Buch, ein Glas Wasser, unsere Hand oder jeden anderen beliebigen Gegenstand und uns völlig in dieses Objekt vertiefen. Woraus besteht es? Wir wurde es geschaffen? Wer und was waren daran beteiligt? Welche Bedingungen waren dafür notwendig? Und welche Bedingungen waren wiederum nötig, um diese Bedingungen zu schaffen? Diese Aneinanderreihung lässt sich noch lange fortsetzen. Das ist der Einstieg in eine unendliche Verästelung, die uns sehr klar zu vermitteln vermag, wie unlösbar verbunden wir mit allen Dingen sind.

Wenn wir stark an Vorstellungen von Getrenntheit anhaften, wenn wir uns den Erkenntnissen von Verbundenheit widersetzen und lange unsere Verblendungen wiederholen, dann benötigen wir eine Reihe von Anleitungen, um diesen Ideen ein Ende zu setzen. Unter Berücksichtigung der schon öfter erwähnten Problematik von Selbstwert und Selbstsicherheit nutzen wir eine Meditationspraktik der Tiefen Einsicht.

Die Lehren von wechselseitiger Abhängigkeit und Leerheit

Die grundlegenden Ursachen für unser Leiden werden in der Zweiten Edlen Wahrheit benannt: Es sind Unwissenheit, Anhaftung und Widerstand.

In unserer Unwissenheit achten wir nur auf Oberflächliches. Wir sehen und spüren zum Beispiel unseren Körper und erfahren durch die Haut unsere Grenzen. Wie es scheint, enden wir an der Haut und die Umwelt beginnt. Mit dieser oberflächlichen Sicht schaffen wir die Kategorien *wir und andere.*

Es wurde aber schon des Öfteren beschrieben, wie sehr wir mit allen uns umgebenden Objekten verbunden sind. Das ist so aufgrund von Interdependenz oder unserer wechselseitigen Abhängigkeit. Diese erkennen und erfahren wir, wenn wir die Oberfläche etwas durchdringen und in die Tiefe der Bausteine eindringen, aus denen alles zusammengesetzt ist. Dort erkennen wir dann auch die Leerheit, das Fehlen eines Selbst oder einer Eigennatur und damit auch das Fehlen von Unabhängigkeit. Alles ist leer in Bezug auf Eigenschaften und Bausteine, die nur in diesem einen Objekt stecken. So etwas gibt es nicht. Jedes Objekt unserer Wahrnehmung beinhaltet unendlich viele Bausteine, die ebenfalls in allen anderen Objekten vorhanden sind.

Diese Ähnlichkeit zwischen uns und dem anderen zu erkennen ermöglicht uns die ehrliche Kontaktaufnahme. Für unseren Alltag benötigen wir verschiedene Rituale, die uns unsere Verbundenheit spüren lassen.

Was tun wir bislang bei Empfindungen von Einsamkeit und Isolation?

Natürlich reagieren wir häufig spontan. Wir bewerten jede Situation und überlegen, wie wir handeln können. Oft erfordert es zahlreiche Wiederholungen, um ein unserem Tun zugrunde liegendes Muster zu erkennen. Es kann daher interessant sein, einmal unsere Reaktionsmuster zu ergründen, die wir abrufen, wenn wir uns einsam und isoliert fühlen.

Unsere Neigung zu bestimmten Verhaltensweisen stammt in der Regel aus früheren Phasen, in denen wir sensibel für neue Lernerfahrungen waren, also aus der Kindheit. Wir alle streben danach, Unangenehmes zu vermeiden und Angenehmes zu suchen. Natürlich ist es unmöglich, jede unangenehme Erfahrung zu vermeiden. Als besonders problematisch erleben wir Phasen, in denen sich negative Empfindungen häufen und wir uns hilflos fühlen. Die schmerzliche Empfindung wirkt auf unser Nervensystem und prägt sich dort ein. Nun wird ein zumeist unbewusster Schutz- und Hilfsimpuls in uns initiiert. Wir suchen danach, dem Negativen in der Außenwelt und der sich in uns bildenden negativen nervlichen Objektrepräsentanz etwas Positives entgegenzusetzen.

Die für uns in solchen Situationen verfügbaren Handlungsalternativen sind natürlich abhängig von unserem Alter. Wenn wir in sehr frühen Jahren Einsamkeit erlebten und unseren Unmut darüber schreiend äußerten, haben wohl viele von uns Nahrung erhalten. Ein sattes Baby ist oft ein ruhiges Baby. Nahrung ist sicherlich auch eine Form der Zuwendung, allerdings ist das Bedürfnis nach Nähe oft noch entscheidender als die Lust am Essen.

Dieses Muster kann sich also sehr früh prägen und dann von uns immer weitergetragen werden. Wir bekämpfen unsere Einsamkeit und in späteren Jahren dann wahrscheinlich auch andere negative Empfindungen mit Essen. Jede Verknüpfung zwischen Empfindung und Verhalten, also zum Beispiel zwischen Einsamkeit und Essen, bedeutet immer auch eine neuronale Verknüpfung in unserem Kopf, die zwischen dem betreffenden Emotionsareal und unserer Verhaltenssteuerung gebildet wird. Wie bereits erwähnt, führt jede Wiederholung dieses Musters zu einer Stärkung der entsprechenden neuronalen Verbindung. Gleichzeitig werden alternative Handlungsmuster geschwächt. Das bedeutet konkret, dass wir in kritischen Situationen immer häufiger den unbeherrschbaren Drang nach Nahrung verspüren.

Auch eine zweite Variante soll nicht unerwähnt bleiben: Tritt die Einsamkeit erst in der Pubertät auf, dann besteht die recht hohe Wahrscheinlichkeit, dieses Gefühl mit Masturbation zu lindern. Auch hier wird wieder jede Wiederholung das Muster stärken. Das Gefühl von Einsamkeit wird mit Lust eben nicht nur gelindert, sondern künftig auch verknüpft. Dieses Muster führt uns in die lustvolle Einsamkeit, die wir dann fürchten, die wir durchleiden, weil wir unsere frühere Einsamkeit nicht vergessen können. Gleichzeitig wird Einsamkeit aber auch als etwas Lustvolles erlebt. Der Selbstbezug, oft in Form von Sexsucht, kann sich als Masturbationszwang äußern, ebenso aber auch im ständigen Verschleiß von Partnern und Beziehungsmissbrauch.

Durch diese Verknüpfung führt Sexualität erneut zu Empfindungen von Einsamkeit. Das kann sich zu einem sehr schmerzlichen Teufelskreislauf entwickeln, in dem wir Einsamkeit erleiden, diese mit Sexualität zu lindern versuchen und dabei gleichzeitig schon ahnen, dass wir damit nur doch wieder bei der Einsamkeit landen.

Was können wir in Zukunft bei Empfindungen von Einsamkeit und Isolation tun?

Vergegenwärtigen wir uns noch einmal, dass hier im Gehirn nervliche Verknüpfungen zwischen zwei Bereichen hergestellt und verstärkt werden, die eigentlich gar keinen Kontakt miteinander haben sollten:

- *Einsamkeit wird mit unserem Bedürfnis nach Nahrung verknüpft.*
- *Einsamkeit wird mit unserem Bedürfnis nach Sexualität verknüpft.*

Die neuronalen Verknüpfungen in unserem Gehirn bedeuten für uns Unfreiheit. Auch an diesem Beispiel können wir wieder recht gut verstehen, warum das oberste Ziel der buddhistischen Praxisübungen in unserer Befreiung liegt. Um uns diesem Ziel der Befreiung zu nähern, ist es unumgänglich, unsere bislang bestehenden Muster sehr kritisch zu ergründen und uns dann nach und nach von ihnen zu lösen.

Die eben aufgeführten Beispiele der Verknüpfung zwischen Einsamkeit, Essen und Sexualität sind Beweise für einen Vorgang, den Neurowissenschaftler als *Neuroplastizität* bezeichnen. Damit gemeint ist die Fähigkeit unseres Nervensystems, sich anzupassen und sich auch physisch in wenigen Wochen zu verändern.

Dieses Kapitel geht der Frage nach, wie wir Empfindungen von Einsamkeit und Isolation in uns lindern und auflösen können. Die eben dargestellten Zusammenhänge beschreiben eigentlich eine Art von Suchtentwicklung. Wir versuchen unser Leid mit einer Verhaltensweise zu lindern, die sich im weiteren Verlauf als immer unheilsamer herausstellt. Gleichzeitig nehmen unsere alternativen Möglichkeiten immer mehr ab. Ein Zwang entwickelt sich. Wie bei einem Suchtverhalten scheinen dann auch die nächsten Schritte logisch voraussehbar zu sein: Wir benötigen einen regelrechten Entzug.

Um die praktische Umsetzung davon zu erleichtern, erscheint es sehr sinnvoll, dabei etwas strategisch vorzugehen. Wenn wir etwas Wichtiges weglassen, entsteht eine Lücke. Diese Lücke erzeugt einen Spannungsbogen. So empfinden wir dann unsere ursprüngliche Pein, zum Beispiel das altbekannte Gefühl von Einsamkeit, und zusätzlich noch die Empfindung des Entzugs, die Lücke, die entsteht, weil wir unsere unheilsamen Gewohnheiten vermeiden. Das stellt viele von uns vor fast unlösbare

Probleme und ist eine nachvollziehbare Erklärung, warum viele von uns nicht aus ihren alten Mustern herausfinden.

Daher benötigen wir eine strategische Vorgehensweise, die als einen ersten und sehr wesentlichen Schritt das Ziel verfolgt, die entstehende Lücke durch irgendetwas anderes zu ersetzen. Um die besagte Lücke zu füllen, eignen sich neue und heilsame Verhaltensweisen, die wir mögen und die vielleicht auch noch eine lindernde Wirkung erzeugen können. Natürlich lassen sich dafür sehr viele und auch sehr unterschiedliche Maßnahmen entwickeln. Wir können neue Interessensgebiete erforschen oder Freundschaften intensivieren. Von besonderer Bedeutung waren und sind jedoch immer Möglichkeiten, die wir völlig unabhängig von äußeren Bedingungen für uns umsetzen können. Als sehr geeignet dafür haben sich Meditations- und Entspannungsverfahren erwiesen.

Der strategische Plan sieht also so aus, dass wir so intensiv und regelmäßig wie nur irgendwie möglich zu einer Übungspraxis kommen. Erst wenn wir in guten Zeiten in der Lage sind, zum Beispiel durch Meditation zur Ruhe und Klarheit unseres Geistes zu finden, verfügen wir über eine realistische Chance, diese Qualitäten nun als Handlungsalternative bei Empfindungen von Einsamkeit und Isolation einzusetzen.

Um noch einige weitere Möglichkeiten nicht außer Acht zu lassen, wenden wir uns noch anderen Möglichkeiten zur Linderung dieser Empfindungen zu.

> Zwischen unserem Glück und dem Leid der anderen
> besteht eine tiefe Verbindung.
>
> – Dalai Lama XIV. –

Übung: Du und Ich

Sobald wir in Kontakt zu einem anderen Menschen treten, murmeln wir lautlos in uns hinein: *Du bist so, weil ich so bin. Ich bin so, weil du so bist.*
Sobald wir mit der Natur in Kontakt treten, murmeln wir lautlos in uns hinein: *Du bist so, weil ich so bin. Ich bin so, weil du so bist.*
Sobald wir mit Tieren in Kontakt treten, murmeln wir lautlos in uns hinein: *Du bist so, weil ich so bin. Ich bin so, weil du so bist.*

Vielleicht wirkt diese Übung zuerst einmal etwas eigenwillig. Jede buddhistische Übung wird jedoch als ein Experiment zur Selbsterprobung angeboten. Wenn es möglich ist, sich darauf einzulassen, können wir selbst Erfahrungen wiederholen, die vor uns schon Generationen von Menschen damit erlebt haben.

Das Rad der Lehre dreht sich für uns und andere

Die Lehrrede vom *Ingangsetzen des Rades der Lehre* beinhaltet die fundamentalen buddhistischen Kernaussagen. Sie gilt als die Lehrrede, mit der Buddha seine Lehrtätigkeit begonnen haben soll. Jede der dort aufgeführten Aussagen enthält für sich genommen die grundlegenden buddhistischen Weisheiten.

Die Lehrrede vom *Ingangsetzen des Rades der Lehre* beinhaltet drei wesentliche Aussagen:

1. Erfasse die Vier Edlen Wahrheiten.
2. Bleibe auf dem Mittleren Weg.
3. Nutze die Erkenntnisse, um im Hier und Jetzt dir selbst und anderen zu helfen.

Achten wir nun insbesondere auf die dritte Instruktion, dann erhalten wir den dringenden Appell, nicht nur für uns selbst, sondern auch für andere Menschen und dann auch für alle fühlenden Wesen zu sorgen.

Spiritualität heißt,
sich für andere einzusetzen.
– Dalai Lama XIV. –

Mit der buddhistischen Erkenntnis unserer tiefen Verbundenheit lösen sich die Trennungen zwischen uns und anderen auf eine heilsame Weise immer mehr auf. Deshalb wird es aus buddhistischer Sicht auch keinen grundlegenden Unterschied machen, ob wir uns nun um uns oder um andere kümmern. Das sollte allerdings nicht die Beziehungsabhängigen unter uns und auch nicht die Menschen mit Helfersyndrom dazu ermutigen, sich nur noch um andere zu kümmern. Ebenso wenig sollte es den Unsolidarischen und Selbstbezogenen unter uns als Rechtfertigung dienen, nur auf sich selbst zu achten. Das Drehen des Rades der Lehre beinhaltet deshalb auch die Weisheit des Mittleren Weges.

Die Ausgewogenheit zwischen beiden Bereichen kann leichter überprüft werden, wenn wir uns einer Gemeinschaft anschließen.

Der Wert einer Gemeinschaft

Für Buddhisten zählen die heilsamen Aktivitäten in der Gemeinschaft zu den essentiellen Grundbausteinen ihrer Übungspraxis. Die Orientierung an Buddha als dem Lehrer, am *Dharma,* den Lehren Buddhas, und am *Sangha,* der Gemeinschaft mit anderen buddhistischen Praktizierenden, werden als Objekte der Zuflucht bezeichnet und sind prägend für jeden Buddhisten.

Sicherlich können wir uns auch zurückziehen und in der Einsamkeit der Natur oder einer Zelle meditieren. Auch dort können wir Verbundenheit erfahren. Für viele von uns hat es sich aber als besonders hilfreich herausgestellt, wenn wir unsere Meditationspraxis auch in der Gemeinschaft ausüben.

Und ist es nicht etwas trügerisch, wenn wir zum Beispiel unsere Meditation der Verbundenheit möglichst in der Einsamkeit ausüben wollen?

Ich bin Du

Im Alltag praktiziert unser Verstand einen permanenten Umwelt-Scan. Alles wird gerastert und bewertet. Dieses Prinzip wenden wir unbewusst auch auf andere Menschen an. Jemand neben uns trinkt mittags Bier und Schnaps. Jemand liest in der Bibel oder im Koran. Jemand hat einen alten unmodischen Pullover an. Jemand raucht. Jemand liegt berauscht in der Ecke. Jemand fährt mit einem Porsche vor. Bei allem haben wir gleich eine Bewertung parat. Was auch immer wir wahrnehmen, sofort neigen wir dazu, uns davon zu trennen. Hier sind wir, dort ist der andere. Selbst in spirituellen Gemeinschaften kann diese Dynamik sehr ausgeprägt sein. Auch hier stoßen wir beispielsweise auf so etwas wie einen Dresscode und damit auf ein Raster, so dass jeder auffällt, der nicht hineinzupassen scheint.

Die Praxis des Mitgefühls kann uns sehr dabei helfen, diese Kluft zwischen uns und anderen zu überbrücken. Die nun folgende Übung ist altbekannt, hat aber nichts von ihrer großen Wirkungskraft verloren.

Übung: Einen Fremden kennenlernen

Die Übung sieht so aus, dass wir heute noch jemanden ansprechen wollen, der uns sympathisch erscheint, und ein kurzes Gespräch mit ihm führen werden. Am nächsten Tag werden wir dasselbe mit jemandem versuchen, der uns auf den ersten Blick nicht so sympathisch erscheint. Mit diesem Wechsel fahren wir mehrere Tage fort oder so lange, bis es uns als völlig normal erscheint, mit unseren Mitmenschen ins Gespräch zu kommen.

Wahrscheinlich tauchen jetzt schon die ersten Zweifel auf oder wir überlegen uns, mit welchen Sätzen wir eine derartige Unterhaltung beginnen können. Als recht hilfreich hat es sich erwiesen, wenn wir zum Beispiel beginnen mit: *Ich habe mir vorgenommen, so oft wie möglich einen fremden Menschen anzusprechen. Was halten Sie davon?* Natürlich ist das nur ein Vorschlag. Jeder kann sich seinen eigenen Satz zurechtlegen oder auch jedes Mal völlig spontan reagieren.

Die Vorschläge in diesem Kapitel möchten dazu anregen, unsere Isolation auf möglichst konkrete Weise aufzulösen. Das Thema Isolation ist ebenso intensiv bedrohlich, wie wir intensiv Mut dafür benötigen, um die Wände zwischen uns und anderen einzureißen. Es sei jedoch nachdrücklich darauf hingewiesen, dass nur Wände und keine benötigten Schutzwälle eingerissen werden sollen.

Ein sozialer Versuch

Wo in unserer Nähe befindet sich das nächste Altenheim? Wie sind unsere alten Menschen untergebracht und wie werden sie versorgt? Ist uns das momentan egal?

Am nächstmöglichen frühen Abend oder am kommenden Wochenende könnten wir uns ein oder zwei Stunden Zeit nehmen und das nächste Altenheim besuchen. Es ist sinnvoll, sich bei der Pflegedienstleitung anzumelden und unser Anliegen vorzutragen: Wir möchten Kontakt aufnehmen und in einem kleinen Rahmen helfen, zum Beispiel an einem

Abend im Monat oder auch häufiger Menschen, die daran Interesse haben, etwas vorlesen.

Dabei werden wir womöglich für uns wichtige Eindrücke sammeln. Wir spüren ganz hautnah, wie es aussehen kann, wenn Krankheit, Alter und Tod näher kommen. Dieser wichtige Dienst für andere vermittelt uns, wenn wir es zulassen, vielleicht mehr als manch eine Meditation.

Zu allem Kontakt aufnehmen

Die bereits erwähnten Bewertungszwänge, denen wir sehr oft unterliegen, wirken sich auf den verschiedensten Ebenen aus. Beispielsweise trennen wir in belebte Umwelt und unbelebte Umwelt und weiterhin noch in wertvolle und wertlose oder höhere und niedere Formen. Wir behandeln einen Stein anders als ein Tier, ein Insekt anders als einen Hund. Es gibt für uns Kräuter und Unkräuter. Es gibt auch Haustiere und Nutztiere, die nützliche Nahrungslieferanten für uns sind, und es gibt böse Schlangen und gute Schafe.

Übung: Belebte Natur

Während unserer nächsten Spaziergänge suchen wir einen Park auf. Bevor wir losgehen, nehmen wir eine große Mülltüte und eine Zange mit. Du ahnst vielleicht schon, was als Nächstes kommt. Bevor wir den Park für uns nutzen, sammeln wir erst ein wenig Müll ein und entsorgen ihn in der nächsten Tonne.

Dann verweilen wir einige Zeit auf einer Bank, einem Stein oder einer anderen Sitzmöglichkeit. Wir sitzen aufrecht. Der Atem fließt angenehm gleichmäßig. Wir betrachten alles um uns herum. Vielleicht sehen wir Menschen. Wir sind Betrachter.

Womöglich nehmen wir dann auch kleinere Lebewesen wahr, Hunde, Vögel oder Insekten. Wir betrachten das Gras. Vielleicht müssen wir näher herangehen. Dann erleben wir einen großen kleinen Kosmos im Park. Da sind womöglich Gerüche, Wind, Geräusche. Wir nehmen alles wahr. Wir lassen uns dafür genügend Zeit.

Vielleicht meldet sich schnell unser ruheloser Verstand: *Was soll das denn? Langweilig! Los, du hast noch so viel zu erledigen.*

Wir nehmen auch uns selbst immer noch wahr, doch die Aufmerksamkeit sollte bei dieser Übung hauptsächlich in der Beobachtung liegen.

Hans-Jürgen fühlt sich im Einzelkontakt der BPT schnell recht wohl. Als er dann zum ersten Mal ein Wochenendseminar mit weiteren 25 Teilnehmern besuchen soll, nimmt er das als erste große Hürde wahr. Es beruhigt ihn aber etwas, dass sein erstes Seminar ein Meditationsseminar ist, da er meint, sich damit besser abgrenzen zu können. Meditation ist für Hans-Jürgen demnach ein Mittel, sich von der Welt abzuschotten.
Im weiteren Verlauf seiner Behandlung lernt Hans-Jürgen, sich eigenständig immer schneller durch meditative Techniken, insbesondere die Atem- und Haltungstechnik, zu beruhigen und sich wohlzufühlen. Er entwickelt Vertrauen in die Therapie, in den Therapeuten und vor allem auch in sich selbst. Die nächsten Seminare besucht Hans-Jürgen dann schon deutlich gelöster. Er wird langsam ein Teil der Gruppe.
Im Nachhinein kann Hans-Jürgen gar nicht mehr so recht bestimmen, wodurch sich seine Empfindungen eigentlich verändert haben. Es gab Momente, in denen er nur eine Tasse Tee gereicht bekam. Einmal stürzte er im Winter und erfuhr viele hilfreiche Hände und echte Fürsorge in seiner Gruppe. Wahrscheinlich merkte Hans-Jürgen, dass die Zuwendung, die er bekam, mit keinem weiteren Anliegen verbunden war. Jeder wollte einfach nur mit den anderen eine gute Zeit haben und in einer heilsamen Atmosphäre etwas Energie tanken.

Es wäre völlig unsinnig gewesen, Hans-Jürgen lange mit Vorträgen über Verbundenheit, Leerheit oder Mitgefühl aufzuklären. Für beziehungsängstliche Menschen sind, wie für jeden von uns, heilsame *eigene* Erfahrungen wichtig. Manche von uns benötigen die Hege und Pflege wie ein scheues Wildtier.

Allerdings gibt es auch Menschen, die gewissermaßen eine Art Beziehungsentzug benötigen.

Bernd erkennt recht schnell seine Abhängigkeit von Beziehungen, insbesondere zu Frauen. Im therapeutischen Einzelkontakt wirkt er sehr einsichtig und versteht rational sofort, was mit ihm los ist. Beim nächsten Wochenendseminar sucht er aber sogleich die Nähe zu einer recht attraktiven jungen Frau. Der weicht er dann auch den ganzen Tag über nicht mehr von der Seite. Natürlich spürt Bernd bald, dass er nicht wirklich willkommen ist, doch es fällt ihm sehr schwer, sich zurückzuziehen.
Aufgrund einer stabilen Beziehung zu seinem Therapeuten vertraut Bernd ihm, als er die folgende Instruktion erhält: Bernd wird als Gruppenbeobachter eingesetzt. Er soll sich nun während des ganzen nächsten Tages in einer Ecke des großen Seminarraumes aufhalten und dort verweilen. Die Teilnehmer können ihn dort kontaktieren, er selbst darf aber nur beobachten. Dieser Tag sollte Bernd noch lange in Erinnerung bleiben. Er fühlte sich unendlich allein. Er entwickelte wütende Gedanken gegen seinen Therapeuten, er zweifelte an dem, was er hier tat. Doch irgendetwas hielt ihn dort fest. Er litt, aber er blieb. Irgendwann im Laufe des Tages konnte er dann häufiger seine Aufmerksamkeit von sich und seinem Leid weglenken und bemerkte nun, dass er oft von anderen angeschaut wurde. Auch die attraktive junge Frau blickte zu ihm hin. Es hatte sich etwas verändert. Bernd spürte gleichzeitig eine Distanz zur Gruppe, aber auch ein ungeahntes Gefühl von Leichtigkeit in sich. Er musste sich nun gar nicht mehr bemühen und anstrengen. Er war einfach da. Und so wurde er dann auch wahrgenommen. Die Veränderung wurde nicht mehr nur von ihm selbst registriert. Auch andere spürten, dass seine Beziehungsabhängigkeit geringer geworden war.

Kapitel 24

Unser Verlust, Sterben und Tod

Stirb, bevor du stirbst

Auch die Linderung und Auflösung von Verlustschmerz bedeutet, dass wir uns generell aus dem Klammergriff unserer unheilsamen Geisteszustände befreien. Wir werden immer wieder feststellen, dass es bei einer Befreiung nicht zwingend darum geht, etwas unwiederbringlich auszulöschen, sondern damit in erster Linie eine *innere* Befreiung gemeint ist.

Der Ansatz der Buddhistischen Psychotherapie BPT lautet:

Wir befreien uns nicht *von*, sondern *inmitten* unseres Verlustschmerzes.

Gibt es jetzt gerade Geräusche beim Lesen? Vielleicht einige, die wir klar zuordnen können, und wahrscheinlich auch welche, die undefinierbar sind? Womöglich ein unterschwelliges Brummen oder Vibrieren? Dieses undefinierbare Geräusch wird von einer sich stetig nähernden Kraft erzeugt: Es sind Krankheiten, das Alter und unser Tod, von denen dieses Geräusch ausgeht. Lauschen wir etwas genauer. Wir können es hören. Wir spüren es vielleicht etwas mehr, als dass wir es genau hören können. Es ist das Rieseln des Sandes in der Sanduhr unseres Lebens. Es rauscht, es ist da. Lauschen wir …

Johannes ist 63 Jahre alt. Er hat seinen zweiten Herzinfarkt noch einmal überlebt. Er kommt mit seiner gleichaltrigen Frau in die Therapie. Sie sitzen eng beieinander und halten sich an den Händen. Johannes berichtet, dass er sein Leben mit harter Arbeit zugebracht hatte. Er wollte, dass seine beiden Söhne eine bessere Chance im Leben bekamen als er selbst. Das hatte er auch tatsächlich so weit erreicht. Der zweite Teil seines Planes sah so aus, dass er dann als Rentner das Leben endlich einmal nur für sich und mit seiner

geliebten Frau genießen wollte. Seine behandelnden Ärzte sahen das aber leider etwas anders. Sein Herz war sehr geschwächt und ein nächster Infarkt wäre auch sein letzter. Die Lebenserwartung schien nur noch sehr gering zu sein und die Zeit schien ihnen beiden davonzulaufen.
Johannes war sich nicht klar darüber, was er tun sollte. Musste er lernen, Abschied zu nehmen, oder sollte er kämpfen? Neben diesen und ähnlichen Fragen wirkte er aber in erster Linie und im wahrsten Sinne des Wortes tod-traurig. Es wäre ebenso unsinnig wie auch unmenschlich gewesen, ihn über seine bisherige Verblendung aufzuklären.

Zum Thema des Todes gibt es keinen sicheren Standpunkt, von dem aus wir Betrachtungen anstellen können. Dennoch meinen wir, mit unserem Tod habe es noch Zeit. Womöglich haben wir uns schon einmal damit konfrontieren müssen, als Familienangehörige, vielleicht die Großeltern, oder ein Bekannter starben, aber bislang bestand für uns vermutlich eher eine gewisse Distanz dazu.

Das gilt selbst dann, wenn wir uns bewusst damit konfrontieren wollen und auf dem Meditationskissen über Tod und Vergänglichkeit meditieren. In solchen Momenten können wir uns dann als tot visualisieren. In anderen Situationen, wenn wir zum Beispiel mit Freunden über das Sterben philosophieren, haben wir vielleicht manchmal den Eindruck, dass wir selbst, wenn es denn so weit sein wird, mit Bewusstheit und Ruhe den Tod annehmen werden. Eine tatsächliche Todessituation zu erleben hat allerdings eine vollkommen andere Qualität, auf die wir uns in ihrer ganzen Tiefe überhaupt nicht vorbereiten können.

Diese Erfahrung sollte allerdings kein Appell sein, deshalb das leidige Thema möglichst schnell wieder wegzuschieben, sondern im Gegenteil unsere Bemühungen nochmals zu verstärken. Auch wenn wir uns um eine gesunde Lebensweise bemühen und ein hohes Alter anstreben, so werden wir sehr davon profitieren, wenn wir uns regelmäßig und möglichst direkt mit dem Tod und auch mit unserem eigenen Tod beschäftigen.

Alt werden – Die Zeit, die wir haben

Wie viele Jahreswechsel haben wir noch zu erwarten? Es sind vielleicht noch 20, 35 oder womöglich sogar noch 40 Sommer und ebenso viele Winter, die wir erleben können. Aber wer weiß? Vielleicht ist heute unser letzter Tag?

Übung: Unsere Lebenslinie

Wie in Abbildung 62 malen wir uns ein einfaches Diagramm aus einer senkrechten Linie links und einer waagrechten Linie unten. Auf der unteren Linie befindet sich unsere Lebenszeit. Sie beginnt links mit unserer Geburt und endet rechts mit unserem Tod. Auf der senkrechten linken Linie können wir unser Glücksempfinden eintragen. Unten ist 0, also kein Glück, und weiter oben bis maximal 10 bedeutet großes Glück.

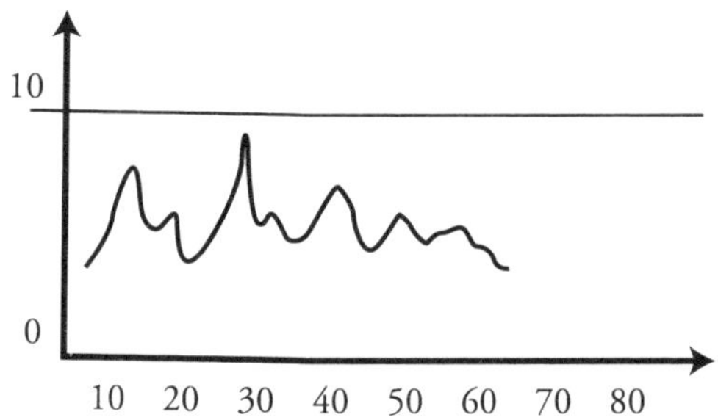

Abb. 62

(Die Abbildung 62 zeigt die Lebenslinie von Johannes.)

Diese Übung können wir zum Beispiel so beginnen, dass wir unser heutiges Empfinden in das Diagramm bei der entsprechenden Jahreszahl und in der Höhe unseres aktuellen Glücksempfindens eintragen. Dann können wir eine Reise in unsere Vergangenheit starten und langsam rückwärts gehend die wichtigen Lebensereignisse bewerten.

Wir können aber auch so vorgehen, dass wir uns auf unsere erste Erinnerung besinnen und diese einragen. Danach fahren wir von dort aus fort bis zum heutigen Tag.

Diese Übung ist einfach, dabei aber äußerst wirkungsvoll. Wir erhalten so auf einen Blick einen Zugang zu unserem bisherigen Leben.

Eine weitere sehr bedeutsame Facette dieser Übung besteht darin, sich den Raum zu vergegenwärtigen, der zwischen der heutigen Eintragung und dem rechten Ende des Diagramms existiert. Es handelt sich dabei um den Rest unseres Lebens. Falls uns keine schwere Krankheit oder ein plötzlicher Unfall vorzeitig aus dem Leben reißt, können wir also unsere wahrscheinliche Lebensspanne betrachten. Es sind wenige Zentimeter. Unser kostbares Leben zeigt sich hier auf einem kleinen Stück Papier. Es muss wohl nicht erst betont werden, wie lohnenswert eine achtsame Ergründung dieser Thematik sein kann.

Die offensichtliche Begrenztheit unserer restlichen Lebenszeit wird sicherlich viele von uns sehr beängstigen. Wir sind wahrscheinlich die einzigen Wesen auf dieser Welt, die um ihren eigenen Tod wissen. Dass wir über dieses Wissen verfügen, ist allerdings meist nur indirekt sichtbar, da wir in der Regel alles Erdenkliche unternehmen, um uns selbst vor diesem Wissen zu schützen. Eine Folge davon ist eine Kultur des Jugendwahns mit allen bekannten Auswüchsen.

Buddhisten haben schon vor 2500 Jahren erkannt, dass wir alle dazu neigen, uns an etwas zu klammern, das seinem Wesen nach keine Kontinuität bietet.

All unsere Schwierigkeiten
rühren aus dem Wunsch
nach Dingen, die wir fälschlich
als dauerhaft ansehen.

– Dalai Lama XIV. –

Peter Pan und der Tod

Peter Pan ist bekanntlich eine fiktive Figur aus einer Kindergeschichte: ein vorpubertärer, nie erwachsen werdender Junge, der für Ewigkeiten seine Abenteuer sucht und besteht.

Wenn wir selbst unter einem Peter-Pan-Syndrom leiden, dann werden wir alles lieben, was mit Jugend und Jungsein verbunden ist. Gleichzeitig empfinden wir eine fast panische Angst vor allen Themen, die mit Alter und Tod in Verbindung stehen, und entwickeln eine entsprechende

Motivation und Strategie der Vermeidung. Da sich bislang wohl nur die wenigsten von uns tiefer auf den Tod eingelassen haben und wir eine Kultur geschaffen haben, in der wir dieses Thema und alle damit verbundenen Begleiterscheinungen aktiv vermeiden, können wir tatsächlich feststellen, dass wir wohl allesamt unter dem Peter-Pan-Syndrom leiden.

Während diese Haltung in Kinder- und Jugendjahren sehr wichtig ist, erscheint sie im Erwachsenenalter eher bedenklich.

Wir finden hier wieder einmal unsere Verblendungen, unsere Neigung zur Anhaftung an die Jugend und auch unsere Widerstände gegen die Natürlichkeit des Alterns.

Übung: Die Sanduhr

In der Meditation visualisieren wir unsere eigene Lebensuhr in Form einer großen Sanduhr. Dabei ist es wichtig, dass wir uns nicht in Spekulationen über das Verhältnis von verbrauchtem zu noch vorhandenem Lebenssand ergehen.
Wir sitzen und spüren, wie der Sand rieselt. Er rieselt unaufhörlich.

Eine weitere hilfreiche Visualisierung besteht in der Ausgestaltung unseres eigenen künftigen Grabsteins.

Übung: Unser Grabstein

In der Vorstellung lassen wir das Bild unseres eigenen Grabsteins entstehen. Auch hier konzentrieren wir uns nicht auf die Jahreszahlen, die wir womöglich „sehen", sondern auf die von uns gewünschte Inschrift.

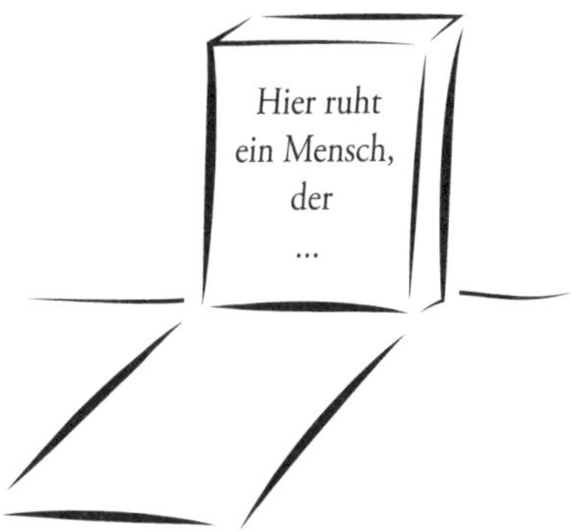

Abb. 63

Wie in Abbildung 63 angeboten, versuchen wir zu ergründen, was unser Leben bislang dominiert hat und wie es zukünftig aussehen könnte.

Wenn wir heute diesen Grabstein bestellen müssten, wie ließe sich dann der vorgeschlagene Satz wahrheitsgemäß fortsetzen? Vielleicht so:

- Hier ruht ein Mensch, der immer Angst hatte.
- Hier ruht ein Mensch, der immer schnell wütend wurde.
- Hier ruht ein Mensch, der immer traurig war.
- Hier ruht ein Mensch, der sich nicht um sich selbst kümmerte.

Wie sähe dein Satz aus?

- Hier ruht ein Mensch, der ....

Wenn wir in Zukunft diesen Grabstein bestellen müssten, wie ließe sich dann der vorgeschlagene Satz fortsetzen? Vielleicht so:

- Hier ruht ein Mensch, der sein Glück in sich selbst fand.
- Hier ruht ein Mensch, der sich und anderen Gutes tat.
- Hier ruht ein Mensch, der die Befreiung fand.

Wie sähe dein Wunschsatz aus?

- Hier ruht ein Mensch, der ....

Vielleicht erscheint uns das Thema Tod immer wieder als etwas übermäßig Schweres und Bedrückendes, das wir nur allzu gern übergehen. Doch wir müssen uns auch immer wieder daran erinnern, dass der Tod sehr viel mit unserem Leben zu tun hat. Einerseits gibt er allem, was wir tun, eine Bedeutung. Wenn wir morgen sterben müssten, so wäre der heutige Tag wohl äußerst kostbar für uns. Wenn wir noch 2000 Jahre leben könnten, hätte der heutige Tag für viele von uns wohl leider nur eine geringe Bedeutung. Neben der Sinngebung, die unser Tod liefert, appelliert er gewissermaßen auch an die Notwendigkeit, unser Tun im Blick zu behalten.

Das Wichtigste ist,
dass wir im Tod
die Welt entspannt verlassen.

– Dalai Lama XIV. –

Auch dieses Zitat des jetzigen Dalai Lama können wir in dieser Richtung verstehen. Es besagt wohl weniger, dass wir in den Todesstunden besonders entspannt sein sollen, sondern dass wir unser Leben so gestalten sollen, dass wir dieses Ereignis zum einen nicht ausblenden und zum anderen jeden Tag vollkommen bewusst und achtsam für uns ausschöpfen und die unendliche Kostbarkeit eines jeden Lebens darin erkennen. Die Thematik des Todes verweist also insbesondere immer auf unser Leben.

Verliere dich nicht

Viele Buddhisten vermeiden einen zu intensiven Blick in die Vergangenheit. Allerdings besteht auch nur wenig Sinn darin, sich in Spekulationen über eine mögliche Zukunft zu verlieren.

Dennoch scheint es sehr wirkungsvoll zu sein, sich des zurückgelegten Weges zu erinnern und uns ebenso zu vergegenwärtigen, dass unser zukünftiger Weg nicht endlos sein wird. Die entscheidende Konsequenz, die sich aus dieser Vergegenwärtigung ergibt, ist die Würdigung des aktuellen Augenblicks. *Jetzt* ist der richtige Zeitpunkt, um unser Leben so intensiv und achtsam wie möglich zu erfahren.

Warum soll ich um dich weinen?

Wenn wir von einem lieben Menschen
Abschied nehmen müssen und ihn zu Grabe tragen:
Warum soll ich um dich weinen?
Du warst einmal ganz klein.
Du wurdest getragen und genährt.
Dein Leben begann und du hast es gelebt.
Warum soll ich um dich weinen?
Es gab schwere Zeiten.
Du hast deine tiefsten Stunden überstanden.
Oft waren Menschen da, die dir zur Seite standen.
Warum soll ich um dich weinen?
Und du hast gute Zeiten erleben dürfen.
Die hast du oft mit Menschen geteilt,
die für dich wichtig waren.
Warum soll ich um dich weinen?
Du hast dich im Leben oft bemüht.
Es war nicht leicht, aber du hattest deine Erfolge.
So manche Feier hat dich überwältigt.
Den Mittleren Weg zu finden war für dich nicht leicht.
Aber du bist deinen Weg gegangen.
Warum soll ich um dich weinen?
Deine Großeltern haben dir deine Eltern
und deine Eltern haben dir dein Leben gegeben.
Du hast es weitergetragen
und nach dir werden andere das Leben weitertragen.
Warum soll ich um dich weinen?
Das, was du einmal warst, ist vorbei.
Dein Körper bereitet dir jetzt keine Probleme mehr.
Warum soll ich um dich weinen?

Johannes und seine Frau Eva erhalten zum Beispiel im Rahmen der Meditationsabende viel Zuspruch und finden durch ihre sympathische Ausstrahlung schnell einen sehr persönlichen Zugang zur Gruppe. Johannes erlebt durch positive Selbsterfahrungen eine spürbare Steigerung seines Selbstvertrauens. In der Einzelbehandlung, die er gern gemeinsam mit seiner Frau nutzen möchte, wird vereinbart, dass die folgenden Sitzungen sowohl als Paargespräche wie auch als Einzelsitzungen durchgeführt werden. Es wird in diesem Zusammenhang schnell deutlich, wie stark Johannes an für ihn wichtigen Bereichen seines Lebens anhaftet. Die dahinterliegende Angst kann mit ihm sehr kongruent bearbeitet werden. Im Einzelkontakt erhält er dann geführte Meditationen, die anfangs den Zugang zu seinem Inneren Edlen Kern und seinem Inneren Tempel verbessern, fördern und festigen.
Nachdem eine ausreichende Stabilität vorhanden war und Johannes sich auch in den therapeutischen und privaten Beziehungen gesichert fühlte, folgten geführte Meditationen, in denen Themen und Bilder vertieft wurden, die mit Erfahrungen wie dem Fallen, dem Fliegen, dem Treiben im Ozean, dem Schweben im Kosmos zu tun hatten und dann auch Bilder vom Wechsel der Jahreszeiten bis hin zum Sterben einbezogen.
Aufgrund der stabilen therapeutischen Beziehung und einer gesteigerten Selbstsicherheit konnte Johannes sich gut darauf einlassen. Eine bislang nicht offenbarte Angst benannte Johannes erst, nachdem er sie erfolgreich überwunden hatte: Er lächelte und sagte, dass er nach langen Monaten, seit dem letzten Herzinfarkt, gestern Abend wieder mit seiner Frau habe schlafen können. Die Angst hatte ihn so gelähmt und im Griff, dass er sich aufgrund seiner Angst vor Sexualität oder genauer: seiner Angst, dabei zu sterben, bislang auch jegliche Zärtlichkeit mit seiner Frau versagt hatte. Die Angst vor dem Tod war für Johannes noch immer sehr deutlich spürbar, doch er fühlte sich nicht mehr als ihr Gefangener.

Kapitel 25

Unsere Arbeitslosigkeit und materielle Not

Ich arbeite, aber ich bin kein Arbeiter

Die Milderung und Auflösung von Problemen bedeutet auch im Falle unserer Arbeitslosigkeit, dass wir uns generell aus dem Klammergriff unserer unheilsamen Geisteszustände befreien. Eine Befreiung bedeutet nicht zwingend, etwas endgültig loszuwerden, sondern in erster Linie geht es um eine *innere* Befreiung.

Der Ansatz der Buddhistischen Psychotherapie BPT lautet:

Wir befreien uns nicht *von*, sondern *inmitten* unserer Probleme mit Arbeitslosigkeit.

„Hallo, nett Sie kennenzulernen. Was machen Sie denn so?"

- „Ich *bin* Heilpraktikerin."
- „Ich *bin* Student."
- „Ich *bin* Angestellter."
- „Ich *bin* Psychotherapeutin."
- „Ich *bin* Rentner."

Wir alle haben die übergroße Neigung zur Identifikation mit Tätigkeiten, die unseren Alltag prägen. Damit kann es recht schnell gehen. Wenn wir uns krank fühlen, dann sagen wohl die meisten: *Ich bin krank,* und nicht: *Ich habe eine Krankheit.*

Aus diesen Identifikationen entstehen die unterschiedlichsten Probleme für uns. Wenn wir das verlieren, womit wir uns identifizieren, ist unser Leiden vorprogrammiert. Doch auch dann, wenn wir unsere Identifikationen noch eine Zeit lang aufrechterhalten können, wird unsere Neigung dazu zahlreiche Konsequenzen hervorrufen. Wenn wir uns zum Beispiel als fleißige und pflichtbewusste Menschen erleben und uns intensiv mit diesem Selbstbild identifizieren, werden wir wahrscheinlich gelegentlich auch krank zur Arbeit gehen, obwohl wir eigentlich besser das Bett hüten sollten. Unsere Fürsorge für uns selbst verringert sich durch die Identifikation mit einem solchen Selbstbild erheblich. Wahrscheinlich werden wir dann auch deutlich gereizt und verletzt reagieren, wenn wir aus unserer Sicht zu Unrecht etwa als nachlässig, zu langsam oder gar als faul tituliert werden. Unser Blutdruck steigt, das Adrenalin kocht in uns und wir verlieren unsere heilsame Geisteshaltung.

Alles wandelt sich – auch das, womit wir uns identifizieren

Wenn wir einmal zurückblicken, dann müssten wir eigentlich feststellen, dass wir keine unserer früheren Identifikationen festhalten konnten. Wir sind keine Jungen und Mädchen mehr. Wir sind keine Piraten und Prinzessinnen geblieben, zumindest die allermeisten von uns nicht. Wir sind keine Schüler mehr. Wahrscheinlich mögen wir viele Dinge auch nicht mehr so intensiv, wie wir es als Kinder getan haben. Das ist normal. Alles verändert sich.

Heute identifizieren wir uns mit anderen Inhalten, die uns früher gar nicht bekannt waren, und wahrscheinlich werden wir eines Tages auch diese heutigen Identifikationen wieder aufgeben müssen. Dieses Loslassen vollzieht sich manchmal als ein natürlicher Prozess, wie zum Beispiel durch das Älterwerden und den Verlust unserer Jugend. Das Loslassen an sich ist schon schwer genug, doch es gibt auch Veränderungen, die nicht auf natürliche Weise entstehen, sondern plötzlich über unser Leben hereinbrechen, wie zum Beispiel der Verlust von geliebten Menschen, der Verlust unserer Gesundheit oder unseres Arbeitsplatzes.

Wenn wir in unserer Verblendung den stetigen Wandel missachten und stattdessen unsere Anhaftungen und Widerstände kultivieren, dann werden wir immer wieder leiden.

Es erscheint daher sehr wichtig, dass wir jeden Tag unseres Lebens in dem Bewusstsein begehen, dass wir uns wandeln und dass sich alles um uns herum immer weiter verändern wird.

Das wirkt vielleicht betrüblich, doch es eröffnet auch Chancen, da sich durch diesen unaufhaltsamen Wandel die negativen Dinge in unserem Leben ebenfalls verändern können.

Die praktische Umsetzung dieser Notwendigkeit bedeutet insbesondere auch, dass wir unsere alltäglichen Rituale, also unsere ständigen unbewussten Wiederholungen, regelmäßig bilanzieren und bewusst auf den Prüfstand stellen. Wenn wir nicht sehr achtsam sind, dann werden wir von unseren alltäglichen Tätigkeiten okkupiert. *Wir werden zu dem, was wir tun.* Dass dieser Vorgang eine große Quelle für unser Leiden ist, wissen buddhistische Praktizierende schon seit sehr langer Zeit, doch vielen von uns dämmert es leider erst dann, wenn uns jemand das wegnimmt, womit wir uns identifizieren.

- „Ich *bin* jung“ … Dann kommt das Alter und nimmt uns das weg.
- „Ich *bin* leidenschaftlicher Familienmensch“ … Dann kommt eine Scheidung und wir verlieren die Familie.
- „Ich *bin* passionierter Sportler“ … Dann geschieht ein Unfall und wir verlieren unsere Sportlichkeit.
- „Ich *bin* ein fleißiger Angestellter“ … Dann erhalten wir die Kündigung und verlieren unseren Job.

Daniela ist 47 Jahre alt. Seit ihrer Lehrzeit arbeitet sie im gleichen Unternehmen. Vor nicht sehr langer Zeit hat sie ihre 20-jährige Betriebszugehörigkeit gefeiert. Schon oft haben ihre Freunde sie damit aufgezogen, dass sie, wenn sie von ihrer Arbeitsstelle spricht, Redewendungen benutzt wie zum Beispiel: *Wir haben bei uns …* Diese freundschaftlich gemeinten Neckereien fand Daniela gar nicht lustig. Wer sie kannte, der wusste, dass sich ihr Leben um ihren Beruf drehte. Darüber war Daniela auch immer glücklich. Sie empfand es schon fast als Gnade, dass sie nicht nur arbeitete, um Geld zu verdienen, sondern mit ganzem Herzen ihren Beruf ausübte. Bis zu dem Tag, als sie die Mitteilung erhielt, dass ihre Abteilung geschlossen werden musste. Innerhalb von nur wenigen Wochen war sie dann arbeitslos.

In der ersten Zeit hatte Daniela immer noch den Eindruck, sie habe Urlaub. Die Erkenntnis, nun tatsächlich ohne Arbeit zu sein, drang nur sehr langsam und ebenso schwer in ihr Bewusstsein ein.
Es dauerte nicht lange und Daniela spürte in sich eine Unruhe, die sie vorher kaum gekannt hatte. Sie schlief schlechter und wurde eine Erkältung einfach nicht mehr los. Die täglichen Sichtungen der Stellenanzeigen benötigen nicht viel Zeit. Daniela hatte ein ziemliches Problem.

Wie sehen wir uns, und was sehen die anderen?

Wenn wir in den Spiegel schauen, dann interpretieren wir die wahrgenommenen Informationen immer auf der Basis unserer erlernten Bewertungen. Diese Bewertungen sind an sich in der Regel schon sehr problematisch. Dazu kommt, dass sie noch zusätzlich unseren Stimmungen unterliegen, weil sie von diesen eingefärbt werden. Unsere Hirnareale, die unsere Emotionen vermitteln, zeigen einen äußerst großen Einfluss auf alle anderen Bereiche.

Heute fühlen wir uns ganz okay und das Spiegelbild bestätigt es uns. Gestern haben wir uns mies gefühlt, auch das wurde uns genauso gespiegelt. Was wird unser Spiegel uns wohl morgen zeigen? Es scheint also auf der Hand zu liegen, dass wir keine einheitliche Empfindung über uns selbst aufrechterhalten können.

Wie sollen und wie können sich da andere Menschen ein Bild von uns machen? Diese Erörterungen lassen doch eigentlich nur den Schluss zu, dass wir diesen Einschätzungen über uns nicht so viel Bedeutung zumessen sollten. Dafür ändern sie sich eigentlich zu schnell.

Übung: Unsere Identifikationen

Wir listen im Folgenden auf, womit wir uns sehr stark verbunden fühlen und was daher unserem Dasein einen Sinn zu geben scheint. Woraus beziehen wir unseren Selbstwert? Aus unserem Körper? Aus unserer Geschlechterrolle? Aus unseren Job? Aus unserer Familie?

1.
2.
3.

Das Ergebnis ist ziemlich aufschlussreich und lohnt eine tiefer gehende Ergründung. Wir besitzen damit eine sehr zentrale Information über uns selbst. Hier liegen unsere verletzbaren Kraftquellen, zu denen wir unseren Standpunkt kritisch eruieren sollten, um dadurch zu starke Identifikationen kennenzulernen.

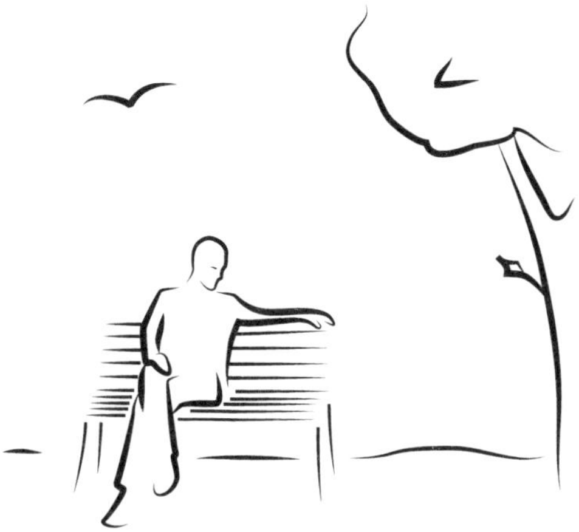

Abb. 64

Der Standpunkt und die Perspektive erscheinen uns zumeist zwar recht klar, sie sind es aber nicht, da wir kaum jemals ihren flüchtigen Charakter erkennen: Wenn wir bei Sonnenschein in der Mittagpause auf einer Parkbank sitzen, können wir diese Situation wahrscheinlich genießen. Vielleicht hören wir Vogelgezwitscher und beobachten spielende Kinder. Die Vorübergehenden lächeln uns an und würden wahrscheinlich auch selbst gern etwas verweilen. Am liebsten würden wir uns ein Eis kaufen und den ganzen Nachmittag im Park verbringen.

Wenn wir bei gleicher Wetterlage im selben Park sitzen, nun aber arbeitslos sind, werden wir womöglich das Vogelgezwitscher und die spielenden Kinder nicht mehr oder zumindest anders wahrnehmen. Auch das Lächeln der Vorübergehenden wirkt dann womöglich völlig anders auf uns. Wahrscheinlich ahnen doch alle, dass jemand, der mittags auf einer Parkbank sitzt, garantiert arbeitslos ist. Und nicht nur das: Menschen, die mittags auf Parkbänken sitzen, werden von Vorübergehenden sicherlich auch als faule und sogar schlechte Menschen angesehen.

Nicht den zweiten Pfeil selbst auf uns abschießen

Wie schon mehrmals dargelegt, hat Buddha bereits vor 2500 Jahren beschrieben, dass wir neben dem ersten Pfeil, der uns trifft, immer noch einen zweiten Pfeil selbst auf uns abschießen.

Der erste Pfeil symbolisiert die Unvermeidbarkeit der Schwierigkeiten, die immer wieder in unser Leben treten werden. Alter, Krankheit und Tod warten auf uns alle. Dazu kommen die unzähligen alltäglichen Probleme. Damit nicht genug, zeigen wir alle die menschliche Neigung, die bereits vorhandenen Probleme noch zu verschlimmern durch Selbstvorwürfe, Hadern oder Grübelei, um nur einige Möglichkeiten zu nennen.

Dieser Sachverhalt ist in der Ersten Edlen Wahrheit formuliert. Wir können diese altbewährte Weisheit auf alle unsere modernen Lebensbezüge anwenden, so auch auf unsere Arbeitslosigkeit. Es kann uns alle treffen, keiner ist vollkommen sicher und gefeit davor. Das heißt, wir akzeptieren unsere gegenwärtige Arbeitslosigkeit oder die potentielle Möglichkeit unserer Arbeitslosigkeit. Akzeptanz bedeutet allerdings nicht, dass wir diese Situation nun als positiv empfinden sollen, sondern meint das Beenden der von uns selbst erzeugten Pein, indem wir nicht selbst den zweiten Pfeil auf uns abschießen. Als eine Folge davon können wir eine deutliche Einsparung von innerer Energie spüren. Diese ist dann nutzbar für konstruktivere Maßnahmen als Selbstanklagen und nächtliche Grübelzwänge.

Das Wechselspiel zwischen innen und außen

Wenn wir unsere Identifikationsobjekte, zum Beispiel in Form unserer beruflichen Identität, verlieren und damit eine äußere Tagesstruktur plötzlich wegfällt, erleben wir dadurch auch eine Veränderung der inneren Strukturiertheit. Unsere inneren neurologischen Muster müssen umgebaut werden. In der Übergangszeit können hier durchaus Irritationen entstehen. Jeder von uns reagiert etwas anders darauf.

Eine recht typische Auswirkung, die oft beobachtet werden kann, besteht darin, dass die Betroffenen nachlässiger werden. Es fällt ihnen dann immer schwerer, irgendwelche Verpflichtungen einzuhalten. Eine andere Variante ist natürlich das genau entgegengesetzte Extrem, also ein übermäßiger Putzzwang, um sich die Illusion von Ordnung und Einflussnahme zu erhalten. Die Weisheit des Mittleren Weges hilft uns auch hier und sollte zudem mit den uns nahestehenden Menschen immer wieder gemeinsam ergründet werden.

Die äußere Welt, auf die wir ständig reagieren und auf die jeder einen Einfluss ausübt, wird von uns internalisiert und bildet sich in unserem Gehirn als neurologisches Muster ab. So entsteht eine Kultur, die ein Ausdruck unserer mentalen Verfassung ist. Gleichzeitig wirkt die Kultur auf unsere geistige Verfassung. Ein System, das keinen Anfang kennt.

Da diese Wechselwirkung zwischen innen und außen sehr bedeutsam ist, erscheint es ratsam, jede uns mögliche heilsame Einflussnahme zu nutzen. Jeder, der schon einmal ein äußeres Chaos erlebte, weiß, wie intensiv und schnell das äußere Chaos zum inneren Chaos werden kann. Dieser unheilsame Prozess kann von uns umgekehrt werden, indem wir sowohl unsere innere Verfassung als auch unsere äußeren Lebensumstände achtsam umsorgen.

Ordnung halten ist wichtig

Das buddhistische Geistestraining ist natürlich in erster Linie eine Methode zur inneren Klärung. In diesem Prozess ist aber zu beobachten, dass eine Zunahme der inneren Ordnung immer auch mit einer ebensolchen Zunahme der äußeren Ordnung einhergeht. Nach buddhistischem Verständnis sorgen wir deshalb innen und außen für Ordnung. Wenn wir uns unserer inneren Verfassung zuwenden, kann daher eine achtsame Ordnung im äußeren Umfeld diesen Prozess sehr vertiefen. Es gibt zwar durchaus Unterschiede zwischen Aktivitäten wie Putzen, Ordnen, Säubern, Waschen, Strukturieren oder Meditieren, doch was ihre Wertigkeit betrifft, gibt es keine wesentlichen Unterschiede.

Wenn uns etwas genommen wird, dann erhält dieser Teilbereich eine so große Bedeutung, wie er sie vorher vielleicht gar nicht gehabt hat. Womöglich färbt dieser Verlust nun alle anderen Bereiche unseres Lebens dunkel ein, doch wir erleben das so, als würden wir einen Tatbestand objektiv wahrnehmen. Der Verlust und die Verschiebung unserer Prioritäten muss daher bedachtsam transparent gemacht werden.

Für diesen Vorgang benötigen wir einen Fixpunkt, von dem aus wir andere Aspekte leichter abgleichen können. Dieser Bezugspunkt kann unsere regelmäßige Meditationspraxis sein, in der wir einen Anker erhalten, der unsere Zuflucht und unsere Beruhigung sein kann. Trotzdem achten wir sehr darauf, dass wir nicht zwischen der „guten" Meditation und unserem problematischen Restleben polarisieren. *Alles* kann unser Lehrmeister sein.

Übung: In allem eine spirituelle Lehre sehen

Über einen Zeitraum von vier Wochen beenden wir jede Meditation mit der Aufforderung an uns selbst, die meditative Haltung weit in unseren Tag hineinzutragen und im Laufe des Tages immer wieder aufzufrischen. So ordnen und putzen wir unsere Wohnung mit Achtsamkeit. Wir kaufen und bereiten unsere Nahrung mit Achtsamkeit. Wir essen mit Achtsamkeit. Die Zeit, die wir in dieser Situation zusätzlich erhalten, nutzen wir konstruktiv.

Ein Sprichwort lautet: Wenn das Leben dir Zitronen schenkt, dann mache daraus Zitronenlimonade. Wenn uns das Leben eine berufliche Auszeit aufzwingt, dann suchen wir nach der Chance, daraus etwas zu entwickeln. Das gilt auch dann, wenn es anfangs unsinnig und schwer ist. Es ist unumgänglich, diese Zeit für uns und unsere Familie konstruktiv zu nutzen.

Nachdem Daniela einige Wochen benötigte, um sich an ihre aktuelle Situation anzupassen, holte sie sich therapeutische Hilfe. Sie wollte durch die BPT mehr Gelassenheit und Ruhe finden, so dass sie endlich wieder durchschlafen konnte. Anfangs wunderte sich Daniela noch, dass sie in der Therapie nicht über ihre Kindheit befragt wurde oder andere Themen, von denen sie vermutete, dass Psychologen darüber gern sprechen.

Hauptthemen waren ihr Tagesablauf, Selbstdisziplin, Geduld, Ordnung halten, psychische Energie einsparen sowie die intensive tägliche Übung der Meditation. Daniela bemerkte, dass es für sie wesentlich einfacher war, in ihrer Wohnung für Ordnung zu sorgen, als in der Meditation die innere Ordnung herzustellen. In der Meditation zeigten sich all ihre Ängste und Sorgen in besonders deutlicher Form. Daniela entwickelte aber schnell Vertrauen in die Therapie und fand durch das äußere Ordnunghalten auch wieder einen Zugang zu ihrer inneren Disziplin, die ihr im beruflichen Kontext immer zur Verfügung gestanden hatte. So war es ihr möglich, die schweren Selbsterfahrungen anzunehmen, nicht weiter dagegen anzukämpfen und in der Meditation immer mehr ihre Beobachterposition zu stärken. Diese heilsame Kombination aus innerer und äußerer Ordnung unterliegt ab einem bestimmten Zeitpunkt erfahrungsgemäß einer heilsamen Eigendynamik. Das spürte auch Daniela. Sie benötigte dann keine weiteren Erklärungen mehr.

Money Money Money
must be funny
in a rich man´s world.
– Abba –

Unser Umgang mit materieller Not

Auch hier geht es in erster Linie nicht um eine Befreiung *von* äußerer Not, sondern um eine *innere* Befreiung.

Der Ansatz der Buddhistischen Psychotherapie BPT lautet:

Wir befreien uns nicht *von*, sondern *inmitten* unserer materiellen Not.

Seneca war ein römischer Philosoph, der gesagt haben soll, dass wir den Reichtum in unser Haus, aber nicht in unser Herz lassen sollten. Sicherlich hat Seneca damit ausschließlich den materiellen Reichtum gemeint.

Wir leben in einem Kulturkreis, in dem die Menschen, ohne es zu wissen, an einem sozialpsychologischen Experiment teilnehmen: Nachdem

Deutschland 1945 sowohl materiell als auch ethisch-moralisch bankrott war, erfolgte eine absolute Konzentration auf den *materiellen* Aufbau. Die ideellen Werte wurden eher vernachlässigt, da auf diesem Gebiet ein unendlicher Schaden angerichtet worden war. Das folgende „Wirtschaftswunder", bei dem der wachsende materielle Wohlstand auch eine breite Mittelschicht erreichte, war natürlich kein wirkliches Wunder, sondern das Produkt eines geradezu fanatischen Aktionismus, der Leistungsprinzipien und materielle Werte als so etwas wie eine neue Ersatzreligion ansah.

Die Frage- und Aufgabenstellung dieses sozialpsychologischen Experiments könnte wie folgt formuliert werden: *Was empfinden Menschen, wenn sich ihr materieller Wohnstand steigert, sie spirituell und geistig-moralisch jedoch hungern?*

Wir beobachten eine Vielzahl von ganz unterschiedlichen Auswirkungen, doch leider scheinen das Glück, die Zufriedenheit, Güte, Liebe oder Mitgefühl nicht zu diesen Auswirkungen zu gehören. Da der relative materielle Reichtum inzwischen immer weniger einer breiten Bevölkerungsschicht zugute kommt, sondern immer mehr nur noch einer kleinen Gruppe zugänglich bleibt, könnte sich eine Besinnung auf andere, vielleicht bedeutsamere Werte entwickeln.

Franz ist 39 Jahre alt. Als er in die Therapie kommt, wirkt er wie ein jung-dynamischer Erfolgsmensch. Er berichtet davon, er habe gelesen, dass unzählige Menschen zu Depressionen neigen, doch unter seinen vielen Bekannten kenne er keinen Einzigen, der davon betroffen sei. Franz sieht gehetzt aus, so als wäre er auf dem Sprung. Aber auf dem Sprung wohin? Er weiß es selbst nicht. Da, wo er jetzt steht, will er jedenfalls nicht bleiben, doch momentan weiß er auch keine Alternative. Franz benötigt einige Anläufe, bis er eingestehen kann, dass er seit einem Jahr arbeitslos ist. Es ist ihm sehr wichtig, seine Unschuld an dieser Tatsache zu beteuern. Er schildert seinen Zustand wie eine Strafe, die ein für ihn unsichtbarer Personalchef wie ein Richter über ihn verhängt hat. Ohne Bewährung. Der Dialog mit Franz erinnert sehr an eine Gerichtsverhandlung. Mit diesem Vergleich kann Franz viel anfangen. Er fühle sich tatsächlich schuldig für ein Verbrechen, das er nie begangen habe.

Zusätzlich habe sich ein Gedanke in seinem Kopf eingefressen, der ihn seitdem nicht mehr loslasse: *Warum ich? Was habe ich nur falsch gemacht?*
Seit dieser Zeit, so schildert Franz sehr eindrücklich, habe sich seine Welt und auch seine Wahrnehmung völlig verändert. Jetzt erkenne er in seiner Umwelt gar keine attraktiven Frauen mehr, auch keine bestimmten Männertypen. Es gebe eigentlich nur glückliche Menschen, die einen Job hätten, und den Rest der unglücklichen Arbeitslosen. Franz schaut den Therapeuten an und fragt: „Wie viel bin ich eigentlich noch wert?"
Franz ist sich zumindest selbst so viel wert, dass er in die Therapie kommt, um seine schmerzlichen Empfindungen zu bearbeiten.

Soziale Vergleiche anstellen

Wir können uns mit uns selbst vergleichen, indem wir unseren Werdegang betrachten. Oder wir schauen darauf, wie viel andere Menschen im Vergleich zu uns verdienen oder welche Fähigkeiten sie haben, auf die wir verzichten müssen. Diesen Vergleich können wir entweder wertfrei zur Kenntnis nehmen, oder aber wir legen hier strenge Bewertungsmaßstäbe an: *Wer steht vor mir, wer kommt nach mir, was hat der andere, das ich nicht habe?*

Es gibt immer Menschen, denen es besser geht als uns, und es gibt auch immer solche, denen es schlechter geht. Was bedeutet das für uns?

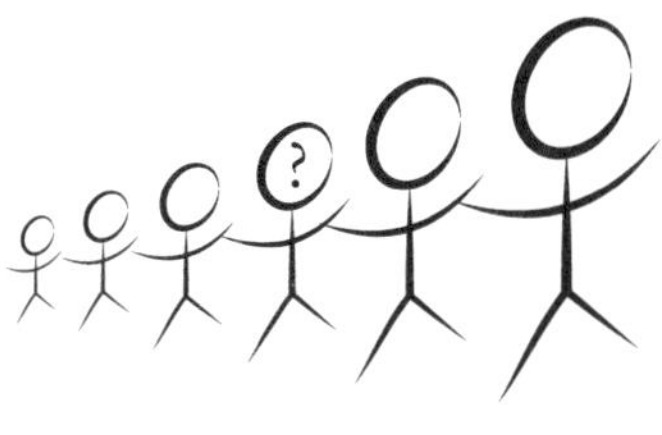

Abb. 65

Leider werden wir aus rein logischen Erwägungen nie auf der ganzen Linie gewinnen können. Selbst wenn wir Weltmeister in einer wichtigen Disziplin wären, wird es immer andere geben, die uns auf anderen Feldern überlegen sind. Eigentlich ist eine klare Platzierung unmöglich.

Trotzdem werden wir das Vergleichen nicht los. Wenn alle unsere Nachbarn wie wir in einer Hütte leben, ist die Welt noch in Ordnung. Wenn sich die ersten aber schöne Gardinen zulegen, scheinen die anderen dadurch bereits unter einer Art Leistungsdruck zu stehen.

Nicht der Schnellste, aber eben schnell genug

Zwei dicke kleine Dinosaurier grasen in der urzeitlichen Steppe. Da sehen beide einen riesigen hungrigen T-Rex auf sie zurennen. Einer der kleinen dicken Dinos rennt sofort los, worauf der andere bemerkt: „Warum rennst du denn? Der T-Rex ist doch viel schneller als wir, wir haben keine Chance." Daraufhin brüllt der erste Dino über seine Schulter nach hinten: „Es stimmt, ich bin langsamer als der T-Rex, aber ich bin schneller als du."

Diese Triebfeder des sozialen Vergleichs steckt wohl tief in uns allen. Sie muss achtsam von uns ergründet werden, damit wir diese Neigungen in uns kennen, verstehen, mildern und lenken lernen.

Die Frage nach unserem Platz oder gar unserem Wert im sozialen Gefüge der Gesellschaft ist oft aber auch ein Ausdruck davon, dass wir uns unglücklich fühlen. Wenn wir uns wohlfühlen, werden wir kaum nach der Raumtemperatur fragen. Solche Fragen tauchen erst dann auf, wenn wir frieren oder schwitzen. Die zentrale Frage, die sich hier andeutet, ist die Frage nach unseren Prioritäten. Wir können völlig in der uns angebotenen oder doch eher wohl in der sich uns aufdrängenden materiellen Welt versinken Natürlich ist es eine heikle Angelegenheit, wenn wir einem arbeitslosen Menschen vermitteln wollen, dass die materielle Welt nicht wirklich glücklich machen kann.

Wenn unsere eigenen Ambitionen uns quälen, unser Verstand in seiner Strenge uns aburteilt und dann noch vielleicht Familienmitglieder uns ungewollt oder mit steigender Not auch ganz bewusst unter Druck setzen, benötigen wir dringend Hilfe. Besonders der soziale Vergleich ist ein wirkungsvolles Instrument, um uns stark unter Druck zu setzen. Dennoch darf hier kein Appell herausgelesen werden, der uns dazu anleiten soll, aus dem sozialen Gefüge auszusteigen und unsere Verantwortung abzugeben. Wir alle sind soziale Wesen, die immer wieder Hilfe benötigen.

Dem Leben einen Sinn geben

Vielleicht finden wir einen Ausweg, wenn es uns ermöglicht wird, unsere Isolation aufzugeben und uns in eine sinnvolle Tätigkeit einzubringen. Der österreichisch-jüdische Psychiater und Philosoph Viktor Frankl hatte sehr schlimme Lebenserfahrungen zu bewältigen, die viele seiner Leidensgenossen nicht überlebten. Seine Schlussfolgerung lautet, dass das Empfinden von *Sinn* uns Menschen sehr dabei helfen kann, „das Kinn über Wasser zu halten". Die Frage nach dem Sinn, den wir unserem Leben geben, ist natürlich mit einigen Tücken behaftet.

Da es sich hier schwerpunktmäßig um ein Praxisbuch und nicht um ein philosophisches Werk handelt, folgen dementsprechend praktische Anleitungen. Der hohe Wert der spirituellen und philosophischen Dimension dieser Thematik soll dadurch natürlich nicht gemindert werden.

Was aber könnte eine praktische Anleitung zum Sinn des Lebens sein? Tatsächlich existieren verschiedene Anleitungen, die uns einen Weg in diese Richtung aufzuzeigen vermögen. Der Schlüssel zur Lösung liegt in der Umkehrung unseres Problems: Wenn wir uns emotional belastet fühlen, spüren wir unweigerlich auch unangenehme körperliche Reaktionen, und unsere Gedanken sind dann wahrscheinlich ebenfalls nicht gerade hilfreich. In dieser Situation werden wir nie unseren Weg finden und/oder einen Sinn in dem erkennen, was wir erfahren.

Folglich benötigen wir eine Klärung der gestörten inneren Instanzen, also unserer körperlichen Empfindungen, unserer Emotionen und unserer Gedanken.

Damit finden wir wieder den Einstieg in *das buddhistische Achtsamkeitstraining,* das exakt diese Ebenen berücksichtigt. Wir haben diesen Prozess bereits in den früheren Kapiteln dieses Buches kennengelernt.

Wenn wir in der Meditation unsere körperlichen Empfindungen wie auch unsere Emotionen und unsere Gedanken beruhigen und klären können, dann betreten wir einen Raum in uns, in dem wir selbst erfahren, wie heilsam diese innere, Halt gebende Kraftquelle für uns sein kann. Wir erfahren unsere Selbstwirksamkeit, denn wir können schon bald völlig eigenständig unseren Zugang dazu finden und unser Heilsein selbst erfahren.

Dieser Aspekt der Selbsterfahrung ist von entscheidender Bedeutung. In der Not können uns sicherlich auch tröstende Worte von anderen helfen, doch wir benötigen unbedingt Angebote zur Selbsthilfe, die es uns ermöglichen, einen eigenen Zugang zu den heilsamen Maßnahmen zu finden. Erst wenn wir am eigenen Leibe selbst spüren, wie sich eine regelmäßige Übungspraxis der Achtsamkeit anfühlt, werden wir eine stabile heilsame Veränderung in unseren Empfindungen und womöglich sogar eine noch grundlegendere Transformation erreichen.

Franz leidet noch lange unter seinen Ängsten, Sorgen und Unsicherheiten. Mit der Zeit lernt er jedoch sein inneres Chaos besser kennen. So kann er die in ihm existierenden Spannungen, sorgenvollen Gedanken und schmerzlichen Emotionen immer besser voneinander unterscheiden. Schritt für Schritt entwickelt Franz in sich eine Ordnung, die er selbst als Schubladensystem beschreibt. Wenn sich sein Leiden wieder stärker bei ihm meldet, nimmt Franz sich jetzt ein wenig Zeit für sich. Er kommt erst einmal äußerlich zur Ruhe. Dann ordnet er die verschiedenen Empfindungen seinen Schubladen zu: Zuerst erforscht er seine körperlichen Symptome. Wo im Körper zeigen sich die aktuellen Sorgen? Wie fühlt sich das genau an? Alles dies findet in seiner Körperschublade statt.

Dann forscht Franz nach seinen Emotionen. Ist es eher Angst oder Wut, Trauer, Frust, Scham, Neid, Zorn, Hilflosigkeit oder eine andere Emotion? Franz hat mittlerweile gelernt, alle Emotionen erst einmal zu betrachten, also etwas Distanz dazu aufzubauen. Diese Aspekte befinden sich in der Emotionsschublade.

Nun achtet Franz auf seine Gedanken. Was vermittelt ihm sein Verstand momentan? Hier hat Franz gelernt, jeden Gedanken zu begrüßen, dann aber auch weiterziehen zu lassen. So finden immer wieder die unterschiedlichsten Gedanken Eingang in seine Gedankenschublade, doch sie bleiben nicht darin, sondern ziehen weiter.

Zum Abschluss begibt sich Franz, nachdem er die drei Schubladen geordnet hat, dann in seine übergeordnete vierte Schublade. Hier befinden sich für ihn neue Gedanken, die er in der BPT kennengelernt hat. In der Meditation ergründet er in der vierten Schublade zum Beispiel Aspekte wie unsere Verbundenheit oder die Weisheiten des ständigen Wandels, der Leerheit, des Mittleren Weges oder des Mitgefühls. So findet Franz für sich einen konkreten Weg, um mit den Anforderungen seiner aktuellen Situation wesentlich effektiver umzugehen.

Kapitel 26

Unser Leben in einem reichen Land

Wahre Freiheit ist nicht die Freiheit *von* unserer Verantwortung, sondern die Freiheit zur Wahrung unserer Verantwortung.

Auch die Milderung und Auflösung von ethischen Konflikten, wie sie sich aus unserem Leben in einem reichen Land ergeben, bedeutet, dass wir uns generell aus dem Klammergriff unserer unheilsamen Geisteszustände befreien. Wir werden immer wieder feststellen, dass es in erster Linie um eine *innere* Befreiung geht.

Der Ansatz der Buddhistischen Psychotherapie BPT lautet:

Wir befreien uns nicht *von*, sondern *inmitten* unserer ethischen Konflikte.

Wir leben in einem Kulturkreis, in dem unsere gewählten Volksvertreter es zulassen, dass *wir* im großen Stil Waffen exportieren, Nahrungsmittel zur Preisstabilisierung vernichten, Massentierhaltung zulassen, dass Urwälder für *unsere* Zwecke abgeholzt, riesige Erdumwälzungen für die Suche nach Bodenschätzen durchgeführt und Flüsse vergiftet werden, um Edelmetalle zu reinigen, um nur einige Beispiele zu nennen. Wir akzeptieren und bejubeln Menschen, die auf einer Rasenfläche mit einem Ball spielen und dafür unverhältnismäßige Reichtümer bereitgestellt bekommen. Ebenso fürchten und verehren wir den Geschäftsmann in der Luxuslimousine, der für Massenentlassungen und Umweltverschmutzung in großem Stil verantwortlich ist.

Gleichzeitig entwerten wir die wertvollen Dienste der Millionen Werktätigen, die unseren Müll wegräumen, die unsere Kinder betreuen, unsere Kranken und Alten pflegen, um auch hier wieder nur einige Beispiele zu nennen.

Unsere Kinder leiden aufgrund von Überernährung immer öfter unter Altersdiabetes, während der Hunger in der Welt täglich Tausenden von Menschen das Leben kostet. Zur Rettung unserer Wirtschaft können wir Multimilliarden Euro aufbringen. Wahrscheinlich hätte die gleiche Summe schon vor Jahrzehnten den Hunger in der Welt spürbar lindern können, doch unsere Prioritäten haben bislang anders ausgesehen.

Tagtäglich müssen wir mit solchen ambivalenten Informationen umgehen. Die Diskrepanz zwischen den propagierten und den real gelebten Werten in unserer Kultur stellt für viele von uns einen großen Spannungsbogen dar. Wie können wir unser Streben nach spiritueller Weiterentwicklung rechtfertigen, wenn gleichzeitig in jede Minute Kinder verhungern, Menschen durch unsere Waffen sterben, große Gebiete unserer Erde verschmutzt und zerstört werden?

Susanne ist 46 Jahre alt. Als sie in die Therapie kommt, berichtet sie von erheblichen Stimmungsschwankungen. Einerseits erlebe sie sich ausgeglichen und in einer Lebensphase, in der sie sich gern mit sich selbst und ihren spirituellen Übungen beschäftige. Die Probleme, auf die sie hier treffe, erlebe sie aber als Luxusprobleme. Susanne hinterfragt jeden ihrer Schritte im Hinblick auf die Bedeutung für die globale Situation. Da keines ihrer Probleme ihr so wichtig erscheint wie zum Beispiel der Hunger in der Welt, fällt es ihr entsprechend schwer, sich und ihre Übungspraxis wirklich ernst zu nehmen.

Auch in den Gruppensitzungen wirkt Susanne teilweise verunsichert und auch zynisch-ironisch. In solchen Situationen kritisiert sie dann zum Beispiel: „Ja, lasst uns meditieren, damit wir nicht mehr an das Elend der Welt denken müssen."

Sind wir zu passiver Hilflosigkeit verdammt?

Bislang haben wir uns in diesem Praxisbuch mit Themen auseinandergesetzt, auf die wir einen spürbaren Einfluss nehmen können. Wenn wir uns nun mit globalen Problemen konfrontieren, stellt sich natürlich auch hier die wichtige Frage nach unseren Einflussmöglichkeiten. Wie sollen wir den Hunger in der Welt bekämpfen? Wie können wir den Waffenhandel stoppen? Wie können wir die Umweltzerstörung beenden?

Das buddhistische Verständnis unserer untrennbaren Verbundenheit und die wissenschaftliche Systemtheorie zeigen uns sehr deutlich, wie unüberschaubar die Effekte sich entwickeln können, wenn wir damit beginnen, einige Faktoren in einer längeren Kausalkette zu manipulieren. Was würde zum Beispiel passieren, wenn wir den Waffenexport komplett stoppen? Vielleicht dienen manche Bewaffnungen tatsächlich einer wichtigen Selbstverteidigung. Auch ist sicherlich denkbar, dass manche Minderheiten sich nicht allein durch passiven Widerstand schützen und retten können.

Wir erkennen also, dass wir es hier mit sehr großen und globalen sowie auch sehr komplexen und kaum überschaubaren Themen zu tun haben. Diese Tatsachen werden von vielen Menschen sehr genau wahrgenommen. Eine der daraus folgenden Reaktionen und Konsequenzen ist ein Gefühl der Hilflosigkeit und Resignation. Wir können diese Thematik zwar immer wieder aufs Neue von uns fernhalten, doch deren Auswirkungen scheinen untergründig permanent auf uns einzuwirken. Wenn wir zur Ergründung dieser Thematik in uns hineinhorchen, spüren wir wahrscheinlich neben der genannten Hilflosigkeit noch etliche weitere unheilsame Emotionen, wie zum Beispiel Trauer, Frustration, Enttäuschung, Wut, Ärger, Mitleid, Angst, Sorge, um nur eine Auswahl zu nennen. Dieser Gefühlscocktail bündelt einen nicht unerheblichen Teil unserer täglichen psychischen Energieressourcen. Für viele von uns kann sich dieses Handicap wie ein Filter zwischen uns und die von uns wahrgenommene Realität schieben.

Aufgrund dieser Dynamik wird die Relevanz dieses Kapitels deutlich. Es ist daher sehr lohnenswert und fast auch unverzichtbar, eine für uns passende und adäquate Form des Umgangs mit diesen Konflikten zu finden. Wieder einmal müssen wir uns auf eine verantwortungsvolle Gratwanderung einlassen, diesmal zwischen unseren eigenen und globalen Bedürfnissen.

Für die Bearbeitung dieses Themas können wir zunächst einmal sehr gut das *Danke-Mantra* aus Kapitel 4 als Dankbarkeitsübung nutzen. Wir haben, wie alle Menschen, Grundbedürfnisse. Zudem leben viele von uns in einer sehr privilegierten Position. Dafür sollten wir uns wesentlich öfter bedanken. Die alte Tradition, sich vor dem Essen für Speise und Trank zu bedanken, könnte womöglich viele Assoziationen wachrufen, doch es scheint sich dabei um eine Übung zu handeln, die unsere Wertschätzung und Dankbarkeit offenlegt und damit wertvolle Energien freisetzt.

Übung: Geben

Wenn wir in die Stadt fahren, nehmen wir uns Münzen mit und geben jedem, der uns nach Geld fragt, eine Münze.

Sicherlich würde sich vieles grundlegend ändern, wenn jeder in der Stadt Bedürftigen Münzen geben würde. Wahrscheinlich würden dann sehr viele Menschen nach Münzen fragen. Vielleicht irgendwann jeder? Auf diese Weise würden wir dann immerfort Münzen untereinander austauschen.

Dieses eigenwillige Beispiel verdeutlicht wieder einmal unsere untrennbare Verbundenheit. Anscheinend geben nicht viele Menschen ihre Münzen weiter. Deshalb fragen auch nicht so viele Menschen danach.

Untrennbare Verbundenheit als buddhistische Globalisierung

Um wen oder was sollen wir uns bemühen? Sollen wir politisch aktiv werden und uns dort organisieren? Das scheinbare Gegenteil davon wäre ein spirituelles Engagement für uns selbst. Müssen wir uns tatsächlich entweder für ein äußerliches oder ein innerliches Bemühen entscheiden?

Aus buddhistischer Sicht bestehen hier keine Gegensätze. Aufgrund einer untrennbaren Verbundenheit würde ein heilsames Engagement für unsere Umwelt ebensolche heilsamen Auswirkungen auf uns selbst haben. Ebenso sollte sich unser achtsames Bemühen um uns selbst auch heilsam auf unsere Umwelt auswirken.

Wie bereits erwähnt, kann das tiefe Verständnis und die Weisheit unserer untrennbaren Verbundenheit rational nur eingeschränkt vermittelt werden. Für eine notwendige sichere Verinnerlichung auf der Basis eines vertieften Verständnisses ist es unumgänglich, diese Inhalte praktisch selbst zu erfahren. Nur über diesen praktischen Weg der Selbsterfahrung, wie wir sie in bestimmten Meditationsformen erreichen, ist ein wahres Erkennen möglich.

Übung: Intersein

Die ersten Meditationsübungen, um diesen Zugang zu finden, sind in der Regel angeleitet. In der stillen Sitzmeditation, bei der wir vollkommen regungslos sind, stellen Hirnareale, die für unser Körperschema zuständig sind, schon bald ihre Tätigkeiten ein. Wir spüren das selbst, indem wir nicht mehr klar wahrnehmen können, wo genau sich zum Beispiel unsere Arme und Beine befinden. Das Körpergefühl reduziert sich spürbar bis zu einem Punkt, an dem wir in Kontakt mit unserem Geist die körperlichen Empfindungen vollständig hinter uns lassen können.

Wir können nun in dieser tiefen Versenkung in der Stille sitzen. Darüber hinaus können wir diesen tiefen Zustand der Achtsamkeit auch nutzen, um tiefer zu schauen.

Ohne unser normales Ego-Gefühl sind wir nun in der Lage, einen völlig anderen Blick auf das zu werfen, was wir Realität nennen. Die geistige Kontaktaufnahme in der Meditation kann sich auf alles Erdenkliche um uns herum beziehen. Wir erfahren uns in der Welt der unbelebten Natur ebenso wie in Verbindung mit den fühlenden Wesen oder dem gesamten Kosmos. Jetzt haben wir einen Zustand erreicht, in dem wir selbst erkennen können, was im Buddhismus mit der Weisheit der untrennbaren Verbundenheit gemeint ist. Mit dieser Erfahrung im Gepäck finden wir einen völlig neuen Zugang zu unserer Verantwortung für uns selbst, für alle anderen fühlenden Wesen sowie die gesamte uns umgebende Natur.

Wir wirken gemeinsam von unten nach oben

Natürlich können wir zu Recht erwarten, dass politische Entscheidungen, die gewissermaßen Regelungen von oben nach unten finden, sich hilfreich auswirken. Die Vorgabe von äußeren Regelungen kann in vielen Fällen dazu beitragen, dass sich heilsame Veränderungen schneller durchsetzen. Diese äußeren Vorgaben allein werden allerdings kaum die entsprechende Wirkungskraft aufbauen können. Trotz der großen und zum Teil auch unüberschaubaren Zusammenhänge, in denen wir leben und die uns oft hilflos machen, müssen wir praktische Lösungen für unsere Verantwortlichkeit finden.

Die Tatsache unserer Verantwortlichkeit schließt ebenso die Tatsache unserer Wirksamkeit ein. Der einzelne Tropfen, der auf den Stein fällt, wird sich vielleicht selbst als bedeutungslos erkennen, doch wir alle kennen die Auswirkungen des steten Tropfens, der bekanntlich den Stein höhlt. Jedes Engagement, jedes Seminar, jede Einladung, jede Meditationsgruppe, jede Veröffentlichung, jede weitere heilsame Tat erzeugt eine spürbare Wirkung. Ebenso wie sich Probleme gefährlich aufsummieren können, finden auch heilsame Bausteine zueinander und ergeben ein sicheres Fundament für uns selbst und auch für alle anderen. Wir können und sollen die Gemeinschaft auch dafür nutzen, um uns immer wieder auf diese Tatsachen zu besinnen und sie uns immer wieder gegenseitig in Erinnerung zu rufen. Hier benötigen wir etwas Vertrauen und natürlich eine gute Portion Geduld.

Auch wenn wir auf den höheren Ebenen keine schnellen Resultate erfahren, so spüren wir in jedem Fall für uns selbst und die uns näherstehenden Wesen deutliche Auswirkungen.

Wir warten also nicht darauf, dass ein göttliches Wesen Ziegelsteine regnen lässt, die sich magisch zu einem soliden Häuschen zusammensetzen. Als selbstverantwortliche Menschen suchen wir uns die passenden Steine zusammen, fügen sie zu einem soliden Fundament und verwirklichen so die heilsamen Veränderungen für uns und alle anderen.

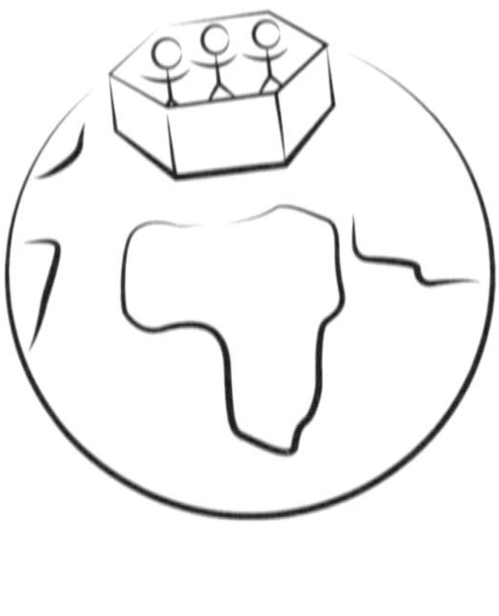

Abb. 66

Das eben benutzte Beispiel des Häuserbauens darf jedoch kein Selbstläufer werden. So sinnvoll persönliche Schutzmauern auch sein können, so achtsam müssen wir darauf achten, dass diese Mauern nicht dazu missbraucht werden, um zum Beispiel bedürftige Menschen auszugrenzen. Auch sollten diese Mauern nicht zu unserem privaten Mausoleum werden.

Das Prinzip der untrennbaren Verbundenheit darf kein theoretisches Manifest bleiben. Nur durch eine gelebte Umsetzung finden die grundlegenden buddhistischen Weisheiten ihre vollständige heilsame Wirkungskraft.

Das Siegel der Unbeständigkeit

Dieser Begriff, für den synonym auch Impermanenz oder Vergänglichkeit verwendet wird, meint eine buddhistische Weisheit, die sich auf die Natur aller Dinge bezieht: Ein wesentlicher Aspekt der Natur aller Dinge, die uns umgeben, ist ihre fehlende Kontinuität, ihr stetiger Wandel, ihre Unbeständigkeit und damit auch ihre Vergänglichkeit.

Seit Milliarden von Jahren kreist die Erde um die Sonne. Mit ihr schießt unser Sonnensystem durch das All. Große Kräfte wirken nicht nur von außen auf unseren Planeten ein, sondern sie wirken auch auf ihm selbst und halten alles in stetiger Bewegung. Die Kontinente sind in stetiger Bewegung, alles ist im Werden und Vergehen. Nichts von dem, was sich entwickelt, bleibt bestehen.

Diese Abläufe finden wir auch im gesellschaftlichen Prozess wieder. Vielleicht möchten konservative Kräfte gern einen entsprechenden konservierten Zustand bewahren. Allerdings können wir schnell erkennen, wie hoffnungslos und sinnlos solche Bemühungen sind. Wenn wir die Realität des stetigen Wandels missachten, verlieren wir wichtige Einflussmöglichkeiten.

Der gesellschaftliche Wandel ist bereits in vollem Gange. Fast alle europäischen Länder unterliegen diesem rasanten Prozess, der in seiner Unumkehrbarkeit achtsam von uns ergründet und angenommen werden muss. Die Anhaftung an vergangene Situationen und der Widerstand gegenüber den tatsächlichen Gegebenheiten erzeugen in ihrer Verblendung erhebliche Reibungsverluste.

Vorschläge für einige konkrete Maßnahmen

- Wenn möglich, eine vegetarische Lebensweise. Wem das noch sehr schwerfällt, sollte mit dem Tod anderer Lebewesen respektvoll umgehen. Das könnte bedeuten, weniger Fleisch zu konsumieren und den Einkauf nur dort zu tätigen, wo wir die inneren Zusammenhänge dieser „Nahrungskette" überblicken können. Ein kurzer, aber ernst gemeinter Dank an das Lebewesen verändert den Vorgang ebenfalls.
- Kein Drogenkonsum, dadurch können wir Netzwerke schwächen, die sich auf vielen Ebenen unheilsam auswirken.
- Generell sollten wir bei allen Einkäufen nachvollziehen, vorher die Produkte stammen. So können wir unheilsame Auswirkungen der Globalisierung mindern.
- Waren, die das Warenzeichen *Fairtrade* führen, scheinen sehr unterstützenswert zu sein.
- Jede politische Wahlmöglichkeit nutzen, um Einflussnahme ausüben zu können.

Susanne erfährt sich in der Therapie immer mehr als integrierter Bestandteil einer Gemeinschaft. Sie spürt, dass sich Netzwerke bilden und hier tatsächlich Möglichkeiten der Einflussnahme gegeben sind. Zusätzlich erlebt Susanne am eigenen Leibe, dass sie neben dem schmerzlich wahrgenommenen äußeren Chaos auch ihr inneres Chaos zu tragen hat. Die Ernüchterung vermindert ihren unheilsamen Idealismus, den sie daraufhin überprüft, ob er für sie einen wirklichen Sinn ergibt.

Mit zunehmender Gelassenheit, einem abnehmendem Zynismus und einer freundlichen Umgangsweise mit sich und anderen spürt Susanne, wie sehr sie damit sich selbst, aber eben auch viele andere Menschen erreicht. Mit ihrer sehr offenen und offensiven Art nimmt sie ihre Wirksamkeit und ihre Einflussmöglichkeiten recht deutlich wahr. Als Susanne merkt, wie sehr sie andere Menschen beeinflussen kann, bekommt sie zuerst einen Schreck, doch dann versucht sie, diese in uns allen schlummernde Kraft für sich und andere heilsam zu nutzen.

Teil IV

Zusammenfügen und Intersein

Ein Zen-Meister kommt in ein Restaurant und bestellt:
„Bitte ein Gericht mit allem!"

Kapitel 27

Innere und äußere Konflikte lösen und in die Befreiung treten

In jedem Detail steckt das Ganze

Wir haben in diesem Praxisbuch bisher eine ganze Reihe von völlig unterschiedlichen Problemen und Lösungen kennengelernt, so dass wir vielleicht manchmal den Wald vor lauter Bäumen nicht mehr sehen konnten.

In diesem Kapitel bemühen wir uns um den roten Faden und ein vertieftes Verständnis unserer Probleme und Lösungen, die in den bisherigen Kapiteln bearbeitet wurden. Nachdem wir unsere Probleme in den einzelnen Kapiteln gewissermaßen zergliedert und aufgedröselt haben, versucht dieses Kapitel eine Integration und Darstellung der vorhandenen Verbindungen zwischen den Fragmenten. Wir können uns dabei auf den Grundsatz stützen, dass in jedem Detail das Ganze steckt.

Wir werden nun versuchen, die wesentlichen Grundsubstanzen aus den Kapiteln herauszudestillieren. Dieser Vorgang hat sich sehr bewährt und dient dazu, das eigene Verständnis für das bisher Erfahrene zu vertiefen. Wenn wir in der Lage dazu sind, ein solides Verständnis zu entwickeln, werden uns künftig die unterschiedlichsten Probleme nicht mehr in derartige Verwirrung stürzen können. Auch wenn wir aktuell vielleicht eine ruhige Phase erleben, das nächste Problem lauert schon an der nächsten Ecke. Die Erste Edle Wahrheit beschreibt die Unvermeidbarkeit von Problemen. Die hier in diesem Praxisbuch angebotenen Ansätze zur Milderung und Auflösung von Konflikten und Problemen sollten nicht nur für einzelne Aspekte nutzbar sein, sondern eignen sich besonders gut auch für die Vorsorge und Prävention.

Probleme als Hilfe für unseren spirituellen Weg

Die hier dargestellten Probleme sind für uns alle gleichermaßen bedeutungsvoll und relevant. Es gibt wohl kaum einen Menschen, der nicht oder noch nie unter einem der behandelten Probleme gelitten hätte oder künftig darunter leiden könnte.

Daher scheint es durchaus nachvollziehbar zu sein, wenn sich der Impuls in uns regt, solche Schwierigkeiten so schnell wie möglich aus der Welt zu schaffen. Neben der realistischen Feststellung, dass wir uns eher *innerhalb* unserer Probleme befreien werden als *von* unseren Problemen, ist eine generelle Bewertung von Beschwerden, Problemen und Schwierigkeiten bedeutsam. Wahrscheinlich existieren Missstände und Probleme, zu denen wir möglichst schnell eine Distanz herstellen sollten. Doch unser Umgang damit sollte immer so viel Platz lassen, dass wir noch die Chance haben, die möglicherweise darin verborgenen Lehren zu entdecken.

Leiden ist wie ein klarer Hinweis darauf,
dass wir unser Leben anders gestalten müssen.
– Dalai Lama XIV. –

Dass Krankheiten nicht nur eine negative Erfahrung bedeuten, sondern auch eine Botschaft enthalten, eine ihnen innewohnende Chance, muss achtsam und respektvoll bei jedem Menschen immer wieder aufs Neue ergründet werden.

Ein buddhistischer Leitgedanke lautet: *Sieh in allen Erscheinungen deinen Meister.* Ein weiser Meister fördert zwar die vorhandenen Ressourcen, aber er wird seine Schüler auch immer wieder mit Problemen konfrontieren. Diese Systematik können wir für eine Weile auf unseren Alltag übertragen und diese Überlegung für die vielen kleinen alltäglichen Probleme nutzen:

- Wir haben es eilig, doch jede Ampel wird rot. Dafür könnte unser Meister gesorgt haben. Also richten wir unseren Körper und Geist aus, atmen etwas entspannter und lächeln.
- Wir erledigen alle Aufgaben zuverlässig wie ein Uhrwerk, doch plötzlich schmerzt unser Knie. Dafür könnte unser Meister gesorgt haben. Also richten wir unseren Körper und Geist aus, atmen etwas entspannter und lächeln.
- Wir benötigen einen Augenblick der Ruhe, doch in unmittelbarer Nähe kreischen und schreien spielende und kämpfende Kinder. Dafür könnte unser Meister gesorgt haben. Also richten wir unseren Körper und Geist aus, atmen etwas entspannter und lächeln.

Diese Art und Weise des Umgangs nicht nur mit kleinen Irritationen, sondern auch mit schweren Rückschlägen, Verletzungen oder ernsthaften Erkrankungen kann eine Erfahrung sein, die unser Leben sehr verändern wird. Wichtig ist, dass dies immer unter Berücksichtigung unserer Verantwortlichkeit uns selbst und allen anderen gegenüber geschieht.

Vom Sinn buddhistischer Prävention

Der Gedanke der Vorsorge und Prävention ist in der buddhistischen Lehre von besonderer Bedeutung. Es ist sehr ineffektiv, jedes einzelne auftretende Problem jedes Mal von Grund auf neu zu ergründen und immer wieder neue Strategien zu entwickeln. Die zugrunde liegende Dynamik zu erkennen, zu verstehen, wie die Zusammenhänge funktionieren, und damit die Spielregeln kennenzulernen, ist dagegen wesentlich erfolgversprechender.

Eine solche Vorgehensweise kann als typisch buddhistischer Weg beschrieben werden. Wir erhalten Unterweisungen und Übungsanleitungen zur eigenen Überprüfung und Erfahrung, damit wir die wichtigen und notwendigen Grundsätze selbst erfahren und erkennen, im Übungsverlauf dann verinnerlichen und zunehmend mehr verwirklichen. Für die Umsetzung und Verwirklichung ist die regelmäßige tägliche Übung notwendig. Wir können die heilsamen Maßnahmen nur dann in unseren kritischen Phasen heranziehen und einsetzen, wenn wir sie wirklich sicher beherrschen. Matthieu Ricard erklärt beispielhaft dazu, dass wir nie beim Orkan segeln lernen, sondern natürlich bei gutem Segelwetter für Anfänger.

Genau dasselbe trifft auch auf unsere Praxisübungen zu: Wir beginnen mit den Übungen, wenn wir uns ausreichend ausgeglichen fühlen. Damit erhöhen wir unsere Chancen der effektiven Umsetzung in Krisenzeiten. Falls wir die buddhistischen Übungen ohne vorherige Schulung unmittelbar in persönlichen Krisen einsetzen möchten, ist es unumgänglich, sich dafür einen entsprechend erfahrenen Lehrer oder Therapeuten zu suchen.

Die Erste Edle Wahrheit stützt sich auf die Erfahrung, dass wir immer wieder auf Schwierigkeiten treffen werden. Daher wäre es töricht, sich nicht entsprechend darauf vorzubereiten. Da wir nicht wissen können, welche Probleme als Nächstes auf uns warten oder wie wir reagieren werden, müssen wir die immanente Logik erkennen, die allen unheilsamen

Zuständen zugrunde liegt. Das heißt, es gilt zu erkennen, wie Ängste, Wut, Trauer und die vielen anderen unheilsamen Zustände zusammenhängen und wie wir unsere heilsamen Ressourcen wahrnehmen und fördern lernen.

Die inneren Zusammenhänge erkennen lernen

Als Behandler gibt dieses Wissen uns mehr Sicherheit und Klarheit, da wir verstehen, dass wir durch das Erkennen der Zusammenhänge gelassener mit den Einzelsituationen umgehen können. Wenn die Natur einer Sache erkennbar ist, werden alle Geschehnisse besser verstehbar und auch voraussehbar. Auch wenn diese letzte Aussage etwas großspurig klingen mag, trifft sie im Kern doch zu. Allerdings müssen wir das nicht einfach nur glauben, sondern können in einem kurzen Überblick rekapitulieren, welche Themen sich in welcher Form zusammenbringen lassen.

Alle in diesem Buch behandelten Probleme basieren auf folgenden Grundlagen:

- Probleme werden immer wieder auftreten. Das ist unvermeidbar. Eine erste Maßnahme besteht darin, es nicht noch schlimmer zu machen.
- Dafür eignet sich unser ungeschulter Verstand meistens nur begrenzt, denn häufig scheint er eine Art Eigenleben zu führen. Wir können ihn ohne gezieltes Geistestraining kaum zügeln.
- Unser Verstand setzt uns oftmals mit Kommandos, Kommentaren und Bewertungen sehr unter Druck. Hier besteht noch viel Unwissenheit über unsere inneren Abläufe.
- Der Sympathikus ist eine Hirnstruktur, die sich im vegetativen Nervensystem befindet. Wenn diese Struktur aktiviert wird, empfinden wir auf körperlicher, emotionaler und geistiger Ebene spürbaren und messbaren Stress.
- Der Sympathikus hat sich in unserem Nervensystem stärker ausbilden können als sein Gegenspieler, der Parasympathikus, der für Ruhe in uns sorgen kann.
- Nervenzellen und deren Verbindungen haben die Fähigkeit, sich permanent zu verändern. Das geschieht durch stetige Wiederholungen.

- Mit dem, was wir täglich wiederholen, fördern wir selbst das Wachstum des jeweiligen Nervenareals in uns.
- Durch erlittenen und selbst erzeugten Stress trainieren wir gewissermaßen unseren Sympathikus.
- Diese Überfunktion des Sympathikus erzeugt in einer Art Teufelskreislauf hohe innere Spannungen in uns, die wiederum den Sympathikus weiter „füttern".
- Unheilsame Persönlichkeitsanteile, wie der innere Kampfhund, der innere Angsthase, der innere Trauerkloß, um nur einige zu nennen, werden fast automatisch aktiviert und sind mit dem Sympathikus vernetzt. Hier gibt es viele Anhaftungen und unheilsame Identifikationen.
- So gut wie sämtliche der in diesem Buch beschriebenen Probleme stehen mit diesen Abläufen in einem direkten Zusammenhang.
- Unverarbeitete schwierige Erinnerungen stimulieren dauerhaft den Sympathikus. Auch hier bestehen starke Anhaftungen, die unser Leiden verstärken.
- Ein unachtsamer Umgang mit unserem Körper und zum Beispiel mit seinen Leistungsgrenzen erzeugt früher oder später Schmerzreaktionen, die unter anderem auch den Sympathikus aktivieren und weitere Teufelskreisläufe anheizen.
- Ein unachtsamer Konsum von Giften vernebelt zusätzlich unseren Geist, so dass wir den Zugang zu wichtigen und notwendigen inneren Ressourcen verlieren, die der Problembewältigung dienen könnten.
- In starken Stresssituationen verlieren wir ebenfalls den dringend notwendigen Zugriff auf unsere höheren Hirnfunktionen. Dadurch reagieren wir entweder wie ein Kind mit Gebrüll, Trotz, starken oralen und anderen Bedürfnissen, oder wir regredieren noch tiefer und empfinden dann Impulse in uns, die uns nur noch zur Flucht, zum Kampf oder zum Totstellen animieren.

Aus den bisherigen Kapiteln und der oben aufgeführten Zusammenfassung ergeben sich entsprechende Schlussfolgerungen:

- Wir erkennen unsere *individuellen* und unsere *universellen* Probleme und lernen beide voneinander zu unterscheiden.
- Wir erkennen die Ursachen für unsere Probleme in unserer Verblendung und Unwissenheit. Diese Problematik findet sich in allen erdenklichen Facetten unseres Alltags wieder. Aus buddhistischer Sicht kann sie mit drei grundlegenden Eckpfeilern unserer Weltsicht abgeglichen werden, die bereits ausführlich dargestellt wurden:
  1. die *wechselseitige Abhängigkeit* oder *Interdependenz,* die zwischen uns und allen uns umgebenden Dingen und Wesen besteht
  2. die *Leerheit,* das Fehlen einer Eigennatur und damit das Fehlen von Unabhängigkeit aller uns umgebenden Dinge und Wesen
  3. die *Unbeständigkeit* oder Impermanenz, die den Mangel an Kontinuität, den stetigen Wandel und die Vergänglichkeit als Grundqualitäten der gesamten Natur beschreibt.
- Wir erkennen die beiden anderen Ursachen für unsere Probleme in unserer Neigung zur Anhaftung und zum Widerstand.
- Wir verinnerlichen unsere Erkenntnisse durch konkrete tägliche Übungen und die Umsetzung unserer Fortschritte in unserem Alltag.
- Wir lernen verantwortungsvoll loslassen. Um dies zu ermöglichen, müssen wir uns vorher mental stärken, unsere Verantwortung für uns selbst und alle anderen erkennen und den Mittleren Weg einhalten.
- Wir beachten und erfahren den Mittleren Weg in unseren konkreten Alltagssituationen.
- Wir sorgen für unser Wohl und in gleicher Weise auch für das aller anderen fühlenden Wesen.

Diese kleine Handlungsanweisung könnte als Prüfstein genutzt werden, um selbstkritisch zu ergründen, ob die hier zusammengefasst dargestellten Grundlagen aus den vorangegangenen Kapiteln wirklich nachvollzogen werden konnten.

Die praktischen Schritte umsetzen lernen

Im nächsten Schritt folgen noch einige Hinweise, die sich als sehr hilfreich und effektiv bewährt haben. Diese Aspekte können unabhängig von den jeweiligen individuellen Problemen berücksichtigt werden. Der Schwerpunkt dieses Praxisbuches liegt natürlich vorrangig auf der praktischen Anwendung unseres Wissens. Jedes Kapitel dieses Buches enthält etliche konkrete Übungen, die sich sofort umsetzen lassen. Da wir uns aber auch über Einzelprobleme hinweg weiterentwickeln wollen, ist es ratsam, problemunabhängig zu einer regelmäßigen und kontinuierlichen Übungspraxis zu finden und damit die uns innewohnenden heilsamen Qualitäten und Ressourcen nutzbar zu machen.

Um diese wichtige Verwirklichung zu erleichtern, hat sich die Einführung eines Übungstages als äußerst hilfreich gezeigt.

Unser Übungstag

Wenn wir die regelmäßigen Übungen, die Unterweisungen und die Meditationen praktizieren, sollten wir zur Erweiterung und Vertiefung etwa ein bis zwei Übungstage pro Monat einlegen. Erfahrungsgemäß intensiviert diese Umsetzung unsere tägliche Praxis um ein Vielfaches. Es wirkt wie ein selbst durchgeführtes Intensivtraining zur regelmäßigen Vertiefung des bislang Erreichten.

Einen Übungstag einzulegen bedeutet, dass wir einen speziellen Tag ganz für uns selbst nutzen, um zu praktizieren. Es kann natürlich noch bereichernder sein, wenn wir diesen Tag in der Gemeinschaft verbringen.

Wenn wir damit beginnen, ist es sicher hilfreich, einen festen Rhythmus einzuhalten, zum Beispiel jeden ersten oder jeden ersten und dritten Sonntag im Monat oder auch jeden anderen passenden Tag dafür zu bestimmen. Dieser Tag sollte einem festgelegten Ablauf und den zehn Regeln folgen. Diese Regeln werden im Anschluss vorgestellt. Eine solche feste Regelung basiert auf den zahlreichen vorliegenden Erfahrungen, von denen wir profitieren können. Außerdem helfen diese Regeln uns, den Tag möglichst klar und einfach zu gestalten, zum Beispiel ohne lästige Überlegungen und inneres Hadern darüber, was zu tun und zu lassen sei.

Der möglichst ungestörte Ablauf dieses Tages bedarf einiger kleiner Vorbereitungen: Die Räumlichkeiten sollten schon vorher ausreichend aufgeräumt und gereinigt werden. Wir sorgen dafür, dass wir möglichst wenig Ablenkung erfahren. So stellen wir den ganzen Tag über das Telefon und das Handy aus oder auf eine lautlose Anrufbeantworter- oder Mailboxfunktion um.

Weiterhin haben sich die folgenden zehn Regeln als besonders hilfreich bei der Durchführung gezeigt:

Die zehn Regeln für den Übungstag

1. Nicht töten, Tiere eingeschlossen, daher eine vegetarische oder vegane Kost
2. Nicht stehlen, nichts einfordern, Nicht-Gegebenes nicht nehmen
3. Keine sexuellen Aktivitäten
4. Nicht lügen, keine groben, lauten Reden oder verbale Angriffe. Wir bemühen uns bewusst um einen respektvollen und gewaltfreien Umgang, auch verbal.
5. Kein Alkohol oder keine anderen Drogen und Substanzen, die den Geist trüben
6. Den Körper morgens reinigen, sich nicht schminken und keinen Schmuck tragen
7. Keine Medien nutzen, wie zum Beispiel Fernsehen, Internet, Zeitungen, Bücher, Telefon, Handys
8. Maßvolles Essen, schweigend in Stille genießen
9. Gemäßigte, achtsame Bewegungen, kein Sport, keine Arbeiten
10. Stille Sitz- und Gehmeditationen

Vielleicht entsteht jetzt die Frage, was da denn eigentlich noch übrig bleibt? Genau diese Fragestellung ist sehr wünschenswert und eröffnet womöglich schon lange nicht mehr genutzte Optionen.

Es geht nicht darum, Entsagung zu üben, sondern Ballast abzuwerfen

Der zentrale Aspekt bei diesen Regeln bezieht sich darauf, dass viele von uns durch eine äußere Strukturierung auch eine innere Strukturierung erfahren. Des Weiteren werden hier altbewährte Erfahrungen vermittelt, die durch unsere eigenständige Prüfung nachvollzogen werden können. So kann es möglich sein, dass wir bereits bestehende heilsame Erfahrungen und hilfreiche Regelungen nicht nur am Übungstag praktizieren, sondern auch auf unseren gesamten Alltag übertragen können.

Vielleicht hören sich einige Regeln auf den ersten Blick nach Entsagung an. Wenn wir diese Erfahrungen jedoch zulassen, können wir selbst merken, dass wir nicht noch mehr äußere Zwänge erleben, sondern spürbar mehr Freiheit. Matthieu Ricard betont, dass Entsagung nicht bedeutet, auf etwas zu verzichten, was im Leben wirklich gut und nützlich ist, sondern dass wir überflüssigen Ballast abwerfen.

Ansonsten sollten sich diese zehn Regeln eigentlich selbst erklären. Natürlich können wir auch für uns passende Aspekte hinzufügen oder anderes etwas abschwächen. So erfordert die zehnte Regel eine vorherige Festlegung: Wie lange und wie oft soll meditiert werden? Wenn wir noch nicht viel Meditationserfahrung haben, sollten wir lieber kurze Meditationen durchführen, zum Beispiel jeweils etwa 10 bis 20 Minuten, und diese dann im Laufe des Tages zu festen Zeiten wiederholen. So können wir den Tag in Ruhe verbringen mit Sitz- und Gehmeditationen, Spaziergängen, der achtsamern Zubereitung unserer Speisen und dem achtsamen Austausch mit anderen. Das tragende Element des Tages sollte die Stille sein.

Dieser Tagesablauf ist sicherlich für viele von uns recht ungewohnt und stellt auch eine Herausforderung dar. Vielleicht können wir es erst einmal als eine Art Experiment ansehen: Wir lassen uns auf diese bewährte Methode ein und beobachten kritisch, welche eigenen Erfahrungen sich dabei einstellen.

Ein spezieller Hinweis zur vegetarischen Lebensweise

Wir ernten keine Tiere, wir töten sie. Vorher zwingen wir sie zur Fortpflanzung. Wir trennen sie. Wir mästen sie. Wir zerhacken sie. Wir stecken die zerhackten Lebewesen in ihren eigenen Darm. Das müssen Maschinen, aber auch Menschen erledigen, die sich wahrscheinlich kein Mitgefühl leisten können und damit einen Weg einschlagen, auf dem viele Probleme vorprogrammiert sind. Ganz zu schweigen von den globalen ökologischen Auswirkungen von Massentierhaltung und der Futtermittelproduktion, die wir vorzugsweise in armen „Entwicklungsländern" betreiben oder betreiben lassen.

Gemüse ernten wir oder töten wir es etwa auch? Als Erwiderung auf die oben genannten Fakten, die oft als Vorwürfe empfunden werden, antworten viele Menschen zum Beispiel damit, dass wir in jedem Falle töten, nämlich auch Gemüse, Salat, Tiere oder Mikroben, die wir beim Waschen vernichten.

Aus buddhistischer Sicht liegt der Fokus jedoch nicht so sehr auf der Frage, was oder wen wir töten. Entscheidend ist vielmehr die Geisteshaltung. Um Lebewesen zu töten oder töten zu lassen, braucht es eine Geisteshaltung, die uns vermittelt: *Ach, ist doch egal* oder *Daran will ich gar nicht denken.* Genau diese Geisteshaltung hält uns und ganze Gesellschaften im Leidenskreislauf gefangen.

Gleichgültigkeit ist eines der schlimmsten Geistesgifte.

– Dalai Lama XIV. –

Wenn wir Nahrung verzehren, dann dient uns dazu in jedem Falle immer eine andere Lebensform. Viele von uns haben den Respekt davor verloren, weil unsere Nahrung in vielen Fällen gewissermaßen zu etwas Abstraktem geworden ist. Das abgepackte Fleischstück im Supermarkt wird oft nicht mehr mit seinem Ursprung in einem lebenden Tier in Verbindung gebracht.

Unsere drei elementaren Irrtümer

Zum Abschluss werfen wir noch einmal einen Blick auf unsere elementaren Irrtümer:

1. Wir haften an unserem Ich-Gefühl. Thema: Ego.
2. Wir haften an dem Gefühl von Dauerhaftigkeit und Beständigkeit. Thema: Unbeständigkeit.
3. Wir haften an der Idee von getrennten und unabhängigen Objekten. Thema: Leerheit.

Wir wollen uns stellvertretend hier dem Punkt 1 zuwenden, also dem Thema der Anhaftung an unserem Ich-Gefühl, da auch die beiden anderen Anhaftungen von unserem Ego erzeugt werden.

No ego, no cry

Ich leide, ich will, ich möchte, ich habe, ich hasse, ich liebe, ich mag, ich, ich, ich, ich …

Wir haben in diesem Praxisbuch schon einiges über die Ego-Illusion erfahren, doch natürlich ist und bleibt die praktische Umsetzung dieser Erkenntnis mit all ihren Konsequenzen eine sehr große Herausforderung. Ein möglicher Einstieg in den Prozess einer Verringerung unserer Anhaftungen an ein Ich könnte damit beginnen, dass wir versuchen, die wahrgenommenen Informationen möglichst unpersönlich eben nur als reine Informationen zu registrieren. Wenn wir uns unseres Bewertungszwanges stärker bewusst werden und vor allem auch der damit verbundenen leidhaften Anhaftungen, können wir etwas mehr innere Distanz dazu entwickeln.

Die Umsetzung ist oft deshalb so schwer, weil die zugrunde liegenden Prozesse so schnell und meist unbewusst ablaufen. Wir meinen, die Realität korrekt wahrzunehmen, denn schließlich fühlen wir sie doch recht deutlich am eigenen Leibe. Dass sich mit den Wahrnehmungen gleichzeitig auch unendlich viele Bewertungen und alte Erfahrungen einmogeln und damit durchgängig auch immer unser Ich, merken wir kaum.

Übung: Das nervige Ich

Einen Tag lang wiederholen wir gedanklich für uns bei jeder Wahrnehmung, zumindest so oft wir es gewahren, dass *wir* es sind, die etwas wahrnehmen. Konkret bedeutet das, dass wir innerlich vorgegebene strukturierte Sätze wiederholen. Das geschieht in einer Weise, so als würden wir stottern.

- Wir sehen einen Baum. Wir sagen uns: Ich, ich, ich sehe einen Baum. Ich, ich, ich sehe einen Baum.
- Wir warten. Wir sagen uns: Ich, ich, ich warte. Ich, ich, ich warte.
- Wir essen. Wir sagen uns: Ich, ich, ich esse. Ich, ich, ich esse.
- Wir wünschen uns etwas. Wir sagen uns: Ich, ich, ich wünsche. Ich, ich, ich wünsche.

Alle Regungen, Wahrnehmungen und Empfindungen werden von uns selbst gewissermaßen übersteigert und übertrieben. Die zu erwartende

Auswirkung ist ein oft berichteter Fütterungs- und dann im weiteren Verlauf auch ein Übersättigungseffekt.

Wenn wir unser Ich vielleicht eine Weile übersehen haben, empfinden wir es als Hilfe, uns mittels dieser Betonung wieder mehr wahrzunehmen. Diesen Vorgang wollen wir nun jedoch übersteigern, damit wir unser Ich-Gefühl schneller selbstkritisch wahrnehmen können. In einer künftigen Situation, in der wir uns zum Beispiel ärgern, fallen uns durch die vielen eingeübten Wiederholungen die Sätze wieder ein: Ich, ich, ich … So spüren wir dann recht genau, dass es unser Ego ist, das diese Empfindung jetzt trägt, und wir merken vielleicht auch, wie übertrieben wichtig wir unser Ich, ich, ich nehmen.

All unsere Schwierigkeiten rühren aus dem Wunsch
nach Dingen, die wir fälschlich als dauerhaft ansehen.

– Dalai Lama XIV. –

Die Botschaft des *Herz-Sutra*

Ein sehr bekannter und kurzer buddhistischer Text, der sich auch des Ich-Gefühls annimmt, ist das *Herz-Sutra.* Die Illusion einer festen inneren Ich-Instanz hängt aus buddhistischer Sicht sehr eng zusammen mit unserer Verblendung und einer fehlenden Einsicht in die Leerheit. Diese Lehrrede vermittelt uns Folgendes:

„Deshalb gibt es in der Leerheit keinen Körper, keine Empfindungen, keine Unterscheidungen, kein Bewusstsein, nichts Sichtbares, keine Töne, keine Gerüche, keine Unwissenheit, kein Aufhören von Unwissenheit, kein Alter, keinen Tod, keinen Ursprung, keine Beendigung, kein Leiden, keine Weisheit, keinen Pfad, kein Erlangen, kein Nicht-Erlangen."

Das *Herz-Sutra* ist in seiner Knappheit eine wunderbare Orientierungshilfe auf unserem Weg zur Abschwächung eines aufgeblähten Ego. Seine Formulierungen beschreiben mehr als deutlich unsere Zielvorstellungen.

Mit einer buddhistischen Gemeinschaft und/oder dem Kontakt zu einem Lehrer müssen wir uns dem Problem unseres Ich-Gefühls stellen.

Ebenso ist es unumgänglich, die beiden buddhistischen Konzepte der Leerheit und des stetigen Wandels tief zu ergründen. Gemeint ist hier der Weg über die Selbsterfahrung.

Das Ringen um *Mitgefühl* und um *Weisheit* geschieht im Wesentlichen über die folgenden drei Prinzipien:

- Können wir verstehen, warum unser Ich-Gefühl eine Illusion ist?
- Können wir verstehen, warum alles leer ist?
- Können wir verstehen, warum es keine Konstanz geben kann?

Wer diese Fragen zutiefst versteht und bejahen kann, ist auf dem Weg zu sich selbst einen großen Schritt weitergekommen.

Am Anfang kommt nichts,
in der Mitte bleibt nichts,
am Ende geht nichts.

– Milarepa –

Der Mittlere Weg als unser Navigationsgerät

Es wurde schon öfter darauf hingewiesen, dass die Weisheit des Mittleren Weges eine unverzichtbare Richtschnur für uns ist. Der Umgang mit sehr unterschiedlichen und scheinbar widersprüchlichen Instruktionen wird in der BPT offen und transparent gehandhabt.

Wie finden wir zum Beispiel einen Weg, um die beiden folgenden Instruktionen akzeptieren zu können?

- *Instruktion A:* Wir sollten zu starke Sinnesreize, welcher Art auch immer, möglichst vermeiden, so dass der Verstand zur Ruhe kommen kann und unsere geistigen Qualitäten spürbar werden.
- *Instruktion B:* Wir sollten nichts vermeiden, alle Aspekte des Lebens sollten in unsere Praxisübungen integriert werden.

Natürlich liegt die Lösung immer im jeweiligen Menschen selbst. Tatsächlich ist für den einen die Instruktion A genau die richtige, während für den anderen diese Selbstinstruktion überhaupt keinen Sinn macht und daher die Variante B zur Geltung kommt. Doch auch wenn wir die für uns passende Form gefunden haben und damit auch gute Erfahrungen sammeln, so müssen wir diese neuen Verhaltensweisen immer achtsam im Auge behalten. Das hat den Hintergrund, dass sich jegliche, auch die positivsten Handlungen auf die Dauer verändern und im weiteren Verlauf dann womöglich zu unheilsamen Gewohnheiten mit starker negativer Anhaftung werden können.

Wir haben in diesem Praxisbuch schon viel über unsere menschliche Neigung erfahren, alle wiederholten Verhaltensweisen als unbewusste Automatismen abzuspeichern und bei Bedarf dann unreflektiert abzuspulen. Viele der angebotenen Übungen dienen über den naheliegenden Zweck der jeweiligen Linderung einer bestimmten Symptomatik hinaus auch der Verminderung unserer unheilsamen Rituale. Der Appell, so oft wie möglich neue Wege zu beschreiten, Neues auszuprobieren, sich immer wieder zu hinterfragen und vor allem die regelmäßigen Wiederholungen im Leben unbedingt sehr kritisch zu ergründen, ist sehr ernst gemeint. Die konkrete Umsetzung dieses Appells kann unsere Weiterentwicklung ungemein fördern.

Konkrete Ratschläge sind wie alles andere komplementär

Das Thema der konkreten Ratschläge weist natürlich wieder eine komplementäre Natur auf. Als wir in diesem Buch zum Beispiel die Aspekte der Kommunikation bearbeitet haben, wurde die Redewendung strapaziert, dass Ratschläge auch Schläge seien. Nun ist diese Buch aber zugegebenermaßen voll von Anregungen und Übungen, die sich durchaus als Ratschläge bezeichnen lassen. Daraus könnte der Schluss gezogen werden, dass auch diese Ratschläge einen komplementären Charakter besitzen. Sie können uns verletzen und ebenso können sie uns hilfreich sein. Hier dürfte es wohl, ähnlich wie im Falle von Medikamenten sowie auch vielen anderen Aspekten des Lebens, auf die richtige Dosierung ankommen.

Die Logik der Komplementarität ist eine sehr wichtige Verständnishilfe, die Licht in vielfältige und scheinbare Widersprüche und Paradoxa zu bringen vermag. Wenn wir im *Herz-Sutra* lesen, es gebe keinen Körper, wir aber hier dazu angehalten werden, unbedingt achtsam mit ebendiesem Körper umzugehen und auf seine Leistungsgrenzen zu achten, dann können wir eine Auflösung dieses Rätsels erwarten. Das *Herz-Sutra* ist gespickt mit komplementären Begriffen und Formulierungen. Wir suchen die Befreiung von allen Anhaftungen, doch Befreiung gehört ebenso wie Anhaftung zu den Illusionen unseres Geistes. Wir müssen einen Weg finden, den es nicht gibt. Die Weisheit der Komplementarität könnte uns zeigen, dass wir alles zumindest für denkbar halten müssen. Somit können wir unsere festen Überzeugungen hinterfragen, unsere bisherigen Möglichkeiten erweitern und uns vielleicht etwas entspannen.

Das Thema der Komplementarität könnte uns beispielsweise verdeutlichen,

- dass wir uns verbinden können und trotzdem unserer Befreiung näher kommen
- dass wir uns ärgern können und trotzdem unserer Befreiung näher kommen
- dass wir Angst haben können und trotzdem unserer Befreiung näher kommen
- dass wir traurig werden können und trotzdem unserer Befreiung näher kommen
- dass wir Mobbing und Burnout erleben können und trotzdem unserer Befreiung näher kommen.

Darin liegt die Grundwahrheit verborgen, die auch mit westlich-wissenschaftlichem Denken übereinstimmt und aufzuzeigen vermag, dass wir mit all unseren menschlichen Regungen in Kontakt bleiben und dennoch auf unserem Weg in die Befreiung hin zu uns selbst Entwicklungsschritte vollziehen.

Auf dieser Basis können wir uns vielleicht einem weiteren Abschnitt zuwenden, der eigentlich nur aus konkreten Ratschlägen und Antworten besteht.

Atishas konkrete Antworten

Matthieu Ricard berichtet von Atisha (982–1054), der seinen Schülern konkrete Antworten zu geben vermag, wenn er sagt:

> „Der beste der Gelehrten ist jener, der das Nichtvorhandensein eines Selbst realisiert hat.

Der beste der Mönche ist jener, der seinen Geist gezähmt hat.
Die beste Eigenschaft ist umfassende uneigennützige Liebe.
Die beste Unterweisung ist die, stets den eigenen Geist zu beobachten.
Das beste Gegenmittel ist das Wissen, dass nichts eine Eigenexistenz hat.
Das beste Verhalten ist jenes, das nicht mit den weltlichen Gepflogenheiten in Einklang steht.
Die beste Verwirklichung ist die allmähliche Verringerung negativer Gefühle.
Das beste Zeichen für Verwirklichung ist das kontinuierliche Abnehmen des Verlangens.
Die beste Freigebigkeit ist das Nicht-Anhaften.
Das beste ethische Verhalten ist das Befrieden des Geistes.
Die beste Geduld ist die Bescheidenheit.
Die beste Anstrengung besteht darin, gewöhnliche Aktivitäten aufzugeben.
Die beste Meditation ist der ursprüngliche, unveränderte Geist.
Die beste Weisheit besteht darin, nicht zu glauben, dass irgendetwas, was auch immer, wirklich existiert.
Der beste Lehrer ist jener, der die verborgenen Fehler angeht.
Die beste Anweisung ist die, die sich auf die heimlichen Fehler bezieht.
Die besten Freunde sind Achtsamkeit und Aufmerksamkeit.
Der beste Antrieb der Praxis sind Feinde, Hindernisse, Krankheiten und Leiden.
Die beste Methode besteht darin, den Geist nicht zu verändern.
Die beste Tat mit dem größten Nutzen ist, jemanden auf den Weg des Dharma zu bringen.
Die beste Art, anderen zu helfen, ist, ihren Geist auf den Weg der Befreiung auszurichten.“

Wir lernen unserer inneren Weisheit zu vertrauen

Wir haben nun so viele Informationen und Anleitungen zur Verfügung, dass wir lernen müssen, achtsam damit umzugehen. Was auf den ersten Blick womöglich wie ein Berg an Wissen aussieht, den wir weitertragen sollen, stellt sich bei näherer Betrachtung gewissermaßen als ein handlicher Stein heraus, der viele verschiedene Facetten aufweist, doch eigentlich immer nur auf dasselbe Ziel verweisen möchte: die Befreiung.

Es ist sehr hilfreich, wenn wir begreifen lernen, dass wir die buddhistischen Lehren und Übungen natürlich auch verstehen sollen, die reine rationale Zugangsweise uns aber in der Regel schon bald an eine Grenze stoßen lässt. Da wir es jedoch mit einer sehr alten Übungstradition zu tun haben, können wir auf wirklich gesicherte Überlieferungen zurückgreifen und uns damit auch geborgen fühlen.

Wir wurden in der Vergangenheit und wir werden auch in Zukunft immer wieder dazu gezwungen, Entscheidungen zu treffen. Die daraus entstehenden Konsequenzen sind oft unübersehbar und bereiten uns viele Sorgen und Ängste. In diesen Entscheidungsprozessen suchen wir nach Hilfen und fragen uns selbst: Wie lösen wir nur das Problem? Wie entscheiden wir uns? Was ist richtig? Wenn wir fünf unserer Freunde fragen, werden wir wahrscheinlich ebenso viele verschiedene und wohl auch widersprüchliche Ratschläge erhalten. Wenn wir in uns hineinzuhorchen versuchen, werden wir vermutlich oft ähnliche Erfahrungen machen: Es gibt da nicht nur die eine, ruhige und weise Stimme, auf die wir hören könnten, sondern einen ganzen Chor, der nur aus Solisten besteht, von denen alle ein anderes Lied singen. Unser Bauch sagt uns *rechts,* unser Kopf eher *links,* unser Instinkt sagt *unten,* unsere prägenden Erinnerungen vermitteln uns *oben,* und unser innerer Schweinehund sagt, dass wir es am besten ganz lassen sollten.

Wenn wir den Blick nach innen richten, finden wir also in der Regel keine oder nur wenig Klarheit, sondern ein Gemisch aus Gedanken, Emotionen und körperlichen Empfindungen vor. Auf dieser unklaren Basis können wir weder nachhaltig gute Entscheidungen treffen noch kreative Ideen entwickeln. Der ungeklärte Zustand, in dem wir permanent leben, blockiert unseren Zugang zu unserer inneren Weisheit. Der buddhistische Weg kann uns hier recht sicher zeigen, wie wir diese Misere beenden können. Wir finden den Zugang in zwei Schritten:

- In einem ersten Schritt festigen wir unser inneres Fundament. Dafür nutzen wir unsere Meditationspraxis und darüber hinaus auch jede andere Möglichkeit in unserem Alltag. Entsprechend den buddhistischen Pfeilern der Achtsamkeit strukturieren wir unsere Vorgehensweise, indem wir uns zuerst um unsere *körperliche* Beruhigung und Klärung kümmern. Unter Beachtung des Mittleren Weges tarieren wir zwischen zu viel und zu wenig innerer Anspannung. Die körperliche Saite muss harmonisch gespannt sein, sonst entstehen Dissonanzen. Wenn wir zum Beispiel in der Meditation zuerst unseren Körper ausrichten und dabei die noch vorhandenen Spannungen beobachten, lassen wir unseren Körper immer weiter in die Ruhe eintreten.

Danach beobachten wir unsere Emotionen: Wo spüren wir sie? Wie verändern sie sich, wenn wir durch einen weiteren Achtsamkeitsschritt keine verstärkenden Gedanken mehr hinzufügen?

Diese Differenzierung, Beruhigung und Klärung unseres Körperempfindens, unserer Emotionen und unserer Gedanken bilden unser sicheres Fundament. Auf diesem Fundament können wir in der Meditation aufbauen. Wir realisieren unseren Körper, unsere Emotionen und unsere Gedanken. Das Empfindungsknäuel löst sich auf und wird klarer sichtbar. Erst wenn wir diesen Zustand herstellen können und nur dann, wenn das innere Fundament gefestigt ist, besteht die Chance auf einen Zugang zu unserer inneren Weisheit.

- In einem zweiten Schritt befinden wir uns *rein beobachtend* auf unserem inneren Fundament der Ruhe und Klarheit. Wenn wir lediglich beobachten und Ausschau halten, keimt in uns das Erkennen. Sobald wir dann aber auf den Gedanken kommen könnten: *So, das Fundament steht, wie löse ich jetzt nun mein Problem?*, hat unser Verstand wieder die Oberhand. Dann bleibt uns der Zugang zu tiefem Wissen verschlossen und es entsteht nichts außer unserer altbekannten Grübelei, die dann recht bald auch wieder unser Fundament auflösen wird.

Die scheinbar paradoxe Kunst dieses Weges besteht darin, ein Ziel zwar konsequent, doch ohne Zielvorstellung zu verfolgen; den Zugang zur Weisheit zu erlangen, ohne dabei eine Anspannung durch den Wunsch danach zu erzeugen.

Wir werden wohl eine ganze Zeit lang auf unserem Fundament verweilen und an unserer inneren Haltung arbeiten müssen. Doch sobald wir einmal erleben konnten, wie es sich anfühlt, wenn sich das innere Tor öffnet, werden wir diesen Zugang künftig dann immer schneller wiederherstellen können.

Individuelle und universelle Weisheit

Wenn wir die Chance erhalten, dass unsere innere Weisheit sich offenbart, werden wir fasziniert feststellen, dass unsere innere und die universelle Weisheit ineinanderfließen.

Die universelle Weisheit umfasst ein Wissen, das weit über unsere individuellen Grenzen hinausgeht. Hier finden wir ebenso außerordentlich starke Kraftquellen und Halt gebende Hilfen wie auch kreative Lösungsideen, tiefgehende Inspirationen, weise Hinweise und ungeahnte Einsichten. Diese Inhalte lassen sich theoretisch nur schwer vermitteln, sie bleiben dann sehr oberflächlich. Die buddhistischen Lehren sind so angelegt, dass sie von jedem Menschen selbst überprüft werden können und sollen. Allerdings sind für die hier dargestellten Prozesse fachkundige Anleitungen sehr wichtig. Diese finden wir zum Beispiel bei vielen Behandlern, die ihre buddhistische Schulung in ihre Behandlungen und Beratungen einfließen lassen.

Wir nutzen zeitloses altes Wissen

Das Wissen um unsere außerordentlich großen inneren Ressourcen ist leider in vielen Behandlungskonzepten nicht zu finden. Viele westliche Therapiekonzepte bauen zwar auf den buddhistischen Lehren auf, teilweise wohl ohne Kenntnis der Quellen. So werden Persönlichkeitstypologien ebenso genutzt wie Traumdeutungen, die Konzepte vom Unbewussten und der Stärkung unseres Bewusstseins, der Fokus auf dem Hier und Jetzt, Hypnose- und Trancearbeit sowie generelle Überlegungen zum ärztlich-therapeutischen Vorgehen, um nur einige Beispiele zu nennen. Leider fehlt allerdings oft die Einbettung einzelner Techniken in ein übergeordnetes positives und auch spirituelles Konzept.

Viele Behandler kennen sich gut aus, zum Beispiel bei psychosomatischen Erkrankungen, doch im Hinblick auf eine psychosomatische Heilung existieren noch viele Unklarheiten. Für die nächsten Jahre scheint es sehr wichtig zu werden, die oft zu beobachtende Orientierung an

Defiziten bei der Behandlung von Hilfesuchenden etwas aufzulockern, also nicht nur danach zu schauen, welche Probleme wie entstehen und gelindert werden können, sondern auch nach unseren unerschöpflichen inneren Ressourcen Ausschau zu halten und die menschlichen Stärken nutzbar zu machen. Diese müssen von uns verstanden, erfahren und dann verwirklicht und eingesetzt werden. Hierfür existiert ein gut erprobtes Wissen in den alten Kulturen, wie zum Beispiel dem Buddhismus.

Erfahrungen und Perspektiven der BPT

Am Anfang der Buddhistischen Psychotherapie BPT bestand beim Therapeuten immer noch der Impuls, die Bezeichnung für diese Therapierichtung erklären zu müssen. Bei fast allen Hilfesuchenden zeigte sich jedoch ein auffällig schneller Zugang zum Verständnis. Die Tatsache, dass der Buddhismus und die Psychotherapie verbunden werden können, scheint für sehr viele Menschen etwas vollkommen Natürliches zu sein. Das gilt umso mehr, als Buddha ein Mensch war, der ebenfalls, wie der heutige Psychotherapeut, auf der Suche danach war, das menschliche Leiden zu lindern.

Die Buddhistische Psychotherapie BPT bietet ein ganzheitliches Konzept, in dem sowohl die Breite der Techniken als auch die Tiefe an Erfahrungsmöglichkeiten und die Höhe der spirituellen Ausrichtung einen guten Platz finden. Wahrscheinlich ist das einer der wichtigsten Gründe, warum so viele Hilfesuchende einen so leichten und schnellen Zugang finden und sich problemlos auf die BPT einlassen, ihr vertrauen und so gut davon profitieren können.

Der Mensch hat das Potential,
Meister seiner selbst zu sein.
– Dalai Lama XIV. –

Anhang

Übungen bei unheilsamen inneren und äußeren Zuständen

Literatur

Für ein erstes Kennenlernen der buddhistischen Thematik kann das Buch *Wie Siddhartha zum Buddha wurde* von Thich Nhat Hanh empfohlen werden. Hier wird in Romanform das Leben und die Lehre von Buddha sehr unterhaltsam und doch tiefgründig dargestellt.

Für eine Vertiefung eignet sich das Buch *Das weise Herz* von Jack Kornfield, in dem die buddhistische Psychologie sehr anschaulich und praxisnah mit vielen Beispielen dargestellt wird.

Die Reden des Buddha – Mittlere Sammlung in der Übersetzung von Karl Eugen Neumann ist ein Klassiker. Hier finden wir die 152 Lehrreden *(Sutras)* von Buddha. Die Übersetzung ist alt und schön; Sprache und Wortwahl erfordern eine gewisse Einstimmung.

Literaturempfehlungen zur buddhistischen Psychotherapie

Allione, Tsültrim: *Den Dämonen Nahrung geben. Buddhistische Techniken zur Konfliktlösung.* München: Goldmann, 4. Aufl. 2009.

Brahm, Ajahn: *Die Kuh, die weinte. Buddhistische Geschichten über den Weg zum Glück.* München: Lotos, 9. Aufl. 2006.

Brahm, Ajahn: *Nur dieser Moment. Anleitungen für die buddhistische Praxis.* München: Lotos, 2009.

Brück, Michael von: *Einführung in den Buddhismus.* Berlin: Verlag der Weltreligionen, 3. Aufl. 2011.

Chödrön, Pema: *Wenn alles zusammenbricht. Hilfestellung für schwierige Zeiten.* München: Goldmann, 2001.

Chodron, Thubten: *Es ist Dein Ärger. Methoden zum Umgang mit starken Gefühlen.* Bielefeld: Theseus, 2011.

Dalai Lama: *Das Buch der Freiheit. Die Autobiographie des Friedensnobelpreisträgers.* Köln: Lübbe, 17. Aufl. 2008.

Dalai Lama: *Das Buch der Menschlichkeit. Eine neue Ethik für unsere Zeit.* Köln: Lübbe, 10. Aufl. 2011.

Dalai Lama: *Der buddhistische Weg zum Glück. Das Herz-Sutra.* München: Droemer Knaur, 2010.

Dalai Lama: *Harmonischer Geist, vollkommenes Bewusstsein.* München: Lotos, 2007.

Dalai Lama: *Die Lehren des tibetischen Buddhismus.* München: Goldmann, 2000.

Dalai Lama: *Die Liebe – Quelle des Glücks.* Freiburg i. Breisgau: Herder, 2005.

Dalai Lama: *Der Mittlere Weg. Glaube und Vernunft in Harmonie.* München: Diederichs, 2010.

Dalai Lama: *Die Vier Edlen Wahrheiten. Die Grundlage buddhistischer Praxis.* Frankfurt/M.: Fischer, 2011.

Dalai Lama mit Viktor Chan: *Die Weisheit des Verzeihens. Ein Wegweiser für unsere Zeit.* Köln: Lübbe, 2007.

Dalai Lama / Howard C. Cutler: *Die Regeln des Glücks. Das Handbuch zum Leben.* Freiburg i. Breisgau: Herder, 2012.

Dalai Lama / Laurens van den Muyzenberg: *Führen, Gestalten, Bewegen. Werte und Weisheit für eine globalisierte Welt.* München: Heyne, 2010.

Dzogchen Ponlop Rinpoche: *Rebell Buddha. Aufbruch in die Freiheit.* München: Droemer Knaur, 2011.

Ennenbach, Matthias: *Buddhistische Psychotherapie. Ein Leitfaden für heilsame Veränderungen.* Oberstdorf: Windpferd, 4. Aufl. 2012.

Frasch, Albrecht: *Eine neue Dimension. Geist und Psyche – psychologisch und psychotherapeutisch relevante Aspekte des Tibetischen Buddhismus.* Horst: Tashi, 2. Aufl. 1999.

Goleman, Daniel: *Dialog mit dem Dalai Lama. Wie wir destruktive Emotionen überwinden können.* München: dtv, 2005.

Govinda, Lama Anagarika: *Die psychologische Haltung der frühbuddhistischen Philosophie und ihre systematische Darstellung nach der Tradition des Abhidhamma.* Wien: Octopus, 1980.

Gunaratana, Mahathera Henepola: *Die Praxis der Achtsamkeit. Eine Einführung in die Vipassana-Meditation.* Heidelberg: Kristkeitz, 2000.

Jäger, Willigis / Kohtes, Paul J. (Hrsg.): *zen@work – Manager und Meditation. Einzigartige Erfahrungsberichte aus der Führungsetage.* Bielefeld: J. Kamphausen, 2009.

Jung, C.G.: *Zur Psychologie westlicher und östlicher Religion. Gesammelte Werke Bd. 11.* Ostfildern: Patmos, 3. Aufl. 2011.

Kabat-Zinn, Jon: *Zur Besinnung kommen. Die Weisheit der Sinne und der Sinn der Achtsamkeit in einer aus den Fugen geratenen Welt.* Freiamt i. Schwarzwald: Arbor, 2008.

Kabat-Zinn, Jon: *Gesund durch Meditation. Das große Buch der Selbstheilung.* München: Droemer Knaur, 2011.

Kornfield, Jack: *Die Lehren Buddhas. Ein Brevier buddhistischer Weisheit.* München: Droemer Knaur, 2010.

Kornfield, Jack: *Das Tor des Erwachens. Wie Erleuchtung das tägliche Leben verändert.* Berlin: Ullstein, 2004.

Kuby, Clemens / Olvedi, Ulli: *Living Buddha. Die siebzehnte Wiedergeburt des Karmapa in Tibet.* Goldmann: München, 1994.

Küng, Hans: *Spurensuche. Die Weltreligionen auf dem Weg.* München: Piper, 2008.

Ladner, Lorne: *Die verlorene Kunst des Mitgefühls. Psychologie und Buddhismus im Dialog.* Kaltern: Diamant, 2005.

Layard, Peter R. G.: *Die glückliche Gesellschaft. Was wir aus der Glücksforschung lernen können.* Frankfurt/M.: Campus, 2. Aufl. 2009.

Mitchell, Robert Allen: *Buddha. Prinz, Asket und Erleuchteter.* München: Kösel, 1992.

Nydahl, Ole: *Das große Siegel. Von der grenzenlosen Einsicht in die Natur des Geistes.* München: Droemer Knaur, 2006.

Osho: *Der Weg des Buddha.* Köln: Innenwelt, 1995.

Ricard, Matthieu: *Weisheit. Die schönsten Texte tibetischer Meister.* München: Nymphenburger, 2011.

Shantideva: *Der Weg des Lebens zur Erleuchtung. Das Bodhicharyavatara.* München: Diederichs, 2005.

Sogyal Rinpoche: *Das tibetische Buch vom Leben und vom Sterben. Ein Schlüssel zum tieferen Verständnis von Leben und Tod.* München: Droemer Knaur, 2010.

Thich Nhat Hanh: *Das Herz von Buddhas Lehre. Leiden verwandeln – die Praxis des glücklichen Lebens.* Freiburg i. Breisgau: Herder, 6. Aufl. 2011.

Thich Nhat Hanh: *Körper und Geist in Harmonie. Die Heilkraft buddhistischer Psychologie.* München: Kösel, 2. Aufl. 2009.

Thich Nhat Hanh: *Unsere Verabredung mit dem Leben. Über das Leben im Hier und Jetzt.* München: Droemer Knaur, 2010.

Tolle, Eckhart: *Jetzt! Die Kraft der Gegenwart.* Bielefeld: J. Kamphausen, 2010.

Trungpa, Chögyam: *Achtsamkeit, Meditation und Psychotherapie. Einführung in die buddhistische Psychologie.* Freiamt i. Schwarzwald: Arbor, 2006.

Wenke, Matthias: *Im Gehirn gibt es keine Gedanken. Kritik des Reduktionismus.* Würzburg: Königshausen und Neumann, 2. Aufl. 2011.

Wetering, Janwillem van de: *Ein Blick ins Nichts. Erfahrungen in einer amerikanischen Zen-Gemeinde.* Reinbek b. Hamburg: Rowohlt, 1985.

Wetering, Janwillem van de: *Das Koan und andere Zen-Geschichten.* Reinbek b. Hamburg: Rowohlt, 1996.

Wetering, Janwillem van de: *Der leere Spiegel. Erfahrungen in einem japanischen Zen-Kloster.* Reinbek b. Hamburg: Rowohlt, 28. Aufl. 1981.

Wetering,Janwillem van de: *Reine Leere. Erfahrungen eines respektlosen Zen-Schülers.* Reinbek b. Hamburg: Rowohlt, 6. Aufl. 2001.

Yongey Mingyur Rinpoche: *Buddha und die Wissenschaft vom Glück. Ein tibetischer Meister zeigt, wie Meditation den Körper und das Bewusstsein verändert.* München: Goldmann, 2007.

Yongey Mingyur Rinpoche: *Heitere Weisheit. Wandel annehmen und innere Freiheit finden.* München: Goldmann, 2. Aufl. 2009.

Zotz, Volker: *Mit Buddha das Leben meistern. Buddhismus für Praktiker.* Reinbek b. Hamburg: Rowohlt, 12. Aufl. 1999.

Zumwinkel, Kay (Übers.): *Die Lehrreden des Buddha aus der Mittleren Sammlung.* Oy-Mittelberg: Jhana Verlag im Buddha-Haus, 2001.

Psychologie und Hirnforschung

Eine schöne und leicht verständliche Einführung zum Thema, wie unser Gehirn funktioniert, bietet *Das kleine Buch vom Gehirn* von Michael Madeja.

Weitere Empfehlungen:

Doidge, Norman: *Neustart in unserem Kopf. Wie sich unser Gehirn selbst repariert.* Frankfurt/M.: Campus, 2008.

Geyer, Christian (Hrsg.): *Hirnforschung und Willensfreiheit. Zur Deutung der neuesten Experimente.* Frankfurt/M.: Suhrkamp, 7. Aufl. 2009.

Grawe, Klaus: *Neuropsychotherapie.* Göttingen: Hogrefe, 2004.

Lurija, Aleksandr R.: *Das Gehirn in Aktion. Einführung in die Neuropsychologie.* Reinbek b. Hamburg: Rowohlt, 1992.

Nörretranders, Tor: *Spüre die Welt. Die Wissenschaft des Bewußtseins.* Reinbek b. Hamburg: Rowohlt, 1997.

Pert, Candace B.: *Moleküle der Gefühle. Körper, Geist und Emotionen.* Reinbek b. Hamburg: Rowohlt, 4. Aufl. 2001.

Ratey, John J.: *Das menschliche Gehirn. Eine Gebrauchsanweisung.* München: Piper, 2003.

Rüegg, Johann Caspar: *Mind & Body. Wie unser Gehirn die Gesundheit beeinflusst.* Stuttgart: Schattauer, 2010.

Rüegg, Johann Caspar: *Psychosomatik, Psychotherapie und Gehirn.* Stuttgart: Schattauer, 2. Aufl. 2003.

Schiepek, Günter (Hrsg.): *Neurobiologie der Psychotherapie.* Stuttgart: Schattauer, 2. Aufl. 2011.

Singer, Wolf / Ricard, Matthieu: *Hirnforschung und Meditation. Ein Dialog.* Frankfurt/M.: Suhrkamp, 6. Aufl. 2010.

Villoldo, Alberto / Perlmutter, David: *Das erleuchtete Gehirn. Mit Schamanismus und Neurowissenschaft das Geheimnis gesunder Zellen entdecken.* München: Goldmann, 2011.

Über den Autor

Dr. Matthias Ennenbach arbeitet seit rund 20 Jahren in Kliniken, Krankenhäusern, Psychiatrien, psychosomatischen Rehakliniken sowie privaten Einrichtungen und in eigener Praxis. Neben einem Abschluss als Diplom-Psychologe, psychotherapeutischen Fachausbildungen zum approbierten Psychologischen Psychotherapeuten und der Promotion an der Medizinischen Fakultät der Universität München ist der Autor langjährig praktizierender Buddhist. Seine buddhistische Ausbildung basiert auf Seminaren, Unterweisungen, Konferenzen, Meditationsretreats, Lektüre, Tempelbesuchen und Teilnahme an buddhistischen Zeremonien in Asien und Deutschland. In seiner therapeutischen Arbeit in Kliniken, privaten Einrichtungen und privater Praxis war es ihm möglich, die östlich-buddhistische und die westlich-psychotherapeutische Behandlungsform zu einer heilsamen und erfolgreichen Praxismethode zu integrieren.

Die Buddhistische Psychotherapie BPT ist eine „neue" Behandlungsform mit tief reichenden Wurzeln. Sie möchte Anleitung, Inspiration und Hilfe sein.

Dieses Buch und die Buddhistische Psychotherapie BPT verstehen sich als Integrationsprojekt mit dem Wunsch, unsere westlichen „Psychotherapie-Landschaften" mittels bewährter buddhistischer Lehren und Übungen zu befruchten.

Bisher vom Autor erschienen:

Buddhistische Psychotherapie. Ein Leitfaden für heilsame Veränderungen. Windpferd Verlag, 2010.

Befreit – Verbunden. Der buddhistische Weg zu einer glücklichen Liebesbeziehung. Windpferd Verlag, 2011.

Weitere Informationen (Seminar- und Vortragstermine, Literatur, Konzepte, Kontakte etc.) zur Buddhistischen Psychotherapie BPT können abgerufen werden unter: www.BuddhistischePsychotherapie.de